王瑞麟乙肝转阴经验和用药技巧

王瑞麟　王　旭　王超凡　主编

河南科学技术出版社

·郑州·

图书在版编目（CIP）数据

王瑞麟乙肝转阴经验和用药技巧/王瑞麟，王旭，王超凡主编. —郑州：河南科学技术出版社，2015.1（2017.12重印）

ISBN 978-7-5349-7080-1

Ⅰ.①王… Ⅱ.①王… ②王… ③王… Ⅲ.①乙型肝炎-中医治疗法 Ⅳ.①R259.126

中国版本图书馆CIP数据核字（2014）第218668号

出版发行：河南科学技术出版社

地址：郑州市经五路66号　　邮编：450002

电话：（0371）65737028

网址：www.hnstp.cn

策划编辑：马艳茹　吴　沛

责任编辑：吴　沛

责任校对：张景琴　王晓红

封面设计：张　伟

版式设计：栾亚平

责任印制：朱　飞

印　　刷：河南新华印刷集团有限公司

经　　销：全国新华书店

幅面尺寸：170 mm×240 mm　　印张：21.5　　字数：421千字

版　　次：2015年1月第1版　　2017年12月第2次印刷

定　　价：64.50元

王瑞麟老师简介

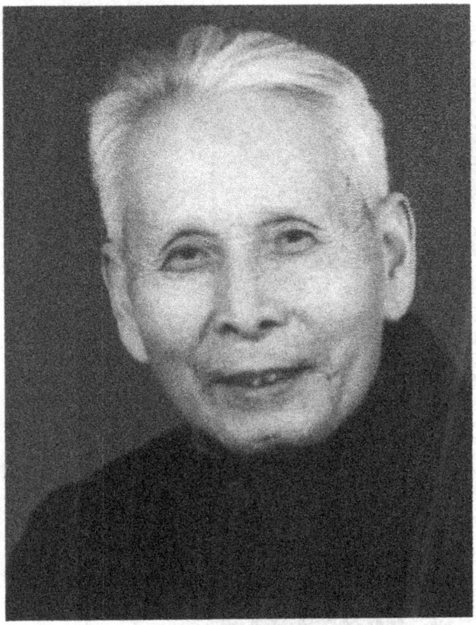

王瑞麟老师肖像（摄于 2001 年）

王瑞麟老师 1940 年毕业于中国国医学院，新中国成立后被选送到北京中医进修学校师资班学习，于 1953 年毕业。毕业之后，随即被分配到河南省中医学院第一附属医院（其前身为省直机关第四门诊部；1953 年成立省中医院）工作至今。擅长内、外、妇、儿等科，对肝病治疗颇有心得。1963 年获卫生部公布的全国 16 所中医院校“名老中医”荣誉称号。在九十三岁高龄时，还耕耘不息，全心全意为患者服务不息，向子孙们传授家学和中国医药知识不息。编著有《中药顺歌》《中医外科理治》等。《河南中医一附院》杂志 2008 年 4 月第 4 期“丰碑”栏目以《精勤不倦谋创新，八代传承济世人——记我院创始人之一，肿瘤科、外科、新医科创始人王瑞麟先生》为题专文介绍了王瑞麟老师。王瑞麟老师编著的强身健体、调动人体内因的《长寿经》，在全国及省级有关报纸、杂志介绍后很受读者欢迎。慕名而来学习、拜师者都十分感激。王瑞麟老师常说要“活到老，学到老，济世活人到老”。

王瑞麟老师座右铭

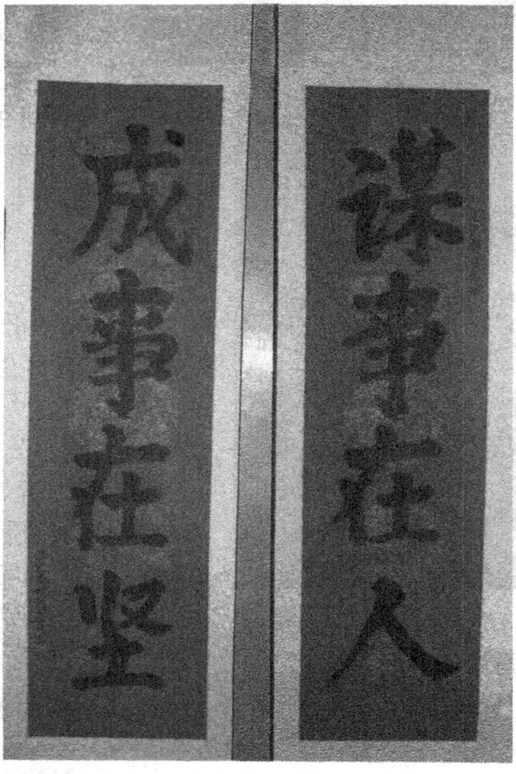

王老师从不信命于“天”，而那种“刻苦、严谨、朴实、求新的治学精神”来源于自信，一旦选定目标，凭坚韧不拔的意志、坚强的毅力、坚持不懈的精神，去战胜一个又一个前进中的困难，最后就能取胜。因此，将前人所说的“谋事在人，成事在天”中的“天”改为“坚”。他将“谋事在人，成事在坚”作为座右铭，并用这种思想来教育他的子孙们，还引用国际歌中的内容：“没有神仙皇帝，全靠我们自己”，不要信“天”，要信“坚”，“天”是靠不住的。

注：上面这幅字是其长子为祝贺父亲王瑞麟九十一岁大寿和本书初稿所书。

王瑞麟老寿星家教与格言

王瑞麟老师自幼接受父母教诲，家教与格言是：“人以品德高尚为贵，医以济世活人为荣，善待他人为己任，言行律己教子孙，迷信邪恶尽避除，勿为名利乱心神；学业古今融汇统，中西结合创新境，防治疾病医药术，调动内因《长寿经》。传承医术是本分，弘扬新医药术属任务，奉献一生是责任。翻身不忘毛泽东，幸福牢记共产党，世世代代济世人。”

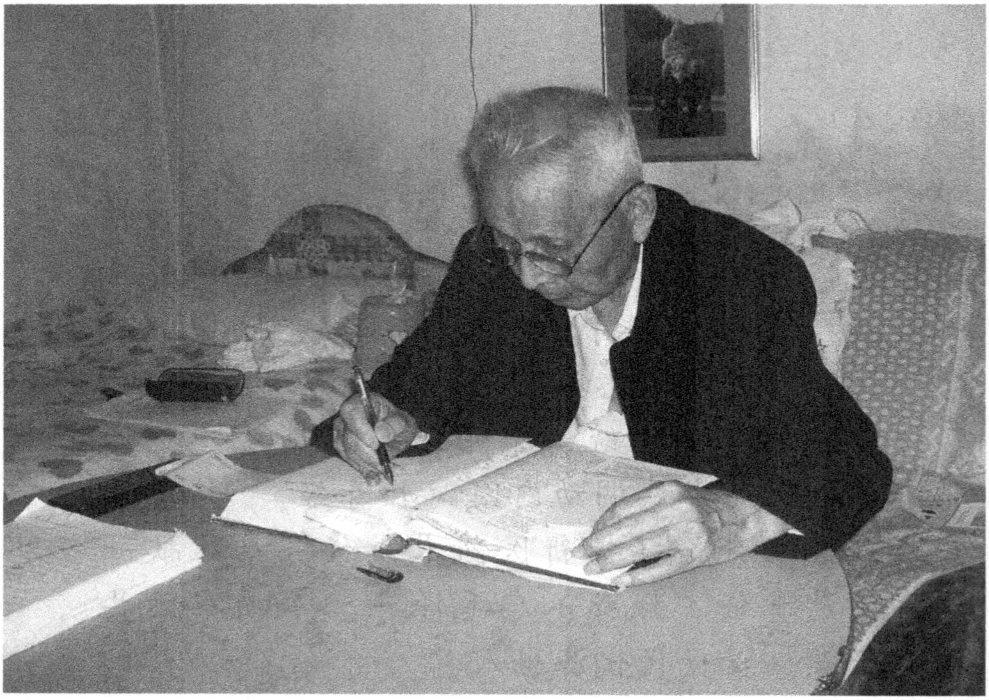

王瑞麟老寿星数十年如一日，不辞辛劳，养成喜爱读书、写书、收集资料的习惯。坚持“活到老，学到老，济世活人到老”。上图是 90 岁高龄的王瑞麟老师在凌晨 2 点学习、摘录《中华本草》时的照片。桌前面是已摘录的部分笔录。

王瑞麟学术思想研究委员会
部分人员分工

主　编　王瑞麟　王　旭　王超凡

副主编　王汴新　王继先　王卫红　王卫东

编　委　王　闻　甘　露　王克湘　王克顺

助　理　王　淼　王晓燕

松鹤麒麟长寿图

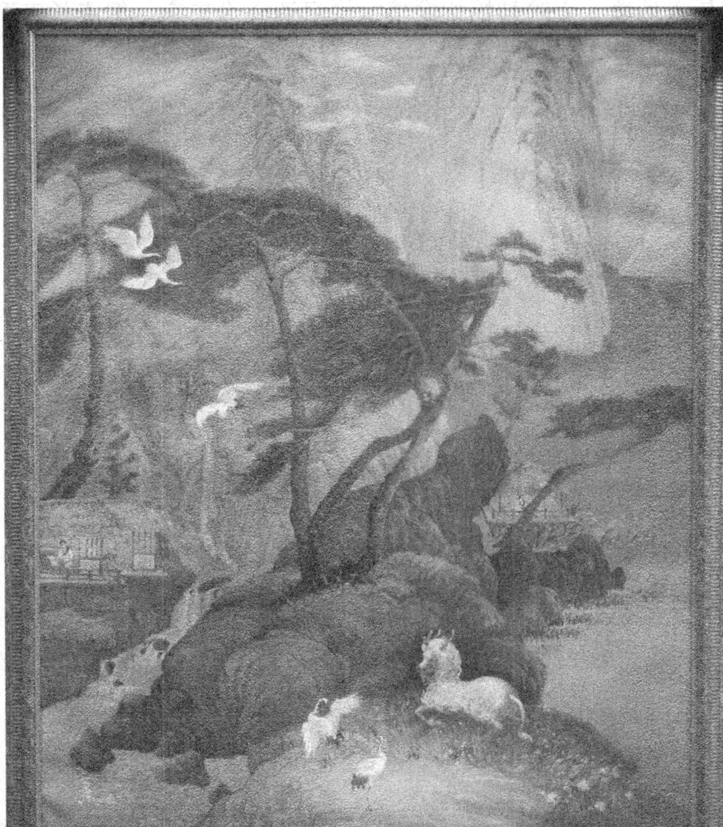

这幅油画是王瑞麟长孙王卫东为祝福祖父九十大寿，历时一个多月完成的。无巧不成书，当时也正是本书初稿完成时间，可谓一幅画作迎双喜。老寿星赞其孙曰：“卫东自幼喜画画，实验高中毕业顺利被北京中央工艺美术学院录取。在上学期间于 1988 年获莱比西国际铜牌奖，1989 年毕业后在深圳海天出版社工作，此间参加中南五省封面设计获一、二、三等奖多项。他负责设计的封面以及其他作品很受读者赞赏，如 1996 年 12 月 22 日《深圳晚报》发表的柳科同志文章《从〈罗兰小语〉到〈苏联文学名著〉——读王卫东的书籍装帧设计》等。有的油画被国外爱好者收藏。"

老寿星高兴地说："卫东尤其擅长油画创作，这幅油画显示中西合璧，凸显油画与国画的有机结合美。这幅'松鹤麒麟长寿图'画活了！体现了中国医药学天、地、人三才合一整体观。上有一望无际的蓝天白云，下有高山瀑布、涛涛黄河水，中有人物与动物和大自然的和谐美。画中人物在幽雅环境中静听风声、水声，鸟语花香，并深深呼吸着天然'氧吧'带给人们的'仙居'般的享受。可谓：观画赏景入仙境，心旷神怡桃源情，悦目清心治未病，健康长寿享太平，弘扬中国医药学，世世代代相传承。"

王瑞麟老师相关照片介绍

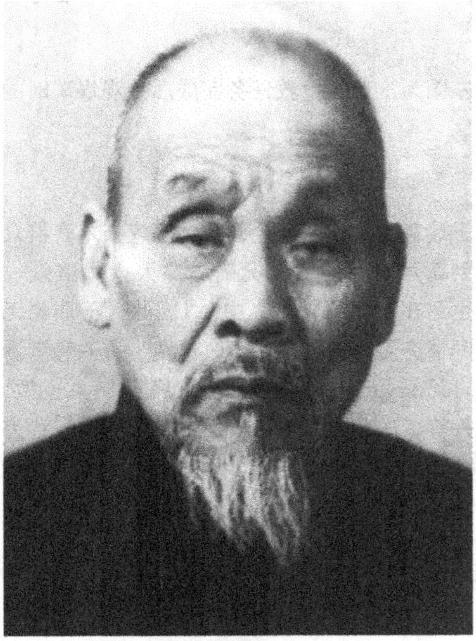

王瑞麟老师自幼读私塾，出身于中医世家。经祖上形成比较传统的学习中医方法，即在实践中苦读四大经典和背诵汤头歌、药性赋，必学针灸等与口传心授相结合的世世代代传承的学医方法。先父王忠自幼喜读医书，运用《黄帝内经》理论分析病情，融合伤寒论、温病，将内、外、妇、儿等各家学说用于指导临床，擅治温病、伤寒、痈疽、疔疮。1979 年寿终，享年 95 岁，业医 70 余载，誉为当时世传名医。左图为王瑞麟先父王忠照片。

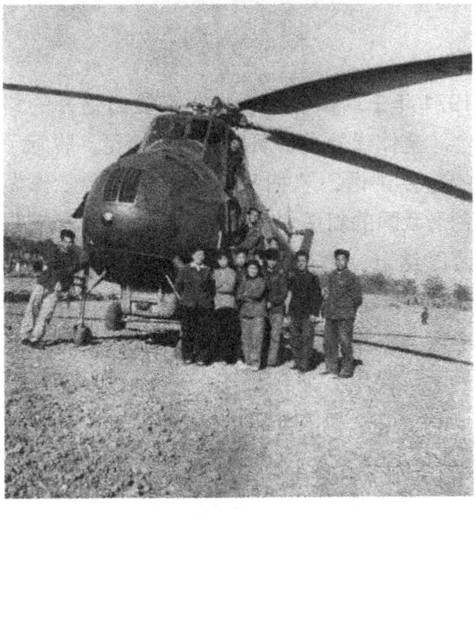

1963 年 4 月为抢救全国劳动模范刘九学同志，王瑞麟老师参加了河南省卫生厅组成的专家抢救小组，并乘坐直升机迅速到达。经中西医专家合作治疗，顺利完成了救治任务。左图为抢救全国劳动模范刘九学专家组乘坐的直升机照片。

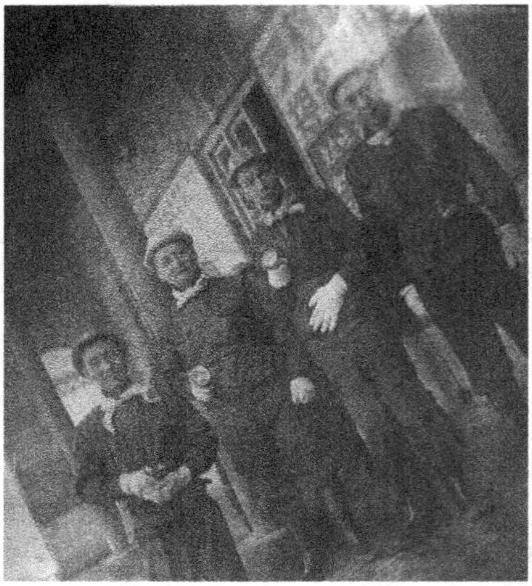

左图为王瑞麟抢救任务完成后参观煤矿时的合影。

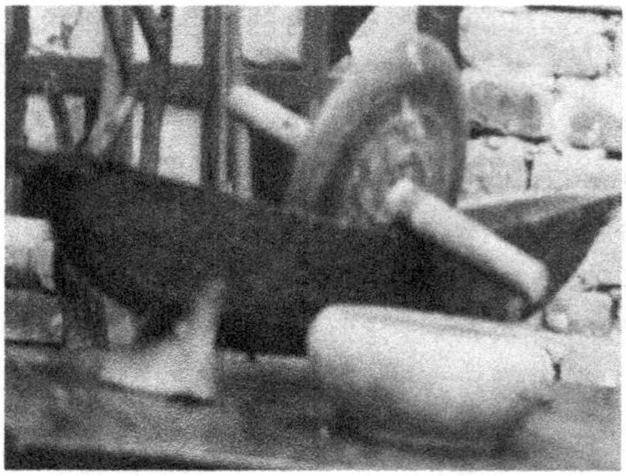

王瑞麟老师在旧社会，虽然医疗技术在群众中得到认可，但生活情况确与广大人民群众一样，生活在“水深火热之中”。因此，王瑞麟老师很同情穷苦人家，看病不收诊费，有的患者看病后，无钱取药，王瑞麟老师将自制丸、散、膏、丹等，送药给贫困患者。这在旧社会被称为“穷人看病，富人拿钱”。所以王瑞麟老师很受广大群众欢迎。左图就是王瑞麟老师随父习医时所用部分制药工具。

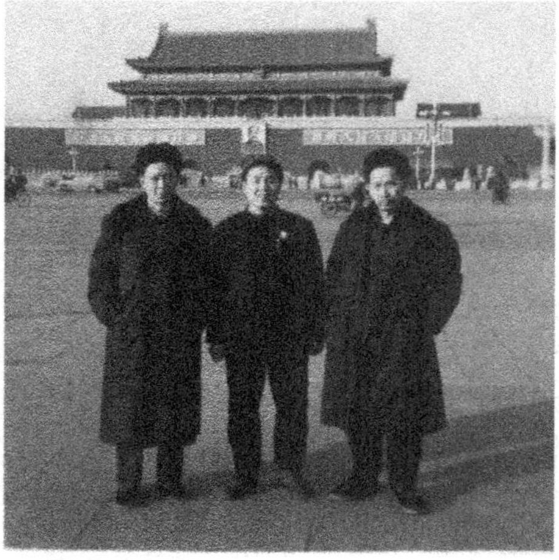

北京天安门留影　1971.春节

1971年王瑞麟参加了在北京饭店召开的科技大会。全体代表受到周恩来总理接见，聆听了总理的重要讲话，“把我国中西医结合工作做好，创造我国的新医学，新药学”，给大家指明了中西医结合、创造我国新医学、新药学的方向。他决心不为名不为利，为创造我国新医学、新药学努力奋斗。左图为参加这次会议后，王瑞麟和另两位代表在北京天安门前合影留念的照片。

王瑞麟小传

王瑞麟老师，男，1919 年 6 月 29 日生，汉族，河南安阳市人。自幼读私塾，随先父王忠习医，17 岁悬壶至今已 70 余载。

他 1940 年中国国医学院毕业，新中国成立后被选送北京中央中医进修学校师资班学习，于 1953 年毕业。毕业之后，随即被分配到河南中医学院第一附属医院（其前身为省直机关第四门诊部；1953 年成立河南中医学院）工作至今。1963 年获中央卫生部公布全国 16 所中医院校“名老中医”荣誉称号。历任河南省中医学院外伤科教研室副主任，内科副主任医师、副教授，中华医学会河南分会理事等。

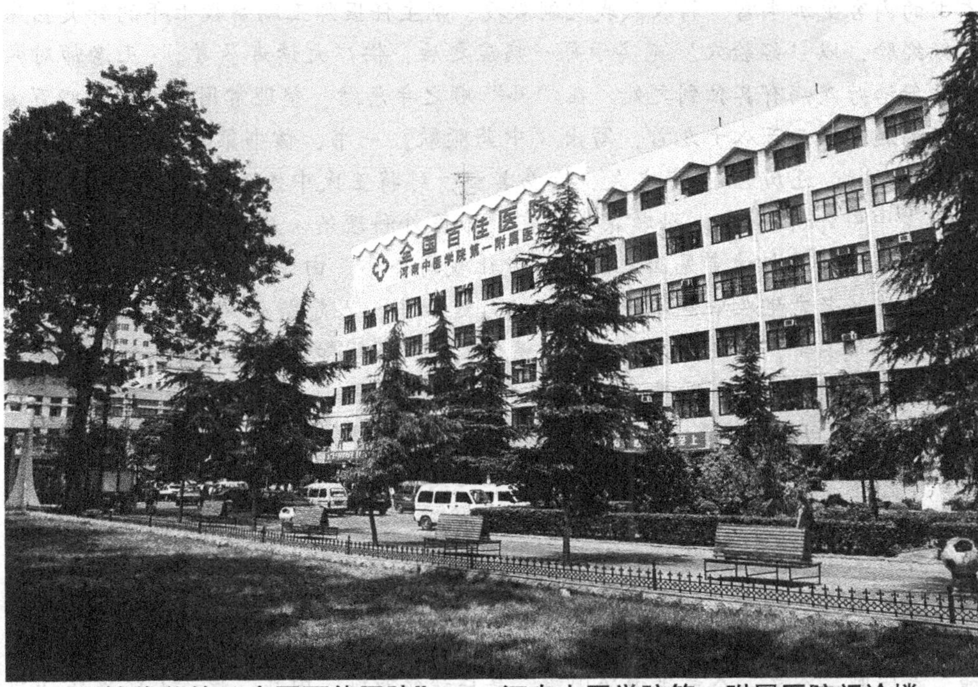

环境优美的“全国百佳医院”——河南中医学院第一附属医院门诊楼

肝病，新中国成立以前属症、积、块、黄疸诸病范畴。省中医院建院后开始收治肝病，如肝硬化腹水等。此后，王瑞麟老师撰文《肝硬化的病因证治》参加全国肝硬化中西结合研讨会，以及《介绍王瑞麟老师治疗病毒性肝炎的经验体会》等，参加国际和国内学术会，并在大会上宣读进行经验交流，受到大会代表赞扬等。王老师长期从事医疗、教学和科研工作，培育了一大批中医药科学技术人才。由于党的中医政策指引和领导的培养教育，他先后到北京、大连、石家庄等院校和医院学习，成长为“功底深厚而不骄”“中西合璧”，具有多学科知识技能，受人尊敬、热心为人民服务、教书育人的好医生和教育工作者。1956 年荣获河南省卫生系统“先进工作者”称号，1960 年获郑州市卫生“先进工作者”等荣誉称号。

其曾参与省中医进修学校，河南中医学院本科、中西医结合班，郑州市干部学校，西藏军区生产部医师学习班和中医带徒等教学工作。教学内容主要有温病、伤寒、黄帝内经、中药学、中医外科和经穴诊断与治疗临床经验等。编有河南中医学院《针灸讲义·经穴诊断与治疗临床经验》教材；在其长子译前田昌司先生（日）著《最新中国针灸疗法·译者的话》中曰：“前田先生对中国医学颇有研究，……他擅长运用中医针灸治病，并在临床观察中积累了经验和大量医案，所以译者将这本《最新中国针灸疗法》译成中文，供广大读者阅读。为使这本书的内容更加丰富，特收载我院副教授、副主任医师王瑞麟数十年的针灸临床治疗经验，以‘经验穴’充实于每一病症之后，供广大读者参考。”王老师对穴位注射治疗疾病有其独到之处。在“耳”顺之年总结、整理常用有效药物四百余味，编成顺歌三百八十九首，写出《中药顺歌》一书，该书第二版于 2013 年 4 月出版发行。还历时 16 年之久，六易其稿，终将王氏中医外科经验整理编写成一部《中医外科理治》。孙顺霖先生在《中医外科理治·序》中曰：“在《中医外科理治》即将与读者见面之际，作者让我写个序。由于对王氏……早有听闻。特别是瑞麟老先生在中医学院任教、治疗过程中，思想解放，不囿于传统束缚；功底深厚而不骄，长到老、学到老、精益求精；不视知识为私有，毅然献出祖传秘方，造福于人类的高风亮节……那种刻苦、严谨、朴实、求新的治学精神……。”又曰：“中医，是中国传统文化的瑰宝。在几千年的中华民族发展史上，经千万人的艰苦奋斗，刻意求新，使之更臻完善，不仅成了取之不竭的医学宝库，为中华民族的繁衍生息、自立于世界民族之林做出了卓越的贡献，而且，至今作为文化珍品被列为世界文化博物馆而熠熠生辉，继续造福于整个人类。”

王老师从不信命于“天”，而那种“刻苦、严谨、朴实、求新的治学精神”来源于自信，一旦选定目标，用坚韧不拔的意志、坚强的毅力、坚持不懈的精神，去战胜一个又一个前进中的困难，最后就能取胜。因此，将前人所说的“谋事在人，成事在天”中的“天”改为“坚”。即“谋事在人，成事在坚”作为他的座右铭，并用这种思想来教育他的子孙们，还引用国际歌中的内容说：“没有神仙皇帝，全靠我们自己”，不要信“天”，要信“坚”，“天”是靠不住的。他著的《中医外科理治》一书近60万字，荣获1996年第三届世界传统医药国际优秀成果奖，该书第二版《王瑞麟新中医外科理治》有望近期出版。王老师八十二岁时，还为《中国百年百名中医临床家王合三》一书的出版担当顾问。在科学技术研究方面，有三项科研课题，其中有的已获教委科学技术进步二等奖。

王老师在王氏八代中医世家中起到承前启后表率作用。由于王瑞麟老师学术功底深厚，融古今医药学为一体，涉及内、外、妇、儿、针灸，又担负王氏八代世医承上启下的重任，其厚重的医、教、研学术思想和成果已成国家和王氏家族的重要财富。我们成立了继承发扬王瑞麟老先生学术思想研究委员会。并先后整理和发表了有关学科方面的论文和著作如《王瑞麟老寿星中医外科学术思想研究》等。这本《王瑞麟乙肝转阴经验和用药技巧》也是我们继承王老师独到经验的重要部分之一。并继续以问答体材形式撰写《王瑞麟治疗乙肝转阴及用药技巧200问》奉献给广大读者。欢迎批评指正。

继承发扬王瑞麟老寿星学术思想研究委员会
2001年6月1日于河南中医学院第一附属医院

绪言

一、乙肝转阴快——早期发现，及时治疗

“病毒”是可以滤过的最小而特殊的生物病原体。乙肝（乙型肝炎）病毒即指乙型（B型）病毒性肝炎（HBV）病毒，只有用电镜才能看到。乙肝病毒可以说是“形小毒力大”，对自然界又有很强的抵抗力，高压蒸汽消毒、煮沸10 min、2%过氧乙酸浸泡2 min方可灭活，对紫外线照射不敏感。健康人只要注射10^{-4}mL（万分之一毫升）乙型肝炎患者的血就可能发生感染。大多通过输血、应用血制品、注射吸毒等方式传播，母婴之间可通过胎盘由母体传染给婴儿，此外在分娩、哺乳中也可传染给婴儿，密切接触传染并不少见。目前我们认为乙型肝炎病毒属于传染性强、传播途径复杂、流行范围广泛、发病率较高的常见传染病，故引起世界各国人们的格外关注。据我国有关资料统计，由病毒性肝炎所致肝硬化，主要是由乙型病毒性肝炎发展而来，约80%肝癌是由乙肝病毒引起。正因如此，使一部分人在很长一段时间内，害怕罹患乙肝，又怕转为慢性，尤其是惧怕转成肝癌，几乎是“谈肝色变”，认为若转成肝癌如同“判了死刑”。殊不知乙型肝炎病毒，初侵入人体时期，为正气未衰、机体免疫功能尚属正常之时。除特殊情况外，如新生儿机体免疫系统尚未发育健全等，一般都可以完全恢复健康，多具有自限性和自愈性。只要早发现、早治疗，并与医生密切配合，是可以较快痊愈的。不仅临床症状消失，乙肝表面抗原（HBsAg）阳性也可转阴。乙型肝炎病毒从阳转阴的结果，给患者及亲朋好友带来了福音！从阳转阴所带来的喜悦常常令人彻夜难眠、兴奋不已。这是医患共同努力，战胜乙肝病魔后的喜悦，在这方面王瑞麟老师常与患者同乐。患者与亲人常以锦旗“名医显医术”等表示感谢。

二、乙肝转阴，勿失良机

医界已知乙肝病毒在一般情况下，先侵入营血继而进入人体肝细胞，但并不直接引起肝脏细胞发生明显的病变。这时正气不虚，病毒的数量不多、毒力还不强，但已在肝细胞中潜存了乙肝病毒，这个隐患就利用肝细胞作为其吸取营养赖

以生存的环境，在肝细胞内进行乙肝病毒的复制，将乙肝病毒复制的表面抗原、e抗原和核心抗原都释放于肝细胞上，以激发人体的免疫系统来辨认，并发生反应，这时病毒的复制及以上诸抗原的产生，还不足以引起临床症状，说明病毒的致病力还不够强，人们将这个阶段称为“共生阶段”。须知此时乙肝病毒的复制、发展在为其下一步“进攻”打基础！机体免疫系统即将受到危害。由于乙肝病毒入侵肝细胞后，表面抗原和核心抗原达到一定程度后，分别导致免疫反应，正气随即使人体对病毒抗原产生相应的抗体，即表面抗体、e抗体和核心抗体等，抗体在血液中和乙肝病毒及其产生的相应抗原相对抗，达到中和之目的。这时人体自身正气尚能抗御乙肝病毒，产生抗体，即使正气不够充足，也可在医生的正确治疗下，使乙肝转阴，快速治愈，切勿错过良机。

未患乙肝之前，采取积极的预防措施；患乙型肝炎后，应在医生指导下，注意休息、尽快治疗，多可很快康复，因这时人体免疫功能大多正常。自然病程多不超过4个月，是多么好的时机啊，切勿坐失良机。

三、慢性乙肝能转阴，医药调养树信心

慢性迁延性和活动性乙肝，由于乙肝病毒损害程度不同，临床表现不同，生化异常不同，对诊治、预防等判断均有参考价值。只要严格遵照医生嘱咐，注意调养，保持良好心态，树立战胜疾病的信心，紧密配合治疗，大多数患者可以逐渐恢复正常，预后是好的。但也应看到，活动性乙肝较迁延性乙肝为重，其并发症、预后诸方面均较迁延性乙肝差。医者更应做好这一部分患者的思想工作，让患者对疾病有正确的认识，在精神、调养和医患之间，密切配合就更显重要了。

四、乙肝转阴之大忌——讳疾忌医、不认真调护

乙肝病毒的入侵、病情的发展变化，都是在正虚邪盛的情况下出现的，如患乙肝后治疗及时，又注意休息、调护等，则治疗效果显著，常可很快康复。如患病之后不以为然，不看医生不吃药，又不注意休息、调护等，反而过度劳累，使轻病加重，重病转危，甚至发生突变，危及生命。

前　言

本书突出体现王瑞麟老师一贯倡导的中医好，西医好，在整体思维发展观指导下中西医相互学习，宏观与微观→超微观结合，创造我国新医学，新药学，为保证我国广大人民群众健康服务，为弘扬中国医药学走出国门为世界人民服务。

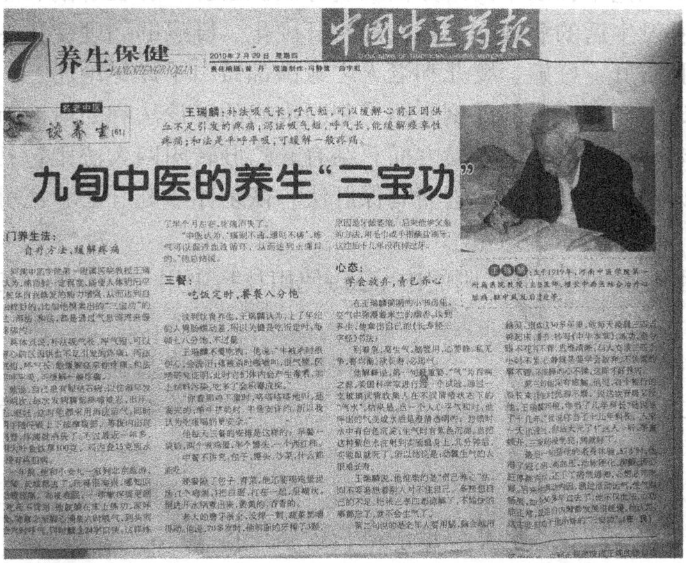
7 养生保健

2010年7月29日 星期四

中国中医药报

名老中医谈养生(61)

王瑞麟：补法吸气长，呼气短，可以缓解心前区因供血不足引发的疼痛；泻法吸气短，呼气长，能缓解痉挛性疼痛；和法是平呼平吸，可缓解一般疼痛。

九旬中医的养生“三宝功”

三餐：吃饭定时，餐餐八分饱

心态：学会放弃，贵己养心

王瑞麟老师深知中国医药学传承更要创新，故提出：“传承是宝，创新是金”。“宝”者，有传家宝之意，“金”者，如黄金之珍贵。传承与创新相辅相成，缺一不可矣。他特别给他的子子孙孙强调说：医学发展分科的同时要“一专多能”这是因为人是一个整体，人与天地相应，事物都是在不断发展变化的，若只注意局部忽视整体，只了解本学科，不了解与其他学科的内在联系等是不够的。就以乙型肝炎为例；看医生时，患者常有意无意地向医生和亲友谈，同样在一起工作的人，甚至一家人有的患病毒性肝炎，有的安然无恙，这是什么原因呢？人为什么会发生疾病？在什么条件下、由什么原因引起？为什么同在一个环境中有的得病，有的不得病，有的安然无恙？所患之病有时也并不相同，这里的道理是什么呢？如何认识乙肝？如何预防乙肝？一旦罹患乙肝勿失良机，如何与医生配合使乙肝转阴等，都是常人和患有乙肝病人很需要了解的基本知识，这些都可以在本书中找到答案。

值得注意的是乙肝不仅发病病位在肝，而且和相关脏腑等有着紧密联系，本书详细从以下 4 个方面做了详细介绍：①肝与肺对气血升降的影响；②肝与脾（胃）的疏泄和运化；③肝肾同源有新义；④肝胆关系密不可分。强调了整体思维发展观的重要。其他学科也不例外，如肛门脓肿→肛瘘的发生，竟然与炎症性肠病（IBD）有关，而且又早发生于克罗恩病之前。再如一个人罹患一种疾病者有之，同时罹患两种或多种疾病者也有之，特别是成年人尤其是老年人更为多见。因此，在诊断治疗过程中切忌只注意局部，而忽视整体。

特别对乙肝防重于治（治未病），王瑞麟老师从 6 个方面做了较详细论述和介绍，但最推荐的还是他自己创新的三宝功（长寿经）

在乙肝认识论中，以中西两方面从病毒认识乙肝→肝脏解剖和生理→乙肝相关病因→乙肝发生后的病理变化→乙肝后肝硬化、肝癌的病理变化→认识乙肝与肝性脑病、脂肪肝、妊娠、婴儿和老人之缘由都做出了详尽论述。

在乙肝诊断经验谈中，深刻介绍了判断准确的五诊法和如何诊断乙肝。

王瑞麟老师在治疗乙肝经验方面总结有，乙肝转阴四大法则包括：增强内因强肝法、歼灭病毒护肝法、治理兼病保肝法、恢复体质健肝法和乙肝和肝硬化分型证治经验。

在治乙肝经验+使乙肝转阴的中草药+使用技巧中用三章篇幅详细论述了以下内容。

第一，应对乙肝证治法经验和用药技巧产生的思想基础包括：①应对乙肝千变万化的十二证治法；②灵活机动应对乙肝的十二证治变法；③治疗乙肝十二证治变法的运用方法等。

第二，详论乙肝与十二证治法的运用，如，乙肝表里证治法与用药技巧，气血证治法与用药技巧，乙肝寒热证治法与用药技巧等。

第三，乙肝表里证治中的变化与用药技巧等。

第四，乙肝常见症状的求因论治与用药技巧：如，乙肝常见症状的求因论治法，乙肝中草药现代药理药效选用，含微量元素丰富的中草药和食物等。

第五，乙肝患者调养的学问，如，精神情绪与环境对乙肝患者的影响；劳倦对乙肝的危害；乙肝患者要注意饮食，把住病从口入关；乙肝患者的饮食宜忌等。

第六，乙肝患者战胜病邪的有力武器一正气，如，气的化生和作用，正气是如何战胜乙肝病毒的。

第七，调动增强人体内因的核心一真气，如，三宝功中的三宝——精、气、神，精、气、神生克制化是健康长寿的内在基础，三大循环在三宝功中的重要地位，练习“三宝功”前的四点要求，练习三宝功时需要掌握好七项基本原则，练习三宝功时需要掌握好四项基本原则，三宝功吐纳导引术的口诀和功法练习等。

书中如有不当之处，敬请批评指正。

王　旭

2014 年 5 月 1 日于医研苑

目 录

第一篇

战胜乙肝

第一章　乙肝转阴四大法则

病毒性乙型肝炎，简称乙肝，以侵犯肝脏为主，并伤害人体其他组织、器官、脏腑等。发病机制极为复杂，且肝外证候繁多。数十年来王老师创立了战胜乙肝的四大法则，运用了整体辨证论治法，恢复机体抗御乙肝病毒，早日使乙肝转阴。

这四大法则是：增强内因强肝法、歼灭病毒护肝法、治理兼病保肝法、恢复体质健肝法。巧妙运用整体辨证论治法，达到增强机体抗病能力，清除体内乙肝病毒，尽早尽快转阴康复的目的。

1. 增强内因强肝法　在乙肝转阴治疗中始终用之，但应顺其内因强弱不同，也当有别。

2. 歼灭病毒护肝法　有毒必歼，当随毒之多寡、轻重、部位、毒力等应变，可单用一法、二法或“群起而攻之”法，即集中力量打“歼灭战”之法。与此同时，常和治理兼病保肝法结合施治。

3. 治理兼病保肝法　系指病毒侵犯肝脏为主的同时，亦伤害其他组织、器官、脏腑等，应兼治理之。

4. 恢复体质健肝法　系指将体质恢复到健康水平。因体质与先天遗传和后天地理环境、锻炼、年龄、疾病及药物等有着密切关系。若长期而持久地作用于机体，有可能改变遗传，也可改变人的体质。恢复体质强肝法，就是利用体质形成的后天因素，并运用正确方法，使虚弱、不健康的体质，转变为健康、健壮或长寿体质。

增强内因强肝法、歼灭病毒护肝法、治理兼病保肝法和恢复体质健肝法四大法则的运用，可根据乙肝的不同时期、患者的健康状况，以及所处地理环境、年龄及季节等，可独用一法、二法或多法相互配合运用。因为同居一环境中，有病有不病、体质强弱不同之故；同患一种病，出现症状可不同，用药治疗，也当有别；同一疾病，临床表现相同，用同一方剂，有效有无效，有的反加重者，乃因体质强弱、气血盛衰、气候环境等不同。徐灵胎著《医学源流论》曰：“天下有同此一病，而治此则效，治彼则不惟无效，反而有大害者，何也？则以病同而人异也。夫七情六淫之感不殊，而感受之人各殊，或气体有强弱，质性有阴阳，生长有南北，性情有刚柔，筋骨有坚脆，肢体有劳勉，年龄有老少，奉养有膏粱藜藿之殊，心境有忧劳和乐之别，更加天时有寒暖之不同，受病有深浅之各异，一概施治，则病情虽同，而于人之气体迥乎相反，则利害亦相反矣。”这就是增强内因强肝法，歼灭病毒护肝法，治理兼病保肝法和恢复体质健肝法四大法则，在整体辨证论治的运用，应当根据患者的具体情况，因时、因地制宜，灵活运用，才能充分发挥其作用。下面讲王瑞麟老师在诊治乙肝时，是如何运用四大法则使乙肝转阴的。

第一节 增强内因强肝法

增强内因强肝法，也称扶正法。病毒之所以会入营血侵犯肝脏，是内因正气不足，外邪乙肝病毒必须通过内因才能起作用。毒邪未入侵人体之前，须增强内因，内因强，正气盛，则邪不易入侵；毒邪入侵之后，更须增强内因，以抗拒外邪。故罹患乙肝之后，不可一日无增强内因之法。增强内因之法有三：一是练“三宝功”，可增强调动人体内因（详见三宝功的有关知识）；二是整体辨证论治，以增强内因；三是认真做好调护，尽快恢复体质，增强内因。

由于内因正气的强弱、盛衰因人而异，所以说增强内因法，不是机械的一方一药，而应根据具体患者、病证，灵活运用表里、气血、寒热、虚实、脏腑、阴阳等十二证治法和十二证治变法，达祛邪扶正或扶正祛邪，紧密结合，急则治标，缓则治本，或标本兼施法才能达到增强内因的目的，此言其大要也。若细究之，在表者解表，有热者清热，表里同病，当表里同治，气血凝滞者，当通经活血，虚者又当随其虚而补之，决非一方一药之能事。说明增强内因法，用之得法，法法皆是。用之不当，法法皆非。故诊病正确，辨证清楚，立法无误，施药得当，皆增强内因扶正之良法矣。

现有研究证明，乙型病毒性肝炎除引起消化系统病变之外，另主要涉及免疫系统、内分泌系统，以及骨髓、血液、肾脏等病变。因而增强内因至关重要。中药药理研究在这方面也得到了证实。如：表里证治法中的桂枝汤（桂枝、芍药、甘草、生姜、大枣）属辛温解表剂，能增强免疫功能。桂枝汤对正常小鼠的血碳清除率和肝脾吞噬系数无明显影响，当给小鼠流感病毒，可引起单核巨噬细胞系统活性显著受抑，桂枝汤则能提高其功能，使之维持正常水平。对二硝基氯苯引起的迟发型超敏反应有明显的抑制作用，且呈量—效关系。而辛凉解表剂中银翘散（丸、片）能增强免疫功能，对小鼠腹腔巨噬细胞吞噬异物能力有明显的促进作用，单味银花煎剂能促进白细胞和炎症细胞的吞噬功能。

气血证治法中的补气方剂，如四君子汤，能提高细胞免疫和体液免疫。四君子汤及其组成药党参、白术、茯苓中二药或三药配伍均能提高吞噬功能，并呈相加作用。也能使大黄造型之“脾虚”小白鼠腹腔巨噬细胞吞噬活力恢复并增强。对限制食量导致营养不足造成小白鼠胸腺萎缩、功能减退、重量减轻、腺组织内核酸含量和外周血中淋巴细胞百分比均下降的，用四君子汤25 g/kg灌胃，连续15 d，上述指标有明显升高，提示四君子汤对萎缩胸腺的结构和功能的恢复有一定的促进作用。其他如参苓白术散，补中益气汤都具有提高细胞免疫及引起突变作用。血证治法中的补血方剂归脾丸、当归补血汤等，都具有增强人体免疫功能作用。其他证治方除具有本证治法作用外，从不同角度实验出对免疫系统、内分泌系统等均有作用，临床灵活遵照整体辨证论治与现代药理研究相结合，针对患者当时情况、病邪强弱、所在部位、呈现的证型等辨证施治达到驱邪扶正，或扶正祛邪之目的。切忌驱邪伤正，或扶正助邪，此言其要矣。

第二节　歼灭病毒护肝法

病毒系指以乙肝病毒为主的各种肝炎病毒，及常易合并的细菌毒素等。因此，病毒包括病毒、细菌等所致的“热毒”“火毒”“疫毒”“菌毒”“病毒”“毒素”等及其所引发的一切证候而言。由于“毒”的多寡、轻重、部位、毒力等的不同，以及罹患“毒”时人的素质，包括气血的盛衰，抗病力的强弱不同，临床表现出的不同症状和不同证型，应当根据临床表现和有关检验报告结果，判定病毒的毒力、轻重、部位等不同，王瑞麟老师总结出了汗、清、利排毒三法。临床运用时可单用一法，但常与其他治法一齐群起而攻之。

一、汗法

汗法主要指使“毒”随汗排出，即“因其轻而扬之”，又曰“其在皮者，汗而发之”之意。系指“毒”在肌表，可通过汗液将“毒”排出体外而言。此法主要在乙肝和其他病毒性肝炎，或合并菌毒感染，而证见恶汗、发热、脉浮等表证时用之。

二、清法

清法即清除汗法不能从汗孔排出之“毒”。清法有清热解毒，杀灭病毒、菌毒，以及抑毒等作用。故适用于乙肝和其他肝炎之始终。并根据热毒、火毒之轻重缓急，采用轻、中、重不同的“清法”。清法是治乙肝、其他肝炎，或合并菌毒为患者最为重要且必须采用的治法之一。

三、利法

利法主要使“毒”从尿排出，即为利尿解毒、排毒之意。利法适用于罹患急慢性乙肝等各个时期。尤其是病位深里又无表证，兼湿重，汗法对其无能为力，清法又难清其湿毒，选用利法最为合宜。将其侵犯于组织、脏腑、器官之毒从尿排出。此法善能排毒于体外，决无引邪入里之虑。

以上汗、清、利三法常结合运用，患者身体虚弱，正气不足时，常与增强内因治法配合取效。已知中草药及方剂中，对乙肝及病毒性肝炎等有关病毒药理研究证实，中草药具有促进肝脏解毒，将体内代谢过程所产生的有害物质和肠道吸收的诸多种毒物、毒素排出体外的功能。如大黄能减少肠道毒物的吸收，减轻对肝细胞的毒害，改善肝脏微循环，促进肝细胞修复，有保护肝的作用。通过增加肝糖原的方式，增强肝脏解毒能力的有水飞蓟、甘草、黄芩、当归、连翘、茯苓、茵陈、牛黄、朋春叶、半夏等。甘草有温中解毒，调和百药之功能。据有关研究，甘草用小剂量有解毒和缓解其他药物毒性作用；中剂量有抗肝损伤作用；大剂量有消炎抗过敏及抑制免疫反应的作用。甘草酸已作为抗细胞坏死药物应用于肝炎，并收到较好的效果。河南、广东、重庆、天津等地有关单位对抑制肝炎病毒和促进HBsAg转阴药物进行了筛选，选出大青叶、虎杖、茵陈、艾叶、蒲公英、板蓝根、半枝莲、败酱草、黄柏、肉桂、麻黄、石榴皮、紫参、何首乌、胡黄连、胡麻仁、糯米藤、地榆、连须、蚕沙、贯仲、鱼腥草、白矾、黑矾、青龙衣、山豆根、胡麻黄、桑寄生、昆布、苦丁茶、独活、草蔻、金钱草、黄芪、灵芝、金不换、土茯苓、草河车、苦参碱、人参、黄精、白术、仙灵脾、仙茅、女贞子、山楂、紫草、马齿苋、赤芍、槟榔、螃琪菊、黄毛耳草、仙鹤草、桑叶、石见穿、半边莲等。有人研究清除免疫复合物（CIC）积聚及损害作用的药物，有生地黄、牡丹皮、水红花、大黄、茅根、丹参、桃仁、红花、紫草、莪术、赤芍等。从以上筛选的部分药物中，可以说这些药物对“病毒”这个“毒邪”都有程度不同的抑制、杀灭作用，有些经重复使用效果良好。在筛选的这一部分药物中，不乏王老师总结的歼灭病毒护肝法中具有汗、清、利作用的药物。如麻黄汤不仅可用于治疗病毒性肝炎，证见恶寒，头项强痛，无汗，脉象浮紧之风寒表证，而且仅麻黄一味就具有抑制乙肝病毒HBsAg的作用，再与其他药物配合，加强解表、抑制或杀灭病毒效果，而且可将病毒及体内一些毒素等随汗而解，此乃王老师歼灭病毒护肝法中的汗法排毒为第一法的意义所在；清法，是将清热解毒、杀乙肝病毒、杀菌、抑菌、抑病毒中草药，如大青叶、蒲公英、板蓝根、马齿苋、大黄等，通过不同途径，直接将细菌、病毒抑制或杀灭，其毒素用清法清除掉。此乃王老师治疗乙肝病毒，以清法解毒、杀毒、清毒为第二法意义所在；利法，是对病毒、毒邪，不便从汗、清两法驱除干净者，或者邪在下焦，或毒与湿邪相兼者，选用利湿药物使水湿和病毒及其毒素等从小便排出。这些药物如白术、茅根、土茯苓等，不仅具有利尿祛湿解毒之功，而且可杀细菌、杀病毒、抑细菌，使毒素从小便排出，这充分体现了王老师治疗乙肝的歼灭病毒护肝法中，利法排毒为第三法的意义了。以上筛选的具有抑制、杀灭乙肝病毒的药物中，还有活血散结药，如桃仁、红花、莪术等，以及温里药、凉血药、温阳药等。临床不仅在歼灭病毒时采用汗、清、利三法，还应根据气、血、阴、阳、表、里、寒、热，以及所涉及脏、腑等与十二证治法及十二证治变法相结合的同时，参考筛选出的抑菌、杀菌和抑制乙肝病毒和杀灭乙肝病毒的相应中草药紧密结合，辨证论治，一定会取得良好效果的。

第三节　治理兼病保肝法

我们通常以“牵一发而动全身”来形容局部与整体的关系。所谓“兼病”，是指病毒入营血侵犯肝脏的同时，亦伤害其他组织、器官、脏腑等部位，出现症状和病理损害而言。犹如“一石激起千层浪”。若论治法，应在治疗肝脏的同时，治理因“辐射”伤害的其他组织、器官、脏腑等出现的种种症状和病理损害，使症状消失且病理损害得到恢复；这种疗法即称治理兼病保肝法。本法是直接针对乙肝病毒侵犯人体引起肝组织发炎，继而波及有关组织、器官、脏腑如皮肤、淋巴、骨髓、肌肉、呼吸、消化、心、脑、肾、血液、免疫、内分泌、精神、神经等全身多系统病变的。此称为病毒性肝炎肝外表现。这些肝病患者的外表现复杂多样，症状轻重不同，病势缓急不同，有时与肝病相兼发生，有时掩盖肝病表现，常因此造成误诊、误治、失治，延误时日，影响预后，甚至危及患者生命安全。这是在治疗乙肝患者时不能忽视的。治理兼病保肝法，是王老师根据中药具有的“一味多能”作用和乙肝病毒侵犯肝脏后所显现的复杂多样的种种肝外表现，结合数十年诊治经验提出的。古今研究从不同角度对中药的“一味多能”提出了新的认识，今就丹参一味略加分析可见一斑。丹参早在《神农本草经》列为“上经”“为君”“主养命以应天，无毒，多服、久服不伤人，欲轻身益气，不老延年者，本上经”，又曰“丹参，味苦微寒，主心腹邪气，肠鸣幽幽如走水，寒热积聚，破癥除瘕，止烦满，益气”。此属较早提出一味丹参的“多能”性。《本草纲目》曰：“丹参，按《妇人明理论》云，四物汤治妇人病，不问产前产后，经水多少，皆可通用，惟一味丹参散，主治与之相同。盖丹参能破宿血，补新血，安生胎，落死胎，止崩中带下，调经脉，其功大类当归、川芎、芍药故也。”此更体现了一味丹参所具有的一组复方“一味多能”之功用。《别录》：

“养血，去心腹痼疾结气，腰脊强，脚痹，除风邪留热，久服利人，又决非热药；当是味苦平微温。入手、足少阴、足厥阴经。心虚则邪气客之，为烦满结气，久则成痼疾；肝虚则热甚风生，肝家气血凝滞，则为症瘕，寒热积聚；肾虚而寒湿邪客之，则腰脊强，脚痹；入三经而除所苦，则上来诸经自除。苦能泄，温能散，故又主肠鸣幽幽如走水。久服利人益气，养血之验也。”这不仅在性味上提出了疑义，而且在归经和治疗范围上进一步明确了丹参“一味多能”作用。再从现代药理对丹参化学成分研究证实，丹参脂溶性成分有：丹参酮Ⅰ、二氢丹参酮Ⅰ、丹参酮ⅡA、丹参酮ⅡR、丹参新酮、去甲丹参酮、丹参新酮Ⅱ、羟基丹参酮、羟基丹参酮ⅡA、异丹参酮Ⅰ、二氢异丹参酮Ⅰ、异丹参酮Ⅱ、异丹参酮ⅡA、隐丹参酮、异隐丹参酮、左旋氢痉丹参酮Ⅰ、丹参醌A、1,2-二氢丹参醌、次甲基丹参醌、丹参酸甲脂、异丙基邻位菲醌RO—09—0680、菲洛醇、二萘嵌苯酮、鼠尾酮、鼠尾酮Ⅰ、丹参螺旋缩酮内酯及其异构体表丹参螺旋缩酮内酯、丹参内酯、3α-羟基丹参酮ⅡA、紫丹参甲素、紫丹参乙素、紫丹参丙素、紫丹参丁素、紫丹参戊素、紫丹参己素等。丹参水溶性成分有：D（+）-β-3,4-二羟基苯基乳酸（又称丹参素）、丹参酸甲、丹参酸乙、丹参酸丙、3,4-二羟基苯甲醛（原儿茶醛）、原儿茶酸、迷迭香酸、丹酚酸A、丹酚酸B、丹酚酸C、丹参酚、异阿咪酸、丹参醛等。此外，尚含β-谷甾醇、维生素E、琥珀酸、丁二酸、黄芩苷、胡萝卜苷等，足见丹参化学成分含量之多，其药理作用亦就比较复杂多样了。如丹参注射液、复方丹参注射液均可使家兔或豚鼠离体心脏冠脉扩张，冠脉流量增加，但复方丹参注射液不能增加豚鼠颤动心脏的冠脉流量和大鼠心肌血流量（^{86}RP示综法）；丹参素、丹参酮ⅡA磺酸钠和原儿茶醛亦有扩张冠脉、增加冠脉流量的作用，且丹参素的作用强于丹参酮ⅡA磺酸钠、原儿茶醛和潘生丁（双嘧达莫）。对肝损害的作用，用四氯化碳（CCl_4）造成家兔急性中毒性肝炎，生品丹参及其炮制品酒炙丹参和醋炙丹参，均可不同程度减轻肝组织学的病型改变，生品、酒炙品可明显减轻肝细胞坏死及降低谷丙转氨酶（ALT，GPT），醋炙品降酶作用不明显。复方丹参注射液能减轻小鼠因CCl_4所致肝脏损害的程度。丹酚酸B-镁盐对D-半乳糖胺所致大白鼠肝损伤，能降低GPT和谷草转氨酶（AST，GOT）的活性，减轻肝细胞坏死。大白鼠在CCl_4（皮下注射）和高脂低蛋白膳食复合病因作用的同时给予丹参，42d后无一只形成肝硬化，而对照组大鼠形成肝硬化则达77%；对大白鼠CCl_4性肝炎，丹参除能降低ALT外，肝中三酰甘油含量也有降低，肝细胞炎性反应及坏死均显著减轻；大白鼠行部分肝脏切除术后给予丹参，肝细胞核分裂相、肝再生度和甲胎蛋白（AFP）均增高，表明丹参有促进肝细胞再生的作用。我们对丹参护肝作用的机制，从不同的角度进行了研究。以肾上腺素阻断肝血窦血流，丹参能迅速使血窦血流恢复，甚至原先休止的肝窦也可开通，从而改善肝脏微循环和营养供给。用同位素掺入法

（3H-胸腺嘧啶脱氧核苷，甲基-3H 胸腺嘧啶核苷，5-3H-尿嘧啶核苷，3H-亮氨酸）观察到丹参能促进肝细胞 DNA 和蛋白质的合成，有助于肝细胞的再生和肝脏蛋白质代谢功能的恢复。丹参为自由基产生的抑制剂，能明显抑制 CCl_4 性肝损伤动物的过氧化脂（LPO）和丙二醛（MDA）的生成，有抗脂质过氧化作用，清除自由基对肝脏的损伤，在超微结构上表现为能稳定肝细胞各种膜结构，特别是保护内质网膜系统结构的完整性。通过对肝损伤大白鼠的病理变化及血浆纤维联合蛋白水平消长的观察，发现丹参可刺激大白鼠血浆纤维联合蛋白水平的提高，进而提高网状内皮系统的吞噬功能及活性，防止肝脏的免疫损伤。应用人血浆清蛋白制备大白鼠免疫性肝纤维化模型，丹参治疗组大鼠酪氨酸、苯丙氨酸减少，BCAA/AAA 比值和前清蛋白、清蛋白增高，提示丹参可促进免疫性肝纤维化大白鼠前清蛋白和清蛋白的合成，并纠正其氨基酸代谢紊乱，改善肝功能。对肝硬化大白鼠，丹参可使肝内胶原蛋白含量降低，尿羟脯氨酸排出增高，并可促进已形成的胶原纤维降解、肝纤维重吸收。对体外培养的成纤维细胞，丹参使细胞的 3H-羟脯氨酸掺入值、胶原合成率及纤维连结素产量显著减少，表明丹参能直接有效地抑制成纤维细胞合成基质。丹酚酸 B-镁盐可提高 D-半乳糖胺致大白鼠肝损伤中非实质细胞花生四烯酸代谢产物 6-Keto-PGFIα、前列腺素 D_2 及前列腺素总的生成量，亦可促进 PGI_2 的生成，而对黏附性细胞中的环加氧酶活性则具有抑制作用。丹酚酸 B 的这些作用可能是抗肝损伤的机制之一。此外，丹参还可扩张犬门静脉系小静脉和（或）毛细血管网，从而降低门静脉压力，这对肝硬化门静脉高压的治疗是有益的。从上可知丹参和复方丹参制剂对肝损伤的保护作用突出，同时对冠脉流量、微循环、血流变、抗凝与纤维蛋白溶解、血小板聚集、耐缺氧、抗脂质过氧化和清除自由基的作用，对缺血心肌的保护，对肺纤维化、弹性蛋白酶及肺损伤的影响，对休克的影响，对肾损伤和肾衰的影响，以及降脂和抗动脉粥样硬化作用，抗肿瘤的作用，对骨折愈合、抗胃溃疡、抗炎、抗溶血的作用，对免疫功能、镇静、镇痛、心脏、血压、肺动脉高压、抗菌作用等积极的修复和改善作用，可在临床应用于治疗肝炎、流行性出血热、心脏病（心力衰竭、心肌梗死及心肌损伤、心律失常）、肾脏病（肾衰及肾功能不全、肾炎、肾病综合征）、糖尿病、肠炎、眼病、高血压、过敏性紫癜、皮肤病、肺性脑病等。

之所以不厌其烦讲丹参的数十种化学成分、20 余种药理研究和临床运用治疗 30 余种疾病，是为了从中体现中药丹参“一味多能”的作用。随着科学研究和临床应用研究的不断深入，人们更深刻认识到中草药“一味多能”恰好与乙肝病变“一石激起千层浪”的多系统、多病证相对应。单味药如此，复方就更具有“多能”作用了，这充分反映出中医整体观的辨证施治方法的优越性，及其与中草药单味与复方的有机结合治疗方法的统一性以及与整体性有机结合的完整性了。

再如茵陈，《神农本草经》曰：“茵陈，味苦平。主风湿寒热，邪气，热结黄疸，久服轻身，益气耐老。”清代叶天士《本草经解·茵陈》曰：“茵陈气平微寒，禀天秋平冬寒金水之气，入手太阴肺经，足太阳寒水膀胱经，味苦无毒，得地南方之火味，入手少阴心经，气味具降，阴也。风为阳邪，湿为阴邪，风湿在太阳，阳邪发热，阴邪发寒也，其主之者，气寒清热，味苦燥湿也。心为君火，火郁太阴，则肺不能通调水道，下输膀胱，而热与湿结矣。太阴乃湿土之经，所以蒸土色于皮毛而成黄疸也，其主之者，苦平可以清心肺，微寒可以解湿热也，久服则燥盛，所以身轻。平寒清肺，肺主气，所以益气。心主血，味苦清心，清则血充华面，所以耐老，而面白可悦也。心为十二官之主。心安十二官皆安，所以长年也。”王老师编写的《中药顺歌·茵陈》曰：“茵陈苦辛凉入肝，胆经脾胃膀胱间，清热利胆功能好，利胆退黄也可赞，主治黄疸肝炎病，小便不利膀胱炎，增进冠脉血流量，肝脏病损能改善。”现代对茵陈的研究更为深入，如茵陈的化学成分就目前所知有近 70 种之多。茵陈中的锌、锰、硒、镁、钙含量相当高。锌参与 200 多种酶的合成，是金属酶、激酶的组成成分；锌、锰等元素还直接参与机体的核酸、糖、脂肪、蛋白质代谢，因而有促进肝细胞的再生，保护肝细胞膜的完整且明显的保肝作用。在对茵陈保肝作用方面，其煎剂对 CCl_4 肝损害动物模型可减轻其损害程度，茵陈浸膏可降低家兔结扎胆总管引起的血清胆红素升高。茵陈中有对抗 CCl_4 或半乳糖胺诱发大白兔肝细胞毒性作用，其强度依次为茵陈色原酮、东莨菪内酯、6,7-二甲氧基香豆素、茵陈黄酮、槲皮黄素、异鼠李黄素。以 α-萘异氰酸酯制作大白鼠急性黄疸型肝炎模型，用茵栀黄注射液（每 10 mL 含黄芩苷 200 mg，茵陈提取物 60 mg，栀子提取物 32 mg）进行穴位注射或肌内注射。结果表明，肌内注射的降血清胆红素作用弱于穴位注射，而穴位注射的效果，足三里加阳陵泉优于其单穴和内关；降碱性磷酸酶的作用，也有类似的效果；肌内注射和穴位注射均有降低 ALT 的作用，以足三里穴位注射的作用最强。茵栀黄口服液能显著抑制 CCl_4、硫代乙酰胺（TAA）等中毒性小鼠血清 ALT、AST 的升高，显著降低硝酸盐（NIT）中毒小鼠血清总胆红素（TBIL）和结合胆红素（DBIL），并显著减轻 CCl_4、NIT 中毒小白鼠肝脏的病理改变。茵陈蒿汤对 CCl_4 急性肝损伤大白鼠，可使肝细胞的肿胀、气球样变、脂变及坏死程度均有一定的减轻，肝细胞内糖原与核糖核酸含量恢复接近于正常，血清 ALT 下降；还能改善肝炎家兔对酚四溴酞钠的清除功能。茵陈蒿汤中的有效成分非常显著降低急性黄疸大白鼠的 ALT、AST，但对血清胆红素的作用则较轻微，这可能是该汤剂保护了肝细胞膜，减少了因肝细胞膜受损而致 ALT 和 AST 外漏的结果。茵栀保肝汤对 CCl_4 性肝损伤小鼠，在降低 ALT 的同时血清胆红素也明显降低，尚能提高醋胺酚中毒小鼠的生存率。以正常大白鼠制作阻塞性黄疸模型，在阻塞解除后灌喂小柴胡汤及茵陈蒿汤的提取物各 200 mg，不给药的对照组 AST、ALT、总胆红素、碱性磷酸酶（ALP）值于解除阻塞后缓慢改善，2 周后大致恢复至阻塞前水平，而给药组 AST、ALT 在解除阻塞后第 3 天，TBIL 在第 5 天显著下降。药物对阻塞性黄疸有迅速改善的效果。北茵陈（滨蒿）中的胆碱有抗脂肪肝作用。金钟茵陈为玄科草本植物，部分地区代茵陈入药。经与茵陈比较，对 CCl_4 肝损伤小白鼠，金钟茵陈与茵陈都有降低 ALT 的作用，且能降低血中胆固醇含量；肝脏病理观察，多数指标的改善情况二药无明显差异，仅肝细胞肿胀程度的改善方面，茵陈优于金钟茵陈，如延长金钟茵陈的给药时间，受损的肝细胞可能得到恢复。茵陈煎剂能使小白鼠肝 P_{450} 含量增加，肝/体比重增大，并能使异戊巴比妥钠诱导的睡眠时间缩短，具有诱导肝药酶作用，人和兔口服茵陈煎剂后，对安替比林代谢的 $t_{1/2}$ 明显缩短，Cl 显著增加，亦说明茵陈有诱导肝药酶作用。诱导肝药酶可能与茵陈的利胆退黄等作用有关。茵陈水煎剂、热水提取物、水浸剂、去挥发油水浸剂、挥发油、醇提取物等均有促胆汁分泌和排泄作用。茵陈还能增加正常大白鼠胆汁中固体物的含量，且对 CCl_4 肝损伤大白鼠亦有明显的增加胆汁分泌作用，ALT 降至正常水平。从茵陈中分离的多种成分：茵陈二炔、茵陈二炔酮、茵陈炔内酯、茵陈香豆素甲、茵陈香豆素乙、茵陈色原酮、4′-甲基茵陈色原酮、7-甲基茵陈色原酮等，都能增加大鼠胆汁的分泌，只是强度上有所不同。在我国多采用幼苗期的绵茵陈。经比较研究证明，不同时间（幼苗期、立秋期、花前期）采集的茵陈都有较强的利胆作用，三者的利胆强度无统计学差异。此外，莳萝蒿、海州蒿的利胆强度与茵陈相似，这一结果为扩大茵陈的药源提供了一定的依据。除此之外，茵陈及其复方的药理作用还对治疗实验性胰腺炎、降压、降血脂、扩张冠状动脉、抗凝血、抑制血小板聚集、解热、镇静、镇痛、抗炎、增强免疫功能、抗病原微生物等均有好的作用。茵陈在临床上用于治疗肝炎、黄疸、高血脂、慢性溃疡性结肠炎、难治性婴儿湿疹等，均有好的临床效果。其他中草药同样具有“一味多能”作用，如何根据每味中草药的性味、归经、功能、主治，以及现代研究等，运用中医整体辨证论治方法，选用既能治疗乙肝，又对兼病给予兼治，充分发挥每一味中草药的“一专多能”作用，使乙肝转阴，就是治理兼病法。

第四节　恢复体质健肝法

体质，即人体的健康水平和对外界的适应能力。我国最早的医学著作《黄帝内经》就有对体质的论述，《素问·异法方宜论篇第二》曰：“黄帝问曰：医之治病也，一病而治各不同，皆愈何也？岐伯对曰：地势使然也。……故圣人杂合以治，各得其所宜，故治所以异而病皆愈者，得病之情，知之大体也。”还在《灵枢经·寿夭刚柔第六》《灵枢经·卫气失常第五十九》中将人的体质分为膏型、肉型、脂型和一般人型等，并做了较详细的阐述。《灵枢经·阴阳二十五人第六十四》更为详尽地根据五行学说，把禀性不同、形体不同、肤色不同、气血不同、脏腑功能等不同的人，分为二十五个类型。这些说明古今对人的体质的研究也是非常认真的，并运用于临床而不断地进行总结和提高。

现代学者在总结前人对体质认识的基础上，又充分利用当今的科学技术并进行了有关动物实验，认为：体质与先天遗传和后天地理环境、营养、年龄、锻炼、房劳、疾病及药物等有着密切关系。如分子遗传学研究证明，父母通过生殖细胞把 DNA 传给子女，由一定结构的蛋白质带来一定的形态结构和生理特性。还证明蛋白质的形状与生物控制有关。生物体系中的控制是由酶、抗体、受体、阻抑剂等所调节。这些蛋白质中每一种的结构都不相同，各有其特殊的历史，产生庞大的多样性。由于一种蛋白质能以一种以上的形状存在，而这种形状又可受外因影响而改变，这样生命体系就能够对外界的刺激给予反应，从而保护自已，抵抗环境的变化。国外学者研究认为，当动物在个体生活中，获得的特征能长期地改变机体功能及代谢，这些获得的特征，就可以改变遗传。疾病作为一个过程是不遗传的，但是当双亲生过的疾病长期而严重地破坏了代谢时，就会造成后代很大的易伤性，这就使后代在遇到致病原因或对其他机体很少致病的致病原因时，较容易且较常发生亲代所患的那种疾病或其他疾病。这就清楚地告诉人们，体质与遗传有关。“世界上没有两个人有彼此完全一样的分子遗传学基础”，而更为重要的是体质形成的后天因素。在后天因素中，人体结构、功能与代谢常随着年龄而改变，说明年龄与人体质的内涵关系密切，同时也要看到长期而持久地改变机体功能及代谢时，可以改变遗传，也就是前面提到的更为重要的是体质形成的后天因素，其中影响较大的主要是地理环境、年龄因素、营养、房劳、疾病、锻炼与药物等。因此，王老师提出在治疗乙型病毒性肝炎时所采用的恢复体质健肝法，在巩固疗效、预防复发、防止反复，甚至完全康复之后，不易重感和重犯，这对战胜乙肝显得多么重要。

这里所提到的恢复体质，是指恢复到平常人的健康体质。因为疾病与体质常互为因果，并根据机体免疫与遗传及当时所处的内外环境，机体对同一抗原，同一剂量，同一途径，可以出现有利的正常反应或（和）不利的异常反应，这决定于患者当时的体质状态。如患乙型病毒性肝炎，机体获得了免疫力，若此刻体内致敏淋巴细胞再次接触乙型病毒性肝炎（抗原）刺激，效应细胞即产生特异性免疫作用。这样就改变了机体对乙型病毒性肝炎的反应特征。还应注意的是，慢性乙肝对体质的影响则更为明显。黄星垣氏探讨了杂病的演变规律后指出，在疾病的演变过程中，由于病邪性质不同，累及的脏腑也有所不同，并认为临床病证的转化与体质特征的变化是密切相关的，甚至可以说是一致的。体质可由弱变强，也可以由强变弱，在这一变化过程中，条件是重要的，即好的条件有利于体质由弱变强，不好的条件，则使体质由强变弱。罹患乙肝之后，经采用恢复体质健肝法而常常收到好效果。这里重点讲有利于体质恢复的条件，如药物可以治疗疾病，恢复体质，也可以成为致病物质，伤害体质，即药物可以改变体质。盛祖嘉氏报告现代分子遗传学遗传工程研究的结果表明，同种与异种生物体中的DNA可以通过各种药物而诱发突变，多数突变只是DNA分子中的一对碱基的变化结果，可是就这一点点变化可以引起各种生物的各种变化；体育锻炼可以改变体质，使弱者变强，强者长寿；地理环境可以改变体质，如我国老年医学专家调查广西巴马瑶族自治县发现，百岁老人聚居的地区有某些特殊的气候因素，如海拔435~698m，年平均气温在17~20 ℃。年降雨量为1 250~1 500 mm，年平均日照时间为1 400~1 800 h等。这些因素构成了风景优美、气候宜人、空气新鲜、物产丰富的特定条件。这个特定条件作用于人的体质，达到百岁老人较多的结果；营养条件对人体质的影响，是人人皆知的事实。由于长期的饮食习惯与食物的品种、质量等，使人的体质发生变化，如饥饿造成的营养不良、贫血、体质虚弱等；营养充足饮食有节（洁）等，使虚弱者变强，使强壮者长寿；房事是人们非常关注的，肾是人生命根源。肾藏先天父母之精，也就是形成胚胎的原始物质，且有促进生长和繁衍后代的功能，一个人的禀性强弱与先天肾精是否充盛有密切关系，故称肾为先天之本。肾有主宰人的发育、生长、衰老和水液代谢的功能。研究证明，中医学中的肾与现代解剖生理学是一致的。其功能作用与神经、体液、内分泌一致，尤其是下丘脑—垂体—皮质和下丘脑—垂体—性腺之间关系密切，涉及神经、内分泌、免疫、循环等系统。一旦肾虚或房劳过度伤肾，必然对人体质、禀性、遗传等造成损害，而保肾、固肾、养肾等就成为恢复体质的重要条件。以上所提到的能够改变人体质的诸多条件，常常需要相当长的时间；只有坚持不懈，有时是多种条件的持久结合并作用于人体，才可以使乙肝患者康复；不够健康或不健康的体质，经过以上努力，可逐渐变成健康、壮实、长寿体质。

第二章　乙肝和肝硬化分型证治经验

王老师从20世纪50年代至今，积累了大量治疗肝炎和肝硬化的临床经验和体会，并在20世纪90年代分别撰写了《介绍王瑞麟老师治疗病毒性肝炎的经验体会》和《肝硬化的病因证治》等，分别参加全国病毒性肝炎肝肿瘤学术会议和全国肝硬化中西医研讨会，受到有关方面的关注。乙肝和肝硬化分型证治经验介绍于后。

第一节　乙肝三型论治经验

战胜乙肝，快速使乙肝转阴，必须做到早发现、早治疗，并与医生密切配合，在整体辨证论治思想指导下，采用王老师创立的战胜乙肝的四大法则，及时恰当地运用好王老师治疗乙肝三型论治经验，可使正气恢复，增强抗御、中和及清除乙肝病毒能力，较快治愈乙肝。

乙肝之所以会发展成为慢性肝炎，考其原因不外延误时日、误认为“小病”不予理会、不能遵照医嘱认真治疗，没有与医生密切配合，不注意休息和营养，不认真调护，失去早期正气未虚，而可迅速康复的时机。特别是在正虚邪盛的情况下，机体抗邪功能低下，病毒得不到杀灭和清除，肝细胞必然不断遭受病毒不同程度的损害。此外，乙肝病毒侵入人体与机体发生抗争之后，为了其自身的生存，并适应人体免疫系统产生的抗体，不被其清除、中和等，可使乙肝病毒的基因发生突变。变化的结果，使乙肝病毒自身的生存能力更强，不仅可以产生抗药性，也可逃避机体对乙肝病毒做出积极有效的免疫反应及抗病毒药，人们称此为逃脱宿主免疫反应；这种病毒的毒力可与机体免疫系统抗衡，成为慢性肝炎的内在因素。除此以外，还与年龄有关，如新生儿年龄小，机体免疫系统尚未发育健全，难以产生积极有效的免疫反应能力，故新生儿感染乙肝病毒，又未做预防注射。据统计，约有90%成为慢性乙肝病毒携带者，成人则与新生儿显著不同。此外，患有影响机体免疫功能低下疾病，如肿瘤、白血病及长期服用免疫抑制剂者，难于对乙肝病毒起积极有效的免疫应答反应，不能中和、清除乙肝病毒，这样会逐渐发展转化成慢性肝炎。对此，王老师总结出最为常用治疗乙肝三型论治的经验，即湿热郁滞型、胆汁横溢型和气血瘀结型三型。

一、湿热郁滞型

本型乃因肝郁气滞，脾胃失司，相互影响，气机不畅，湿热郁滞而成。多见于急性肝炎，或急性重型肝炎。

主证：身困乏力，食减纳差，反胃恶心，腹满时胀，或发热目黄，右胁闷胀疼痛，肝大触痛，小便黄赤，脉数有力或滑数，舌质淡红、苔薄白或微黄。

治则：疏肝和胃，清利湿热。

方剂：清热利湿饮。

药物：金钱草 30~60 g、柴胡 6~15 g、黄芩 15~30 g、当归 10~20 g、栀子 6~15 g、薏苡仁 20~50 g、生白芍 15~30 g、车前子 15~30 g、姜半夏 6~15 g、姜竹茹 6~15 g、龙胆草 10~25 g、川大黄 3~10 g（后下）、板蓝根 15~30 g、甘草 6~15 g。

加减：脾虚气弱加黄芪、党参、白术、山药；热毒内盛加大青叶、蒲公英、金银花，重用板蓝根；发热口渴加生石膏、寒水石、知母、天花粉；面目一身尽黄加茵陈，重用黄芩、栀子；胸胁疼痛加玄胡、郁金、木香、川楝子；祛湿热加黄柏、黄连、败酱草、白茅根、青蒿；消胀加厚朴、枳壳、神曲、麦芽；便秘重用大黄、加芒硝（冲）；保肝加郁金、白术、五味子。

用法：水煎早晚服，对反胃恶心者浓煎饭后频服。

二、胆汁横溢型

因肝气不疏，胆气不畅，胆液输布受障碍，逆入血脉，泛溢组织、脏腑，发为黄疸。见于急性黄疸型肝炎、瘀胆型肝炎。

主证：精神不振，酸困乏力，食淡乏味，不思饮食，反胃恶心，上腹满，胁肋胀，或痛引肩背，或发热，呕吐，右胁疼痛，肝大，脉弦数或滑数，或沉无力，舌缘色红或舌紫红、苔黄或厚腻。

治则：疏肝利胆，排毒消黄。

方剂：消黄散（汤）。

药物：金钱草 15~30 g、柴胡 10~15 g、茵陈 25~50 g、黄芩 15~30 g、栀子 10~25 g、黄柏 15~30 g、黄连 10~15 g、茯苓 15~30 g、薏苡仁 20~50 g、郁金 15~30 g、白术 10~25 g、肉桂 3~5 g、滑石 15~30 g、甘草 6~15 g。

加减：清热解毒加大青叶、板蓝根、金银花、龙胆草、白花蛇舌草；祛湿加白茅根、泽泻、冬瓜皮；凉血解毒加生地黄、玄参、牡丹皮；大便稀溏加椿根白皮、茯苓、白术、牡蛎；便秘加大黄、莱菔子；肾阳虚加制附子、干姜；肾阴虚加西洋参、沙参、麦冬、玉竹、石斛；恶心呕吐加姜半夏、姜竹茹、生姜、藿香；阴虚骨蒸发热加青蒿、鳖甲、地骨皮、银柴胡、胡黄连。

用法：研细为散，每服 3~6 g，每日 3 次。或水煎服，早晚各一次，或浓煎频服。

三、气血瘀结型

因肝病日久，气血不畅，瘀结不散，常难速愈。见于慢性乙型肝炎，慢性迁延性肝炎，或早期肝硬化。

主证：面色晦暗或黝黑，精神不振，身困无力，饮食减少，胸腹胀满，胁肋疼痛，或隐痛不适，肝大质韧、触痛，或失眠多梦，蜘蛛痣。脉弦或数，舌质暗红或紫暗，苔白或黄。

治则：活瘀散结，养肝解毒。

方剂：育肝散毒汤。

药物：金钱草 15~30 g、柴胡 6~15 g、郁金 15~30 g、白术 15~30 g、当归 10~25 g、赤芍 15~25 g、红花 6~15 g、板蓝根 15~30 g、黄芩 10~25 g、连翘 10~25 g、龙胆草 10~25 g、五味子 15~30 g、甘草 6~15 g。

加减：活血化瘀加桃仁、丹参、鸡血藤、三棱、莪术；清肝利胆加栀子、黄柏、黄连，重用龙胆草；解毒清热加白花蛇舌草、地丁、紫背天葵子；头晕，失眠加菊花、夏枯草、珍珠母、石菖蒲、酸枣仁、夜交藤；食少纳差加神曲、山楂、麦芽、鸡内金；气血虚加党参、黄芪、黄精、大枣；嗳气加旋覆花、代赭石、姜半夏；疼痛加蒲黄、五灵脂、玄胡。

以上对病毒性肝炎的三型辨证，在临床上可一型单见，或二型兼见，治当主次分明。三型中药物加减，需互参为用。

第二节　肝硬化三型证治经验

肝硬化，又称肝硬变。引起肝硬化的原因比较复杂，有乙肝病毒、寄生虫、药物、化学品、胆道梗阻、遗传代谢缺陷、自身免疫反应及肝脏瘀血等。

据我国有关资料统计，由病毒性肝炎所致肝硬化，即肝炎后肝硬化，主要是由乙型病毒性肝炎早期误治、失治、不注意调护等发展而来，小儿尤其如此。另有资料表明，丙肝和乙肝易双重感染。从乙肝或丙肝发展成肝硬化率相当高。从乙肝或丙肝发展成肝硬化的时间，短则只需数月，长则需要 10~20 年之久。值得警惕的是小儿肝硬化发展快，如发现晚，治疗不及时，多在3~5年死亡，其病死率高于成年人。因此，预防、早期发现、及时治疗乙肝后肝硬化，显得十分重要。王老师认为，肝硬化是肝实质发生变性、变硬的一种临床表现，属祖国医学癥瘕积聚中的“癥”“积”和风劳臌膈四大绝证中的“臌”证，根据症状、体征等命名的如“单腹胀”“水臌”“气臌”“血臌”“大腹水肿”等范畴。臌胀古称“蛊胀”。我国发现最古老的医方《五十二病方》中就有关于“蛊”病的记载。蛊胀亦指顽固而言（“其病胶固”）。最早医学著作《黄帝内经》对其症状描述得十分贴切：“臌胀何如？……色苍黄，腹筋起，此其候也。”最早病因病理学专著《诸病源候论》对其病因病理阐述得更为深入：“夫水肿病者，皆由荣卫否涩，肾脾虚弱所为，而大腹水肿者，或因大病之后或积虚劳损，或新热食竟，入于水自渍及浴，令水气不散，流溢肠外，三焦闭塞，小便不通，水气结聚于内，乃腹大而肿，故支小，阴不涩……故云大腹水肿。”在鉴别诊断及预后方面，后世《寓意草》一书做了简明易赅的解释：“从来水肿胀遍身头面俱肿尚易治，若只单腹肿则为难治。”可谓对本病的认识历史悠久，资料丰富。现知肝硬化由乙肝病毒引起者占多数，但乙肝患者大多数得到康复痊愈，预后良好，只有极少数乙肝患者是由于治疗不及时，延误就诊，不注意调养等诸多原因才发展成肝硬化的。王老师在整体辨证思想指导下，认为肝硬化与肝、脾、血瘀诸方面所致“积”有关，总结出治疗肝硬化三型证治经验。

一、肝郁型

本型以肝气郁结为主要病理改变。

证见：胃纳不香或饮食减退，胁肋疼痛，腹胀肠鸣，嗳气时作，大便稀溏或腹泻，面色苍黄，晦暗，触诊肝稍大，中等硬度，微有触痛，脾脏不大。肝功能可正常。脉弦或兼数，舌质淡红、苔白。

治则：宜疏肝解郁。

方剂：当归鳖甲汤。

药物：当归10 g、炙鳖甲10 g（先煎）、柴胡15 g、茯苓12 g、白术15 g、郁金15 g、益母草15 g、薄荷6 g、白芍10 g、乌药6 g、沉香3 g、大枣20个。水煎早晚服。

加减：食少纳差加鸡内金、神曲、麦芽；腹胀不适加大腹皮、枳壳、肉豆蔻；胁肋疼痛加青皮、香附、玄胡；大便溏泻加赤石脂、牡蛎、薏苡仁、芡实；血瘀加丹参、泽兰、红花、赤芍、桃仁；嗳气胀满加旋覆花、代赭石、半夏；黄疸加茵陈、金钱草、栀子、黄柏。

二、血瘀气滞型

气血瘀久化热，常使已发生纤维组织增生、变性的肝细胞发炎坏死等。本型不仅肝实质受损，肝功能检查也异常。

证见：饮食乏味，纳呆或食谷不化，脘腹胀满，口苦咽干，胁胀痛或痛引肩背，面色晦暗或黧黑，或面目一身尽黄，小便黄赤，气味异常。触诊肝大发硬，疼痛，或有少量腹水。脉弦数或滑数。舌质暗红见瘀点，舌苔厚腻。

治则：活血化瘀。

方剂：活血化瘀汤。

药物：柴胡 15 g、当归 15 g、炒山甲 10 g、炒桃仁 15 g、白术 15 g、郁金 15 g、益母草 15 g、大枣 20 个。水煎早晚服。

加减：清肝利胆加栀子、龙胆草、黄连、黄芩、金钱草；活血化瘀加丹参、桃仁、土鳖虫、水蛭、泽兰；凉血解毒加生地黄、玄参、金银花、连翘、蒲公英、地丁、板蓝根、大青叶；脾胃不和加穿山甲、神曲、厚朴、枳壳；胁肋疼痛加五灵脂、蒲黄、木香、醋玄胡、香附；水肿腹水加薏苡仁、茯苓、肉桂、车前子、泽泻、猪苓、防己；发热加生石膏、寒水石、知母；出血加黑地榆、旱莲草、血余炭、仙鹤草、侧柏叶、大黄、白芨、田三七；阴虚发热加地骨皮、银柴胡、胡黄连、青黛、鳖甲；阴虚加女贞子、枸杞子、何首乌；脾虚加党参、黄芪、白术；血虚加阿胶、熟地黄、黄精；腹胀不适加大腹皮、莱菔子、枳实、厚朴；软坚化瘀加昆布、海藻、三棱、莪术；大便稀溏加补骨脂、芡实、椿根白皮；失眠多梦加酸枣仁、夜交藤、合欢花；神昏谵语配服安宫牛黄丸、至宝丹等芳香开窍药。

三、肝积瘀脾型

肝硬化血瘀气滞，郁久化热，可使肝细胞遭受损害，肝功能失常，气血运行障碍，门脉压增高，血瘀肝脾，久致肝脾肿大，则肝积瘀脾型成矣。

证见：精神不振，面色晦暗深黄，或黧黑，肌肤粗糙甲错，食少纳差，胸腹胀满，腹大青筋，蜘蛛痣，肝脾肿大，或肝脏萎缩，鼻衄，齿龈出血，心悸气短，小便深黄，或小便不利，下肢水肿，腹水。脉沉细或虚数，舌质紫暗有瘀点，苔多黄厚。

治则：软坚化积，祛瘀活血。

方剂：化坚汤。

药物：牡蛎 30 g、炙鳖甲 30 g、三棱 10 g、莪术 10 g、白术 15 g、郁金 15 g、胡桃仁 30 g、赤小豆 30 g。水煎早晚服。

加减：消肿利水加玉米须、冬瓜皮、赤小豆、茯苓皮、生姜皮、半边莲、大腹皮；气虚加人参、黄芪、白术；肾阳虚加肉桂、附子、干姜；肾阴虚加沙参、西洋参、麦冬、玉竹、石斛；阴阳俱虚加紫河车、鹿茸；转氨酶增高加五味子、金钱草、当归、茯苓；抑制或减轻肝细胞变性、坏死，促进肝细胞再生加青叶胆、女贞子。以上三证型证治法常互相兼见，治疗法则和加减用药，可互相参考，不必拘泥。肝硬化的治疗用药，不可过用攻伐损正之品，否则损正助邪，常可突然发生肝性脑病，如过用峻下，逐水（放腹水），镇静剂等。

加强护理十分重要，如感受寒凉可使病情恶化，饮食不节，如食干硬食物，可诱发消化道大出血等。

辨证用药时，可参考十二证治法，以利整体考虑，提高疗效。

第三章 乙肝防重于治——治未病

王老师治病特别强调“治未病”，即使有妙手回春的治疗方法，也不如不得病。应当把预防工作放在首位，在最早的医学著作《黄帝内经·素问·四季调神大论》中就告诫曰：“是故圣人不治已病治未病，不治已乱治未乱，此之谓也。夫病已成而后药之，乱已成而后治之，譬犹渴而穿井，斗而铸锥，不亦晚乎。”乙肝如何做到防重于治——治未病呢？如能做到以下几点，就可以大大减少乙肝的发生。

第一节 提高对乙肝病毒传染性的认识

病毒性肝炎，系指多种不同肝炎病毒，引起的肝炎为主的全身性传染病。以传染性强、传播途径复杂、流行性广、发病率高为特点。故引起患者和医学家的重视。1989年国际肝炎学术会议在日本东京召开，将病毒性肝炎分为甲（A）型、乙（B）型、丙（C）型、丁（D）型和戊（E）型肝炎。此后又相继发现其他不同类型的病毒性肝炎。值得注意的是乙（B）型病毒性肝炎，较以上几种不同类型的病毒性肝炎，更具传染性强、流行广泛、发病率高等特点，危害最为严重，故引起人们的关注。乙肝病毒可通过血性传播（如接受带有乙肝病毒的血液和血液制品）、医源性传播（被乙肝病毒污染物未能彻底消毒）、垂直传播（母婴传播）、生活密切接触传播（乙肝病毒可在唾液、尿液、血液、乳汁中存在）、性接触传播等多途径传播。病毒性肝炎的发病机制复杂，乙肝病毒又存在变异株（HBV-2），故使乙肝表现不同，病变程度不同，病程复杂多变，并发症和后遗症多见。乙肝病毒以侵犯肝为主，还可侵犯其他器官、脏腑。乙型病毒性肝炎（HBV）标志物可在肾、胰、骨髓、甲状腺等组织中找到；常见肝外表现如关节炎、肾小球肾炎、结节性多动脉炎、糖尿病、脂肪肝、再生障碍性贫血、多发性神经炎、胸膜炎、心膜炎、心包炎等，还有肝炎后高胆红素血症。乙型肝炎临床表现多样化，如急性、慢性、重型、瘀胆型和无症状慢性乙肝病毒携带者。一部分患者从急性转为慢性，转为肝硬化，少数转为肝癌。据有关调查显示慢性乙肝与原发性肝癌的发生有密切关系。国外报道，50%~90%的原发性肝癌患者的乙肝表面抗原（HBsAg）或抗 HBC 阳性，这样高的 HBsAg 感染率本身就属于高危人群。慢性肝病发生肝癌者较对照组高 10 倍多。病理报告原发性肝癌病理切片中，均伴有肝炎后肝硬化的改变，且多数是从慢性活动性肝炎发展而来。防治慢性肝炎对减少肝癌的发生意义重大。此外，乙肝病毒对外界的抵抗力很强，60 ℃高温 4 h，煮沸 10 min，或高压蒸汽消毒才可灭活，2%过氧乙酸浸泡 2 min 可灭活。对紫外线照射不敏感。正因为乙肝具有以上的特殊性，较甲肝、丙肝、丁肝等更具有易感染、易传播、病理变化复杂、临床表现多样，虽以肝炎为主要病变，又是多组织、多器官、多脏腑损害，既可隐匿长期携带乙肝病毒，又可以急性肝炎发作，既可转为慢性，又可以重症肝炎出现，在慢性肝炎的基础上转为肝硬化，又与原发性肝癌的发生关系密切，所以乙肝引起了全世界医学专家的重视和广大群众的关注，成为病毒性肝炎中的重点和热点。我国属于乙肝高发地区，其中发病高峰以 10 岁以上儿童和 30~40 岁青壮年为主，男多于女，南方多于北方，农村多于城市，严重威胁我国人民的身心健康。对此必须有一个清醒的正确认识，未患乙肝之前，应采取积极的预防措施，患乙肝后应在医生指导下，注意休息、尽快治疗，多可很快康复，因这时人体免疫功能大多正常。自然病程多不超过 4 个月，是多么好的时机啊！个别人由于对乙肝没有正确认识，一听说乙肝就惊慌失措，大有“谈虎色变”之势。这类人若不注意预防，一旦患上乙肝，则有从轻转重，从重转危之的可能；另有一些人平时身体还不错，经体检诊为乙肝病毒携带者（血液 HBsAg 阳性，无症状、体征及肝功能正常者），或诊为急性乙型肝炎（这时本应休息治疗，误认为感冒等），自认为身体健康，又无症状，认为无关紧要，既不治疗，又不注意休息，如此下去（从急性乙肝到慢性乙肝、肝硬化、肝癌）后果不堪设想。所以应对乙型肝炎病毒有正确认识，既看到乙肝病毒的危害性和传染性，积极开展预防，减少传播机会，又能在医生指导下注意休息、认真治疗，早日康复。

第二节　从乙肝看历代传染病的危害及宝贵经验

乙型病毒性肝炎，属传染性疾病。在祖国医学文献中，并没有乙型病毒性肝炎这样的病名，但我们可以通过复习历代文献资料来观察、研究，发现具有与乙肝相似或相同，而且带有传染性特点描述的临床症状、发病规律、诊治医案方药及其预后判断等诸多方面的内容。其中不乏系统完整理论和宝贵经验，可谓历史悠久，源远流长，经验丰富。我们当前临床研究和运用这些理论方药，并结合现代科研成果，取得了前所未有的治疗效果。足见对祖国医学这一伟大宝库的探索、研究、开发、利用是多么重要。从临床症状来看，乙肝可发生黄疸。早在《山海经》中就有“瘅病”的记载，晋代郭璞氏把“瘅病”解释为“黄病”。最早的医学专著《素问·玉机真藏论》曰：“今风寒于人，使人毛毕直，皮肤闭而热，当是之时，可汗而发也……弗治，肝传之脾，病名曰脾风，发瘅，腹中热，烦心，出黄，当此之时，可按，可药，可浴。”《黄帝内经》对传染性病，一针见血地指出：“五疫之至，皆相染易，无问大小，病状相似。”汉张仲景著《伤寒论·序》描述得更为清楚：“余宗族素多，向余二百，建安纪年以来，犹未十稔，其死亡者，三分有二，伤寒十居其七。感往昔之沦丧，伤横夭之莫救。”并总结由于伤寒引起的传染病出现黄疸诸病症的辨证论治方法：“阳明病发热汗出，此为热越，不能发黄也。但头汗出，身无汗，剂颈而还，小便不利，渴饮水浆者，此为瘀热在里，身必发黄，茵陈汤主之。”这些论治方药，至今仍用来治疗乙肝等病证，并可取得显著疗效。明末清初时期的吴又可编著的《瘟疫论》成书于1642年前后，正是瘟疫猖獗流行的年代，“一巷百家，无一家仅免，一门数十口，无一口仅存者。”亲临疫情灾难之重，亲验治法之灵，亲身观察验证瘟疫病因与众不同，故曰：“夫温疫之为病，非风、非寒、非暑、非湿，乃天地间别有一种异气所感，其传有九，此治疫紧要关节。……然伤寒与温疫，均急病也。”崇祯辛已年（1641年），疫气流行，山东、浙江南北两省，感之尤多，至五六月益甚或至阖门传染。吴氏就在大疫之至总结出“九传治法”对黄疸兼证的关系及疫邪黄疸有其独到认识：“发黄一证，胃实失下，表里壅闭郁而发黄，热更不泄，博血为瘀。凡邪热经气，不郁不致发黄，热不干血分不致畜血，同受其邪，故发黄而兼畜血，非畜血而致发黄也，但畜血一行，热随血泄，黄因随减，尝见发热者，原无瘀血，有瘀血者原不发黄，所以发黄，当咎在经瘀热，若专治瘀血误也。”又曰：“疫邪传里，移热下焦，小便不利，邪无输泄，经气郁滞，其传为瘅，身目如金者，宜茵陈汤。”并对茵陈汤中药物做了认真分析，明确指出：“茵陈为治瘅退黄之专药也……”有其独到看法。清代吴鞠通著《温病条辨·凡例》曰：“是书虽为温病而设，实可羽翼伤寒。”又曰：“温疫者，疠气流行，多兼秽浊，家家若是，若役使然也。”讲出了“疫”的流行性，强调了《温病条辨》是对《伤寒论》的发展和补充。清代叶香岩《外感温热篇》曰：“温邪上受首先犯肺，逆传心胞。肺主气属卫，心主血属营。辨营卫气血虽与伤寒同，若论治法则与伤寒大异也。”并创造卫气营血辨证方法至今治疗温病，包括乙型病毒性肝炎的论治，当今仍具重要参考价值。

从上可以看出，历代文献多系后人在前人的基础上发展、创新的。伤寒、温病、疫瘴（瘟疫）历代均有记载。再看我国最早的中医病理学专著《诸病源候论》，不仅对传染病的病原体有清楚的阐述，而且对黄疸病的分类更趋完善，更接近于现代的认识，如专立“疫疠病诸候”曰：“其病与时气、温、热等病相类，皆由一岁之内，节气不和，证寒暑乖候，或有暴风疾雨，雾露不散，则民多疾疫。病无长少，率皆相似，如有鬼疠之气，故云疫疠病。”其中“疫疠”乃指具有传染性的病原体。限于当时还没有显微镜，对“疫疠”无法分辨出是细菌，还是病毒等。但可根据临床表现将其进行分类，如专立《黄病诸候·凡二十八论》曰：“黄病者，一身尽疼，发热，面色洞黄，七、八日后，壮热在里，有血当下去之，如肝状（即猪肝状），其人少腹内急。”并做如下分类曰：“劳黄候”“急黄候”“脑黄候”“谷疸候”“女劳疸候”“九疸候”“黄疸候”“酒疸候”等。其他文献还有以传染性命名的如“疫黄”“瘟黄”等。此后诸贤所著《丹溪心法》《医林绳墨》《证治准绳》《景岳全书》《医门法律》《张氏医通》等对此有详论。直到1898年荷兰科学家才证明了植物的烟草花叶病是由滤过性致病因子引起，称其为不同于细菌的病毒。乙型肝炎病毒（HBV）是1963年从澳大利亚土著人血清中发现的，甲型肝炎病毒（HAV）是1973年从实验室感染的患者粪便中发现的，以后先后陆续发现丙型肝炎病毒（HCV）、丁型肝炎病毒（HDV）等不同类型的肝炎病毒。历史说明，对乙肝病毒的认识是随着科学技术的发展，在前人的基础上不断创新、发展、完善的，而且可以取得好的疗效。历史将永远不断进步又不断淘汰，取其精华，弃其糟粕，古今永远在紧密的内在联系的基础上永葆其青春！

第三节　做好乙型肝炎病毒传染的预防工作

乙型肝炎病毒传染力大、易感性强、流行性广等，对机体可造成严重危害。为此，如何做好预防就显得格外重要，为此必须采取相应的预防措施。

一、养成良好的卫生习惯

注意搞好室内、外环境卫生，饭前和便后要洗手，此举可将双手接触到的病毒、细菌等有害物质清洗干净，最大限度远离不洁之物，尽可能地避免疾病传播。乙肝患者更应注意个人卫生，避免因自身唾液、血液及分泌物等感染他人。

二、注意饮食卫生，把住病从口入关

由于我国是乙肝病毒高发地区，乙肝病毒携带者和乙肝患病率都比较高。因此，把好病从口入关，显得格外重要。

三、避免皮肤黏膜损伤，防止乙肝病毒传入

乙肝病毒主要经血性传播。如果机体内、外的皮肤或黏膜有破伤处，病毒很易从破伤处进入而被感染。因此避免皮肤、黏膜损伤，可防止乙型肝炎病毒侵入。积极治愈外伤，也可减少乙肝病毒进入人体的机会。

四、加强管理，杜绝医源性传播

乙肝病毒主要通过乙肝患者的血液、血制品及其使用过的各种医疗器械和用具传播。如化验采血、肌内注射、动静脉穿刺、输液、针刺、预防接种等，未能进行严格管理和认真的消毒处理，都可成为传播途径。另外医护人员自身被意外刺伤、医疗过程中的损伤等，尤其是手术室、检验室、外科、产科、传染病科、口腔科等工作人员，都有可能被乙肝病毒感染。为此，医疗卫生单位必须加强管理，严格消毒制度，开展一次性医疗器械使用，医务人员更要严格无菌操作，避免意外伤害，这都是预防乙型肝炎病毒传播的重要措施。同时也要对献血人员进行严格检验制度，杜绝输血和血液制品所造成的乙肝病毒传播。

五、防止性接触传播

国内外研究证实，乙肝病毒携带者和乙肝患者的唾液、尿液、乳汁和精液中都可以检查到乙肝病毒。乙肝患者性乱交、同性恋和异性恋者之间，也成为乙肝病毒传播的主要方式。根据调查，夫妻之间乙型肝炎病毒相互传播的比例在15%左右，必须引起重视，避免和防止性接触传播。有人把乙型病毒性肝炎列为性病范畴是有道理的。

六、急性乙肝患者，尽早住院隔离治疗

有人对急性乙肝患者的调查研究发现，在急性期患者的血中可检测到大量活的乙肝病毒，如抗 HBcIgM 几乎100%为阳性，且效价比非急性期患者高出10倍以上，DNA 多聚酶活性也明显增高，表明乙肝病毒复制旺盛，传染性强，如将 HBsAg 阳性血 1 mL 稀释成 1∶10 000 可引起显性感染；若稀释 1 千万倍，仍可成为 HBsAg 慢性病毒携带者。因此，对急性乙肝患者应做到早发现、早诊断、早隔离、早报告、早处理疫区，并消除传染源。

七、认真做好乙型病毒性肝炎的预防注射

乙肝疫苗的预防注射，主要用于表面抗原携带者母亲所生育的新生儿和高危易感人群。因乙肝疫苗属于抗原，当注入人体后，需经过一定时间才能产生抗体，若在注射同时或注射之前先注射乙肝高效价免疫球蛋白，可增强免疫效果。

八、其他

对吸毒者严加管制，并进行戒毒治疗，切断乙型肝炎病毒的传播。

第四节　预防注射乙肝疫苗意义重大

乙肝已经成为世界性的传染病之一，我国又是乙型病毒性肝炎高发区。其中一部分患者，由于种种原因，病情日重甚至发展为肝癌。据 1992 年 6 月 9 日李国章先生在《香港文汇报》撰文："百分之九十的肝癌患者乃由乙型肝炎演变而成。乙型肝炎经潜伏数十年后始变成肝癌。"乙型病毒性肝炎对人类造成的严重危害，引起全世界各个方面的关注。为此，世界卫生组织关于控制乙肝全球规划指出，到 2010 年实现全球消灭急性肝炎和慢性肝炎的战略目标。1991 年 10 月在喀麦隆首都雅温得召开了《发展中国家控制乙型肝炎国际会议》并明确规定把乙肝疫苗纳入全球预防乙型肝炎的有效措施。还提出，若对一个儿童注射了乙肝疫苗，就等于消灭了一个未来可能发生肝癌的人，这也成为全球预防原发性肝癌的战略措施。我国卫生部规定于 1992 年 1 月 1 日起将乙肝疫苗作为全国儿童预防乙型肝炎的免疫接种措施，并颁布实施《全国乙肝疫苗免疫接种实施方案》。

第五节　乙肝疫苗的种类、适用对象和使用方法

目前研制的乙肝疫苗已有六种，主要是血源性乙肝疫苗、基因工程重组疫苗及人工合成的多肽疫苗、抗独特性抗体疫苗、前 S 基因乙肝疫苗和重组疫苗等。我国生产的血源性乙肝疫苗，已达国际先进水平，而且费用低廉，能满足国内需要。我国研制成功的牛痘重组基因工程乙肝疫苗和哺乳动物细胞重组基因工程乙肝疫苗与法、美等国家生产的酵母基因工程乙肝疫苗的免疫效果不相上下。

一、适用对象

乙肝疫苗主要用于预防乙型病毒性肝炎，其使用对象以表面抗原阳性母亲所生婴儿和其他新生儿、易感儿童、高危人群及表面抗原阳性配偶等为主。

二、使用方法

一般在乙肝疫苗预防注射前，应先到医院做肝功能和乙肝血清学检验，如果这两项检查结果有问题时，则不可轻易做乙肝疫苗预防注射。如肝功能异常，应

当找出原因，待肝功能正常后，方可给予预防注射；肝功能正常，而表面抗原阳性，说明已感染乙肝病毒，或为乙肝病毒携带者，无必要再做乙肝疫苗注射；若肝功能正常，唯独核心抗体阳性，说明已感染乙肝病毒，但未产生表面抗体，或浓度低，未测出，可做乙肝疫苗预防注射；如肝功能正常，只表面抗体阳性，说明已感染过乙肝病毒，其病毒已清除并产生保护性抗体，也无必要做预防注射了。

三、注射要求

乙肝疫苗肌内注射时，应该注意剂量、间隔时间与次数等。如 HBsAg 阳性母亲所生婴儿，用高效价乙肝疫苗，其剂量：30 μg/mL。间隔时间与次数：0（生后 24 h 之内注射第一针）月、1 月（与第一针间隔 1 个月注射第二针）、6 月（与第一针间隔 6 个月注射第三针）。其他需用高效价乙肝疫苗时，其剂量：30 μg/mL。间隔时间与次数：在 0、1、6 月分别肌内注射一针，1 年后再加强注射一针，以提高抗 HBs 的产生率。有效保护期 6~7 年。如果 HBsAg 阴性母亲所生的婴儿，用高效价乙肝疫苗 30 μg/mL，于生产后 24 h 内肌内注射第一针，2、6 月再分别肌内注射 30 μg/mL、10 μg/mL 各一次。乙肝疫苗注射最佳部位是上臂三角肌，而 1 岁以内新生儿和婴儿可在大腿前外侧肌内注射。

第六节　乙肝疫苗加强注射与加强注射时间

经大量的实验研究和临床观察结果证明，乙肝疫苗之所以实行三针注射，研究者认为，第一针后，抗 HBs 阳转率达 30%~48%，第二针后阳转率达 78%~91%，第三针后阳转率达 96%以上，且与年龄等有关。有人认为，注射乙肝疫苗婴儿产生抗体与保护效果的能力比成人迅速而强烈，年轻人比老年人效果好。大多数在接种后 1~3 个月出现抗 HBs 阳性，也有少数不出现阳转，应随即再注射两次，间隔 1 个月，几乎都能阳转。如仍然不能阳转时，就应该进一步检测其机体免疫功能，如系免疫麻痹或免疫缺陷者，可以加用乙型肝炎免疫球蛋白。目前公认抗 HBs 滴度的最低保护水平为 10 mIU/mL。如抗 HBs 最高滴度在 10~100 mIU/mL 者，3 年之后几乎全部失去保护作用，而抗 HBs 最高滴度大于 1 000 mIU/mL者，即使 3 年以后，其抗 HBs 的滴度仍在 100 mIU/mL 以上。为此可以 3 年作为参考，再结合检查血中抗 HBs 水平，若 P/N（阳性结果与阴性对照）大于 10 说明有保护性，可以不必加强注射；如果 P/N 小于 10，应当加强注射，否则仍然会被再感染上乙型病毒性肝炎。绝不能误认为预防注射乙肝疫苗一个疗程后，就永远不会再患乙肝了。

第二篇

乙肝认识论

第一章 从病毒认识乙肝

孙子兵法曰："知彼知已，百战不殆。"要使乙肝转阴，快速治愈，不了解乙肝病毒、不知其侵入人体途径及发生发展及其病理变化等是不行的，若染上乙肝，则不知所措；医生对此不明，何异于盲子夜行！下面从病毒开始较详细介绍有关乙肝病毒及其变化和相关疾病之间鉴别等。

第一章　从病毒认识乙肝

第一节　乙肝病毒与病毒性肝炎

一、什么是病毒

病毒（Virus）是一种特殊的微生物，只有一种核酸（RNA 或 DNA），只能在活细胞内增殖，并以复制的方式保证遗传信息的连续传递，是对抗生素不敏感的一种可滤过的最小的（直径 20~30 nm）生物病原体。病毒一直严重地威胁着人类的生命安全和健康。有人统计，1918 年全世界流感大流行，夺去 2 000 多万人的生命，这个数字竟超过第一次世界大战死亡人数。免疫缺陷病毒（HIV）所致艾滋病从发现至今，全球 HIV 感染人数超越 4 000 万。病毒性肝炎的病原体已超过 7 种之多，近年来世界各地又不断发现新的病毒性感染。这么多的病毒既可引起急性传染病，又可导致持续性感染，有些病毒与某些肿瘤和自身免疫疾病有关。病毒已成为多学科关注的热点。乙肝病毒的防治就是本书关注的重点。

二、乙肝病毒是什么样子

乙肝病毒即乙型病毒性肝炎（HBV）的病原体，只有用电镜检查方法可看到。将被乙肝病毒感染的血清放在电镜下观察，可看到三种形态、大小不同的乙肝病毒颗粒。

第一种是小球形颗粒，第二种是管形（丝状）颗粒，长短不同。以上两种病毒颗粒都是乙肝病毒的外壳成分，直径同为 22 nm，同属乙肝病毒在复制过程中过剩的病毒外壳，都是表面抗原。只有第三种大球形颗粒，也称丹氏（Dane）颗粒，才是完整的乙肝病毒。

丹氏（Dane）颗粒，为球形，直径 42 nm，具有双层外壳，厚 7 nm。病毒的外壳相当于一般病毒的包膜，由双层脂质与蛋白质组成。用去垢剂处理可去除表面抗原（HBsAg），暴露核心，直径为 27 nm，核心颗粒蛋白的表面为核壳蛋白，成为乙肝病毒的核心抗原（HBcAg）和乙肝病毒e抗原（HBeAg为核心抗原的可溶性抗原）。核心的内部为乙肝病毒脱氧核糖核酸（HBVDNA）和乙肝病毒脱氧核糖核酸聚合酶（HBVDNA-P）。这一完整而成熟的乙肝病毒颗粒约占1/10 000，可谓少数具有全基因的感染性病毒颗粒，而不完整的病毒颗粒数可高达10^{13}/mL（含量约为10 μg/mL）。有人用免疫电镜及免疫荧光技术发现，乙肝病毒的核心部分存在于肝细胞的核内，而表面抗原在肝细胞的胞浆内，且认为乙肝病毒的核心和外壳（表面抗原）分别在肝细胞核内和肝细胞浆内进行复制，然后在肝细胞浆内组装合成装配完整的乙肝病毒，最后再破坏新的肝细胞，释放到血液中去。乙肝病毒对自然界有很强的抵抗力，煮沸10 min、高压蒸汽消毒、2%过氧乙酸浸泡2 min方可灭活，对紫外线照射不敏感。

三、乙肝以外的病毒性肝炎

可以引起肝炎的病因很多，也很复杂。如寄生虫、真菌、细菌、螺旋体、病毒等各类病原体及酒精、毒物、药物等均可引发肝炎。病毒性肝炎是指由多种肝炎病毒所引起的具有传染性强、传播途径复杂、流行范围广泛、发病率较高的常见传染病。就目前所知，病毒性肝炎的病原体有甲型肝炎病毒（HAV）、乙型肝炎病毒（HBV）、丙型肝炎病毒（HCV）、丁型肝炎病毒（HDV）、戊型肝炎病毒（HEV）等。凡由以上病毒引起的肝炎统称病毒性肝炎。

四、乙肝与其他病毒性肝炎是如何传染的

看医生时，患者常有意无意地向医生和亲友谈，同样在一起工作的人，甚至一家人有的患病毒性肝炎，有的安然无恙，这是什么原因呢？王老师在他的著作中说，当谈到疾病的发生时，常常想到以下一系列问题：人为什么会发生疾病？在什么条件下由什么原因引起？为什么同在一个环境中有的得病，有的不得病，有的安然无恙？所患之病有时也并不相同，其中的道理是什么呢？人，是一个有机的整体，人与自然界之间经常处于矛盾之中，而又不断地解决矛盾，从而维持机体与自然界之间的相对平衡状态。相对平衡是人体正常生理活动与外界环境相适应的结果，也是正气存内，邪不可干的大好时期，所以，这时人就不得病。反之，人体正常生理活动遭到破坏，就不可避免地要发生疾病。其主要原因有两个，一是正气不足，二是病邪内侵。人与外界环境失去平衡，处于不相适应状态，人体正气无力抗拒外邪内侵，这时疾病的发生将是不可避免的了。《素问·平热病论篇》曰："邪之所凑，其气必虚"，就是指的这种情况。即使在同样的环境中，由于年龄、性别、体质的强弱等不同，其结果可完全不同。在这里起决定因素的是人体正气是否充足，其次才是病邪的入侵。《灵枢经·百病始生篇》曰："风雨寒热，不得虚，邪不能独伤人。"人虽然同于一个环境之中，但其

“虚实”各不相同，故有病者有不病者，虽病各不相同，其愈之快慢，安危夭亡也各异。所以说，只有在人的正气相对虚弱，不足以抗御外邪的条件下，病邪乘虚而入才使人得病。正虚不仅是疾病发生的根本原因，也决定着疾病的发展、变化和预后等。真正的内因是人体“正气”，其他一切致病因素统属外因。这就不至于将外因误为内因，亦找到了真正内因是什么，内因和外因认识清楚了，辨证、诊断、治疗就明确了，不易发生误诊、误治，预防疾病也知道采用什么方法可提高人体内因（正气），使人不生病或少生病，就能使人健康长寿了。这正是王老师倡导疾病发生的原因是内因与“正”气，外因与病“邪”的二因论。而正气在两者之中是第一位的，是主导方面。病邪在两者之中是第二位的，是非主导方面。这是因为外因是变化的条件，内因是变化的根据，外因必须通过内因才能起作用。乙肝病毒与其他病毒性肝炎不言而喻，是由病毒这个病邪侵入人体而发病的。病毒性肝炎具有多种途径传播，具体如下。

甲肝：病毒从肠道排出，接触后经口传染，即粪—口感染。

乙肝：经血和密切接触及母婴传播，如输血、血浆、血制品，或污染的注射针头、针灸针、采血用具、血液透析及消化道黏膜溃疡面；还可在唾液、尿液、胆汁、乳汁、羊水、汗液、月经、精液、阴道分泌物、胸腹水中查到表面抗原（HBsAg）。

丙肝：通过输血（占输血后肝炎的70%~90%）、静脉吸毒、性滥交、家庭内接触、血液透析感染。

丁肝：与乙肝相同。孕妇可通过胎盘传染给胎儿，或分娩、哺乳传染给婴儿，密切接触。还见于乙肝及HBsAg携带者血清和肝脏中。

戊肝：与甲肝传播方式相同，经粪—口传播。孕妇易感性较高，死亡率也高。

从上述不难看出，病毒性肝炎的发生确实是在不注意清洁卫生，没有把住病从口入这一关，或接触使用病毒污染的物品器具等条件下，使病毒进入体内，又因当时自身正气虚，抗病力差，就不知不觉感染上病毒性肝炎病了。另外要提高警惕，避免使用肝炎病毒污染的血液和血清制品及用具等，如属医源性原因，医务工作者要把好这一关，坚决避免这类事情的发生。了解了乙肝与其他病毒性肝炎的发生和传播的原因，对做好预防工作心中有数，平素加强锻炼，增强体质，使正气充足，增强了抗御病邪的能力，这样病毒性肝炎的传播就可以减少到最小限度，甚至杜绝肝炎病毒的传染流行。

第二节　乙肝的发生与正邪关系

一、同一环境中有病有不病的原因何在

乙肝病毒是人体以外的致病的因素，应属外因，与内因相比，是第二位的，外因必须通过内因才起作用。外因是条件，内因是根据，外因病邪，虽然都能侵犯人体，但由于毒邪的性质、途径、侵犯的部位不尽相同，侵犯人体之后，又由于病因、性质、数量、毒力及当时所处气候、环境、人的体质强弱、年龄等不同，有的人发生了乙肝，有的人不发生；有的人可出现相同的症状，有的人可出现不相同的症状；有的病势缓慢，有的病势刻不容缓。正如《素问》曰："正气存内，邪不可干。"又曰："邪之所凑，其气必虚。"说明正气盛者不病，正气虚则病，故同居一环境中有病乙肝，有不病乙肝，又有轻重不同。

二、乙肝病毒入侵后的正邪抗争及预后

乙肝病毒侵入人体之后，首先起决定因素的是人体"正气"抗御病邪的能力，其次是乙肝病毒的数量、毒力等。在正常情况下，正气盛，病邪不易侵犯人体，即使侵入人体，由于机体抗御病邪的能力强，也不易发生疾病，就是在同一环境中工作、生活的群体，都存在被病邪伤害的机会，但有的发病有的不发病；即使同一病邪侵入不同的人体，由于抗御病邪能力的"正气"强弱、盛衰之不同，临床表现，出现症状，可以不完全相同，这都与正、邪双方抗争力等因素有关。已知乙肝病毒在一般情况下，先侵入营血继而进入人体肝细胞，但并不直接引起肝脏细胞发生明显的病变。这时正气不虚，病毒的数量、毒力还不强，但已在肝细胞中潜存了乙肝病毒，这个潜在隐患就利用肝细胞作为其吸取营养赖以生存的环境，在肝细胞内进行乙肝病毒的复制，将乙肝病毒复制的表面抗原、e 抗原和核心抗原都释放在肝细胞上，以激发人体的免疫系统来辨认，并发生反应，这时病毒的复制及以上诸抗原的产生，还不足以引起临床症状，说明病毒的"毒力"还不够强，人们将这种病毒与肝细胞相处，称之为"共生阶段"。需知此时乙肝病毒的复制、发展是在为其下一步"进攻"打基础！由于乙肝病毒入侵肝细胞后，表面抗原和核心抗原达到一定数量后，分别导致免疫反应，人体随即对病毒抗原产生相应的抗体即表面抗体、e 抗体和核心抗体等，在血液中和乙肝病毒及其产生的相应抗原相对抗，达中和之目的。与此同时，人体的细胞免疫启动，特别是 T 淋巴细胞对这些新抗原识别并反击，以抗击受乙肝病毒作用后发生的靶细胞，及其所制造的核心抗原、表面抗原、e 抗原或前 S 抗原等，在清除这些靶

抗原和肝细胞内毒素时，肝细胞也遭损害，由于肝细胞损伤和病毒数量等的不同，临床即出现相应的轻重不同的急性期症状。如果人体的正气强盛，免疫调节功能正常，入侵的病毒所感染的肝细胞及时被致敏的细胞毒T细胞攻击，释放到血循环的乙肝病毒又很快被异性抗体所中和，并随着乙肝病毒被清除，感染停止，肝细胞修复正常，乙肝即随之痊愈。这样一个正邪抗争的过程提醒人们增强内因、提高正气，养成良好的卫生习惯。据有关资料证实，乙肝病毒如果感染了免疫功能正常的人，其中只有5%转为慢性肝炎，95%都可因机体的正常免疫系统发挥作用，而把病毒清除，可见正气的作用是多么重要；从而应当看到，95%的成年人是有抗御乙肝病毒的能力的，可使机体的正常免疫系统发挥作用，将乙肝病毒清除干净。为此要树立正确的态度，切勿一患上乙肝就产生“谈虎色变”之感，情绪低落，反使机体抗病毒能力降低，给乙肝病毒可乘之机；也不要认为自己平素身体健壮，患上乙肝也不重视、不注意调养和及时治疗，仍然过度劳累，不注意休息，或剧烈运动，使身体失去抗御病毒之力，而使病情加重，甚至转成慢性，或发生突变。

三、乙肝突变的原因

由于乙肝病毒（包括人体以外的种种致病因素）造成机体内环境不同程度的失常，削弱了人体的正气，也是使乙肝病势突变的重要条件。临床上经常听到和看到由于外在因素造成怒伤肝、过喜伤心、思伤脾、忧伤肺、恐伤肾的不良后果。乙肝病毒的入侵、病情的发展变化，都是在正虚邪盛情况下出现的，如患乙肝后治疗及时，又注意休息、调护等，治疗效果则较显著，常可很快康复。相反地，患病之后不以为然，不看医生、不吃药，又不注意休息、调养等，反而过度劳累，则可使轻病加重，重病转危，甚至发生突然变化危及生命安全。匡调元著《中医病理研究·心神病机论》中有一位因“与人争论，情绪颇激动”致心脏病发作的患者，从发作到死亡仅28 h。医生对其进行了病理解剖后认为，此次发作和患者“与人争论，情绪颇激动”有密切关系。从这一典型病例中知，死者由于其自身以外的原因——“与人争论”，引发了自身难以控制的“情绪颇激动”，造成了内在脏腑（心脏）、组织（心肌）等的严重损害，终致死亡的最严重后果。这正好说明外因（与人争论）是条件，内因（情绪颇激动）是根据，外因必须通过内因才能起作用。也充分体现了王老师的“二因论”及疾病的发展变化甚至突变的原因了。

第三节　乙肝的合病与并病

一、警惕乙肝患者再染其他肝炎病毒

病毒性肝炎的交叉感染，是指罹患不同病毒性肝炎患者之间的相互感染而言。因为甲、乙、丙、丁等病毒性肝炎之间没有交叉免疫，并不因得了乙肝，就能抵抗其他肝炎病毒了。如果不注意饮食卫生、个人卫生，不注意与其他类型肝炎患者之间分别隔离管理，罹患乙肝后也会与其他病毒性肝炎发生交叉感染的。这不仅使乙肝症状加重，也影响乙肝患者的康复甚至导致反复发病的不良后果。

二、乙肝患者注意避免重叠感染

病毒性肝炎的重叠感染，是指甲、乙、丙、丁、戊等病毒性肝炎于不同时间感染于同一个患者。同时患两种者也称双重感染。如果一个人同时罹患上三种或四种病毒性肝炎时，称三重或四重感染。上次感染肝炎病毒后产生的免疫力，只对上次感染的病毒有抵抗力，对其他没有感染过的肝炎病毒不产生抵抗力。为此必须注意个人卫生、生活卫生，避免与罹患有其他肝炎病毒的患者接触，注意管理，采取相应的预防措施，就可避免或防止重叠感染。如果已罹患乙肝的患者，再重叠感染，必然加重乙肝的病情。临床如果发现乙肝患者病情反复或加重，不能忽视重叠感染肝炎病毒的可能性。特别是乙肝患者易同时与丁肝引起重叠感染，这是因为丁肝病毒是一种缺陷型病毒，也就是缺乏部分病毒基因组，需要乙肝病毒基因的补充才能进行复制。因此，乙肝患者易与丁肝重叠感染，使肝脏损伤加重，病情迁延不愈。

第二章　肝脏解剖和生理

第一节　乙肝与肝脏解剖

肝脏，是人体内最为重要的脏腑之一。故早在内经中，古人已明确指出五脏之中肝脏“最贵”。突出表现在肝藏血，主疏泄，肝主筋，其华在爪。肝开窍于目，肝与胆相表里等。魏玉璜《续明医类案》曰：“肝为万病之贼，诸病多自肝来。”前者从生理上认为肝脏所处地位“最贵”也最重要，后者从疾病发生上认为“肝为万病之贼”。现知乙肝病毒入血首犯于肝，后则波及诸多脏腑组织等，因此在生理、病理及疾病的预防等方面，肝脏是不可忽视的重要脏腑。肝脏为人体最大的藏血器官。其功能特性，喜疏泄条达，最恶抑郁，如郁怒伤肝则病等，故“百病皆生于气”“百病不离于郁”就是这个道理。反之，肝病又易使人精神、神志活动发生异常，如烦躁不安、易怒或忧郁叹息等。肝与胆互为表里，开窍于目，故肝与胆关系密切，与目疾有直接关系。肝经循行于外生殖器、小腹和两侧胁肋，上交于头顶。凡肝经分布和经过之处所见症状可从肝论治。下面分别介绍有关肝脏的解剖、生理、病理。

一、乙肝与肝脏的大体解剖

乙肝病毒自入侵肝脏后，其发生、发展、变化都直接影响肝的内外，因此，对肝脏的部位、形态、解剖等应当有足够的认识。

肝脏，是人体最为重要的脏腑之一，是人体最大的消化腺，也是人体最大的藏血器官，是体内最大的实质性脏器，被誉为人体内最大的“化工厂”。对于肝脏的解剖在《难经·四十一难》曰：“肝独有两叶。”在《难经·第四十二难》中对肝之重量及肝与胆的关系等论之较详：“肝重二斤四两，左三叶，右四叶，凡七叶……胆在肝之短叶间，重三两三铢，盛精汁三合……”。清代王清任对人体解剖生理十分重视，指出“自恨著书不明脏腑，岂不是痴人说梦；治病不明脏腑，何异于盲子夜行；……古人所以错论脏腑，皆由未尝亲见，遂不避污秽，每日清晨，赴其义，就群儿家露脏者细视之，犬食之余大约有肠胃者多，有心肝者少，互相参者全不下三十余人。……余于脏腑一事，访验四十二年，方得的确"，这种为患者负责、为事业尽责之精神实属难能可贵，就是在这种精神鼓舞下，一代代医学工作者探索研究才使人体解剖、生理病理大白于天下，但仍然存在许许多多的未知数需要继续探索、研究，为人类做出更大贡献。现代从宏观研究认为，健康人的肝脏大部分位于右季肋部和上腹部，仅有小部分在左季肋部，其上界与膈肌邻接，与右锁骨中线的第五肋骨上缘齐平，下界成人与右肋弓一致，正常情况下触诊摸不到肝脏，可在剑突下约 3 cm 处触及，但小儿在 7 岁以前肝下界可超越肋弓，在肋下缘 1~2 cm 处可触及质软、边缘锐利的正常肝组织。肝脏可随人体姿势、呼吸略有变化。如随呼吸上下移动，吸气、站立时稍有下降，仰位吸气时稍上升，其升降之差在平静时为 2~3 cm，女子、小儿略低。从外观看，肝脏为红褐色，质柔软而脆，呈楔形，右端宽大，左端细小。上面隆突向上与膈面接近，称膈面；下面不平，与胃、十二指肠、胆囊和结肠邻近，称脏面。在此可看到 H 形沟，称为肝门，有肝管、门静脉、肝固有动脉、淋巴管和神经从此出入，并有结缔组织将其包绕，称为肝蒂。肝的上、下两面交界处形成锐缘。上缘为体检触诊肝脏时，用以判定肝缘是否可触及；下缘对向脊柱，近中点处有下腔静脉通过，肝静脉于此处注入腔静脉。由于肝脏是人体最大的实质性器官，其重量在我国成人男性为 1 230~1 500 g，女性 1 100~1 300 g，约占体重的 1/50。小儿出生时的肝脏平均重 120~130 g，约占体重的 4%，随着年龄增长，肝脏重量占体重的百分数相对减少。据有关报道，肝的重量以 26~40 岁最大，可达体重的 1/20。我们借助肝脏上的镰状韧带可将肝脏分为左右两叶，右叶大而厚，左叶小而薄。又可进一步分成五叶（左内叶、左外叶、右前叶、右后叶和尾状叶）、六段（左外叶上、下段，右后叶上、下段，尾状叶左、右段）。这些均为宏观所见。至于微观就是另一番情景了。这对我们更深入一步认识肝脏的结构功能，尤其重要。急性乙型病毒性肝炎时，患者肝多肿大，触诊多数肝大、触痛等；急性黄疸型肝炎时，肝区疼痛加重，肝大、触痛、叩击痛明显等；急性重型乙肝时，肝浊音界进行性缩小等；活动性肝硬化时，肝脾肿大，可触及肝质较硬和结节，伴蜘蛛痣、肝掌、齿龈出血等；乙肝转肝癌早期时，肝脏进行性肿大、触痛，而质坚硬，伴表面结节时，已属中晚期肝癌，肝区疼痛是最为常见的症状，如钝痛、胀痛、阵痛或持续性痛。肝癌早期，很难与乙肝疼痛区别，当肝癌到晚期，侵犯肝包膜时，疼痛常为持续性剧烈痛，若伤及膈肌，疼痛可放射到右肩背和腰部，其疼痛用一般止痛药难以收到效果。在肝持续剧烈疼痛的同时，肝脏肿大迅速，并可触及肝质地坚硬，表面有高低不平结节性块等。

二、从微观看肝脏的细微结构与功能

1. 微观肝细胞结构 偌大的一个肝脏是由一个个肝细胞为基础组成的肝小叶，肝小叶一个个连接在一起才组成完整的肝脏。肝小叶的发育，从 1 岁开始到 4 岁已明显地形成辐射状排列，到 8 岁就像成人的肝脏了。在肝小叶的中轴贯穿一条静脉，称中央静脉，肝细胞以此静脉为核心，向周围呈放射状排列，单行排列成凸凹不平的板状结构，称肝板，在切片中，肝板呈现为肝细胞索，并相互连接吻合成网，网眼间隙有窦间隙和血窦。门静脉与肝动脉的分支都达到几个肝小叶之间的间隙（汇管区）后，再分为极小的分支进入肝小叶内，通达于肝细胞索之间的窦状隙。由此回流入肝小叶正中的中央静脉，由肝静脉流入下腔静脉，回到心脏。肝细胞的管状间隙形成了毛细胆管。据此可知，肝小叶是由肝细胞、毛细胆管、血窦所组成。通过显微镜可以看到肝脏是由大约 25 亿个肝细胞，50 万个肝小叶构成的脏器。每一个肝小叶由 5 000 个肝细胞组成。肝细胞为多角棱柱形，直径为 20~30 μm，体积约 4 900 μm^3，（1 μm = 1/1 000 mm）。肝细胞由细胞膜、细胞质和细胞核组成，只有在电镜下才能观察到细胞内的多种超微结构，被称为细胞器，如内质网、线粒体、溶酶体、高尔基复合体、饮液泡和内含物（如糖原、脂滴、色素等）。细胞质的结构和化学成分因饮食和生理状况的不同而变化。多数肝细胞有一个圆形的核，部分肝细胞有 2 个核，还有些细胞的核体积较大，为多倍核，染色较深。一般认为双核肝细胞和多倍核细胞的功能比较活跃。肝细胞的复杂功能，都与这些超微结构有关。对此“形小”而功能“巨大”的超微结构的了解就显得十分重要了。

2. 从超微结构看内质网的巨大作用 肝细胞内的内质网很发达，且广泛成群分布于细胞质内，呈扁平囊状或泡管状。内质网分粗面和滑面两种。粗面内质网，即光镜下的嗜碱性颗粒，是肝细胞合成多种蛋白质的基地，血浆中的清蛋白、纤维蛋白原、凝血酶原，以及运载铁、激素、有机阴离子等的载体蛋白，都是在粗面内质网的核糖体上合成，其速度非常快，在细胞摄取氨基酸后数分钟即可完成。滑面内质网是粗面内质网的 2.5~3.2 倍，其质膜上分布有氧化还原酶、水解酶、转移酶、合成酶等许多酶系。滑面内质网具有胆汁合成、脂类和激素代谢，以及生物转化等诸多功能。胆酸在滑面内质网上酶的作用下，由胆固醇转变而成，胆红素受滑面内质网上的葡萄糖醛酸转移酶的作用，转化为水溶性的结合胆红素，从胆汁排出，脂肪酸也是在滑面内质网上经氧化产生能量，或酯化甘油三酯，与蛋白质结合为脂蛋白。多种激素尤其是类固醇激素的灭活，是在滑面内质网上进行的，机体代谢的有毒产物或从肠道吸收的药物、腐败产物都是在滑面内质网上，通过氧化、还原、水解、结合等，使毒性减弱或水溶性增强而易于排泄。一旦罹患肝炎，内质网受损害，使清蛋白生成减少，蛋白质代谢紊乱，血清清蛋白与球蛋白比值（A/G）倒置，絮状与浊度试验异常。也可因纤维蛋白原和凝血酶原制造减少发生出血征象，糖原减少造成低血糖，解毒力降低使药物毒副作用增加，由于间接胆红素转为直接胆红素遭破坏，可致肝细胞性黄疸，临床可见巩膜黄染或面目一身尽黄。

3. 从超微结构看无愧“能量之源” 每个肝细胞有 1 000 ~ 2 000 个线粒体，呈椭圆或杆形，长 1.0 ~ 4.5 μm，直径 0.5 ~ 1.0 μm，有双层界膜，含有 70 多种酶和辅酶，如谷丙转氨酶、细胞呼吸酶、细胞色素氧化酶、细胞色素还原酶、转氨基酶、三磷酸腺苷等。线粒体还与蛋白质、糖、脂肪的需氧代谢关系密切，若在进行物质氧化时，缺氧、肝炎、胆汁瘀积、四氯化碳中毒会使线粒体通透性丧失，其容积、形态发生裂变、肿胀、断裂、融合或消失，引起转氨酶升高等生化功能异常。线粒体在连续饥饿时减少或变为线状或膨大，进食后又可恢复原状。因线粒体可产生人体所需大量能量，所以被誉为“能量之源”，当之无愧。

4. 从超微结构看活跃的“清道夫”——溶酶体 肝细胞内溶酶体丰富，功能活跃，为圆形或椭圆形单膜包绕的致密小体，直径为 0.1 ~ 0.4 μm。主要分布在近毛细胆管的肝细胞质内，含有 40 多种水解酶类及其他重要化学成分。故溶酶体能分解蛋白质、糖、脂肪核酸和磷酸等，还能清除一些变态的细胞器，如退化变老的内质网、线粒体及细胞内过剩的物质，对细胞结构的不断更新和维持细胞的活力起到重要作用，被誉为“清道夫”是不过分的。所以当发生阻塞性黄疸时，溶酶体参与胆色素转移，在肝细胞溶解和坏死过程中，溶酶体发生变化，若酶类释出，肝细胞中的成分溶解，肝细胞坏死。此外，在罹患肝炎、缺氧、胆固醇增高时溶酶体明显增多。

5. 从超微结构看高尔基复合体与肝细胞内外分泌功能 肝细胞质中的高尔基复合体，分布在肝细胞核附近和近胆小管处，每个肝细胞约有 50 个高尔基复合体，占细胞质体积的 10%，小叶周围肝细胞高尔基复合体的体积较中央区大两倍，胆汁分泌活跃。肝细胞高尔基复合体与肝细胞内外分泌功能都有密切关系，如胆汁的分泌、参与合成胞质膜的糖蛋白和形成初级溶酶体，合成蛋白质和脂蛋白，一部分转移到高尔基复合体内储存加工，再排送到窦状隙。高尔基复合体内尚有核糖核酸和磷酶，这与分泌排泄代谢产物有关。值得注意的是，肝内胆汁瘀积型肝炎的超微结构常表现有高尔基复合体、溶酶体及毛细胆管遭受损害。

6. 从超微结构看肝细胞微体功能 肝细胞微体呈圆形或椭圆形，大小不等，多成群分布。出生后的发育期，肝部分切除后的恢复期，肝细胞微体增多，这时肝细胞微体与生长发育和组织生长修复有关，当肝细胞遭受破坏时微体受到损害，故肝细胞微体减少。已知肝细胞微体内有与脂类、乙醇类等代谢有关的酶及多种氧化酶，如 D-氨基酸氧化酶、L-氨基酸氧化酶、黄嘌呤氧化酶及过氧化氢酶和过氧化物酶，后者将中间产物过氧化氢转化成水，消除过氧化氢对细胞的毒性作用。

7. 从超微结构看肝细胞核具有遗传物质储存库的作用 每个肝细胞内有1~2个细胞核，细胞核由外面核膜、核内染色体和核仁三部分组成，直径5~11 μm，呈圆形，常在肝细胞的中央。核有1~2个深色核仁，核由两层单位膜包绕，核内染色质和染色体主要由螺旋状脱氧核糖核酸（DNA）和蛋白质（组蛋白和非组蛋白）组成，成为遗传物质的储存库，具有复制遗传信息功能。罹患病毒性肝炎后，病毒侵入肝细胞核内，病毒基因可以与肝细胞核中脱氧核糖核酸相整合，HBsAg（乙肝表面抗原）则难以清除，成为HBsAg长期携带者。脱氧核糖核酸还可以自己为模板合成信使核糖核酸（mRNA），以控制细胞质中各种相应蛋白质的合成。肝细胞的DNA集中于染色体中，平时DNA代谢缓慢，当有分裂时，核内DNA则大量合成，增加一倍，再生的肝细胞核如肝肿瘤的肝细胞核，其合成DNA的能力非常活跃。

8. 从超微结构看肝血窦与窦间隙和胆小管的特殊作用 用显微镜可观察到肝细胞内超微结构特殊的生理功能，如肝血窦、窦间隙、肝小管等各有其特殊功能又能相互之间沟通信息、协调肝细胞生理活动，使三者关系密不可分。了解其功能和作用在防治肝病中都是很有必要的。

（1）肝血窦：肝血窦位于肝板之间，血窦腔宽大而不规则，相互吻合成网状管道。血窦壁由内皮细胞组成，细胞间有较大间隙，直径为0.1~0.5 μm。内皮细胞有许多大小不等的小孔，孔上无膜，所以肝血窦的通透性大，血浆中大分子物质（如蛋白质、乳糜微粒等）和肝细胞分泌的脂蛋白等，都可通过内皮细胞间隙和窗孔，这有利于肝细胞从血液中摄取物质和排出分泌物。肝血窦内有散在的肝巨噬细胞（吞噬细胞），具有吞噬能力，可将从肠道入侵的物质，如细菌等，经门静脉入肝后被肝巨噬细胞吞噬清除。

（2）窦间隙：系指血窦内皮细胞与肝细胞之间形成的较窄的间隙。间隙内充满来自血渗出的血浆成分，肝血窦面的微绒毛也浸于其中，使肝血窦面更加扩大，成为肝细胞与血液之间物质的交流场所。用扫描电镜可观察到相邻肝细胞之间，与窦间隙之间的通道。值得注意的是在窦间隙内有一种散在的储脂细胞，在电镜下可看到储脂内有许多脂滴等。当给动物大量维生素A后，储脂细胞体积增大，数目增多，脂滴内含有维生素A，还可生成胶原纤维。故慢性肝病时，储脂细胞和纤维增生。

（3）胆小管：亦称毛细胆管，其管腔很小，直径为0.5~1.0 μm，是相邻肝细胞连接面之间胞质凹陷，相互连接紧密成网格状为很小的管腔。由于胆小管封闭严密，内有许多微绒毛，排入管腔内的胆汁不致外溢至窦间隙内。一旦发生肝细胞坏死，或胆道堵塞，胆小管的正常结构遭破坏，胆汁外溢入窦间隙则可入血窦而发生黄疸。

9. 肝癌转移与肝脏淋巴系统　毛细血管中的部分液体，可透过毛细血管，渗入组织间隙为组织间液，以营养附近组织，后一部分重被毛细血管吸收入静脉，另一部分进入毛细淋巴管成为淋巴液。毛细淋巴管壁薄，通透性大，管内压力低于组织液压。毛细淋巴管是清除组织液和吸收大分子物质的器官，将从毛细血管渗出的一部分物质重吸收入血液循环，一些不易进入毛细血管的物质如细菌、异物、癌性栓子、红细胞等（及不被毛细血管吸收的蛋白质胶状液）纳入毛细淋巴管，淋巴回流可调节血浆和细胞间的液体平衡，若回流受阻，可导致组织液胶体渗透压升高，发生水肿。肝脏有丰富的淋巴管，分深浅两组淋巴输出管。浅淋巴管分布于肝脏浆膜下结缔组织内，淋巴管相互吻合成网。深部淋巴管，有升降两干。升干与肝静脉伴行出肝，穿膈的腔静脉孔流入膈上淋巴结及纵隔后淋巴结。降干伴肛门血管，出肝门后流入肝淋巴结，但部分深淋巴管不经肝淋巴结直接流入胸导管。肝脏的淋巴与膈肌、膈胸膜（右侧）的连接密切。肝与胃间的淋巴管无直接联系，但两者的输出管可汇入共同的局部淋巴结，如肝淋巴结、贲门淋巴结、胃左淋巴结、腹腔淋巴结等。肝淋巴结与邻近的淋巴结之间是双向联系。值得注意的是肝脏有丰富的淋巴管，其可输出大量淋巴液，管内的蛋白浓度相当于血浆蛋白质的80%，较身体其他部分淋巴管内的蛋白含量都高。经淋巴转移是肝癌常见的途径。

第二节　乙肝与肝脏的生理功能

一、乙肝与心行血、肝藏血、调血的临床意义

肝与心在胎儿发育时期关系就十分密切。胎儿血液循环受精后3周即开始建立，此时红细胞主要来自卵黄囊，妊娠10周，肝脏是红细胞生成的主要器官，这时应该说是肝与心在循环系统建立及血液组成上有密不可分的关系。心在五脏六腑、组织、器官中起主宰作用，人体血液和其他精微营养物质，无不在心的推动下循环全身，周流不息，故称“心为君主之官”，并有“主明则下安”之说，可见心在人体所处地位之重要。现知成人身体内血液为5 000~6 000 mL，占正常人体重的7%~8%，研究测试成人每分钟心跳为60~80次时，由于心室的收缩射血量为60~80 mL/次，每分钟从心脏搏出的血液就有4 000~5 000 mL。心脏虽然如拳头大小，其功能可谓强大无比。肝可以储藏血液，人体各组织、脏腑、器官血液的分配，血量的调节，都是由肝来完成的。人体各组织、脏腑功能活动，也都依赖于肝对组织需用而调配的血量，故王冰注《素问・五脏生成篇》曰：“肝藏血，心行血，人动则血运于诸经，人静则血归于肝脏。”肝不仅藏血，有“血

库”“血海”之名，又有调血作用。心与肝协调合作完成正常血液循环和调节人体血量。研究证明，未成熟儿或贫血婴儿的肝脏，仍能起到一定造血功能。肝脏的血液来源又与“众”不同。因人体任何组织脏腑的血液循环方向都是由心脏“泵”出，经动脉血管把血液输布全身各脏腑、组织器官，再由静脉血管把血液送回心脏。唯独肝脏不仅有来自肝动脉的血液，而且有来自门静脉的血液。门静脉血来自食管、胃、肠、脾、胰腺的血液，为肝脏的功能血管，含有大量的营养成分，进入肝脏化工厂经过加工后转化为各脏腑、组织、器官需要的丰富营养物质，并保证肝脏代谢解毒功能等，其血流量占肝脏总血流量的3/4。肝动脉血来自心脏，是肝脏的营养血管，保证肝细胞及肝内结缔组织的氧及营养物质供应，其血流量占肝脏总血流量的1/4。门静脉和肝动脉二者伴行，均出入于肝门，分别沿以下途径并行、分布、经窦状隙汇入中央静脉，经肝静脉入下腔静脉，其详细肝内血液来源及循环方向见图 2-1。

肝动脉 ⟶ 肝动脉分支 ⟶ 肝小叶间动脉 ⟶ 肝小叶内动脉 ⟶
如〈　〉⟶ 窦状隙
肝门静脉 ⟶ 门静脉分支 ⟶ 肝小叶门静脉分支 ⟶ 肝小叶内静脉 ⟶
（肝血窦）⟶ 中央静脉 ⟶ 肝静脉 ⟶ 下腔静脉

图 2-1　肝内血液来源及循环方向

经过肝脏的血液每分钟 1 500 mL，占心脏排出血量的 20%～30%，门静脉血来自食管、胃、肠、胰和脾脏的静脉血，约有 95%的门静脉流入肝脏，5%流入体循环。流经门静脉的血液有 20%～40%来自脾脏，这与肝主血，脾统血不谋而合。正常人在“动”与“静”的不同时期肝藏血量也不同，站立时较仰卧休息时肝藏血量减少一半，充分体现了肝不仅藏血，而且可调血。故《素问・五脏生成篇》曰：“肝受血而能视，足受血而能步，掌受血而能握，指受血而能摄。”肝炎患者卧床休息，可增加肝血流量供应，对肝脏功能恢复有利。提示人们肝在调节人体血液循环、血量供应诸方面的作用时，不要忘记，特别是罹患肝炎时注意休息可使肝血流量增加，有利于对肝脏供氧量和营养的供给，也有利于肝脏的康复。若罹患肝病又不注意休息，甚至过度劳累，可增加肝脏负担，造成肝组织相对缺氧、营养不足、代谢紊乱，使病情加重，甚至恶化，后果是不堪设想的。

以上在肝与心的关系中，心为君主之官，说明其重要，肝在五脏中为“最贵”者，在前面肝的生理病理与临床已将“最贵”之处做了介绍，这里又在肝与心关系中看到肝之“最贵”之处，还有一点，是其他脏腑无法做到的，即肝的再生能力——即使只剩下 300 克，饮食仍可正常，肝功能不会有大的改变，有患者因肝癌切除部分肝脏，追踪观察 20 年仍健在。把小鼠肝脏切掉一半，仍正常进食、活动、肝功检查无异常。切除小鼠肝脏 75%，3 周之后，肝再生到原来大小，说明肝脏潜力巨大，在人体所占地位非常重要。有人称没有肝脏就没有生命。肝脏切除大部仍可再生，故称肝为五脏之“最贵”是不难理解的。可见学习有关肝脏的生理、病理，了解肝与其他脏腑之间关系的知识，都是十分必要的。肝脏一旦藏血的功能发生障碍，就会出现不同病理变化，如乙肝患者的肝血不足，血不养目，则出现两眼昏花、视物不清、干涩、夜盲等；血不养筋，则出现筋肉拘急、屈伸不利；对于妇女，可见月经不调、经量减少、经色不鲜，甚或月经闭止，这种情况也称“肝血虚”，多见于肝炎、神经官能症、月经诸病及眼部疾病等。肝不藏血，是指肝藏血功能减退，出现血液外渗、外溢，如乙肝、肝硬化、肝癌等出现咯血、衄血、呕血、便血或月经过多、崩漏等。若肝阳上亢，则肝阴不足，为热邪耗伤，致肝阳偏亢而上扰，出现头晕胀痛、目眩眼涩、耳鸣易怒、失眠多梦、头重足轻等病症，若进一步发展可导致肝风内动等。多见于乙肝、肝硬化、肝癌、高血压、贫血、神经官能症等。以上都说明肝藏血功能失常所发生的病理变化，肝血虚的特点是“不足”，肝血不足者宜补之以血（心血肝血）；肝不藏血的特点是藏血功能失调而血渗、血溢，故发生“出血”之病症；肝阳上亢的特点是“阳亢”，多是肾阴亏虚，导致肝阳亢盛，其症状多为上盛下虚，治宜滋阴潜阳为主。临床应随乙肝所致的虚实寒热等不同随其变而辨治之。

二、三焦、肝与通调水道

三焦的含义包括三个方面的内容。从部位讲：把人体分为上、中、下三部分，膈上属上焦，膈下至脐上属中焦，脐以下属下焦。从脏腑讲：把膈上心、肺脏器官划为上焦，膈下脾、胃等脏腑为中焦，肝、肾、肠等脏腑划为下焦。从功能讲：上焦主要司呼吸、主心肺，通过心肺的功能将水谷精微营养均匀合理输布于体表、组织、器官和内脏等，就像“雾”气那样，将精微均匀弥漫输布于组织、脏腑，保证各组织、脏腑的功能活动，故称“上焦如雾”。中焦主要功能是腐熟水谷（消化）和运输营养物质到心肺，化为津血。这种腐熟水谷的生理作用与煮沸食物时长久浸沤沸动时的情景相似，故称“中焦如沤”。下焦的主要功能是将人体经过消化吸收所剩糟粕以及代谢后的残余水液分别清浊，排泄于体外，这种水浊下渎于外的生理功能称“下焦如渎”。通过以上可以看出，“焦”是“热”的意思，这种热的表现叫作“气”，有功能之意。故上焦主呼吸、主宣发，中焦主化、主运，下焦主清浊、主出。三者之间互为联系，关系到整个机体、水谷精微的生化和体液的代谢。上、中、下三焦的这些功能，是通过气化作用完成的，所以说三焦总的功能是司人体的气化作用。而三焦又依赖于原气和胃气，故《难经·三十八难》说：焦为“原气之别焉，主持诸气”之论。临床上外感诸疾，病在上焦多属于外感病的初期，中焦病大多属于外感病的中期，下焦病大多属于外感病的后期。这种用三焦辨证的方法有定病位和划分病期之意。至于疏利三焦，通调水道，也充分体现了肝的疏泄功能。因机体水液的循环和代谢，离不开上焦肺，中焦脾，下焦肾。肺、脾、肾为代表的水液代谢的协调和统一，在肝主疏泄的作用下，维持着人体水液循环和代谢。食物受纳于胃，经腐熟后送入小肠进一步消化，分别清浊，吸收精微，剩余水液通过肾的气化下输膀胱排出体外，食物糟粕由小肠转运大肠，形成粪便从肛门排出。若发生病理变化，如小肠有热，可移热于膀胱，可见小便短赤、不利、尿血等症状。膀胱也可移热于大肠，出现口舌糜烂、大便秘结等，当随变而疏利通调之。

三、乙肝与肝主疏泄

肝主疏泄。疏泄，有条达、升降、疏利等含义。疏泄的生理功能，主要表现在对人的精神活动的调节，使人心情舒畅、精神充沛，各脏腑气机和顺，即肝喜条达之意；其与大脑神经系统有密切关系。肝不仅有调节血量的功能，而且可帮助脾胃消化水谷，吸收和输布营养。同时有畅通气机，通调水道，促进机体代谢之功用。因此，肝脏的疏泄功能，是人们研究肝的生理与病理极其重要的内容，突出表现在调节心神，疏肝利胆，疏利三焦，通调水道诸多方面。因心主神明，与大脑中枢神经系统关系密切。肝可调节心神，使人心情舒畅、精神充沛、脏腑和顺等，这是“心藏神”“肝藏魄”、肝与心胞在经络上同属“厥阴经”的具体体现。肝胆互为表里，肝气疏畅，则胆通利，肝胆功能的强弱盛衰全赖于此。人体津液、水道的代谢和排出，全赖于肝对三焦的疏利和水道的通调。如胆汁、脂肪、蛋白质、维生素、激素等的生成、代谢、转化、排泄等。乙肝病毒入侵肝脏必然导致以上功能的失调。

人体生命活动从超微结构所见，到组织，器官和五脏六腑宏观所知，关系密切，协调统一，相辅相成，共同维持人的生命不息，乙肝常波及其他脏腑，正如清代周学海《读书随笔》云：“医者善于调肝，乃善治百病。”既然从超微结构可知与整体相关，肝脏与五脏六腑之间的关系密切就显而易见，不言而喻了。把肝脏与五脏六腑之间的关系、规律等了解清楚不仅利于防、更利于治，才可避免只注意局部，而忽视整体之错误。王瑞麟老师对五脏六腑的研究指出：“五脏（心、肝、脾、肺、肾）是储藏精、气、血、津液的。主要功能是藏而不泄，以储藏、充盈为主。主封藏、主静、为阴。所谓‘五脏者，藏精气而不泄也’。六腑（胆、胃、大肠、小肠、三焦、膀胱）主食物的受纳、消化、吸收、传导和排泄，与五脏相反，是泄而不藏，以传化物为主。主通达、主动、为阳。所谓‘六腑者，传化物而不藏’。肝脏可单独罹患疾病，但常常由于病势的发展和影响，不同程度地涉及相关脏腑，这在古今文献俯拾即是。”赵王秋等在海南、湖南、吉林三省大型综合性医院共调查病例 5 113 例，男 2 917 例，女 2 196 例，脏腑证候中以肝病证候出现率较高，涉及病种 262 种，脏腑相兼证共 1 109 例，肝病相兼证722例，其中肝与心病相兼证141例，与肺病相兼证115例，与脾胃病相兼证60例，与肾病相兼证70例。调查结果显示，肝病相兼证占脏腑相兼证的65.10%。结果充分证明，内在脏腑之间，既有独立性，又有内在联系，某一脏器罹病之后轻者常以本脏腑受害为主，重则可涉二个、三个脏或更多脏腑、组织、器官受害，中医学中的“五善”“七恶”就是说的这些问题。乙肝病毒入血犯肝波及其他脏腑、组织、器官等出现病理性损害，同样证实肝与其他脏腑关系密切，不可忽视。

四、乙肝与肝、心、脑和中枢神经

肝与心包同属厥阴经。肝与心的关系还体现在心脑及中枢神经系统（心主神明）之间关系，故有“主明则下安，主不明则十二官危”之说。研究证明肝脏功能是在中枢神经系统的调节下，通过两侧胸7~10和右侧膈神经的交感和迷走神经分支沿肝形成神经丛，入肝内穿小叶，散布缠绕于肝细胞，不仅调节肝功，疏通气机，完成代谢、分泌、排泄、生物转化、消化等功能，还参与糖、脂类、蛋白质、维生素、激素、水和电解质代谢，以及肝超微结构观察到的内质网、线粒体、溶酶体等肝细胞的复杂功能无不在中枢神经系统与交感神经及迷走神经相互协调之下完成，这正是肝与心的密切配合，即所谓“肝藏魄”“心藏神”。乙肝病毒的入侵犯肝，随着正邪交争影响肝与心脑和中枢神经系统。动物实验结果证明，给予大脑乙状回前部刺激后能使胆汁分泌增加。乙肝时肝细胞渗出、肿胀常可引起肝区不同程度的疼痛和放射痛。慢性肝炎，肝硬化，尤其是肝癌引起的疼痛最为严重，常因肿瘤的压迫、浸润及转移导致持续疼痛，由于所涉及的部位不同，临床表现不同，如躯体痛、内脏痛和神经性痛等，肝右叶顶部及横膈的癌肿常引起右肩和背部痛等。不同部位的疼痛，常常与相关神经分布有关，疼痛多为持续性，且用一般去痛药不易缓解。

五、乙肝与肝主疏泄、糖代谢和酮体代谢

肝的疏泄功能表现在维持人体脏腑功能和血糖浓度的恒定。正常人空腹血糖浓度为3.89~6.1 mmol/L（如血糖低于2.8 mmol/L，即称低血糖，空腹血糖大于7 mmol/L考虑糖尿病）。进食后血糖浓度增高，肝即迅速将葡萄糖合成为肝糖原储存起来，当血糖浓度下降时，肝又将肝糖原分解为葡萄糖释放入血，使血糖维持在正常水平。据研究肝糖原储存量占体重的5%~6%，如饥饿达10 h以上，绝大多数肝糖原被消耗。酮体的产生与肝主疏泄关系密切，当葡萄糖氧化受限制时，糖尿病患者易发生酮症酸中毒；在饥饿等情况下，脂肪在肝内过度氧化产生大量酮体，超出组织利用程度，则从尿排出，出现酮尿。人体糖的正常代谢是在脏腑功能正常运转情况下，主要由肝完成的。反之，就会出现糖代谢紊乱，早在《灵枢·本

脏篇》曰："五脏皆柔弱者，善病消瘅。"《灵枢经·五变篇》也曰："怒则气上……血气逆流……转而为热，热则消肌肤，故为消瘅。"乙肝病毒入血犯肝，致肝对糖的代谢紊乱，或因其他脏腑功能紊乱，影响肝的疏泄都会造成糖、酮体代谢失衡发生糖尿病、酮症酸中毒等，因此，临床首先查找病因，再行论治方可取效。

六、乙肝与肝、胆、脂类代谢

肝与胆互相表里，关系密切，对脂类代谢，维生素吸收，维护肝细胞功能诸多方面有着不可替代的作用。脂类包括脂肪和类脂。脂肪是由一分子甘油和三分子脂肪酸缩合而成，又称甘油三酯或三脂肪酸甘油酯。肝对脂类的消化、吸收、分解、合成、运输等代谢过程均起重要作用。如肝分泌胆汁，可促进脂类的消化、吸收。从消化道吸收的甘油三酯，经肝加工后输送到脂肪组织内储存，饥饿时储存的脂肪可运至肝及其他组织代谢供能。肝还可利用糖及某些氨基酸合成脂肪、胆固醇和磷脂。脂类不仅供给能量，而且是构成细胞膜的主要成分。脂肪占体重的10%~20%，机体所需能量的20%来自脂肪的氧化供应，每克脂肪完全氧化可释放出9.3千卡的能量，比1 g蛋白质氧化时所释放的能量多一倍以上。脂肪可协助脂溶性维生素的吸收，维生素A、维生素D、维生素E、维生素K及胡萝卜素必须溶解在脂肪中才被吸收，如长期腹泻、胆道堵塞等，则影响脂肪和脂溶性维生素的吸收，导致脂溶性维生素缺乏。磷脂，胆固醇等类脂，与蛋白质构成脂蛋白，参与肝细胞各种膜如细胞膜、核膜、线粒体膜、内质网膜等的组成，维持正常细胞功能。一旦乙肝病毒入肝，不仅损肝伤胆，也使脂类代谢发生障碍。

七、乙肝与肝、蛋白质代谢和相关生化检测

蛋白质是人体生命的物质基础，肝脏中蛋白质含量仅次于水。在生命活动过程中，人体的各种运动和呼吸、循环、消化、泌尿等活动，实质就是肌肉所含蛋白质分子相对滑动的结果。体内多种能与致病因子发生免疫作用的抗体本质都是蛋白质，机体的蛋白质合成及遗传等与核蛋白有密切关系。蛋白质还可氧化提供能量，1 g蛋白质在体内完全氧化可释放出4.1千卡能量。核医学的发展证实肝除了能合成自身所需的蛋白质外，还可合成大部分血浆蛋白。血浆蛋白主要分为清蛋白、球蛋白，球蛋白又分α_1-球蛋白、α_2-球蛋白、β-球蛋白和γ-球蛋白。正常人体血浆清蛋白含量最多，蛋白电泳测定清蛋白为59%~61%，α_1-球蛋白为2%~4%，α_2-球蛋白为6%~8%，β-球蛋白为10%~12%，γ-球蛋白为19%~20%。血清清蛋白主要在肝脏产生，一旦罹患肝病，清蛋白产生减少时，则血浆胶体渗透压降低，出现腹水。如清蛋白合成减少，骨髓及肝细胞间质增生明显，可使血清球蛋白特别是γ-球蛋白增多，清蛋白的质和量发生变化。正常情况下清蛋白能稳定球蛋白的溶解性，防止球蛋白被絮状反应试剂沉淀而受到破坏，此

为肝功能检查中各种絮状或浊变试验的基本原理。

蛋白质是由生物细胞合成的、由20多种氨基酸组成的高分子化合物，最低分子质量为6 ku，最高可达100×10^4u或更大。人体从食物中摄取蛋白或由组织蛋白分解，释放出氨基酸或在体内合成的氨基酸，均进入血液，输送周身为各组织利用。氨基酸的分解代谢主要通过脱氨基分解为氨和α-酮酸，当发生转氨基作用时，需要转氨基酶参加催化。体内转氨酶主要有两种，即谷氨酸-丙酮酸转氨酶（谷-丙转氨酶或GPT），催化谷氨酸与丙酮酸发生转氨基作用；谷氨酸-草酰乙酸转氨酶（谷-草转氨酶或GOT），能催化谷氨酸与草酰乙酸发生转氨基作用。转氨酶在体内分布很广，转氨基作用几乎在所有器官都能进行。肝细胞中谷-丙转氨酶和谷-草转氨酶的含量较其他组织多，活性也高，当肝细胞发生坏死时酶释放入血液，故血清中转氨酶的活性升高，因此，肝病患者需要经常检查血清中转氨酶活性，特别是谷-丙转氨酶活性变化。

八、乙肝与肝、胆、维生素代谢

肝脏是多种维生素储存、代谢等的基地。如维生素A、维生素B、维生素C、维生素D、维生素E、维生素K等。维生素A是脂溶性的，人体总量的95%储藏在肝，小肠吸收维生素A时必需有胆汁酸参与，如果肝或胆道发生疾病使胆汁酸缺乏、排入胆道障碍，则维生素A的吸收受阻，出现皮肤干燥、增厚、无光泽和视力障碍、夜盲及内分泌变化等。食物中胡萝卜素大量存在于胡萝卜、青菜、番茄等蔬菜中，人食入后肝能转变为维生素A，因此经常吃蔬菜可补充维生素A。维生素B族属水溶性，肝含丰富的维生素B_1，比肌肉组织含量高10倍以上，并参与糖代谢过程，维生素B_1缺乏时，易患多发性神经炎，甚至会罹患脚气病，还可出现心脏肥大、肌肉软弱无力、心烦易怒、食欲不振和神经系统症状等。核黄素缺乏可加速偶氮苯引起的肝细胞癌。维生素B_6和维生素B_{11}（叶酸）肝内含量都很丰富，有抗脂肪肝和有害物质对肝的毒性作用，叶酸还可增加肝细胞核蛋白的形成能力。维生素B_{12}主要存在肝细胞的线粒体和细胞浆中，具有抗脂肪肝、参与肝细胞核蛋白形成和肝细胞的再生及对肝有毒物质作用。维生素C可改善肝功能，保护肝酶系统，增加肝细胞抵抗力、促进肝细胞再生，防止有害物质对肝损害和生物转化功能等。维生素D族为脂溶性维生素，可促进钙和磷的吸收，当肝病时维生素D生成减少，易造成骨质疏松和软化。维生素D_2（麦角钙化醇）主要在肝细胞内代谢。维生素E主要储存于肝，可随胆汁排出，肝损害时肠吸收减少使肝内和血浆内维生素E含量减少，引起肝细胞的线粒体结构紊乱和呼吸作用减弱。因维生素E与动物生殖有关，又称抗不育维生素。维生素K族，又称凝血维生素。当维生素K缺乏或（和）肝功能损害时，肝即失去合成凝血酶原的能力。因维生素E是合成凝血酶原（第Ⅱ因子）和第Ⅶ因子、第Ⅸ因子、第

X因子的必需物质，一旦维生素E缺乏，肝合成受阻，则表现为凝血时间延长，甚至皮下、肌肉及消化道等出血。

九、乙肝与肝、激素平衡

激素是由人体各种内分泌腺分泌的一种化学物质。垂体、松果体、甲状腺、甲状旁腺、肾上腺为内分泌器官；另一类为内分泌组织，分散在其他腺组织之间，共同组成混合腺器官，如胰岛、胸腺内的网状上皮细胞、睾丸内的间质细胞和卵巢内的卵泡及黄体；此外还有神经内分泌，胃肠内分泌等。内分泌器官和内分泌组织都依赖肝的疏泄和调解功能，使所分泌的各种激素保持一定浓度，过高过低都使人体物质代谢过程发生紊乱，肝是激素灭活的主要器官。肝细胞功能的损害，会使激素灭活作用降低，主要表现在胰岛素灭活障碍，肾上腺皮质激素、甲状腺激素、雌激素代谢障碍等。胰岛素由两条多肽链51个氨基酸组成，是调节糖、蛋白质和脂肪代谢，维持血糖浓度的主要激素。胰岛素可促进脂肪合成，抑制脂肪分解，减少脂肪酸从脂肪组织的释放和酮体的生成，胰岛素缺乏时可使三羧酸循环受阻，乙酰乙酸、β-羟丁酸等进入血液，引起酮血症和酸中毒，刺激呼吸中枢发生深而快的呼吸，也可发生酮尿、呕吐，加重脱水和酸碱失衡。胰岛素缺乏还可使脂肪酸氧化产生大量乙酰辅酶A，合成过多胆固醇，而肝利用胆固醇降低，血液内胆固醇必然升高，造成动脉硬化。肝功能严重障碍时胰岛素灭活减弱，则血中胰岛素增高，使血中支链氨基酸进入肌细胞分解，血浆氨基酸失衡，易诱发肝性脑病。肾上腺皮质激素由肾上腺皮质分泌。其中盐皮质激素为肾上腺皮质的球部分泌，主要作用于远曲小管上皮细胞分泌K^+，吸收Na^+，促进K^+、Na^+交换，达排钾保钠之功能，并加强对氯离子和水的重吸收，以调节水盐代谢。糖皮质激素为肾上腺皮质的束状带分泌，对糖代谢作用强，对其他物质代谢（如蛋白质、脂肪、糖、水、盐诸代谢）、细胞和造血组织也有作用；同时，对降低毛细血管壁的通透性，抑制结缔组织增生，稳定溶酶体膜，增强平滑肌对升压药物的敏感性，增强机体对细菌内毒素的耐受性，抑制抗原—抗体反应等，均有较大作用，是临床工作中利用糖皮质激素作为抗炎症药物，抗心源性休克、中毒性休克和过敏性休克的依据。需要注意的是，糖皮质激素可抑制结缔组织对伤口的修复过程，影响创面愈合，导致感染扩散，因抑制了抗体的生成，也降低了抗病能力；其次在分泌糖皮质激素的同时也分泌胃酸和胃蛋白酶，可诱发或加重胃、十二指肠溃疡，甚至发生应激性溃疡或大出血。严重肝病时肾上腺皮质激素在肝脏灭活降低，抑制脑垂体前叶分泌促肾上腺皮质激素，造成肾上腺皮质功能减退。肝硬化患者之所以出现手术耐受力降低，易感染，色素沉着，性功能减退，腋毛、阴毛稀少、脱落，睾丸萎缩，月经不调等，均与此有关。当发生肝硬化时，由于醛固酮灭活低，使肾小管对钠的重吸收增加，致钠、水潴留及水肿。甲状腺激素是由甲状腺腺泡上皮细胞分泌的，可增强体内物质代谢，促进生长发育，增强中枢神经系统和交感神经的兴奋性，故甲状腺功能亢进时可出现情绪激动、紧张、多语、心烦易怒、失眠、心跳加快、胃肠蠕动增强，性功能亦受影响。碘是合成甲状腺激素不可缺少的成分之一，食入碘不足，甲状腺激素合成减少，能力降低，可致腺垂体分泌促甲状腺素增加，引起甲状腺代偿性增生、肥大，以增强对碘的吸收能力；虽甲状腺机能尚基本正常，但甲状腺腺体明显肿大，成为典型的“地甲肿”。甲状腺激素在肝内与葡萄糖醛酸和硫酸结合后经胆汁入肠。肝硬化时，可出现潜在性甲状腺功能减退，导致 T_4（甲状腺素）转化成 T_3（3,5,3′-三碘甲状腺原氨酸）大大减少。雌、雄性激素是人体内的性激素。卵巢中的卵泡和黄体分别分泌雌激素和孕激素，可促进女性性器官发育，维持女性第二性征、调节代谢、促进水、钠潴留。雄性激素由睾丸间质细胞分泌，如睾丸酮，可促进男性性器官发育，调节代谢，抑制促性腺激素分泌。性激素主要在肝灭活，最终产物与葡萄糖醛酸或硫酸结合，从尿中排出。一旦乙肝病情严重，肝细胞和肝功能损害，对激素的灭活减弱，血液中雌性激素增加，出现男性患者女性化，性欲减退、阳痿，腋毛和阴毛稀少，睾丸萎缩，乳腺异常症；女性则可出现闭经、月经量过少、功能性子宫出血、囊性乳腺炎、不孕。

十、乙肝与肝、胆汁的生成排泄

胆附于肝，与肝相连位于肝下面的胆囊窝内，呈梨形。故有“肝胆相照”之称。胆为六腑之一，与其他各腑不完全相同，表现在两个方面。一是胆不与外界直接相连通。二是不像食物进入胃肠那样时入时出，输泄而不藏，故称“胆为奇恒之腑”。胆的生理功能主要表现在储存和排泄两方面。胆汁来源于肝，储存于胆，输泄于肠。故有“肝之余气，溢于胆，聚而成精汁”，精汁乃胆汁，为清净之液体，所以又称胆为“中清之腑”，说明胆的储存和输布胆汁与胆气有着密切关系。现已证明，胆汁是由肝细胞分泌，每天分泌胆汁 350~1 000 mL（平均为 800 mL），除部分胆汁直接进入肠道外，绝大部分浓缩储存在胆囊内，浓缩力达 4~17 倍。胆汁进入胆囊后，一般 16~24 h 即被完全浓缩。胆囊可储藏胆汁 30~60 mL。据动物实验观察，单纯结扎胆总管 36~48 h 后才出现黄疸，如将胆囊管同时结扎，则 6 h 内即可出现黄疸，故认为胆囊可以浓缩储存 2 d 的胆汁分泌量。胆囊的排泄作用除受神经反射控制外，尚有内分泌因素。酸性食物及高脂肪食物进入十二指肠时，刺激肠黏膜产生“胆激素”，使胆囊收缩和奥迪括约肌放松，将胆汁排入十二指肠以帮助消化。空腹时，奥迪括约肌关闭。如胆囊被摘除，胆汁随时流入肠内，因此，奥迪括约肌经常处于松弛状态，有利十二指肠内容物中细菌、蛔虫进入胆管，从而发生肝胆管病变。人体胆汁中的主要有机成分为胆汁酸，胆固醇是合成初级胆汁酸的原料。初级胆汁酸主要是胆酸、去氧胆酸和少量的脱氧胆酸，次级胆汁酸主要是脱氧胆酸和石胆酸，当胆汁酸排入小肠后，绝大部分由肠黏膜吸收入血，再由肝内重新组成胆汁，这称为胆盐的肝肠循环，每循环一次，约损失10%的胆汁酸。胆色素由胆红素和胆绿素组成，是血红蛋白的分解产物，胆红素分间接胆红素和直接胆红素，前者是血红蛋白在网状内皮系统中的代谢产物，当流经肝脏时，很快被肝细胞摄取清除。在光面内质网上，大部分的胆红素在葡萄糖醛酸转移酶的催化下，与葡萄糖醛酸结合成胆红素—葡萄糖醛酸酯，即直接胆红素，也称结合性胆红素。结合性胆红素在肝细胞内经高尔基复合体、溶酶体等的作用，被运转并排入毛细胆管，作为胆汁成分随胆汁排出。当罹患乙肝时，肝细胞对间接胆红素的摄取、结合、排泄能力下降，血液中间接胆红素堆积，如果肝小叶结构被破坏，使部分直接胆红素漏入血中，无论间接或直接胆红素在血中含量增加到一定程度，则可出现黄疸。病毒性肝炎早期未出现黄疸之前，尿中尿胆原增多，也是由于肝功能受损，肝细胞不能将从肠道重吸收的尿胆原有效地摄取并再随胆汁排泄之故。肝脏分泌胆汁的多少与摄入的蛋白总量有关，高蛋白食物可生成较多的胆汁。胆汁呈淡黄色，其中含水97%，胆盐1%~2%，其余为胆红质、胆固醇、脂肪酸、卵磷脂以及各种无机盐类，相对密度为1.008。此外，正常胆囊有吸收氯化物和重碳酸盐的功能，故浓缩的正常胆汁呈酸性，当胆囊病变时，反而分泌出氯化物和重碳酸盐，同时胆固醇浓度也增加，因而胆汁多呈碱性；蛔虫喜碱恶酸，可逆行入胆道发生胆道蛔虫病，也可因胆固醇沉积发生胆结石病。可见肝的疏泄利胆作用，肝与胆之间的关系是十分密切，又是相互为用的。

十一、乙肝与肝、微量元素

肝脏不仅参与人体血容量、热量的产生、水和电解质的调节，还对微量元素调节，这些早已引起人们的关注。据研究，地壳表层90多种元素中，几乎都能在人体内找到，科学家依据元素在人体的含量不同，又分为宏（巨）量元素和微量元素两大类。即凡占人体总量的1/10 000以上者，称宏量元素，如碳、氢、氧、氮、钙、磷、镁、钠、钾、氯、硫等，宏量元素共占人体总重的99.95%；而占人体总量的1/10 000以下者，称微量元素，如铁、铜、锌、钴、锰、铬、碘、镍、氟、钼、钒、锡、硅等，微量元素只占人体重量的0.05%左右。微量元素“含量虽小，威力无穷”，其中有人体必需的（如铁、锌、铜、锰、铬、钼、钴、硒、钒、锡、氟、碘、锶等）、非必需的（铷、砷、硅、硼、铝、钡、钛、铌、锆等）和有害的（铋、锑、铍、镉、汞、铅等）。因此，人体必需的微量元素是不可长期缺乏的，缺则易罹患疾病。有害微量元素，应尽可能避免进入人体，以防人体遭到损害。人体对微量元素的调节是十分重要的，如果内在脏腑、组织、器官等功能失调，微量元素在人体内的含量必然会发生异常，甚至发生疾病。就目前所知人体必需的微量元素，具有高度生物学活性及催化生化反应能力。人体必需的微量元素与氨基酸，蛋白质或其他有机基团结合，可形成各种酶、激素或维生素，如含铁、铜、锌、锰和硒的数百种酶，含钴的维生素 B_{12}，含铁的细胞色素等；其产生各种各样的独特的生物学作用，特殊的生理功能及高度的生化效应。例如，能使生化反应的底物成千上万倍地减少，而生化反应速度显著加速，甚至会缩短几万到几十万倍，使那些本来在自然条件下需要极高温度才能进行的生化反应，能在体温条件下顺利进行。糖和脂肪的氧化、水的生成都是在各种金属酶及含铁或铜的细胞色素催化下完成的。钴盐与有机钴化合物—维生素 B_{12}的作用就是一个典型的例子，很有说服力。用 20 mg 氯化钴才能刺激造血活性增加网织红细胞，而用维生素 B_{12}则只需 0. 000 04 mg 就能达到同样效果，活性提高达 5 万倍之多（见孔祥瑞编《必需微量元素的营养、生理及临床意义》）。其充分证明必需微量元素的调节、代谢、生成、变化等在人体所占重要地位，应当引起人们的关注和研究。有报告认为，含锌过高有利于癌肿的发生，锌缺乏也有致癌性。铁在人体内分布很广，但以肝、脾含量最高。成年人体内共含铁 3~5 g，平均 4. 5 g 左右；女性稍低，平均每千克体重含铁 35 mg，这和女性生理特点等有关，如月经和哺乳期丢失铁，胎儿和胎盘需要铁。国外有人用无焰原子吸收光谱法对人体肝脏活组织内铁的含量及存在形式做了细致观察，证明人肝活组织内的铁主要以铁蛋白及运铁蛋白的形式存在。因此，测定血清铁蛋白的含量可以反映肝储存铁的水平。慢性肝病时铁的吸收量增加。胆汁有促进铁吸收作用。据研究，传染性肝炎通常在发病后数天血清铁即与胆红素平行增多，但当胆红素和脑磷脂胆固醇絮状试验早已恢复正常，血清铁仍维持在很高水平。92% 的患者在黄疸出现后 15 天血清铁升高达 200 μg/dL 以上，发病 38 天后渐渐降至 200 μg/dL 以下。因此，对传染性肝炎后期是非常有效的诊断方法。血清铁升高的机制是肝脏储存铁的功能障碍和肝细胞坏死释放铁。当传染性肝炎坏死肝组织清除，血清铁也逐渐降低，经 30~60 天逐渐恢复正常，这对传染性肝炎的晚期诊断有重要参考价值。正常成年人体内共含铜 100~200 mg，平均 150 mg 左右。人体有 20%左右的铜存在于肝脏内。研究证明，肝硬化患者除肝脏含铜量增多外，各器官和组织内的含铜量变化不大。肝豆状核变性的患者，全身各组织内含铜量均增多。儿童肝内胆汁淤积症患者肝脏内含铜量显著增多。在门静脉性肝硬化时，肝含铜量增加 2 倍以上，主要是铜排泄障碍所致。测定肝脏及组织中的含铜量，有助于阐明人体的营养状态和疾病的诊断。锌在人体内起重要作用，正常成年人每天需要锌 10~15 mg。正常人各组织器官均含一定量的锌，以视网膜，脉络膜及前列腺组织含锌量最高。肝、肾、肌肉和皮肤的含锌量为 20~50 μg/g。早在 3 000 多年前人们已开始用含锌的炉甘石治疗皮肤病。锌有许多生理功能，缺锌可影响生长发育、免疫过程、细胞分裂、智力发育等，很多组织器官生理病理均与锌有关，只有用锌治疗才有效。如人体锌含量过多同样会发生病理变化和急慢性中毒。据研究男性动脉硬化与缺锌有关，锌可延长胰岛素效能，慢性肝病、肝硬化、肝坏死可使锌的吸收减少或排泄增多等导致缺锌。1975 年，国外（Frommer）用硫酸锌治疗胃溃疡，还有人用锌治疗溃疡性结肠炎。河南中医院自 1989 年开始对非特异性慢性结肠炎患者与血清微量元素锌、铜、铁、镁的关系进行了测定，结果发现有一定的临床意义，随之申报了课题进行深入研究。经过几年对 207 例患者进行了四项血清微量元素测定，并与健康人进行了多项目的对比，取得了十分有意义的数据，如患者血清锌明显低于健康组。因此，血清锌降低可作为诊断该病的指标之一，对临床用药补锌有重要的参考价值：该病患者不同年龄组之间也有一定差异，即 30~39 岁组高于 0~19 岁组，20~29 岁组和 30~39 岁组又高于老年组。此与青少年正常值偏低，成人较高，老年又随之机体羸弱等一致；该病患者血清微量元素除锌、镁外男女之间无明显差异，女性患者血清铜明显高于男性患者（$P<0.01$），这主要是雌性激素能够提高血清铜浓度所致。男性血清铁含量比女性高，这与妇女月经等生理过程使铁有额外损失有关；患者血清锌、铜比值为 0.77，健康人血清锌、铜比值为 0.95，锌铜比值低于健康人可作为非特异性慢性结肠炎活动变化的参考指标。血清微量元素的含量与地区、生活习惯等有关，不可忽视。国外学者研究认为，锌有保护肝脏的作用，能防止肝细胞线粒体及微粒体膜遭受过氧化作用的攻击，维持膜的稳定。缺锌可能在肝硬化的发病中起一定作用。缺锌后出现嗅觉异常、核酸及蛋白质合成障碍、各种代谢失常，对肝硬化也可能有实际意义。最近研究指出，缺锌者血浆含氨量增高，补充锌后血氨减少，而氨的代谢及血氨与肝病密切相关，这对进一步研究缺锌与肝硬化的发生、发展及防治提供新的参考。传染性肝炎血清总锌量减少，尿锌排泄增多，有缺锌的倾向。从上不难看出人体微量元素的相对稳定与内在脏腑、组织、器官的正常生理功能的充分发挥密切相关，一旦内在脏腑、组织、器官发生紊乱，出现异常，必然影响人体微量元素的变化，而产生不同的病证。肝脏在保持人体微量元素的平衡方面占有重要地位，故孔祥瑞氏认为："测定血清锌、尿锌排泄量、白细胞含锌量、组织含锌量、血清铜/锌比值、血清镉/锌比值、头发锌含量，各种锌酶的活性，以及放射性锌做动力学研究，均有助于很多疾病的诊断、治疗，有利于阐明发病机制，判断预后，观察活动程度及控制疾病复发，从而为预防疾病提供了新的方法和措施。"但也要看到由于各地方的条件、设备等不够完善，在全面开展这方面工作有一定影响，有些测量数据还有明显差异或地区不同，都需要在这实际工作中不断完善。

十二、乙肝与肝脏解毒、排毒和毒物转化

肝脏被誉为人体"化工厂"。不仅体现在肝脏一刻不停地制造人体重要的各

种代谢物质，也体现在通过氧化、还原、水解、结合等作用进行解毒、排毒等疏泄工作。如加单氧酶系、胺氧化酶系、脱氢酶系等，使体外物质在肝细胞内经氧化后失去毒性；在肝细胞微粒体中进行的还原反应，主要通过偶氮还原酶和硝基还原酶实现的；脂酶、酰胺酶、糖苷酶等能水解各种脂类化合物。蛋白质分解可产生有害物质氨，经肝脏转化为对人体无害的尿素。来自体外的毒物，如安眠药、麻醉药都经过肝脏解毒，排出体外。特别是经胃肠道吸收的口服非活性药物，多通过肝脏代谢将药物降解、灭活或转化为容易排出的产物。如被肝微粒体酶氧化的戊巴比妥的侧链而失效。少数药物原无显著活性，需经体内转化为有显著活性的物质发挥治疗作用。如环磷酰胺在肝内转化成醛磷酰胺，后经组织内转化为磷酰胺氮芥而有强大的抗癌功效。俗话说“是药三分毒”，虽然不那么确切，但告诫人们吃药首先要想到有没有毒，有什么副作用。因为肝脏的解毒、转化、排毒等存在个体差异，年龄、性别、营养状况、有无疾病、特别有无肝病等都会影响肝脏的解毒、排毒作用，同时还要注意婴儿母体内转化酶发育尚不健全，老年人对药物转化机能较差，用药要考虑肝脏解毒及其转化能力，如剧毒药、药量过大、给药时间等都必须注意。早在祖国医学文献中就有关于这方面的记载，如《淮南子·修务训》曰：“神农……尝百草之滋味，水泉之甘苦，令民知所避就，当此之时，一日而遇七十毒。”以及有关中药炮制等方面经验之谈“雄黄忌用火煅”“雄黄见火毒如砒”及中药的“十八反，十九畏”等都是十分宝贵。更不可认为西药有毒，中药无毒，而滥用、滥服中草药引起中毒事件的发生。

十三、乙肝与肝凝血功能

人体凝血过程有内源性和外源性两大系统。前者系指血管内膜受损，或血液流出体外，接触异物表面发生凝血的过程，后者是由损伤组织释放的组织凝血活素进入血浆而触及的凝血过程。肝脏担当了人体凝血功能最为重要的“角色”，使血浆从胶体转变成凝胶状态，这是诸多因子在血小板、钙离子等的共同作用下，把纤维蛋白原转成为纤维蛋白使血浆凝固的。世界卫生组织将参与血凝固过程中的诸多因子根据发现的先后顺序用罗马数字作为国际通用名称，从以下这十二个不同因子及其合成，就清楚知道肝脏在血凝中的地位之重要了。

因子Ⅰ：纤维蛋白原。在肝内合成，形成纤维蛋白。

因子Ⅱ：凝血酶原。在肝内依靠维生素K合成，凝血中变为凝血酶。

因子Ⅲ：组织因子。在各组织中合成，为凝血辅因子。

因子Ⅳ：钙离子。为凝血辅因子。

因子Ⅴ：易变因子。在肝内合成，为凝血辅因子。

因子Ⅶ：转化加速因子前体。在肝内依靠维生素K合成，在凝血过程中形成蛋白酶。

因子Ⅷ：抗血友病球蛋白 A。主要在肝内合成为凝血辅因子。

因子Ⅸ：抗血友病球蛋白 B。主要在肝内依靠维生素 K 合成，在凝血过程中形成蛋白酶。

因子Ⅹ：Stuart-prower 因子。在肝内依靠维生素 K 合成。在凝血过程中形成蛋白酶。

因子Ⅺ：抗血友病球蛋白 C。可能在肝内形成，在凝血过程中形成蛋白酶。

因子Ⅻ：接触因子。可能在肝内合成，在凝血过程中形成蛋白酶。

因子XⅢ：纤维蛋白稳定因子。合成部位可能在肝脏或血小板，在凝血过程中形成转谷氨酰酶。

以上诸因子中除Ⅳ因子属无机离子外，其余均属蛋白质，都存在血浆中，多数在肝内或依靠维生素 K 合成。当肝脏受到损害，凝血因子合成障碍，必然影响凝血机制。从现代的科学研究成果更验证了数千年中医学的正确性，进一步证实了肝主疏泄与神经系统，免疫系统，糖、脂肪等代谢诸作用密切相关，同时也认识到肝疏泄失常所致病理性异常等。科学家采用动物实验也得到验证，如用大鼠怒伤肝的病理反应所致的血瘀模型得到了证实。怒致血瘀表现在血液流变学指标上，模型组血浆黏度、血液黏度明显升高。血浆热沉蛋白大幅度上升，包括纤维蛋白原及其降解产物，这也正是血液与血浆黏度上升的原因。激怒两天后的大鼠表现为低凝血状态，即复钙凝血时间延长，凝血剪应力上升率下降，这一改变与外伤血瘀的低凝血时相十分相似。肝郁血瘀模型，已知在暴怒时机体分泌大量肾上腺素，故给予大剂量肾上腺素拟暴怒肝郁时的血瘀。因肝气郁结，疏泄不利、血的运利可因之而阻塞。血液流变学改变在 18 h 出现，表现为血液和血浆黏度升高，红细胞压积和血浆纤维蛋白原升高；42 h 检测心肌，部分动物可见坏死灶。实验大鼠经用“行气和血”中药治疗后，血流变各项指标均有明显改变。国内外有关病毒性肝炎血瘀，在肝功能方面的研究表明：病毒性肝炎伴有血瘀者，肝功能损害尤为明显，慢性肝炎时，肝功能损害程度与血瘀程度呈正相关。可见凡引起肝功能损伤，致肝气郁结等，可致血凝，而用行气活血得到改善是显而易见的，医生和患者都应引起注意，做好防范和治疗。

第三节　乙肝与肝和相关脏腑

一、肝与肺对气血升降的影响

肝与肺的关系密切，肝的经脉上行贯脑入肺。肝主疏泄升发，肺主宣发肃降，肝与肺的功能主要体现在气血的升降、调节的关系。肝居下焦，其气升发，可调节疏泄人体气血。肺居上焦，其气宣发肃降，全身之气有赖于肺的调节，肝与肺结合，相辅相成，则周身气血通畅条达。肝的疏泄与升发，依赖于肺气而输散全身，如肺气虚弱，可影响肝的调节与疏泄升发功能，出现乏力少气，情绪抑郁等症状。反之，肝气郁滞，郁久化热，气火上炎，必影响肺的制节肃降，出现咳痰、咽痛或咳血等肝火灼肺的证候。足见肝与肺关系密切，临证需详加辨治，并随虚实盛衰不同，治当有别，《小儿药证真诀·肝病胜肺》曰："肝病强肺，肺怯不能胜肝，当补脾肺治肝。"足见治肝之法多矣！还需要注意肝不仅与肺关系密切，而且肝与大肠（因肺与大肠相表里）亦有着内在的联系，特别是乙型肝炎常并发炎症性肠病，如慢性非特异性溃疡性结肠炎等。这是因为炎症性肠病为自身免疫性疾病，而乙型肝炎常有免疫功能紊乱造成自身免疫反应性损害，这就是乙型肝炎与慢性非特异性溃疡性结肠炎同时并发的内在原因。肝与肠常相互影响，在治疗乙型肝炎时，若患有慢性非特异性溃疡性结肠炎，也要同时诊治，否则会使肝炎加重。

二、肝与脾（胃）的疏泄和运化

肝藏血而主疏泄，脾生血而主运化，肝与脾之间主要是疏泄与运化的关系。脾胃升降适度，有赖于肝的疏泄，血液才生化有源，若情志不遂，肝气郁结，疏泄失常，脾胃升降运化必受影响，出现吞酸等症。也常见大怒之后，出现胸胁痞痛、食欲不振、食后腹胀、肝气不疏等肝脾不和证候；同样，脾病也可影响肝，如脾气不足、肝失健运、消化吸收无权、血无生化之源，也可病及于肝，形成肝血不足。若肝失健运，水湿内停，日久蕴热，湿热郁蒸于中焦，肝的疏泄不利，胆汁不能降泄于肠道，溢入血中也可发生黄疸。可见肝脾之间在生理功能上，互相协调统一，在病理上是相互影响的，临床上的"见肝之病，当先实脾"的防治疾病的方法，也说明肝与脾之间的关系。值得一提的是，在《素问·灵兰秘典》中，心、肺、膻中、肝、胆、大肠、小肠、肾、三焦、膀胱、脾胃统称十二官，唯独将脏腑中的"脾胃"合称"仓廪之官"和"五味出焉"所具有的共同作用。王冰对"脾胃者，仓廪之官，五味出焉"注云："包括五谷，是为仓廪之官，营养四傍，故云五味出焉。"其扼要说明脾胃可储存和消化水谷，使其转化成可供人体需要的各种物质，营养机体，将此营养物质以"五味"概之。因脾主升胃主降，一升一降使脾胃功能协调统一，而不紊乱。只有在脾与胃功能协调不紊乱的条件下，才能容纳水谷，消化水谷，不仅自身可分泌"五味"，而且将水谷转化为五味，供养人体，"故心欲苦、肺欲辛、肝欲酸、脾欲甘、肾欲咸，此五味之合五藏之气也。"（见《素问·五藏生成篇》）这对于理解先人唯独将二个脏腑合为一官之因，并誉为"脾胃为后天之本"其理不言自明。王老师说："脾胃主升降，主运化。脾喜燥恶湿。脾可将水谷之精微、津液上输于肺，输布于其他脏腑、组织等。脾可辅助胃肠消化水谷、吸收和输布营养、化生气血、统摄血流运行。脾主升、胃主降，互为表里，脾胃升降失和，则发生疾病。脾胃为后天之本，有胃气则生，无胃气则死。”因此，把保胃气作为诊治疾病的重要原则。胃可容纳水谷并消化之，则胃气和，反之胃气失和，水谷难入，更难储存，故食后即吐，由于日久，脾胃升降失司，水谷无能化生，患者势必虚弱难支，诸般恶候必现，若调理得当，可迅速获愈，若治不得法，后果严重。《慎斋遗书·阴阳脏腑》曰：“肝病即脾病，肝病当缓其中，盖肝气不可亢，肝血不可亏，乃治肝之要诀也。”为此在临诊乙肝时若见消化系统病证，当注意调之以肝，若肝胃不和，更不可忽视对肝的调理。有学者观察肝郁证患者有脑内去甲肾上肾素（NE）代谢障碍，表现这类患者尿中的MHPG·SO_4全部来自于中枢。临床检查还表明，大多数肝郁脾虚患者有自主神经功能紊乱的表现，而用疏肝健脾方剂（柴胡、郁金、香附、党参、扁豆等组成）治疗，可使之恢复正常。肝郁证患者血浆环核苷酸平衡失调，CAMP 降低，CGMP 升高，患者经用加味消遥散为主的方药治疗后，在临床收到显著疗效的同时，可见血浆 CAMP 含量恢复正常。说明治乙肝之法，当随肝之郁而调之，随肝之滞而疏泄之，随其实而泄之，随其虚而补之，……证变法变，此其要也。

三、肝肾同源有新义

肝藏血、肾藏精。肝与肾的关系主要表现在精和血的相互滋养。肝的疏泄条达和调节血量的作用，必须依靠肾阴（精）的滋养，而肾精的来源，又需要通过肝脏的疏泄条达，使血化为精，而入藏于肾。肝与肾，血与精就是这样相互滋养、化生，并保持着肝肾功能的协调统一；如肾精亏损，可致肝血不足，而肝血不足，也可引起肾精亏损，又以肝与肾常是盛则同盛，衰则同衰，所以有“肝肾同源”之说。在病理上，常常是一方的不足，导致另一方的偏亢，而甲一方的偏亢，也可使乙一方的不足，如肾阴不足引起肝阴不足，可导致肝阳上亢，相反，肝阳妄动，也可下劫肾阴，形成肾阴不足。临床上常见的眩晕、头痛、烦燥、易怒等，就是肾阴不足所致的肝阳上亢。

肝与肾的关系是显而易见的。1971 年国外学者首先发现第一例“乙肝肾”，该患者血清 HBsAg 持续阳性，此后又发生了肾病，经肾组织检查切片发现 HBsAg，故命名为“乙肝肾”，为此，引起世界医学界的关注。重症肝炎后期，常有内毒素血症，可致肾动脉收缩，肾小球滤过功能衰竭和肾小管吸收障碍，以及肾小管坏死。弥漫性血管内凝血时，18.5%有肾内微血栓形成，肾功能损害，尿量减少。重症肝炎时，有效血循环量减少，肾素和血管紧张素系统激活，肾小球滤过减少，肾皮质缺血。血管活性肠肽增高时，致肾血流量减少。动物实验证实，肠肽可直接引起肝肾综合征。缓激肽可直接对抗内毒素和血管紧张素对肾血管的毒害作用，重症肝炎时，血液中缓激肽缺乏。现代研究的肝肾综合征(HRS)的发生，恰与“肝肾同源”理论不谋而合，而现代研究成果进一步证实了肝与肾关系密切的正确性。目前对乙肝肾的治疗尚无特效药物，有人主张用皮质类固醇治疗，但大多数治疗困难，病情易反复，疗效欠佳，且有促进乙肝病毒复制，加重肝炎，故当慎用。有人试用抗病毒药物治疗，如干扰素等可使乙肝病毒复制转阴，肾病情况也随之缓解。有的随着肝病好转，肾脏症状也可随之改善，体现了肝肾同源、同治理论之正确。

四、肝胆关系密不可分

肝合胆，说明两者相互接连、关系密切，故称“肝胆相照”。胆位于肝下面的胆囊窝内，呈梨形。胆虽为六腑之一，但与其他各腑不完全相同，因胆为“奇衡”“中清”之腑，有“主决断”之能。胆的生理功能主要表现在藏精汁（胆汁），胆汁为清净之液体。胆有储藏和排泄胆汁的作用，所以称为“中清之腑”。胆汁来源于肝，储藏于胆，疏泄于肠（十二指肠内）可促进食物消化。《难经》曰：“肝之余气溢于胆，聚而成精汁。”说明胆的储藏和输布胆汁的生理作用与胆气有着密切关系。肝与胆在经络上互相联系，二者互为表里关系，肝的疏泄功能正常，才能保证胆汁的储存及排泄功能正常。胆汁排泄无阻，肝才能发挥其疏泄之性。若热邪伤肝，湿热内蕴，脉络失和，疏泄失常，常熏蒸胆汁外溢，可见口苦、胁痛、黄疸等。当胆汁郁滞不通，影响肝之疏泄时，也可出现上述症状。因肝胆在发病时互相影响，故治疗时常肝胆同治，从临床来看，胆的病理特点是易生热象。若胆气不疏，郁久化热，胆火上逆，则口苦、呕吐苦水；若胆汁外溢，则一身面目发黄等。胆主决断，是指人的精神意识，对事物做出判断和决定的能力而言。如胆气壮，则精神充沛，胆大，处理事务果断；反之，胆气虚，则出现惊恐、不安、失眠、多梦等精神方面症状，所谓“胆怯”等。关于肝的解剖生理已在前面有关部分做了较详细的介绍，故在此不多赘述。关于肝与胆的关系，临床观察还发现乙型病毒性肝炎可并发胆囊病变及相关病症，而肝脏与胆相比，肝的功能更为显著，这在现代研究中也得到证实。例如，完全结扎胆管的动物可存活很久，而肝脏摘除的动物，则只能活几小时；临床上也看到胆道阻塞性黄疸患者，可以维持生命几个月，甚至一年以上，而肝坏死的病程，显著短于前者。可见肝脏尚有比分泌胆汁更重要的功能。肝细胞分泌胆汁，储存于胆囊，经总胆管流入十二指肠。成人 24 h 可排出胆汁 700～1 200 mL。胆汁是由肝细胞合成的，在胆内与 Na^+、K^+形成肝盐，正常胆汁酸含量为 0.2%～2.0%，胆汁酸进入肠道后，大部分为小肠吸收，重新入肝，再排入肠内，称胆汁酸的肠肝循环。当胆道阻塞时，致皮肤瘙痒，可作为诊断阻塞性黄疸参考依据之一。如长期阻塞，肝细胞受损时，血中胆盐的浓度反而下降。胆汁分泌的多少常随食物不同而异，如食入脂肪类食物则分泌量最多，糖类食物则分泌量最少。空腹时，胆汁储存于胆囊内，进食时胆汁再流入肠道。若罹患严重肝胆疾病时胆汁排出障碍，致脂肪消化不良，引起“脂肪泻”。胆汁对脂溶性维生素A、维生素D、维生素E、维生素K等的吸收起重要作用，还有调节肠道菌群的生长，抑制肠道某些细菌繁殖的作用，进入人体的某些异物，如药物、染料、毒物及重金属盐等可随胆汁排入肠道。

肝细胞具有代谢胆红素的功能，脾和骨髓等网状内皮细胞生成的胆红素，通过血液循环运送到肝脏，经肝细胞进一步处理后，再分泌到毛细胆管随胆汁一起排出。间接胆红素在肝细胞内与葡萄糖醛酸结合，水溶性增高，称为结合胆红素，在凡登白反应中呈直接阳性反应，又叫直接胆红素，肝胆疾病时，胆红素反流入血经肾小球滤过由尿排出。正常情况下，血液中胆红素浓度恒定在0.1~1.0 mg/dL，肝细胞对间接胆红素的摄取、结合与排泄过程发生障碍时可出现黄疸，如新生儿黄疸是肝细胞结合功能不完善，当溶血时黄疸更重。肝炎后高胆红素血症亦与缺乏葡萄糖醛酸转移酶（UDPGT）有关，此时血中间接胆红素增高。实验证明，苯巴比妥类药物可刺激肝细胞使Y蛋白浓度增加，诱导UDPGT的产生，故有人用此类药物降低血中间接胆红素的浓度，如为先天性缺乏UDPGT，则诱导无效。另外，随胆汁排入肠腔内的胆红素，在细菌的作用下，还原成粪胆原，其中一部分氧化成粪胆素随粪便排出，使粪便呈棕褐色；另一部分经痔静脉丛再吸收，大部分经门静脉入肝氧化成结合胆红素，并随胆汁至肠道，即肠肝循环。其中小部分粪胆原经门静脉入肝，经体循环达肾，从尿排出为尿胆原，接触空气后氧化成尿胆素。正常人排出粪胆原为75~400 mg/h，尿中只有0.5~4 mg/24 h。如肝功能发生障碍，肠肝循环减少，则从尿排出增多。故可从粪胆元排出量，反映肝脏功能受损程度。如在乙型病毒性肝炎早期未出现黄疸之前，常常可见尿胆原增高。肝炎早期和溶血性黄疸时，尿胆原可达5~350 mg/24 h，粪胆原可达450~1 800 mg/24 h。需要引起注意的是，肝脏对全身血流量的调节是古今共知的，常发现平素缺乏体力劳动的人，突然剧烈运动后，回心血量增加，肝脏为了不使血液突然涌向右心，引起体循环障碍，而暂时较多地容纳血液，则出现肝大，肝包膜紧张，肝疼，在运动医学上被称为“肝脏疼痛症状群”。我们平常所说的“肝胆相照，荣辱与共”，也从另一个角度反映了肝胆关系的密不可分。

第三章　乙肝相关病因

乙肝病毒的侵入与外来的“六淫”和“七情”有着密切关系。分别介绍于后。

第一节　乙肝与六淫

一、乙肝病毒与六淫

人类生活在大自然中，无时无刻不享受大自然给予人类的生活、生存环境，人类也在适时地顺应大自然，不断繁衍昌盛。人类在与疾病做斗争的过程中认识到风、寒、暑、湿、燥、火等，可以使人得病，称其为“六淫”。随着科学技术的不断提高和发展，发现了能使人得病的细菌、病毒、立克次体、真菌、衣原体、支原体、寄生虫等致病物质。这些致病物质可随季节、气候、地理、环境和人体质强弱、盛衰等不同，产生诸多病症，常常被以六淫所概括。六淫，是从宏观认识病邪的一种方法，而病毒、细菌等致病物质，则是从微观认识病邪的方法，微观中的病邪又常随季节、气候、地理、环境、治疗和人体质的强弱、盛衰等，变换成不同的风、寒、暑、湿、燥、火等属性。这为宏观六淫认识病邪的方法提供了更为客观、可靠的证据，大大提高了以六淫去认识、分辨微观病邪消长变化的准确性和正确性。值得注意的是，这些致病物质在漫长的历史进程中，有的已从地球上彻底消灭了，如天花是由天花病毒引起的烈性传染病，1980 年 5 月第 33 届世界卫生组织大会宣布全球消灭天花（我国最后一例发生于 1960 年 3 月云南接近缅甸的边区，以后全国范围内消灭了天花）。但新的致病物质又产生了，如乙肝病毒、艾滋病病毒，其他肝炎病毒等不断地被发现，这些新的致病物质，又在兴风作浪，先从某一个地区，继而全国、全球大流行，造成千百万人的死亡。还有些病毒、细菌等为了自身的生存，而不断变异，乙肝病毒的变异株（HBV-2）及艾滋病病毒治疗期间又感染了该病毒的第二菌株，都意味着变异病毒和该病毒的第二菌株的再感染，对此无论是采用药物治疗还是疫苗免疫，治疗难度都比初次感染大得多。又如某些致病细菌会与其他菌种交换脱氧核糖核酸（DNA），以获得所需的基因。研究结果显示金黄色葡萄球菌不断改变自身，适应新环境，但无论致病物质如何“变异”，都可以从宏观风、寒、暑、湿、燥、火等属性概之。

诸多致病物质中可因数量、毒力、侵入人体途径、种类及人体素质、所居环境等不同，侵入人体发病。如乙肝病毒，侵入人体途径也是多方面的，可经婴幼儿吸吮乳汁，或经唾液，或因内外损伤经皮肤、黏膜而入，或经性接触传染，或因母婴之间的垂直传播等。不难看出，六淫致病物质具有多样性，侵入人体途径也是各不相同的，但总结起来不外经肌表、口鼻、饮食、房劳等。病邪侵入人体的种类可以是单一的，也可以是两种或两种以上的。入侵的时间，有先有后，或同时侵入。侵入途径可以是单一的途径，也可以是多途径，使病情更加复杂，对此情况的了解，对预防和治疗都是非常重要的。

二、乙肝与六淫、季节的关系

乙肝与六淫、季节关系密切。一年四季气候不同，即春温、夏热、秋凉、冬寒等属正常性的季节性气候，也称四时之气。当风、寒、暑、湿、燥、火诸气人体不能耐受时；或非其时而有其气，如春季应温而反寒，冬季应寒而反热；或正当夏热之时，突然转寒，均使人体不能适应，不能耐受突如其来的变化，常易发生乙肝或其他疾病。这种能使人得病的风、寒、暑、湿、燥、火即称六淫邪气，就不属四时正常之气了。乙肝的发生、发展、变化，必然受到一年四季气候变化的影响。如春季，毛泽东在他的诗文中以“春风杨柳万千条”来形容春天之“风”对大自然的影响。风，虽为春天主气，然四季皆可发生。风邪伤人，多从肌表、呼吸而入，具有发病急骤，变化迅速，证见恶寒、发热、无汗或恶风、有汗、咳嗽、头痛等特点。但当辨别属乙肝病毒与外感所致之不同。治法：前者清除病毒可愈，后者解表宣肺自痊；若肝风内动，证见头晕目眩，颈项强痛，口噤不开，抽搐震颤，筋惕肉瞤等，也属风，为肝风内动属内风，见于肝性脑病、筋脉失养等。夏季，多暑湿，先夏至为病温，属温热火邪，故有“火为热之极，热为火之渐”之说，温，热，火程度不同尔。又因暑湿互蒸，常使乙肝病情加重、缠绵。若暑热内伤，易兼中暑，所谓后夏至为病暑，乙肝患者在此季节也当防暑清热。秋季，燥为主气。秋天少雨，秋阳亢盛，故多燥邪伤人，肝病口燥咽干，肌肤甲错、有裂痕者，燥也，或兼瘀血。若秋季多雨，常湿盛热轻，自当辨别。冬季，寒为主气。冬季最易感受寒邪，寒邪易伤阳气。寒邪伤人有在表在里之不同，伤于表者，为伤寒，若与乙肝同病，当先治其表，或标本兼施，应注意辨认。若冬季气候应寒，反而温暖，易患冬温，不可不知。一年四季中，乙肝发生与人体未能适应四时之变化，病邪可乘机侵入人体，发生乙肝或与时令相关疾病，如春温、温病、中暑、伤寒等。但也应注意，原患乙肝又感时令病，必须认真辨证施治才不致生误。

三、乙肝与二十四节气、六淫的相关性

乙肝与二十四节气、六淫之间的关系密切，对这些情况了解目的在于提醒人们要适应此六气的变化，人皆不病；反之，则成为使人致病的原因了。同样提醒人们注意把握和运用二十四节气和六淫之间的内部联系和规律性，在运用这个规律的同时，不仅要注意气候反常，对乙肝病毒和人体的影响，同时还要认识到这个时间最适合那些病原微生物，如乙肝病毒、细菌等的生长繁殖，作为预防疾病和辨证论治的重要参考依据。

我们知道一年十二个月中，每月两个节气，每季三个月六个节气，一年共二十四节气。在二十四节气中，总结出六大气候上的变化规律，即风、寒、暑、湿、燥、火称六气。下面将六气与二十四节气之间关系述后。

初之气（1~2月）：包括大寒、立春、雨水、惊蛰。为厥阴风木所主。虽以风邪为主，但气候转暖，乙肝患者易罹患风温、春温等病证，故《素问·生气通天论》曰："冬伤于寒，春必病温。"此时气候若从温转寒，又易感寒得伤寒、寒疫诸疾。

二之气（3~4月）：包括春分、清明、谷雨、立夏。为少阴君火所主。乙肝患者易患温热疾病等。

三之气（5~6月）：包括小满、芒种、夏至、小暑。为少阳相火所主。乙肝患者易受暑邪，罹患暑病等。

四之气（7~8月）：包括大暑、立秋、处暑、白露。为太阴湿土所主。乙肝患者易患湿温诸疾。

五之气（9~10月）：包括秋分、寒露、霜降、立冬。为阳明燥金所主。乙肝患者易罹患秋燥诸疾。

终之气（11~12月）：包括小雪、大雪、冬至、小寒。为太阳寒水所主。乙肝患者最易罹患太阳伤寒病证。若此时阳气偏盛，本寒转热，气候反常，则患冬温诸疾。

王老师说："人们为了认识大自然，掌握和运用大自然的规律，达到适应大自然和防病治病目的，总结出一年四季的变化不同和一年之中六大气候上的变化规律等，但一定不要忘记大自然的瞬息万变。"所谓："天有不测风云，人有旦夕祸福。"自然界的复杂变化以及人的个体差异，病邪的种类、数量、毒力、侵入方式等不同，使人在同一季节可发生不同的疾病，或发生相同的疾病、不同的临床表现。就以乙肝病毒而言，季节对乙肝患者的影响不容忽视。甲肝、丙肝、丁

肝、戊肝各具不同的病毒特征，在传播方式上和临床表现不尽相同，都不同程度受到季节和气候的影响，如甲肝和戊肝，以粪—口为主要传播方式。乙肝、丙肝、丁肝，则是以肠道外、性接触为主要传染方式。再如甲肝，虽一年四季均可发病，但有明显的季节性，不同地区有些差异，北京地区以秋冬发病率高，又以儿童为主，到10岁时几乎达人群最高峰。在10岁儿童中80%被甲肝感染。虽然各年龄均易罹患，但在发展中国家中以儿童为主，在发达国家中则主要发生在成人。在这五种病毒性肝炎中，以病从口入的甲肝发病率占首位。乙肝等以肠道外，性接触为主要传播方式，又与接触次数、频率等有关。因此，病毒性肝炎流行、感染和发病与季节、气候环境、生活水平、卫生条件、预防接种、文化素质、社会交往等有密切关系，应当全面考虑。

四、乙肝与六淫变换的内在联系

六淫是从宏观认识病邪的一种方法，而病毒、细菌等致病物质，则是从微观认识病邪的方法，微观中的病邪又常随季节、气候、地理、环境、治疗和人体质的强弱、盛衰等，变换成不同的风、寒、暑、湿、燥、火等属性。这为宏观认识六淫病邪的方法提供了更为客观、可靠的证据，大大提高了以宏观六淫去认识、分辨微观病邪（包括病毒、细菌等）消长变化的准确性和正确性。如乙肝病毒，可以说是单一的致病物质，这种单一的致病物质，可与季节、气候、地理、环境、治疗和人体的素质强弱、盛衰及乙肝病毒的数量、毒力或是否合并细菌感染等相结合，变换成不同的风、寒、暑、湿、燥、火或湿热、风湿、风湿热等属性的临床表现。所以说乙肝病毒可单独致病，也可两种以上病邪相兼致病。这种情况在其他疾病中表现也是如此，故可作为整体辨证论治依据。如表现以寒邪为主伤人，易患伤寒、寒疫（有流行性）等；火、热之邪伤人，易患温病、温疫(有传染性)、中暑等；风、热邪伤人，易患风温；湿、热邪伤人，易患湿温。病毒性肝炎出现黄疸，常与湿热有关等。乙肝患者中肝火盛，易致心烦、易怒、头痛、胁痛等；湿邪中阻，易致消化不良、腹胀。寒湿困脾，常致脾阳不振，食少便溏，或下肢肿胀；寒湿腹泻，当温里祛湿。湿热腹泻，应清化湿热。临证当辨病邪之单一或相兼及其所偏等。

六淫病邪伤人之后，随着时间、正邪交争的强弱、盛衰等的变化不同，可以发生转化，因此乙肝在疾病发生、发展、变化过程中，要注意动态性观察，以确定正邪变化后的性质等。如寒可以化热，热可以转寒，湿可以寒化或热化，热极可以生风等。风、寒、暑、湿、燥诸邪又可以在一定的条件下化热、生火。所谓："五气过极，均能化热、生火。"王老师在为1991年九江市召开的"全国病毒性肝炎及肝脏肿瘤学术研讨大会"撰写的《介绍王瑞麟老师治疗病毒性肝炎的经验体会》一文指出："外感六淫邪毒是外因，也是诱因。病毒性肝炎以风、寒、湿、热四邪最常见。六淫邪毒，可因季节不同，伤人也异。也可因人不同，病邪相兼为患也异。”在病毒性肝炎中又因各型肝炎病毒不同，相互之间多无交叉免疫，因此，可相互感染，出现交叉感染，重叠感染和混合感染，其病邪相互转化之多样，就可想而知了，其病情变化也相对更为复杂。对乙型病毒性肝炎，不仅要注意是否单一病邪，更要分辨其发生、发展、变化过程中的病邪转化特点及其多样性，才不致辨认错误。

五、乙肝病毒与六淫毒邪进入人体的途径

乙肝病毒的传播途径复杂，可通过易感人群和经血传播（如接受带有乙肝病毒的血液和血液制品）、医源性传播（乙肝病毒污染物未能彻底消毒）、垂直传播（乙肝病毒经母亲胎盘或分娩产道损伤感染给婴儿）、生活密切接触传播（乙肝病毒可在唾液、尿液、血液、乳汁等存在）、性接触传播（如性乱交、夫妻之间）等多途径传播，虽与其他宏观六淫毒邪伤人不尽相同、侵犯途径也不一样，规纳起来不外两大途径。

1. 从肌表侵入 肌表为人体卫外病邪入侵的第一防线。是乙肝病毒与六淫侵入人体的主要途径，如肌肤破伤，乙肝病毒乘机入营，进入血液循环，甚至毒入心包，呈现神昏、谵语等恶候。或乙肝病毒经静脉、吸毒、针刺、外伤、蚊虫叮咬或经胃肠道破损黏膜入侵，终致病毒性肝炎的发生。再如破伤风毒侵入，易得破伤风等。

2. 从口鼻侵入 口鼻为呼吸出入之门户。乙肝病毒可在唾液、血液、乳汁等存在，有的六淫邪毒可以乘吸而入，乘呼而出，是相互染毒为患的重要因素之一。特别是口鼻呼吸道受损或抗病力低的时候，久居口鼻之毒邪和新吸入之乙肝病毒可乘机进入发生乙肝或上呼吸道感染等疾病。如路透社以肺炎链球菌基因图谱绘就为题报道：“科学家今天说他们已经绘制完成一种细菌的恶性菌种的基因图谱，从而破解了一种每年造成数百万人死亡的生物体的秘密。研究人员发现，这种取自 30 岁挪威男性患者血液的细菌有 2 236 种基因，其中一些基因是造成疾病的原因。这种细菌从咽喉和鼻部迁移，然后侵袭肺、血液和脑。”这种经咽喉和鼻入肺、血液、脑，而发生诸多变化的有乙肝病毒、流感病毒和细菌等致病物质所致乙肝、上呼吸道感染、病毒性肺炎等，可从口鼻侵入发病，其病邪可随呼气排出，使他人在吸气时感受病毒染病。如原患有乙肝，又经口鼻入侵发生流行性感冒，必然影响乙肝的康复，或使已近康复的乙肝病证转重等。

以上事实告诉我们，伤于人体肌表诸邪中的乙肝病毒和宏观风、寒、暑、湿、燥、火六淫，都是在毒力强、数量多、邪气盛于正气时才能入侵人体的，入侵之后邪正抗争贯穿疾病的全过程，并随正邪强弱而不断变化，在如此复杂的情况下，若能正确认识乙肝病毒和六淫，并掌握其规律性，如乙肝病毒与六淫、季

节的内在联系，即可单独或相兼致病及致病后的相互转化，侵入人体途径等，做到心中有数，所谓“知已知彼”，才能使乙肝转阴，战胜病魔。此外，分别介绍乙肝病毒见风、寒、暑、湿、燥、火病邪的致病特点。

六、乙肝见风、寒、暑、湿、燥、火的特点

1. 乙肝见风邪的四大特点

（1）多见于春季，其他季节也有发生：因风为春天的主气，春阳过盛，则易罹患风温。在其他季节发病，常与湿、热、燥、寒诸邪相结合侵犯人体发为风热、风寒、风湿诸多病证。故有“风为百病之长”说。乙肝患者在此情况下当注意与其相兼为病。

（2）多侵犯肌表、上部：风邪有升发、向上、向外的特性。属阳邪，有阳热散发的作用，故易侵犯肌表、颈项、头面。如感冒风邪多见头身疼痛、恶风、脉浮等表证。乙肝早期出现的恶寒、发热、头痛等症状，类似感冒，与风邪有关，均属病毒，但性质不同，生化检查可以鉴别。治疗也不相同。

（3）风善行数变：故风邪伤人，有发病急、变化快、消退快、变化无常等特征。如瘟疫、流感等。若乙肝患者合并以上诸疾时，必使乙肝加重，治疗当遵循“急则治标，缓则治本”或“标本兼施”的治疗原则。

（4）风常与湿、热诸邪相结合伤人：如风温、暑湿等相兼为患。乙肝再染风邪使病情复杂或引动内风，症见抽搐、痉挛等。应当区别外风还是内风。

2. 乙肝见寒邪伤人的四大特点

（1）寒邪多见于冬季，但其他季节也有：因寒为冬天的主气，故张仲景在《伤寒论》第3条曰：“太阳病，或已发热，或未发热，必恶寒，体痛，呕逆，脉阴阳具紧者，名曰伤寒。”此则寒邪伤人所致伤寒病。病毒性肝炎早期，出现的恶寒重，发热轻，头痛，脉浮等，应注意鉴别论治。口贪生冷之物，可内伤脾胃，治当有别。

（2）寒邪易损阳、致痛、伤人下部：寒属阴邪，其性收引，凝滞、易损阳气，使经络不通，气血滞塞。故阴盛则寒，阳虚则寒，寒盛则痛。寒邪伤表，则恶寒，头痛，脉浮紧。寒邪内伤，则恶寒怕冷，所谓“阴盛则阳病”。又有痛则不通，不通则痛之说。乙肝时寒气过重，影响肝的升发，使疏泄无力，又能损伤脾胃，致肝胃不和，升降失司，运化无力之危害。肝寒，由于肝经阳气不足，寒邪凝滞，致肢畏寒，少腹胀痛，忧愁郁闷，脉沉细迟等。乙肝若证见四肢厥逆，为病势严重，当别真寒假热和真热假寒之不同。

（3）寒邪由表入里，或郁久，均易化热：病毒性肝炎早期，可见恶寒表症，继而化热，或但热不恶寒，前者病邪在卫分，后者则已转入气分。若寒邪在肌表，属太阳表寒症，如化热入里可见阳明经证，或成阳明脏实证，临床必须细致

分辨。

（4）寒邪常与风、湿诸邪结合伤人：如由寒、湿邪所致黄疸病，又如夏季炎热，乙肝患者常易贪凉饮，感暑之后往往复感寒邪，发为暑病兼寒邪束表证，治法各异。

3. 暑邪伤人的两大特点

（1）暑邪多见于暑季：暑邪有明显的季节性，故有“后夏至为病暑”之说。如中暑、暑温、痱子、暑疖等都是季节性疾病。乙肝诸疾于暑季当酌用防暑之品，此为随季节性用药也。暑病只发生于暑季，季节性特别明显，其他季节不发生暑疾。

（2）暑邪多与湿、热诸邪结合伤人：暑热天气，常使潮湿之地气上蒸，易罹患暑、湿、热病证。乙肝自身多湿热，若再挟暑邪，则病更加缠绵，不可不知。

4. 湿邪伤人的五大特点

（1）湿邪多见于长夏6月，但其他季节也有：因长夏6月多雨，气候潮湿，是一年之中降雨量最大的时间，也是湿气最重的时候。有人调查发现，同是肝炎，湿土较盛年份，容易出现水肿等。其他久居湿地，涉水淋雨，以水为事，均易感人为湿患矣。还应结合各个地区的具体情况而定，切不可一概以季节时日为依据。当根据具体情况，因时因地因人制宜。

（2）湿邪性重浊、下趋：凡湿邪致病多有不同程度的重着、肿胀感，见于急性黄疸型肝炎、肝硬化腹水等。如湿困于头，则清阳不升，头重而昏，似巾箍缠。因“伤于湿者，下先受之”，即湿邪下注，多见下肢水肿，大便脓血、糜烂、水肿、腹水。

（3）湿邪易伤阳气：湿为阴邪，易伤阳气，且最易损伤脾胃之阳，因脾喜燥恶湿。故感湿邪常使脾胃升降失和运化失司，致水湿停积，而发生水肿等。若内蕴湿热火毒，易生黄疸或使乙肝病情加重等。

（4）湿邪常与热、寒、风诸邪结合伤人：湿邪虽以长夏最盛，一年四季均有湿邪，且多于当时主气相结合为患。病毒性肝炎、肝胆疾病及急腹症中急性胆囊炎等病至中期多为湿热，故《医林绳墨》曰：“六气之中，湿热为病，十常八九。”足见以湿为患范围之广泛。同时必须注意到湿邪来缓去迟再与热邪相兼则更使病情缠绵，病势复杂。病毒性肝炎，有的之所以迁延、难愈，与其湿热相兼的病因病理特点有着重要关系。对湿热病证切勿粗心大意。若暑湿热三邪结合，其病多急、多重、多难治。如乙肝急重型，湿热互盛，再加暑邪互相蒸熏，促使病势发展，必须提高警惕，以防变证蜂起。

（5）湿邪易寒化、热化：湿为阴邪，郁久可以化热，遇寒又可寒化，如脾阳虚弱之人，易从寒化；胃热之人，易从热化等。但还应注意寒与湿互生，同样湿不仅易于化热，也常与其他病邪相兼，而加重病情，亦易转化，临床应注意识别之。

5. 燥邪伤人有两大特点

(1) 燥邪多见于秋季：燥为秋天主气。故秋季多燥邪为病，但其他季节若久晴不雨，气候干燥，易为燥邪伤人为患。因燥气清肃，与肺气相应，肺主皮毛，又与大肠相表里。乙肝若见肺燥、咽干、咳喘者，宜清燥救肺；见皮肤干枯、咽痛、唇鼻干燥、便秘者，均为燥邪所伤为患。因金能制木，燥盛易使肝木受害，多致胁痛、目赤等症。若罹患乙肝，燥邪内伤，可使肝炎诸症加重。此是在诊治病毒性肝炎时不可忽视的问题。

(2) 燥邪多见干的症候：燥性干燥，易伤人体津液，可致各种干燥候，如口干、咽干、舌干、唇干、鼻干、皮肤干、便干等。故有"燥盛则干"之说。致燥之因不同，治燥之法也异，当以因论治。喻家言著《医门法律·伤燥门》曰："凡治燥病，须分肝、肺二脏见证。肝脏见证，治其肺燥可也，若肺脏见证，反治其肝，则坐误矣！医之罪也。肝脏见燥证，固当急救肝时，勿令焦损，然清其肺金，除其燥本，尤为是务。若肺金自病，不及于肝，即专力救肺。焦枯且恐立至，尚可分功缓图乎？"治燥常以滋润之品，调整脏腑功能之紊乱，实属当务之急。

6. 火邪伤人的三大特点

(1) 火邪一年四季均可发生，以冬季较少见：火证为常见热象，火的热象较热更为明显，因火为热之极，热乃火之渐，火与热不只是程度上的不同，在病势上有缓急之分。火热之邪在阳证疾病中的初、中、后各期均可见到，尤以中期为甚，其他风、寒、湿、燥诸邪，又易化热。故细菌、病毒诸邪所致热毒、火毒病症较为常见，并随温、热、火势程度不同，而使病情越加严重。对于火邪伤人，又当分内外虚实等。火邪分内外虚实，脏腑经络，其他风、寒、暑、湿、燥诸邪同样如此。每邪还可相兼伤人，并相互转化，故六淫之邪伤人，常于七情外因伤内，而相互影响，不可不知！

(2) 火邪易动营血：乙肝火邪入营血，多致吐血、衄血、便血、尿血或皮下出血等。火邪又易侵入营血进入脏腑，尤易触犯心包，则心神不宁，神昏谵语等。所谓"温邪上受，首先犯肺，易传心包"；湿、热、火邪，尤其热毒、火毒更易入血攻心，则昏迷，在病毒性肝炎危重症中较常见。

(3) 火邪常与湿、风、燥诸邪相结合：如《中国医学汇海·六淫七情新论》曰："春应温而热，秋应凉而热，冬应寒而热，酿成春温、秋温、冬温诸病。此总因之热，在六气中名之曰火。"此言非其时，而有其气，又可与其相结合发为风热、风湿热等。急性黄疸型肝炎多湿热为患，不仅病情缠绵，湿邪又易化热，湿热互蒸，若化热生火，则病情恶化，使治疗更为复杂。

总之，乙肝病见风、寒、暑、湿、燥、火六淫伤人各有特点，而六淫之间又常相互影响，相互转化，使疾病变化更加复杂多样，故《素问·至真要大论七十四》曰："夫百病之生也，皆生于风寒暑湿燥火，以之化之变也。"六淫致病，不仅是气候的异常，即四时不正之气，或非其时而有其气，还要看到在这样环境中，更适合病原微生物的生长繁殖，以及人体正气抗病能力等综合作用的结果。

六淫常从口鼻肌肤而入，多具发病急，病位浅，容易治等特点。但若治之不当，或误治、失治等可由表入里，由浅入深，甚至发生变证。因此，对六淫伤人首当辨何邪所伤？有无相兼为患？在相兼之邪中当如何区别轻重？再结合有关检验（生化、细菌培养、CT、B 超等）求其因，病因不同，治当有别。如同一恶寒、发热、脉浮等表证，当区别寒热，求其系病毒，还是细菌感染等，病毒又分感冒病毒、还是肝炎病毒？肝炎病毒属甲、乙、丙、丁、戊那一种？这样，从宏观，到微观，弄清病因，病邪之后，虽属表证，也当有别，这样求因论治，多取效较捷，否则甚难收效，或反加重病情。这充分说明必须对六淫在病因证治方面有清楚的认识，并要做到病因明、辨证准、治法对，才不致有误。乙肝病毒可由外来诸伤害发生，种类很多，性质各异，其因各不相同，有因自身不慎，或因他物发生，有的病因显而易见，有的视而难见；有的伤而速愈，有的伤而复伤，有的一触即发，有的潜伏隐匿，日后再生；有的病因相同，症状各异，有的症状相同，病因各异；有的一人发病，合家相染，有的染毒竟然不知，又染他人也不知觉，或染而复染、重叠、混合感染等，其危害之大，令人吃惊！对此做好防范意义重大。

第二节　乙肝与七情

乙肝与七情关系紧密，所谓"怒伤肝"，即可说明问题。乙肝的发生、发展、转化和预后与七情有关，甚至乙肝的恢复与七情的关系也相当密切。

七情即喜、怒、忧、思、悲、恐、惊，正常情况下是精神活动对客观外界事物的一种正常生理活动反应，故称七情。七情伤内，则是由于客观外界事物长期、持续地对精神的刺激，或突然遭受强烈的、超越人体生理活动调节限度的刺激，常引起体内阴阳、气血、经络、脏腑等的功能活动失调，此时的七情就成为使人发病的原因了。这种因素伤人，既有其共性，又各有特点，而且又相互影响。《素问·举痛论篇》曰："余知百病生于气也，怒则气上，喜则气缓，悲则气消，恐则气下，……惊则气乱……思则气结"。就是由于外在因素所引发内在脏腑的伤害。在我们日常生活中流传的"谈虎变色""三气周瑜""怒发冲冠"等，都是由于诸种七情外因引起人体内在变化所致典型表现。俄罗斯免疫专家塔·格里申娜说："凡是生理上、情感上和心理上压力过重的人要注意保护自己的免疫系统。”日本一名学者调查了一家企业里年龄相同、家庭状况类似的近500人。这些人在一天内每隔15 min注意自己情绪变化的原因，并且记录下来。“如办公室进来一人，说自己中了奖。我们感到妒忌，所以情绪变坏。”调查人员定时采取这些人的血样，分析免疫系统的状态。他们注意到了情绪的每一个轻微变化，并将获得的资料交给计算机处理。结果发现，哪怕是小小的高兴事都会改变免疫系统，增强防病能力；而小小的不愉快，都会对免疫系统产生不良影响。可见七情对人体影响之重要。应当保持良好的情绪和心态，避免坏情绪，所谓“笑一笑，十年少”是有科学道理的。

人的精神意识活动主要是由心主宰，由肝条达，故有“心主神明”，肝“喜条达，最恶抑郁”之说。肝与心都依赖血的濡养，如果心肝血运不足，常在精神意识方面出现病理反应：如肝血不足，除见头晕、目眩、爪甲不荣等症状外，常兼失眠、多梦、惊悸不安等心的病症。心阴不足，虚火内盛，在出现心烦、心悸、失眠、多梦的同时，往往兼见急燥易怒、头晕目赤等肝的病症。临床上往往心肝互相影响，同时出现心、肝病状，如高热、昏迷、抽风等，应注意鉴别或肝心同治等。就现代研究，情志和精神意识无不与大脑和中枢神经系统有密切关系。从匡调元先生研究心神病机论中列举一例因情志“与人争论，情绪激动”致心脏病发作，从发作到死亡仅28 h，死后进行病理解剖，见心包外表呈暗紫色，膨胀饱满，推之有波动感。心包横径达12.5 cm。切开心包取出积血及血凝块共约350 mL。心脏呈收缩压迫状，心肌质硬。左室前壁中下方有一裂口，裂口与左室腔相通，长约3厘米，宽约0.2厘米。裂口周围之心包色灰红，界限不清，扪之柔软如棉团，横径约4.5厘米。裂口内部心内膜附有少量新鲜附壁血栓，色紫红，易撕脱。剖开冠状动脉，在左前支及其分支，左旋支及右旋支均有中度冠状动脉粥样硬化，管腔无显著狭窄，另小动脉分支管壁稍有均匀增厚。在左前降支的分支内，即心肌软化区的上缘，找到血栓，色暗紫，长约0.3 cm，宽0.1 cm。血栓与管壁粘连，该处血栓呈条纹状，灰白色。血栓将管腔全部阻塞。显微镜检查呈急性心肌梗死的病理学改变。经分析临床病理有以下四点：①发病前有四年高血压病史，而于发病后血压持续升高达160 mmHg。②病理解剖所见冠状动脉粥样硬化，硬化区上方冠状动脉左前降支分支内的新鲜血栓形成，急性心肌梗死，心脏破裂与急性心包填塞是明确的。③此次发作和患者“与人争论、情绪颇激动”有密切关系，可认为是急性心肌梗死，心脏破裂的直接发病原因。尤其是冠状动脉痉挛，在原有粥样硬化基础上很快形成新鲜血栓，完全阻塞左前降支的分支，引起急性心肌梗死。由于情绪处于持续紧张状态，血压持续升高，左心室负荷持续增加，于是突破梗死软化心肌而造成心脏破裂导致急死。④国外文献报告因急性心肌梗死发生心脏破裂者在普通医院占心肌梗死病例5%~10%，而某些精神病患者竟高达73%，有力地说明精神因素与心及心血管系统疾病的关系。

本病例提示心与心脏和精神、情志关系是多么密切，“心主神明”，心与中枢神经系统密不可分。近人王米渠对古代著名医案中 8 712 例进行研究后认为：古代七情病发生率为 7.9%；七情病就诊率为 33.3%，女性明显多于男性，七情病因发病率排序为怒、思、忧、悲、恐、喜，其中怒占 50.3%，为最多。怒最易伤肝，肝主疏泄情志，与中枢神经系统关系密切。胡随瑜等研究认为肝病实证以交感神经功能偏亢为主，其病理生理改变包括能量消耗增加，心血管活动亢进，血液循环加强，肾上腺素分泌增加。这与肝病实证临床特征以烦燥易怒，头胀痛，面红目赤，口干，眩晕欲倒，脉弦等密切相关。肝病虚证以副交感神经功能偏亢为主，其病理生理变化有能量消耗减少，血压下降，心跳缓慢等应激反应降低。这与肝病虚证所见神疲乏力，头晕，胆怯，脉虚无力等一致。大鼠怒伤肝的模型从宏观和微观进行观察证明被激怒动物的血小板聚集率显著升高。其扩大型血小板含量要比对照组多 58%，而正常的圆树型血小板数量又比对照组显著减少。五种切变速度测定全血黏度显示，暴怒大鼠的每一种切变率所显示的全血黏度都明显地高于对照组，只有在高切变率测试条件下，全血黏度有升高趋势而无统计学意义。造模动物的血浆黏度显著高于对照组，复钙时间比对照组明显延长，其相应的黏度上升率，红细胞比容则明显减少，血沉显著快于对照组。电镜下见血小板带有树枝状突起和许多微突，并且以粘连聚集者为多，这是便于血小板黏附的特殊现象。因此，对肝病的治疗，当随肝病之因灵活施治方为正治。清代王旭高著《西溪书屋夜话录》指出：“肝气、肝风、肝火三者同出异名。”又曰：“肝病最杂而治之最广。”并灵活辨治总结出治肝三十法：一疏肝理气；二疏肝通络；三柔肝；四缓肝；五培土泄木；六泄肝和胃；七泄肝；八抑肝；九熄风和阳；十熄风潜阳；十一培土宁风；十二养肝；十三暖土以御风寒；十四清肝；十五泻肝；十六清金制木；十七泻子；十八补母；十九化肝；二十温肝；二十一补肝；二十二镇肝；二十三敛肝；二十四平肝；二十五散肝；二十六搜肝；二十七补肝阴；二十八补肝阳；二十九补肝血；三十补肝气。此治肝三十法，更进一步体现了清代周学海治肝病的经验体会了，他在《读书随笔》中谆谆告诫曰：“医者善于调肝，乃善治百病。”可见治肝之法之要矣！徐用诚先生云：“凡心脏得病，必先调其肝肾二脏。……肝气通，则心气和，肝气滞，则心气乏，此心病先求于肝，清其源也。”足以证明肝与心关系密切，临证应详加辨识并运用之。现代研究认为，精神因素的致病机制及其物质基础，是中枢神经系统、内分泌系统和免疫系统，它们彼此又是相互联系影响的。应该意识到大怒不仅伤肝，也会引起相关脏腑、组织不同程度的功能失调等。俄罗斯医生用现代检测技术证明，由于恐惧心理损伤血液功能，对清蛋白特性造成影响。其他学者的研究结果也表明，清蛋白的性能在精神低落，尤其是抑郁症时发生改变，这或许是由于清蛋白对精神的长期失衡敏感的缘故。这一事例从一个角度证明了内伤脏腑是七情致病主要特点，不同于六淫外感从肌肤或口鼻而入，而是由于恐惧的心理损伤，和术前漫长的等待，使机体功能，人体正气发生紊乱造成的。必须重视过喜伤心，怒伤肝，思伤脾，忧伤肺，恐伤肾等七情致病对肝及其他组织、器官、脏腑乃至超微结构的影响等。诊治乙肝患者时，既要看到脏腑之间的关系密切，常互相影响，可使病情更加复杂；又要看到可相互调节，互为补养，使复杂的病证得以康复。以上是外部原因内伤脏腑使人发病，且各不相同，治疗当消除外因；还要注意，内在脏腑功能异常之时，也同样会出现情志的异常。《素问·调经论》曰："血有余则怒，不足则恐。"《灵枢·本神篇》曰："肝气虚则恐，实则怒。心气虚则悲，实则笑不休。"即使血有余，而未达"怒"，不足未达"恐"时，若此时又遇外因内伤，则会出现"一触即发"，即便外因刺激并不大，或平时如此"小量"外因，并不会内伤而病，或如此轻微情志变化，平素自行调解不致发病，此时则内外结合而发病。因此，在诊治脏腑病证时，既要消除外因，亦要调理内在脏腑，七情诸疾，则不难康复。如果忽视内在脏腑和外在环境的统一性，只注意局部，而忽视整体，是辨证论治的大忌。

一、乙肝与怒伤肝两要点

大怒必伤肝，必然影响肝藏血，喜条达，主疏泄等生理功能，最易发生肝郁，因肝"最恶抑郁"。特别是在乙肝的发生、发展、变化过程中与肝郁的关系密切。

1. 乙肝与肝郁 怒伤肝，失条达，则气机不畅，肝气横逆。这不仅使肝的正常生理功能失调，也必然影响其他脏腑。肝在疾病的发生、发展、变化过程中占重要地位。特别在乙肝、其他病毒性肝炎及肝自身发病中，肝的状况至关重要。最为常见的是肝郁，肝郁则气机不畅，郁久化热化火。肝喜条达，若肝气郁结，必然化热、生火，病发于肝者如此，其他脏腑影响肝，郁久仍可化热、生火，可在程度、兼证上有差别。如急性病毒性肝炎，重度病毒性肝炎，其他类型肝炎可在不同时期，呈现不同程度的化热、生火等。肝病早期的肝郁气滞、气血凝滞；中期的郁久化热、生火，以及气郁、火郁，甚至热极生风，致肝风内动，症见高热神昏，抽搐，痉挛等。

2. 百病与肝郁 肝郁不仅是肝自身病变，同时亦影响其他脏腑，其他脏腑功能失常，或发生"郁"，必然涉及肝，故有"百病不离郁"，这与肝喜条达，最恶抑郁有关。可见怒伤肝，首当影响肝的气机。此外，由于肝的功能失调，可致肝热、肝火、肝风、肝虚、肝实等，临证应细加辨认。《诸病源候论·肝病候》曰："肝为脏而主里，肝气盛为血有余，则病目赤，两胁下痛引少腹，善怒，气逆则头眩，耳聋不聪，颊肿，是肝气之实也，则宜泻之。肝气不足，则病目不明，两胁拘急，筋挛不得太息，爪甲枯，面青，善悲怒，如人将捕之，是肝气之虚也，则宜补之。”等不可不知矣。

二、乙肝与喜伤心三要点

1. 乙肝与喜伤心　“心者，君主之官，神明出焉”，说明“心”不仅包括我们现代解剖所见“心脏”与动静脉血管所形成的大小循环，还包括了“脑”的功能及其在脏腑、组织、器官中所起的主宰作用。疾病的发生、发展、变化过程中都与七情强烈刺激有关。七情之中除“喜”属良性刺激之外，其他多属不良刺激，其实并非完全如此。七情之所以使人发生疾病，是超越了人体自身的调节功能，超越了机体的耐受力，所以《灵枢经·口门篇》曰：“故悲哀愁忧则心动，心动则五脏六腑皆摇。”而“喜”如果超越人体耐受的限度，也就成为致病因素了。所谓“过喜伤心”“狂喜”都是超越人体自身调节功能，所引发的心、脑等脏腑、组织的功能紊乱而发生疾病的。这在日常生活中所见，因过于“高兴”诱发心、脑血管病突发的情况并非罕见，为此致死者时有发生。同时还要看到肝和其他脏腑之间的互相影响，其他脏腑病变，同样会使心、脑等出现异常，如急性乙型病毒性肝炎可以并发心脏损害，主要与自身免疫有关，如肝炎病毒对心脏损伤引起的心肌炎和心包炎等。阿根廷《民族报》以“精神压力大　心脏疾病多”为题研究表明，易怒者的血液中胆固醇含量高于性格平稳者，从而给心脏带来不利影响。易怒可能与激素（如肾上腺素）做出过分反应有关。而肾上腺素与胆固醇含量增高有关。另有研究人员说，精神压力会阻碍某些人的心脏血流，增加因心脏病死亡的概率。他们发现，压力导致心脏血流减少的心脏病患者，5 年内死亡的概率比其他心脏患者高 3 倍。一部分人特别容易得心脏病、中风和其他突发心脏疾病。这类人对压力的反应也更快而明显。说明过喜不仅会伤心，也会伤肝；怒不仅会伤肝，也会伤心。这体现脏腑之间的相关性。

2. 乙肝与毒邪入心　毒邪是指使人致病的有毒物质。毒，有内毒和外毒之区别。无论内毒还是外毒，都是在正虚毒盛，或正盛邪实之际，毒邪从肌表或从某脏腑中入心，统称毒邪入心，或称毒邪攻心，内陷心包。一旦毒邪侵入营血，内犯脏腑入心，则扰乱神明，烦闷不安，寻衣摸床，神昏谵语等症蜂起，预示病势险恶。因心为君主之官，主不明则十二官危。如乙肝病毒，自侵入机体之后，则将外毒带进体内，乙肝病毒的生长繁殖及其对肝脏组织的破坏程度不同，产生的毒量不一样，对机体和脏腑、组织带来的损害不同，表现也异。若乙肝患者肝细胞严重破坏，毒入心包，出现肝昏迷，又称肝性脑病。提示医护人员要高度重视，分秒必争，积极救治，使患者转危为安。在乙肝发生变化过程中，特别是化热生火，无不与心有关，又因心主火。这时乙肝病邪从卫、气、营、血发展者，说明病邪由浅入深，从表入里的一种热化加重过程；若病邪从血、营、气、卫，乃是病邪从深就浅，从里达表的一种热化转轻，乙肝由重变轻、向愈的过程。因营分为气分之深，血分之浅，营气通于心，营分有热，势必累及血分，影响心（心包）神。所谓“温邪上受，逆传心包”，即温邪在进一步化热之后，才逆传心包的。在治疗乙肝时，必须警惕乙肝病毒的化热、化火，毒入心包，出现神志异常等肝性脑病。

3. 乙肝与出血伤心 心主血脉。说明心、血与脉三者关系密切。无论何种原因造成的出血，均与心相关。乙肝、肝硬化等，可因热毒入营入血入心，引起血管破裂出血。如皮下出血、内在脏腑出血、衄血、便血、咳血等，所谓血热忘行。但应与外伤其他原因出血等区别。出血轻者，损伤无几，重则使人造成血虚，血亏等。《薛氏医案》曰：“因五脏之气亏损，虚火动而错经妄行也。若因肝热而妄行者；肝虚不能藏血者；心虚不能主血者；若脾虚热不能统血者；若脾经郁结者；若脾肺气虚者；若气血俱虚者；若心火动者。”总之，乙肝致热毒、火毒从营入血，热盛动血，迫血妄行，或肝不藏血，或脾不统血等，而致多种出血，临证当详加辨治。张仲景有一句明言曰：“亡血家，不可发汗，发汗则寒慄而振”实乃经验之谈。因血汗同源故也。

三、乙肝与思伤脾三要点

过于思虑，必然损伤脾胃，故曰：“思伤脾。”脾主运化、统血、升清降浊，具有消化水谷、吸收和化生气血之功能。因此脾是人体生命活动的重要脏腑之一，与胃共同构成“后天之本”。肝主疏泄，脾的正常生理活动，依赖肝的疏泄条达，两者相辅相成。在日常生活中经常看到，由于思虑过度，常常使脾胃受纳障碍，运化失司，继而倦怠无力，不欲饮食，形体消瘦等。一旦脾失健运，功能失常则发生多种病证。李东垣曰：“内伤脾胃，百病由生。”而百病的发生，又常影响脾胃。国内学者对有一过性的脾虚证表现的患者进行了较为系统的观察和研究，结果证明，处于一过性的脾虚证候的患者，可出现消化道运动功能障碍，消化吸收功能减弱，胃激素、内分泌功能、免疫功能低下等多方面改变。为此在诊治脾虚患者时，要联想到多个系统、多脏器功能的失调，为如何恰当处理提供了依据。谢氏等用过劳加饮食失节大鼠脾虚模型，实验结果显示病理形态学变化：第一阶段造模组大鼠的大体和镜下可见各脏器（如心、肝、脾、肾，肾上腺和胸腺）萎缩，实质脏器实质细胞有轻重程度不等的混浊肿胀，脂肪变性和水泡变性；其中又以肝脏重量减轻最为明显。第二阶段三组的尸检大体所见无明显区别，仅自然恢复组肝脏镜下所见肝细胞明显增生，肝板增厚，肝细胞排列紊乱。在透射电镜下可见造模组大鼠肝细胞中线粒体嵴大部分或全部消失。在扫描电镜下造模组大鼠的胃黏膜上皮由略隆起的上皮细胞形成凸出皱襞并连接成小区状结构，在小区周围凹陷较深。在肠黏膜上皮的游离缘可看到破坏的小区。说明脾虚不仅影响多个脏腑组织，而且对肝细胞、胃肠道黏膜组织等造成不同程度的损害。《金匮要略》曰："见肝知病，知肝传脾，当先实脾。"肝与脾胃关系在宏观与微观进一步得到证实。

1. 乙肝与脾胃生湿生热 往往由于肝胃不和，思虑伤脾，或饮食不节等，影响水谷的消化、吸收致脾胃功能失常，运化失司，郁而生湿、生热熏蒸肝胆，或下注大肠发生疾病，或使乙肝、病毒性肝炎等病情加重。如急性乙型病毒性肝炎、急性黄疸型肝炎等的发生，都与湿热内盛有关，且常使病情绵缠难愈，必须引起重视。

2. 乙肝与脾统血 肝藏血，脾的生血与统血依赖肝的调节。主要表现在肝脾和顺，脾气旺盛，则可生血、统摄血液的正常运行，不使血液外溢。张景岳说："血者水谷之精也，源源而来，生化于脾。"现代研究得知，脾是一个很重要的造血器官，在胚胎时期脾可产生各种血细胞（出生后只能产生淋巴细胞和单核细胞），脾的统血功能表现在脾内的静脉窦可以储藏血液，当人在安静状态时，静脉窦关闭将血储藏于静脉窦内。当人体活动时，静脉窦开放，再将血液排出以供人体需要。如果肝脾统摄血的功能失常，可致便血、尿血、月经过多、吐血、衄血、齿龈出血等。临床常见的乙肝、肝硬化等所致的消化道出血等，可以从肝脾入手。若脾虚太甚，脾气不升，则见少气乏力，气短懒言或气不衔接，气虚下陷等。由于迅速而大量的失血，患者多呈现面色苍白，少气懒言，心悸气短，头晕等，除迅速采取止血、输血措施外，还需要健脾益气止血等。如《杂病源流犀烛·诸血源流》曰："血生于脾，统于心，藏于肝，宣布于肺，根于肾，灌溉于一身，以入于脉。"临证需详细玩味，方不致生误。

3. 乙肝与护胃保胃 脾胃为后天之本。肝主疏泄，脾主运化与胃同居中焦，相辅相成。如脾运失健，势必影响胃的受纳，故罹患乙肝后，势必影响脾胃，即使在肝病早期的治疗，也要注意保胃，所谓"见肝之病，当先实脾"就是这个道理。对乙肝预后的判断，同样可以用"有胃气者生，无胃气则死"作为参考依据。乙肝的恢复期，仍然不能忽视护胃保胃。即便治疗乙肝、肝硬化若阴阳不分，寒热偏盛偏衰，病势缓急、险恶和胃气强弱与不顾，盲目使用苦寒伐胃之品必伤胃；虽系阳证热证，也不可过服久服，犯苦寒伤胃之戒。王老师曰："自诊病给药第一日始，勿忘护胃、保胃。"足见护胃之重要。在病毒性肝炎诊治过程中，肝胃不和最为常见，更当重视护肝保胃。张山雷曰："苦寒损胃，且耗真元，若不知分量，而惟以清凉解毒四字，作为枕中鸿宝，则殇不死病而死于药者矣。"

四、乙肝与忧伤肺四要点

1. 肝肺为精气输布枢纽 肺主气，司呼吸，主宣发和肃降。肺主一身之气，是体内外气体交换的主要脏腑和通道。人体气、血、精等营养物质的供养，是在肺、肝（主疏泄）气的作用下完成的。叶天士曰："人身气机合乎天地自然，肝从左而升，肺从右而降，升降得宜，则气机舒展，人身精气输布流行以肝肺为枢纽，……使气血流畅，脏腑安和。”足见气在人体之重要，如果气出现异常，可因部位不同，发生不同的病症等。最为常见的气病有气滞、气聚、气逆等。见于乙肝或其他病毒性肝炎、肝硬化、肝癌、羸瘦、诸痛。如气滞，系指机体的某脏腑或某一局部发生的气机不通。如肝胆气滞，可出现常见的各种游走性、走窜性疼痛，以及肝胆病所致的右胁疼痛、放射肩背痛和肝气郁结引起的胸胁、乳房、少腹胀痛等。气聚是气行不畅，聚积而成。其特征是气聚则痛而有形，气散不痛也无迹，形态、部位随气聚而异。可见于肝、胆、胃、肠道功能紊乱诸疾。气逆是脏腑运化和升降功能失常的一种表现。又因六腑的功能特点是动而不静，泻而不藏，以通降下行为顺，反之为逆。临床常见的有肝气升发太过和胃气上逆等所致的呕吐、呃逆、嗳气等。另外，乙肝诸疾病中的满、胀、痞等症无不因为气滞、气郁、诸气所为。故《景岳全书》曰：“行医不识气治，治病从何据？”在注重气的同时，还不能忽视气与血之间的关系。这是因为，气为血之帅，血是气之母，气行则血行，气滞则血凝，补气勿忘补血，化瘀勿忘行气等。

2. 肝肺相辅相成调体液 还必须看出人体水液的输布与排泄，也是在肺和肝、脾、肾、膀胱等有关脏腑共同作用下，并遵循一定途径，维持人体水液代谢和通调水道等。这是通过肺的宣降与其相关脏腑共同作用完成的。一旦脏腑失调，水液代谢紊乱，即可发生水湿停蓄，如小便不通、尿潴留以及乙肝所致下肢浮肿、肝硬化腹水、腹泻等。现代研究也认为：肺脏是一个具有高度代谢活性的器官，既能分泌或灭活某些激素，又可对某些激素产生生物效应。在维持人体内环境平衡中，除神经、内分泌系统调节作用外，大量的体液因子，也起着很重要的代谢调节作用。如通过肺内的转化酶与肾素—血管紧张素—醛固酮系统中的血管紧张素的转化过程，影响醛固酮分泌，达到对水盐代谢和血容量的调节。同时肺也参与前列腺素和激肽系统对水盐平衡代谢和调节作用。因前列腺素直接影响肾小管的功能，对肾血流分布和对抗某些激素的效应而起作用。前列腺素 E（PGE）能够抑制抗利尿激素（ADH）作用的 50%~60%，而抗利尿激素却阻止不了前列腺素 E 对水盐排泄的作用。可以推想，肺能通过前列腺素与机体各组织器官广泛联系，通过合成和灭活的方式来调节血液中前列腺素的水平，从而达到对水盐代谢平衡的调节作用。为此，肝病时所出现的水湿停留，不仅要注意肝，也不可忽视肺、脾、肾等相关脏腑的功能情况。相信随着科学技术的不断发展，中国医药学的医理、药理等，将伴随现代科技成果，进一步得到证实和发展。

3. 乙肝与肺主皮毛 肺主皮毛、司呼吸。肌肤和鼻腔是防御病邪入侵的屏障。在正虚抗御力不足的条件下，乙肝病毒外感六淫诸邪可经肌肤黏膜和呼吸道侵入人体发病，成为病邪入侵门户。现已证明：乙型肝炎病毒存在于血清、唾液、泪液、汗液等分泌物中，成为经皮肤、黏膜等密切接触传播的重要途径。又因病毒性肝炎之间多没有交叉免疫力，故患乙肝后，还有可能患其他病毒性肝炎，使病情更加复杂。据研究流行性感冒病毒，存在于患者鼻涕、口涎、痰液中，并随咳嗽、喷嚏排出体外，散播至空气中，能保持30 min，易感者吸入后即能感冒。感染5个月后虽血中存在抗体，但仍能再次感染同一型病毒。呼吸道虽能产生分泌型抗体，阻止病毒的侵入，但当局部黏膜上皮细胞脱落后，即失去保护作用。故局部抗体力比血液中更显重要。值得注意的是，流感病毒也有重感性。如流感病毒性肺炎，有肺脏充血和水肿等病变，呈现浆液性出血性支气管肺炎，若合并金黄色葡萄球菌感染，则肺脏呈片状实变或有脓肿形成，易发生脓胸、气胸；如并发肺炎球菌感染，可呈大叶或小叶实变；继发链球菌，肺炎杆菌感染时，则多表现为间质性肺炎。这与病邪从口鼻入侵，肺主皮毛，司呼吸的理论相吻合。此病邪感染不仅病后出现恶寒、头痛、脉浮等太阳表证，甚至会使表邪进一步热化、入里，出现热但不恶寒、口渴、脉象洪大等阳明经气分热证，亦可入里进入胃肠，发生阳明脏实证。甚至化热入里逆传心包，出现神志不宁诸症。这使人们更清楚地认识到，外感乙肝病毒和六淫邪诸邪，有时为一种病毒所致，有时可二种或二种以上致病菌同时或先后感染。由于患者的素质盛衰不同，临床症状表现轻重不同，病邪的传变速度、从寒化热、由表入里的时间等也不尽相同，以及愈后又易重染和病发于阳、发于阴及其病程长短不同的真实含义。同时更清楚地看到，疾病的复杂变化与抗病能力及致病物质，如病毒、病菌、毒素等有密切关系。可见增强机体抗病能力，不使病邪从"门户"进入，在预防疾病中至关重要。

4. 乙肝与肺肠　《灵枢经·标本病传论》指出"病先发于肺，三日而入肝"；反之，肝脏有病，必然伤及于肺。如肺气虚，势必影响肝的疏泄和调节，发生肝气郁结，情绪抑郁，少气乏力等。若肺失肃降，常致肝的升太过，除发生咳喘等肺的症状外，还有胸胁疼痛、苦闷、头痛等症状。肝火灼肺，可使肺失清肃，临证可见胸胁疼痛、苦闷，喘咳、咯血等症。一般来说，病在一腑一脏，不涉及其他者轻，波及相关脏腑者重。若单患乙肝者轻，患乙肝又兼某一脏腑者重。如兼多脏腑病者，必须高度警惕，以防变症蜂起，不可不知。肺与大肠相表里，反映在大肠的生理活动有赖于肺气的宣发和肃降，而肺气的宣发也依赖大肠的功能正常。如肺气肃降则大便通畅，肺气虚可致便秘，同理大便不通也影响肺气的肃降，出现胸膈满闷，气逆而喘。临床实证咳喘，稍加通肠药，有清肺热，下壅痰作用，使咳喘症状缓解。而治疗某些便秘，用通便药效果不大时，配合宣肺、肃肺之品，往往粪便得通。这就是肺与大肠关系的体现，若能运用好这一理论可解决诸多这方面的问题。至于肺与大肠相表里关系的内在联系及其机制研究，已取得了可喜的成绩。如匡调元先生结合临床和动物实验探讨肺与大肠相表里的关系后认为，小肠气泡形成与肺部病变有关，这是由于肺部炎症渗出物严重地充塞了肺泡腔，导致肺内换气障碍，而后使血液中的气体不易从肺部排出，血液中的气体分压增高，使肠腔内的已溶气体向压力较低的地方弥散。小肠黏膜相对而言较为菲薄，黏膜下组织又较疏松，因此，血液及肠腔中的气体都可能进入黏膜下层而形成气泡。用钳夹家兔肠系膜上动脉，建立肺与大肠相表里的模型，实验结果证实，肺与大肠之间存在着内在联系，当钳夹肠系膜上动脉时，可见到明显的肺损伤。从这一动物实验，也证实肺与大肠相表里的内在联系的科学依据。

另有资料介绍，胃肠道内气体主要依靠肠壁血液循环吸收，由肺部排出，肠内气体经肠壁血液循环吸收再由肺部排泄的量较由肛门排泄的量高出约 20 倍，胃肠道以小肠吸收气体的能力最强，正常人由小肠每小时可吸收 CO_2 2 500 mL 及其他气体 1 300 mL，如肺部排泄气体功能因肺炎或支气管哮喘等病变而发生障碍时，胃肠道气体的排泄也受到影响，因而引起腹胀。即小肠气泡之形成由于肺部炎症渗出物严重充塞了肺泡腔，肺内换气障碍，而后血液中的气体不易从肺部排出，血液中的气体分压增高，使肠腔内的气体不能经小肠吸收入血导致。在这种气体增压的情况下，必将向小肠较为菲薄的黏膜下组织弥散，进入黏膜下层而形成气泡。由于肺与肠内气体交换障碍，引起消化道功能紊乱。呈现肠蠕动增强、分泌多，可发生腹泻下利，反之肠蠕动减弱，分泌减少，可致便秘、腹胀等。还必须看到肺气的宣发与肃降功能的正常与否，和肝、脾、肾等之间相互依赖关系。《素问·玉机真藏论十四》曰："肺受气于肾，传之于肝，舍之于脾，至心而死。肾受气于肝，传之于心，舍之于肺，至脾而死。"从上可知，肺与大肠相表里的生理、病理活动，还与肝、肾等关系密切。为临床诊治时，应该整体思考，不可忽视。

五、乙肝与恐伤肾四要点

1. 肝肾同源 乙肝与肾，突出表现在肝藏血和肾藏精，两者关系密切。即肝血储藏和疏泄，必须依赖肾精的滋养和肾气的资助，而肾精的充足和肾气的运营，又必然依靠肝藏血的充实和肝气的疏泄，才能使血转化为肾精。反之，肾精亏损、肾气虚衰，可使肝血不足、疏泄功能失调。若肝血不足、疏泄失常，同样可引起肾精亏损、肾气虚衰。总之，肾藏精和肾气的充足，与肝藏血和肝的疏泄功能的盛衰，两者是盛者同盛，衰者同衰，故曰"肝肾同源"。如临床常见的乙肝、肝硬化证见头晕目眩，视物不清，虚烦易怒，听力减退，口干渴，脉象沉细，舌淡尖红等肝肾两虚（即肾阴虚和肝血虚），治当滋阴养血。目前已知，乙型病毒性肝炎可以引起肾炎，并在肾脏活检切片上发现 HBsAg，称为"乙肝肾"。经治疗后乙肝病毒复制转阴，其肾病症状也随之缓解。更进一步证实，肝与肾之间关系密切。

2. 肝肾的偏胜与偏衰 肝与肾，常常是一方不足，导致另一方偏亢，而另一方偏亢，也可使对方发生不足。如肾阴不足，引起肝阴不足，可导致肝阳上亢。反之，肝阳妄动，也可下劫肾阴，形成肾阴不足，临床常见的眩晕、头痛、心烦、易怒等，就是肾阴不足所致的肝阳偏亢。因此，既要看到肝与肾的“乙癸同源，肝肾同治”，又要注意到肝与肾的偏盛与偏衰等。

3. 乙肝穷必及肾　还应当注意“穷必及肾”“久病及肾”早已为历代医家所重视，慢性迁延性病毒性肝炎、慢性肝炎，尤其是肝硬化、肝癌等顽固、疑难、慢性诸疾无不伤及于肾。因此，临床慢性、迁延性乙肝及久病、多种疾病缠身于一人时，常常在整体辨证方法的指导下不忘久病及肾，可收到良好的效果。

4. 乙肝与房劳伤肾　房劳伤肾：包括房事不节（洁）、房劳过度。如性生活过度、早婚、妇女产育过多等，致使耗伤肾精，身体虚弱，出现腰酸遗精，神疲乏力，头目眩晕，心悸失眠，健忘多梦，甚至不育、阳痿、早泄等；女子损伤冲任，月经不调、经闭、带下诸疾。《灵枢经·邪气脏腑病形篇》曰：“有所用力举重，若入房过度，则伤肾。”此外，乙型肝炎病毒除通过输血或血制品的传播外，精液、阴道分泌物中都可能找到 HBsAg 存在，并通过接吻、性交、同性恋传播乙肝病毒，这也说明房事不洁，是乙肝病毒的传播途径之一。故将乙肝，列为性病范畴是可以理解的。而病毒性肝炎，还可引起肾小球肾炎，并在电镜下已被证实，几乎所有肝病病例都有肾脏改变，慢性乙肝更为严重，提示乙肝病毒可在肾组织中复制。提示乙肝病毒可直接因房事不节（洁）伤肾，也可因其他途径感染乙肝后，再损伤肾，临床表现为腰疼、肢软、阳痿、早泄、水肿和血尿、蛋白尿、肾功能异常、高血压，甚至发生腹水、肾衰竭等。

第四章 乙肝发生后的病理变化

第一节 急性乙型病毒性肝炎的病理变化与临床表现

急性乙型病毒性肝炎，初侵入人体时期，为正气未衰，机体免疫功能尚属正常。除特殊情况，如新生儿机体免疫系统尚未发育健全等，一般可以随着病毒被清除，肝细胞得到修复，乃至痊愈，多具有自限性，自愈性。少数成慢性肝炎，或乙肝病毒携带者。急性乙型病毒性肝炎时，肝多肿大。活动期肝组织镜检可见肝细胞混浊肿胀，有水肿样和气球样变，小叶内有炎症细胞浸润，以淋巴细胞为主，伴散在点状坏死，枯否细胞增生明显。黄疸型肝炎的肝细胞和毛细胆管内有瘀胆（胆栓）现象，亦可见嗜酸性变，严重者细胞缩小，甚至丧失，成为红染圆形小体，即嗜酸性小体。以上活动性病变可持续数月。静止时期，肝细胞的灶性坏死、变性和炎症反应消退，可见肝细胞再生和修复，表现为细胞核分裂，或双核现象增多。枯否细胞仍肿胀。急性无黄疸型与黄疸型肝炎的病变大致相同，前者较轻，无毛细胆管瘀胆现象。根据以上病理变化，急性乙型病毒性肝炎分为表现较轻的急性无黄疸型肝炎和临床表现较重的急性黄疸型肝炎两种：

一、急性无黄疸型肝炎

临床较多见，起病较黄疸型缓慢，病状较隐匿。主证为身困乏力，食欲不振，脘腹胀满，右胁疼痛，或伴发热和上呼吸道症状，或有恶心呕吐，头昏头痛，触诊多数肝大、触痛等。化验检查：谷丙转氨酶增高，乙型病毒性肝炎表面抗原阳性。由于这时正气未衰，机体免疫功能和抗病能力强，应积极认真治疗，抓住良好时机，医患密切配合，多可在3~6个月康复。若延误治疗，或未能彻底治愈，或不注意休息，使症状加重，转为慢性，失去良好康复时机，后悔莫及。

二、急性黄疸型肝炎

在未出现黄疸症状之前，临床表现为恶寒发热，身困乏力，恶心呕吐，肝区胀痛，脘腹胀满，大便秘结或腹泻等，易误认为“感冒”而延误治疗。当出现黄疸时，以目黄、面黄为先。有在短期内，出现面目一身尽黄的肝内阻塞性黄疸，颜色日深，大便呈灰白色，肝区疼痛加重，肝大，触痛、叩击痛明显，皮肤瘙痒，消化道症状加重，肝功能明显异常，可根据全身表现区分是阴黄与阳黄，治法各异。黄疸一般 3 周左右消退，全身症状随之减轻，肝大逐渐回缩，当属恢复期，平均病程 1 个月左右。若长期治疗病势反复不愈，或黄疸诸症加重，要谨防转为重症肝炎，使病情更为复杂严重。

第二节　慢性乙型病毒性肝炎的病理变化

乙肝患者，在早期正气未衰，尚有抗御、中和及清除乙肝病毒能力，这时如及时给予治疗，其治愈率是可观的。乙肝之所以会发展成为慢性肝炎，考其原因不外“正”与“邪”双方的抗争力，特别是在正虚邪盛的情况下，如机体免疫功能低下，病毒得不到杀灭和清除，肝细胞必然不断遭受病毒不同程度的损害。此外，乙肝病毒侵入人体与机体发生抗争之后，为了自身的生存，并能适应人体免疫系统产生的抗体，不被其清除、中和，乙肝病毒的基因可以发生突变。变化的结果使乙肝病毒自身的生存能力更强，不仅可以产生抗药性，也可逃避机体对乙肝病毒做出积极有效的免疫反应及抗病毒药，人们称此为“逃脱宿主免疫反应”，这种病毒的毒力与机体免疫系统抗衡成为慢性肝炎的内在因素。除此以外还与年龄有关，如新生儿年龄小，机体免疫系统尚未发育健全，难以产生积极有效的免疫反应能力，故新生儿感染乙肝病毒，又未做预防注射，据统计有 90%以上成为慢性乙肝病毒携带者，成人则与新生儿显然不同。此外，患有免疫功能低下疾病，如肿瘤及长期服用免疫抑制剂者，难于对乙肝病毒起积极有效的免疫应答反应，不能中和、清除乙肝病毒，这样会逐渐发展转成慢性肝炎。对此，应采取扶正除邪法，切不可一味攻邪伤正。这时作为患者也应与医生密切配合，增加营养，注意休息，加强调护，增强体质，使邪去正复，可避免转成慢性肝炎，达早日康复之目的。

第三节　慢性乙型迁延性和活动性病毒性肝炎的病理变化与临床表现

慢性乙肝是由急性转变而来的，有的患者为此忧心忡忡，情绪低落，成为慢性乙肝康复治疗的重要障碍。若患者能对其病理变化及临床表现有所了解，树立一种正确态度，不仅医患之间有共同语言，而且可树立乐观情绪，采取积极、正确的调护，与医生密切配合，成为慢性乙肝较快康复的重要保障。一般罹患乙肝超过半年者，为慢性乙型迁延性病毒性肝炎，病程超过1年以上为慢性活动性肝炎，二者从病理、临床表现均不一样。

一、慢性乙型迁延性病毒性肝炎

从病理学角度，我国病理学家认为这个时期主要以慢性为特点，表现在慢性小叶性、慢性间隔性和慢性门脉性肝炎的病理变化。如慢性小叶性肝炎，为肝小叶内炎症和肝细胞变性、坏死，但汇管区的改变不明显。单从形态上无法与急性轻型肝炎区别，系急性轻型肝炎病变持续未缓解所形成。慢性间隔性肝炎表现为小叶内炎症反应及变性坏死轻微，汇管区纤维细胞向小叶内伸展，形成间隔，间隔内炎症细胞很少，不形成小叶；慢性门脉性肝炎，即出现肝实质性坏死，但病变较轻，有少数点状坏死，偶有嗜酸性小体，汇管区有多量炎症细胞浸润，使汇管区增大，并无界板破坏或碎屑状坏死。

二、慢性活动性乙型肝炎

其病理以碎屑状坏死为主要特征，小叶内病变包括点状和（或）灶性坏死，甚至灶性融合性坏死、变性和炎症反应。如有桥接坏死及间隔形成者，提示病变较重。

以上是慢性迁延性和活动性乙肝在组织学上的不同病理变化。在临床表现、生化检查都显示出轻、中、重三种。

1. 轻型 病理损伤较轻，临床症状多不明显。多见于无黄疸型。为罹患急性乙型病毒性肝炎病程6个月以上者。

（1）主证：轻度疲倦无力，食少乏味，上腹不适或（和）腹胀。肝脏肿大，伴触痛或叩击痛，脉象微弦，舌质淡红、或白而稍厚。

（2）生化检查：转氨酶轻度升高，麝浊多正常或轻度异常。本型由于病理损伤较轻，症状不重，及时治疗，保持良好心态，使抗御病邪的能力增强，肝细胞修复，肝功能正常而痊愈。若情绪不稳定，又不注意调养和治疗，反致病情加重。

2. 中型 因病理损害稍重，临床症状也较轻型显著，为罹患急性乙型病毒性肝炎病程超过1年者。

（1）主证：精神欠佳，明显身困乏力，饮食减少，腹部胀满不适，肝大，隐痛、叩击痛明显。脉弦或无力，舌质发红、苔厚。

（2）生化检查：转氨酶可见中度异常。本型由于病理损害较轻型重，较重型轻，临床症状，也并不甚严重。采用扶正祛邪治疗，尚易收效。医患紧密配合，不难康复。

3. 重型　病理损伤和临床症状均较中型严重。常以持续反复发作为特点，病程在一年以上。

（1）主证：精神倦怠，身困乏力显著，厌恶油腻，无食欲或食不知味，或恶心干呕，脘腹胀满，胸胁疼痛，心烦易怒，脉象弦或沉弦，舌质色暗、苔白而厚腻，或微发黄色。肝大质较硬，有叩触痛。

（2）生化检查：有关指标多呈重度异常。方成关于"慢性肝炎实验室检查异常程度参考指标"（表 2-4-1）摘后供参考。慢性迁延性和活动性乙型肝炎中，由于乙肝病毒损害程度不同，临床表现不同，生化异常不同，对诊治、预防等判断均有参考价值。只要严格遵照医生嘱咐，注意调养，保持良好心态，树立战胜疾病信心，紧密配合治疗，大多数患者可以逐渐恢复正常，预后是好的。但也应看到活动性较迁延性乙肝为重，其并发症，预后诸方面均较迁延性乙肝差。更应做好这一部分患者的思想工作，让患者对疾病有正确认识，在精神、调养和医患之间，密切配合就更显重要了。

表 2-4-1　慢性肝炎实验室检查异常程度参考指标

项目	轻度	中度	重度
ALT（u/L）	≤正常 3 倍	3~10 倍	>10 倍
胆红素（μmol/L）	17. 1~34. 2	34. 2~85. 5	85. 5
清蛋白（g/L）	≥35	34~33	≤32
A/G（1. 5~1. 3）	1. 2~1. 1	≤0. 9	YEP（%）
电泳 γ 球蛋白	≤21	22~25	≥26
凝血酶原活动度（%）	79~71	70~61	60~40

第四节　重型乙肝（急性重型与亚急性重型）的病理变化与临床表现

重型乙肝包括急性重型和亚急性重型二类。所谓"急""重"系指起病急、变化快、症状严重、病程短（10 d 左右）、预后差等。在历代文献中多有阐述，如"急黄""瘟黄"即属此范畴。隋代巢元方《诸病源候论·急黄候》曰："脾胃有热，谷气郁蒸，因为热毒所加，故猝然发黄，心满气喘，命在顷刻，故云急黄也。有得病即身体面目发黄者，有初不知是黄，死后乃身面黄者。其候，得病但发热心战者，是急黄。"清代沈金鳌《杂病源流犀烛·诸疸流源》曰："又有天行疫疠，以致发黄者，俗谓之瘟黄，杀人最急。”另有“脑黄候”等。重型乙肝对患者威胁之大，可想而知。其对肝细胞的损害相当严重。由于肝细胞的大量坏死和自溶，肝明显缩小，为正常肝重的1/3～2/3，质柔软，包膜皱缩。肝切面模糊，红褐相间，系肝细胞瘀胆和血窦扩张充血所致。镜下见肝细胞多数消失，仅在小叶边缘尚有少量残留，肝小叶内有单核细胞和淋巴细胞浸润。肝窦扩张充血，枯否细胞增生，内含被吞噬的物质和色素。汇管区及其周围，有多量淋巴细胞浸润及胆小管增生。病程在10 d以上时，可见肝细胞再生，病程超过20 d时，肝细胞再生明显，可形成小结节。若为亚急性重症乙肝，病程数周至数月不等。肉眼所见病变与急性重症乙肝相同，但在肝表面和切面均可见到再生结节。镜下可见，有大块坏死，多呈带状，累及小叶中央及中间带，且常越过小叶与邻近小叶的坏死灶或与汇管区相连，形成桥接坏死，肝细胞坏死的范围和形态新旧不一，网状支架塌陷明显，形成较宽的间隔，并有纤维母细胞增生，有的已胶原化。肝组织内，炎性细胞浸润明显，以淋巴细胞、大单核细胞为主。细胞再生明显，有假小叶形成。病情稳定后亦易发展为慢性肝炎或肝硬化。慢性重型肝炎，实质上包括重型慢性活动性肝炎，其肝细胞坏死范围更广泛，可累及多数小叶，并破坏小叶完整性，或具有高度活动性的肝硬化。由于病理变化不同，临床表现也异，现分述如下。

一、急性重型乙肝

急性重型乙肝亦称暴发型乙肝，具有起病急、变化快、症状严重、病程短、预后差、死亡率高等特点，急性黄疸性乙肝患者，起病后10 d内，病势迅速转重，呈现正虚邪盛之征象。

1. 主证 精神极度疲劳，黄疸迅速加重，情绪失常，烦躁不安，没有食欲，恶心呕吐，腹胀严重，甚至神昏谵语，发热不退，肝臭，肝浊音界进行性缩小。

2. 生化检验 凝血酶原时间延长，凝血酶原活动度低于40%，则可做出急性重型乙肝的早期诊断。血清胆红素>171 μmol/L，血清转氨酶迅速升高后下降，呈胆—酶分离现象。

二、亚急性重型乙肝

亚急性重型乙肝又称亚急性肝坏死。急性黄疸性乙肝患者，起病后10 d以上8周以内，病势较重，但较急性重型乙肝为缓，病程较长，可达数月，易发展为坏死后肝硬化。预后差，病死率高。与汉代张仲景《金匮要略》所载近似曰：“黄疸之病，当以十八日为期，治之十日以上瘥，反极为难治。”

1. 主证 黄疸迅速加深，高度乏力，腹胀加剧，食少厌食，伴顽固腹水，意识障碍，恶心呕吐及出血等症。

2. 生化检查　数日内血清胆红素升高，大于 170 μmol/L、谷丙转氨酶升高、浊度试验阳性、清/球蛋白倒置、γ球蛋白升高、凝血酶原活动度低于 40%。以上不难看出，急性重型乙肝，可谓发病急，变化快，来势迅猛，凶险，以肝性脑病（肝昏迷）最为突出，故要求早发现，及早抢救，若能尽早控制肝性脑病，部分患者可能恢复，大部分患者死于肝昏迷或脑疝。亚急性重症乙肝，虽然可以肝昏迷为主要表现，但大多进展缓慢，为早发现，早抢救，尽早恢复提供良好时机。本型往往先出现腹水、出血、肝肾综合征，肝昏迷出现相对较晚，有较多的抢救和治疗时间，应充分利用其有利时机，尽力避免或减少失误，保证康复。

第五节　瘀胆型乙肝的病理变化与临床症状及预后

瘀胆型乙肝是以黄疸为主要临床表现。本病多发生于老年人。儿童、中青年也可罹患。由于乙肝病毒侵入肝内后，引起胆管或毛细胆管胆栓形成，致使小胆管或毛细胆管瘀滞为患，故旧称毛细胆管型肝炎。本病预后较好，若诊治及时，一般经 3~6 个月多可康复，但也有迁延 1 年以上，少数长达数年，若多次反复也有成为胆汁性肝硬化者。瘀胆型肝炎的病因比较复杂，以乙肝病毒引起者多见，约占乙型肝炎的 2%，临床应注意鉴别。

瘀胆型乙肝的病理研究者认为，由于乙肝病毒侵犯营血入肝致肝细胞泌胆机制发生异常，胆汁酸的形成受到影响。胆汁酸具有利胆作用，胆汁酸合成减少时，毛细胆管的蠕动出现异常，胆汁排泄发生障碍，致使毛细胆管内水分和电解质再吸收增加，胆汁黏稠形成胆栓，堵塞胆道，胆管内压力上升，使胆汁不能正常流动和排泄，反逆流入血液，出现黄疸等。由于胆汁排泄障碍，微胆管损伤，管壁突起作用减弱，肝细胞受损坏死、增生，肝小叶内胆管周围出现炎症细胞，淋巴细胞和浆细胞浸润，纤维组织增生等。由于以上种种病理变化，正常生理必然遭到破坏，如黄疸持续时间较长（2~4 个月或更长）；皮肤瘙痒（胆盐在血中堆积刺激神经末梢，致皮肤奇痒难忍，影响睡眠）；脉缓（血中胆盐抑制心肌传导，又因胆囊扩张，引起胆—心反射，导致心跳缓慢）；由于脂肪代谢障碍，肠内胆汁酸缺乏，脂肪乳化障碍、吸收不良，可产生腹泻，营养不良，脂溶性维生素 A、维生素 D、维生素 E、维生素 K 缺乏症，钙的吸收障碍，可致骨质疏松等。

1. 主证　黄疸持续不退，皮肤瘙痒，食欲不振，脘腹胀满，大便稀溏、色灰白，尿色深黄，脉率缓慢，肝脏肿大等。

2. 生化检查　血清胆红素明显增高，且以直接胆红素为主，类似阻塞性黄疸。谷丙转氨酶轻度或中度增高，碱性磷酸酶、胆固醇明显增高，但麝香草酚浊度、硫酸锌浊度不增高或轻度异常。

瘀胆型乙肝的诊断并不困难，临床上出现类似梗阻性黄疸3周以上，又可排除其他肝内外梗阻性黄疸者，可诊断为瘀胆型乙肝。据有关统计资料显示，在我国，由病毒性肝炎所致肝硬化，即肝炎后肝硬化，主要是由乙型病毒性肝炎发展而来，小儿尤其如此。肝硬化患者 HBsAg 阳性率明显高于非肝硬化罹患者和普通人群。从因肝硬化死亡患者的肝组织中，70%~80%可查找到乙肝病毒标志物者。小儿肝硬化约80%是由乙型肝炎病毒感染逐渐发展形成的。其传播途径约46%来自母婴之间的垂直传播。另有资料表明，丙肝和乙肝易双重感染。从乙肝或丙肝发展成肝硬化的几率也相当高。

第五章　乙肝后肝硬化、肝癌的病理变化

第一节　乙肝后肝硬化的病理变化与临床表现

肝硬化，又称肝硬变。引起肝硬化的原因比较复杂，可因乙肝病毒、寄生虫、药物、化学品、胆道梗阻、遗传代谢缺陷、自身免疫反应以及肝脏瘀血等。肝炎后肝硬化在文献中有很多名称，如坏死后肝硬化、多结节性肝硬化、粗结节性肝硬化、慢性黄色肝萎缩等。这些名称从不同角度反映出肝硬化的病理特点。乙肝后肝硬化的病理变化，主要是肝细胞发炎，不断坏死，纤维结缔组织不断增生、变性，肝组织内形成广泛的纤维组织增生，破坏了正常的肝小叶结构，形成假小叶，使肝脏出现结节，粗结节，乃至萎缩等肝硬化特殊表现。肝硬化在病理变化中分活动性和静止性两种。

一、活动性肝硬化

在肝硬化的同时伴碎屑状坏死，坏死见于汇管区周围及纤维间隔和肝窦质交界处，肝细胞有变性坏死及炎症反应。在临床多属肝硬化早期，或称代偿期。此期一般临床症状较轻，个别患者可无症状，多在健康体检时发现，或于大量饮酒、发烧、劳累后出现症状。

1. 主证　容易疲乏，食欲不振、厌油腻、胃部不适或恶心、右胁疼痛、腹胀、腹泻，偶尔发热、下肢浮肿、肝脾肿大，可触及肝质较硬和结节。伴蜘蛛痣、肝掌、齿龈出血等。

2. 生化检查　转氨酶升高、黄疸、清蛋白降低。

二、静止性肝硬化

静止性肝硬化病理可见假小叶周围纤维间隔内炎症细胞很少，间质和实质界限清楚。在临床多属肝硬化晚期，或称失代偿期肝硬化，临床症状明显。

1. 主证　精神萎靡不振，面目黧黑，身体衰竭，形体消瘦，腹部胀大伴腹

水，下肢或全身水肿，鼻衄，齿龈出血，呕血，可伴持续性低热，脉弦，舌质紫暗有瘀点，或舌质淡、苔黄黏腻等。

2. 生化检查 转氨酶正常，无明显黄疸，清蛋白降低。

乙肝后肝硬化早期，肝组织损害相对较轻，尚可代偿。因此，临床表现也轻，积极治疗，预后较好。病至晚期，肝组织损伤严重，肝功能遭受严重破坏，临床症状显著，食管、胃底静脉破裂，常引起致命性大呕血。一旦出现肝性脑病，救治更显困难。

第二节 乙肝与肝癌

在很长一段时间内，人们害怕罹患乙肝，又怕转为慢性乙肝，尤其惧怕转成肝癌，似乎转成肝癌如同“判了死刑”，使人谈癌色变。乙肝病毒与肝癌的发生有没有关系？得上乙肝会不会转成肝癌？就成了乙肝患者经常向医生咨询的最重要的话题。可以明确地说乙肝病毒侵犯人体，若能及早治疗，认真对待，是可以治愈，不会转成肝癌。因此，患上乙肝并不可怕，最怕患上乙肝不以为然，既不早就医，又不注意调养，甚至过度劳累，不注意休息，或自认为“小病”，或误认为“感冒”，自以为是地乱吃药，使本来可以迅速治好的病，延误了治疗时机，杂药乱投，使病情日趋恶化，终致转成肝癌，可以明确地说乙肝病毒不仅与肝癌的发生有关，而且是肝癌的重要病因之一。

肝癌为世界上10种常见癌症之一。我国肝癌较欧美国家发病率高5~10倍。以40~49岁为多发，小儿肝癌并非罕见，有人报告最小年龄仅2个月。引起肝癌的病因有乙肝病毒、黄曲霉素等，约80%肝癌是由乙肝病毒引起。有关调查资料显示如下规律。

一、乙肝病毒是发展中国家肝癌的主要病因

肝癌高发区人群乙型肝炎病毒表面抗原（HBsAg）的阳性率高于低发区。肝癌患者血清中存在HBsAg，肝癌细胞中存在HBVDNA。都说明乙肝病毒与肝癌有密切关系。

二、不可小视HBsAg携带者

许多HBsAg携带者，是从携带HBsAg的母亲感染来的，受乙肝感染的婴幼儿，在成长过程中，容易受到其他致肝癌因素影响，而发展成肝癌。

三、我国乙肝和肝硬化癌变率高

有关资料证明，我国乙肝和肝硬化患者中，肝癌发病率较一般人群高 9~10 倍。患者血中 HBsAg 阳性率为 52%~91%，HBsAg 慢性携带者发生肝癌的危险性，比非携带者高 23~100 倍。

四、预防乙肝的发生，能有效地预防肝癌的发病率

对乙肝病毒阴性者，应接种 3 针乙肝疫苗，产生抗 HBs，达预防目的。育龄期妇女，应行乙肝病毒检测，对阳性者，积极治疗，阴性者行乙肝疫苗预防注射，可预防生育婴儿乙肝病毒感染。某肝癌高发区，通过对新生儿乙肝疫苗预防接种，到 5 岁时抗 HBs 阳性率为 83%左右，而未接受乙肝疫苗免疫的抗 HBs 阳性率只有 12. 5%。通过乙肝疫苗接种，乙肝患病率降低，慢性乙肝下降，肝癌必定减少。以上资料提示乙肝病毒是肝癌发生的主要病因，加强预防，认真治疗现症患者，是降低肝癌发生的有力措施。

第三节　了解肝癌、正确对待肝癌

一、警惕乙肝癌变

所谓“恶性变”，系指发生癌变而言。可知癌的形成是多种因素作用的结果，包括种族、遗传、性别、年龄、人体免疫功能、营养状态以及环境诸因素。乙肝从病毒侵犯人体到发展成恶性变化是一个相当复杂的过程。可知一个癌细胞从发生到生长到直径 1 cm 的肿瘤，需数年时间，在此时间内，可能早已有癌细胞的扩散和转移。我们通常所说的微小癌是指体积很小的癌。临床根据肝癌的大小不同分为肝脏微小癌，又称小肝癌，指肿瘤直径小于 3 cm 的肝细胞癌；大肝癌为肿瘤直径大于 5 cm 的肝癌；巨大肝癌指肿瘤直径超过 10 cm。乙肝患者发生恶性变是很不容易被早期发现的。一旦有了明显症状，诊断明确，病情已进入中、晚期，失去早期治疗的机会。肝癌之所以不能被早期发现，考其原因主要不外以下诸方面：

1. 起病隐匿，多无自觉症状　若不定期做影像学检查，如 B 超、CT 等，仅凭症状与体征是无法早期发现的。

2. 症状多样，又无特异性　肝癌早期症状轻微，如乏力食少、脘腹胀痛、发热、腹泻，多不引人注意；即使出现咳嗽、胸痛、咯血及侵犯胰腺发生腰背疼痛等，肺和胸膜转移征兆又无特异性，很少考虑肝癌，而不被早期发现。

3. 易被已患乙肝、肝硬化的症状掩盖 如乙肝和肝硬化，常见黄疸，对形体消瘦、身困乏力、腹胀痛等持续性加重，误认为是乙肝、肝硬化所致，忽视肝癌，而延误诊断。

4. 定期复查和早期发现意识不强 对自然人群，高危人群，年龄在35岁以上慢性乙肝和肝硬化患者，应增强普查，定期复查。早期发现、早期诊断、早期治疗意识不强，是造成不能早期发现的重要因素之一。

以上几点，虽然是影响肝癌早期发现原因。若能增强预防意识，注意身体出现的异常表现，如形体消瘦、异常身困乏力、高度不欲饮食和脘腹胀满、下肢或颜面浮肿、明显出血倾向及神志反常等，应及时和定期进行甲胎蛋白（AFP）、B超、CT等生化和影像方面的检测，是早期发现极为重要的方法。无症状肝癌（又称亚临床性肝癌）因其临床症状和体征，极其不明显，故名“无症状肝癌”。但可通过AFP或影像学检查，早期发现，做出诊断。约60%的患者，可得到早期手术切除，术后5年生存率达60%左右。小肝癌手术切除后1年、2年、3年生存率分别达83.3%、70.5%、5%，即使中、晚期肝癌，采用中西医结合治疗，也可带病延年。

二、乙肝转成肝癌的临床表现

乙型病毒性肝炎，如早期发现，早期治疗，并注意在治疗过程中遵照医生嘱咐进行合理的调养，大多数都会痊愈。反之，患病后不及时去看医生，自以为是，胡乱吃一些药物，只到全身症状严重时才去看医生，延误治疗；或转成慢性，即使用药，也是“三天打鱼，两天晒网”，不注意调养，甚至过度劳累、又不注意营养，使身体日渐虚弱，病越来越重；有的精神过度紧张、恐惧，做梦都在考虑自己的乙肝会发生恶变，治疗不正规，饮食日渐减少，使病情变重。这些都是罹患乙肝后没有采取积极、正确的态度，造成乙肝的发展，从轻转重，从急性到慢性，从慢性发展成肝硬化。有关资料已经表明，原发性肝癌者80%~90%合并有肝硬化，因此，乙肝阶段必须引起重视。病理检查结果，也证实肝癌多数是从慢性活动性肝炎发展而来，对此类乙肝必须高度警惕。肝癌多发生于深部肝窦质内，早期癌灶小，常被原有乙肝症状所掩盖，患者难于得知，临床医生亦容易忽略，故有“起病隐匿，病程短促”之说，足见早期发现之重要性。临床症状出现之前，采用血清AFP（甲胎蛋白）检测，并辅以B超，再结合临床，有助于早期肝癌的诊断。血管造影对2 cm以下小肝癌，往往能准确、迅速地做出诊断。核磁共振的特征表现，有助于肝癌的诊断和鉴别诊断。肝穿刺病理组织学检验，虽然能对直径2 cm直径以下小肝癌的确诊，但伴有种植转移的危险，应当慎重选用。临床凡见原有乙肝症状加重，出现周身不适、身困乏力、食纳减少、体重减轻、发热及肝脏进行性肿大、触痛、质坚硬，伴表面结节时，已属中、晚期肝癌，其症状特点分述如下：

1. 肝区疼痛　是最为常见的症状，多为钝痛、胀痛、阵痛或持续性痛。早期很难与乙肝疼痛区别，肝癌晚期，侵犯肝包膜时，疼痛常为持续性剧烈痛，若累及膈肌，疼痛可放射到右肩背和腰部，一般止痛药难以收到止痛效果。

2. 肝脏肿大　在持续剧烈疼痛的同时，肝脏肿大迅速，并可触及肝质地坚硬，表面有高低不平结节。

3. 黄疸　约50%肝癌发生黄疸。多以黄疸消失又复发生，或从轻又复加重，难治为特点。

4. 发热　多为低热，或见于午后，或呈持续发热，与癌组织损害程度、毒物吸收有关。

5. 消化道症状　如食欲减退，消化不良，腹胀，恶心，呕吐，腹泻等。由于与乙肝症状相似，常被忽视。若以上症状经治疗不见好转，应结合相关检查，不至延误。

6. 恶液质　形体消瘦，精神疲惫，身困乏力等，多见于晚期。

7. 癌转移症状　肝癌灶的转移，以肺、淋巴结、骨、脑等多见，常随癌转移灶侵犯部位不同，症状各异，如咳嗽、呼吸困难、胸痛多见肺转移；脊椎疼痛，截瘫为骨转移等。总之，应对慢性乙肝伴肝硬化等可疑患者，严密动态观察，并进行相应检查，以早期发现，尽早治疗，避免误诊、漏诊、延误治疗。

三、正确对待肝癌

乙肝患者，较一般人群转化成肝癌可高达9~10倍！在什么情况下会转化成肝癌，是乙肝患者十分关心，又不便启齿发问的问题。但也有的乙肝患者，大胆直接发问医生："我会不会转成肝癌?"凡此医生耐心细致详加解说是十分必要的，使患者做到心中有数，并能正确对待。有关资料表明，肝癌发生的病因是很复杂的，包括生物因素和环境因素等。原发性肝癌有80%~100%合并肝硬化，而肝硬化中16.5%~51.1%可发展为肝癌，肝癌中80%可查出乙肝"三抗"（e抗原、e抗体、核心抗体）阳性。肝癌高发区20%可能是乙肝，或乙肝病毒携带者。病理学检查发现，原发性肝癌的肝病理切片，全部伴有肝炎后肝硬化的改变，多数是从慢性活动性肝炎发展而来，有些无症状慢性HBsAg携带者，也可不经肝硬化而发展为原发性肝癌的。研究还发现乙肝（HBV）和丙肝（HCV）混合感染在肝癌患者中的阳性率可高达20%以上，比单独感染时的危险性高得多，病情比单独感染时严重，提示混合感染在肝癌发病中，有协同效应和相互影响。对乙肝患者来说早期诊断、早期治疗非常重要。临床证明，早期乙肝患者经及时、合理的诊治，并认真正确的调养，乙肝是可以痊愈的。因此，乙肝患者解除疑虑和恐惧，保持良好的心态，积极治疗和调养，预后是良好的；即使部分慢性活动性肝炎，只要医患密切配合，有效治疗和调养，大多数也会好转或治愈。即便已罹患肝癌，如果发现得早，采取积极的中药、化疗、手术等手段，也可以长期生存。切忌有患上肝癌等于“判了死刑”的错误认识，延误了早期肝癌治疗时机，这才是可怕的！即使肝癌中晚期患者，若能正确对待，积极诊治和调养，虽不易痊愈，带病延年还是可以的。有些癌症“明星”不正是在与癌症的斗争中取得胜利的吗？

第六章 认识乙肝与肝性脑病、脂肪肝、妊娠、婴儿和老年人的关系

第一节 肝性脑病

肝性脑病，是因肝病发展到比较严重阶段，毒邪侵犯入脑，伤及中枢神经，引起意识障碍，直至昏迷者，又称肝昏迷。为什么会发生肝昏迷呢？考其原因，主要是肝脏自身，由于肝细胞遭受广泛、严重破坏，正常生理生化紊乱，不能把大量有毒物质排出体外，与此同时肠道细菌及其毒物经门静脉入肝，大量有毒物质通过血液入脑，伤及中枢神经系统，使脑组织的正常生理活动受到影响和破坏，出现种种脑病症状。这些毒性物质究竟是什么呢？主要是硫醇、脂肪酸、氨、苯乙醇胺和β-羟酪胺。肠道细菌中的尿酸酶和氨基酸氧化酶，作用于含氮物质之后，产生有毒物质氨。肝功能正常的时候，氨在肝的作用下，可转变为没有毒性的尿素和谷氨酰胺。如肝病严重，氨不仅不能被肝解毒，反而积聚入血入脑，是发生肝性脑病的毒物之一；此外，当肝病严重时，产生的另一种毒物硫醇增加，使患者身上散发出一种奇特的"烂苹果"味，医生称为"肝臭"，有经验的医生接近患者时，就闻到这种烂苹果味，而做出判断。第三种毒物是脂肪酸，尤其是短链和中链脂肪酸，在严重肝炎时增多，亦是引起肝性脑病的毒物之一；另外两种毒物即苯乙醇胺和β-羟酪胺，其结构与儿茶酚胺类物质相似，又被称为假神经递质。正常时，脑干网状结构和交感神经节后纤维兴奋传导，系儿茶酚胺类物质起作用。正常情况下，肠道细菌的氨基酸脱羧酶作用于苯丙氨酸和酪氨酸后，产生苯乙胺和酪胺。苯乙胺和酪胺在肝脏单胺氧化酶的作用下，被分解而解毒。重症肝炎时，苯乙胺和酪胺在肝脏β-羟化酶的作用下，产生的苯乙醇胺和β-羟酪胺作用于大脑中枢，使脑干网状结构的正常生理活动受到干扰，发生肝性脑病。总之，以上诸毒，常常是相互结合，使肝性脑病症状加重。由于程度不同，临床将肝性脑病（肝昏迷）分为五级（五期、五度），摘录供参考：

1 级（1 度昏迷）：轻度神志改变，定向力丧失，思维迟钝，行为导常，语言

障碍等。扑翼样震颤（+），脑电图轻度异常。

2级（2度昏迷）：性格和行为异常，如欣快、骚动、嗜睡等。扑翼样震颤（++），脑电图轻度异常。

3级（3度昏迷）：神志不清，木僵，说话不清，扑翼样震颤（+/-），脑电图重度异常。

4级（4度昏迷）：昏睡，狂躁不安，对痛觉尚有反应，如压眶反射。扑翼样震颤（-/+），脑电图重度异常。

5级（5度昏迷）：深度昏迷，对刺激无反应。如腱反射消失、压眶反射无反应。扑翼样震颤（-），脑电图重度异常。

第二节　乙肝与脂肪肝

正常人肝脏中，脂肪含量为肝脏重量的3%~5%，如脂肪含量超过5%，即为脂肪肝。严重者脂肪含量可高达50%。考其形成原因，与摄入总热量和脂肪过量，使肝脏内储存过多脂肪，或因乙肝使脂肪代谢障碍，利用率下降，缺乏清除脂肪能力，或因对罹患乙肝过度焦虑、恐惧使代谢调节障碍，平素又不爱活动锻练等有关。尤其患乙肝之后，有少部分患者，在恢复阶段卧床时间过长，饮食热量过高，特别与既往嗜酒、肥胖、遗传等因素有关。发生脂肪肝后，多数患者无明显自觉症状，但正在治疗中的乙肝，特别是急性乙肝恢复期和慢性乙肝表现为原肝炎症状加重，如自觉身困乏力、食少乏味、脘腹胀满、腹泻、胁痛等，很容易被误诊为原乙肝恶化，而采取错误的方法。如限制活动，加强营养，使体重增加，更促使了脂肪肝的进一步发展，甚至使原乙肝的症状加重。生化检测可见谷丙转氨酶轻度或中度异常，甘油三酯和胆碱脂酶活性增高，B超有助于诊断等。一旦明确诊断，在治疗乙肝的同时，不能忽视对脂肪肝的治疗和护理。还应当注意适当锻练，如散步、气功、健身操等。并控制脂肪和糖的摄入，配合适当的降脂治疗。这样不仅使脂肪肝得到恢复，乙肝亦可同时改善，迅速治愈。对于未患乙肝即有脂肪肝的，更应在积极治疗乙肝的同时，处治和调护脂肪肝，方可早日康复。

第三节　乙肝与妊娠

乙肝病毒由于传染性强、流行性广、传播途径复杂、发病率高，已经使人们非常重视了。妊娠之后，母亲除需要自身的养护之外，又要对胎儿全面进行养护等。一旦母亲传染上乙肝病毒，除了对自身产生危害，会不会使胎儿也感染上乙肝病毒？感染乙肝病毒之后怀孕的母亲会怎么样？胎儿若受到伤害应当怎么办？有没有什么防治办法？一旦胎儿染上乙肝病毒如何治疗？生产之后母婴又当如何调护、治疗等疑虑，成为怀孕母亲及整个家庭成员不得不考虑的问题了。下面就将妊娠期感染乙肝病毒涉及的有关问题，做重点介绍。

据有关资料证实，妊娠期间母亲感染乙型肝炎，胎儿的总感染率为46.5%~100%；妊娠早、中期罹患乙肝，胎儿感染率偏低，为6.2%，因此期母体可以产生的抗HBs可通过胎盘入胎儿，故胎儿感染率低；妊娠后期患肝炎，因为潜伏期长，分娩时易通过产道或胎内感染，这个时期胎儿、新生儿的感染率高达70%。此时是否感染乙肝病毒，关键在于分娩时HBsAg（表面抗原）与HBeAg（e抗原）是否阳性；阳性者，胎儿感染率高。必须注意的是，妊娠早期罹患肝炎时，妊娠反应与乙肝出现的消化道症状，如恶心、呕吐等，两者易于混淆，若不注意对乙肝的检查，只以为系妊娠反应，造成误诊或漏诊，使乙肝加重。待怀孕至7~9个月时，随胎儿增大，内分泌的改变、激素代谢变化和胎儿代谢需要，母亲肝脏负担日重，使肝功能不断变化，这个时期肝炎症状较早期严重，最易发生重型肝炎。重型肝炎病情进展快，黄疸、妊娠中毒症、休克、昏迷、肝衰等恶候蜂起。所以会出现如此复杂严重局面，主要原因是妊娠末期母亲与胎儿的新陈代谢大为增强，营养要求更高，加之食欲减退，营养不足，受损肝细胞难于修复，不仅生产时易发生大出血，流产、早产、畸胎、死胎也多发生。甚至在肝损害的同时，其他脏腑如心、肺、肾等，也发生极为严重的并发症，必须高度警惕。母婴之间的垂直传染，主要是通过分娩时传播的，如羊水HBsAg阳性，则增加了感染机会。据统计，经胎盘感染者占新生儿感染的10%，经产道感染者占90%。刚出生的新生儿表面抗原阴性并不意味没有感染乙肝病毒，因为感染乙肝病毒，HBsAg转阳性有2~4个月的潜伏期，故在出生后2~4个月内HBsAg为阴，并不意味着没有感染。对新生儿可用高价乙型肝炎免疫球蛋白（HBIg）做预防注射。如果新生儿血HBsAg阳性，提示宫内感染，预防无效。还需了解的是，新生儿也可通过吮奶发生HBV感染。据统计母乳HBsAg阳性时，新生儿HBsAg阳性者占53%，必须引起足够重视。此外，妊娠期感染HBV后，易发生重型肝炎，且更容易发展为慢性肝炎或肝硬化，出现合并症，如合并肝肾综合征，比未妊娠妇女高3~4倍，发生弥漫性血管内凝血（DIC），较一般显著增高等。为此对妊娠期患乙肝者必须高度重视。

第四节　乙肝与婴儿

婴儿罹患乙型病毒性肝炎，发病原因、生理功能等方面与成人有很大的不同。故人们对婴儿乙型肝炎的发病都十分关注。首先从发病情况看，婴儿乙型病毒性肝炎的感染，目前所知多为母婴之间的垂直传播。其次是婴儿正处在生长发育重要时期，肝脏的组织结构和功能、代谢等不完全与成人相同，如婴儿的肝相对大于成年人，血液供应充足，氧含量多，营养丰富，代谢旺盛，再生力强，肝结缔组织少，其发育尚未成熟完善，正处于“稚阴稚阳”时期，其消化、神经、肝酶、免疫诸多功能和系统，并未发育成熟。

1. 婴儿乙肝特点　婴儿乙肝有以下明显特点：

（1）有明确的乙肝接触史。

（2）黄疸发生率高，黄疸的程度深，但黄疸前期并不明显。

（3）常为胆汁瘀积型。

（4）合并症多，症状严重，以肺最为突出。

（5）重症肝炎发病率高，预后差，病死率高。

2. 并发巨细胞病毒婴幼儿特征　另有资料认为，婴幼儿发生乙肝的病因，以巨细胞病毒感染占第一位，其次是乙型肝炎病毒。并发现巨细胞病毒感染的婴儿，引起肝炎的特征是：

（1）年龄在1~3月龄者占90%，男婴多见。

（2）生理性黄疸消退不久，即出现黄疸（1月龄内）者占45.2%。

（3）起病隐匿者占61.9%。

（4）血清胆红素17~85.5 μmol/L者，占61.9%，以直接胆红素为主，消退缓慢。转氨酶升高，以低于500 u/L者占78.5%，下降亦缓慢。

（5）并发症多，伴肺炎者占66.6%。

（6）如能及时治疗预后良好。

第五节　乙肝与老年人

老年性乙肝，是指60岁以上罹患乙肝的患者。老年人与一般青壮年最大的区别在于全身脏腑、组织、器官从形态、结构、功能以及适应外界能力等，都随着年龄的不断增长，发生退行性改变及适应性能力降低等。如肝脏重量减轻，肝实质细胞数量减少，胞浆内线粒体和粗面内质网数量减少，肝脏功能也随之减退。故元代邱处机说："男子六十，肝气衰，肝叶小，胆渐减，目即昏昏然。"现已研究认证，老年人肝脏的再生、储备、解毒、蛋白合成及肝糖原和维生素、药物等代谢功能有不同程度的降低或减少。这就是老年性乙肝临床表现、病情发展、有无并发症、治疗、预后诸多方面与其他年龄乙肝不同的内在原因。据有关统计资料报道，老年病毒性肝炎中男多于女，急性黄疸型肝炎较急性无黄疸型肝炎发病率高；慢性活动性肝炎较慢性迁延性性肝炎发病率高，重症肝炎又较慢性重型肝炎和亚急性重型肝炎发病率高。老年性肝炎又易发生瘀胆型肝炎，这与老年人高胆固醇血症，胆汁排泄功能下降，代偿性胆汁排出量增加等有关。老年性肝炎患者常同时罹患心、肾、脑等多器官疾病，给诊断、治疗带来一定困难。因此，要求尽早、尽快明确诊断，治疗用药要顾及相关脏腑，防止杂药乱投，必要时尽早采用中西药结合治疗，避免延误时机，使病情恶化。

第三篇

明察秋毫——乙肝诊断经验谈

第一章　判断准确的五诊法

随着科学技术的不断发展，疾病诊断的方法、手段、内容也更加丰富多彩。王老师结合古今和其70余年的临床经验，在传统的望、闻、问、切四诊的基础上，增加“验诊”，统称五诊。验诊，是王老师根据现代科学技术的发展和在临床上的广泛运用，如生化、X射线、B超、核磁共振、微循环、微量元素、CT、基因技术等高新技术检验和检测系统，从微观进行动态观察，为临床提供可靠依据。验诊，可充实完善望、闻、问、切四诊不足。又因验诊可以使医生通过对患者的检验、化验等方法，了解疾病的变化情况。为了与望而知之为之“神”、闻而知之为之“圣”、问而知之为之“工”、切而知之为之“巧”合拍，称验而知之为之“明”。这样望、闻、问、切、验及神、圣、工、巧、明，称五诊法。从中体验四诊法的宏观与高新检验技术微观的有机结合，可以更加全面、恰当、正确地对疾病做出判断。王老师深有体会地说：“在疾病千变万化过程中，如何运用五诊法，对患者做出正确诊断，这是十分重要的一个环节。”数十年的经验证明在诊治疾病中，把疾病反映出来的客观症状和医生主观认识有机统一，是做出正确诊断的关键。而最能反映疾病客观证据的，是患者自身感受、体验出的“症”，即医生根据问诊获得的资料再结合望、闻、切、验五诊合参，进行整体综合、分析、研究、辨别，方可做出正确诊断，这就是辨病。辨病过程正是医生主观认识与患者客观情况达到统一的结果。只有五诊合参运用恰当，才能辨病正确，只有在辨病正确的基础上，再进一步分辨出相应的证、型及治疗法则，并依据治疗法则，选定方药，这就是整体辨病论证分型治疗法。以上说明运用好五诊法，就能判断无误、诊断正确，被誉为：“中医验诊新观念，颇具新意。”

第一节　五诊之一——望而知之为之神

一、望诊是获取辨证和诊断的依据

王老师说：“望诊，是凭借医生视觉器官，观察患者的神、色、形、态等的一种重要诊法。”当乙肝患者进入医生眼帘时，即开始“捕捉”、收集证据。并为深入调查研究提供线索，也可从其特殊异常的表现中，获取辨证和诊断的重要依据。因为内在脏腑的生理活动和病理变化都不同程度地以不同的特征反映于体表，或反映于相关的特定部位。病变在体表显而易见，内在脏腑有病时，又可反映于外，成为望诊获取证据的基础。因此在望诊时，既注意整体也不可忽视对特定部位的望诊。对于一个经验丰富的医生来说，十分重视望、闻、问、切、验五诊合参。对于有些特殊神、色、形、态只需望诊即可知其八九，如经常谈及的“失神者亡，得神者昌”就是凭望“神”知其预后的。如患者巩膜色黄，或面目一身尽黄，即可从望色，知其患黄疸；患者单腹胀大，青筋暴露，可从望形态，提示肝硬化腹水；若骨瘦如柴，恶病质，又可考虑肝癌等。前人扁鹊、医圣张仲景等，在患者还未出现任何痛苦时，只凭望诊，便可知其疾病，判其转归和预后，其医术达到“出神入化”之境界，使后人赞叹不已。故望诊有“望而知之谓之神”之美称。此外，医生通过望诊还为闻诊、问诊、切诊、验诊等提供了重要线索和问什么，闻什么，切诊注意什么，验诊检验、检查什么等奠定基础，提供依据。因此，在望诊时王老师十分重视对乙肝患者整体望诊和特定部位的望诊。

二、望“神”的要点

王老师说：“神，指精神、神志。神，是人体生命活动的外在表现。神与精气的盛衰有关。”《黄帝内经》曰：“神者，水谷之精气也。”若眼珠灵活、目光炯炯，或精神抖擞、言语清晰、动作矫健，是谓得神，见于正常人，即便有病也属病轻、易治，预后佳；若眼珠迟钝、目光暗淡、精神萎靡、言语无力、表情淡漠，是谓失神，属病重、难治、预后多差。目赤有神、烦躁不安、形体壮实者，属阳证、实证、热证；目视无神、精神不振、形体消瘦，多属重证、虚证；若精神不振，羸瘦颧红，潮热盗汗，属阴虚火旺；若神昏谵语、循衣摸床、唇干燥乱，为乙肝病毒毒邪走串，内陷入里、属凶险危证，预后不良。以上说明，望神可以了解正邪盛衰，病证虚实，预后吉凶等情况。故《素问·移精变论》曰：“得神者昌，失神者亡。”可见望神之重要。

三、望“色”“泽”之重要

色泽，包括面部、皮肤、指甲等的颜色与光泽。色，指气色。不同的色，反映不同的病症；泽，指光泽、润泽而言。色泽，可反映人体气血盛衰的状况。乙肝患者，尤其重视望面色。如面色荣润鲜明，说明气血旺盛，见于正常人或病轻者；若枯槁晦暗，为气血衰弱，见于重证，久病之人；面色红赤，多属热证、实证；若两颊潮红，多属阴虚火旺；若面色萎黄，多见于血虚之人，如营养不良、慢性失血、癌症等所致慢性消耗性疾病引起的贫血等；若面目黄染，面目一身尽黄，见于乙肝及病毒性肝炎，胆汁淤积性肝炎，阻塞性黄疸，以及早期因湿热者；若黄疸色泽鲜明如橘色，属阳黄；黄疸色晦暗如烟熏者，为寒湿，属阴黄；面色暗黑，多为阳气虚衰，气血凝滞之重症；面色黧黑，为肝病日久，伤肝及肾，多见于肝硬化或肝癌；面色青紫发绀，为毒盛或缺氧，见于重症乙肝或肝硬化、肝癌晚期。故《灵枢经·五色篇》曰："青为痛，黄赤为热，白为寒。"《素问·痿论》曰："肺热者色白，心热者色赤，肝热者色苍，脾热者色黄，肾热者色黑。"值得注意的是，慢性肝炎、肝硬化患者望其面部常为黝黑、灰暗或青黑，有时伴色素沉着，呈深暗色素斑点，面部出现污秽不洁之貌，人们称为"肝病面容"。有人统计此面容占肝硬化患者的1/4~1/3；有些肝硬化患者出现手掌红斑，以手部大小鱼际肌和指端的掌面出现散在或密集成片的斑点或斑块，压之暂时褪色，这称为肝掌；也有患者出现蜘蛛痣，状如蜘蛛，色红，用物将其中心压之，则周围细丝状红色随之褪色，不压则又复呈红色。肝掌、蜘蛛痣多见于慢性肝炎或肝硬化，也见于风湿热、糖尿病、肾上腺皮质功能亢进等。因此，在望色时，要注意整体又不忽视局部，全面合参，做好鉴别，才不至有误。

四、望"形态"能明轻重、判预后

王老师说："形，指形体。态，指动态、姿态。通过观察乙肝患者外形及姿态，可以了解脏腑、气血的盛衰和病变所在部位，及其发生、发展、变化等。"如形体魁梧、肌肉丰满、壮实，为气血充足，脏腑健运之常人，即使有病也轻。胖人多气虚、痰湿。消渴病患者早期多胖。形体瘦的，皮肤干燥不润，多为脏腑失运，身体虚弱。瘦人多火，多阴血偏虚，也见于久病之人。皮肤甲错（皮肤干枯，状似鱼鳞交错），多见于津血久耗，不能营养肌肤，也见于久病、重病、大病之后。循衣摸床，两手撮空，属凶恶险症，如肝性脑病（肝昏迷）等。形体消瘦，单腹胀大，青筋暴露，见于肝硬变化腹水，或肝癌晚期。《医门法律·胀病论》曰："凡有癥瘕，积块，痞块，即是胀病之根。日积月累，腹大如箕，腹大如瓮，是名单腹胀。"说明"单腹胀"是一个症状，对于"单腹胀"应当注意鉴别癥、瘕、积、聚何者为患。如有形者为"症"，再结合病变部位，如在上腹两胁，多属肝脾肿大。如在右胁部，是肝脏肿大，应五诊合参，认真地进行辨认，区别是乙肝、肝硬化、肝癌等。最后即可做出正确诊断。并根据诊断，判定其轻重缓急、预后等。

五、望舌要点

舌，能反映人体脏腑、气血、津液的盛衰和虚实及疾病的深浅变化等。因舌为心之苗，手少阳心经之别系体，足太阴脾经连体，足厥阴肝络舌本，所以舌与心、脾、胃、肝直接相连，故病之经络、脏腑、卫气营血、阴阳、表里、寒热、虚实都可以在舌这一特定部位上反映出来，为望舌提供重要依据。《临床以验舌为准论》曰：“据舌以分虚实，而虚不爽焉；据舌以分阴阳，而阴阳不谬焉；据舌以分脏腑，配主方，而脏腑不差，主方不误焉。危急疑难之顷，往往无可参，脉无可按，而唯以舌为凭。”足见望舌之重要，但必须掌握其要点：舌的不同部位，可以反映不同脏腑的生理、病理情况。舌尖主要反映上焦、心肺病变；舌中主要反映中焦、脾胃病变；舌根主要反映下焦、肾的病变；舌边主要反映肝胆病变。在望舌的同时，还要注意动态变化。望舌的内容，包括舌质、舌苔及其光泽、形态等。章虚谷曰：“观舌质可验其证之阴、阳、虚、实，审苔垢即知其邪之寒热、浅深。”足知望舌，在临床意义之重要性。

1. 望舌质 王老师说：“舌质，也称舌体。是由肌肉、脉络组成。正常人舌体柔软、活动自如，颜色淡红。望舌质，主要观察其颜色、形态（动态）两方面。把舌质的色、泽变化与舌体形状、动态相结合，以判定气血盛衰，病变部位，病邪深浅，病势轻重，预后吉凶等。”现知舌苔下面是舌体，即舌的实质部分。在舌质上有一层黏膜组织，其下为肌肉组织，内有丰富的血管和神经，受第Ⅸ对颅神经支配，含有极丰富的味觉神经。所以人体血液循环状况，可以从舌质反映出来，从舌体的动态，味觉的敏感度，为临床提供诊断病症依据等。《望诊遵经》曰：“舌者心之官，色者心之华，心主血属火，色赤而主舌，是赤者正血也。故察舌色之变，可知病证之殊也。适有赤青黑之色，可分脏腑寒热。色有浅深明暗，可判虚实死生。”乙肝患者舌体红，为血分有热；紫暗为肝郁；见瘀血点、瘀斑者，为血瘀等。曾有门诊患者，当望其舌时，见舌体向右歪斜，舌质紫暗、苔白。即向患者提示“注意脑血管异常”，当时未引起患者注意，后因故未来复诊。4个月后患者复诊时说，有流口水、眼睑闭合异常等脑血管病表现。可见望舌体之重要矣。

（1）淡红舌“常中有变”：淡红舌，舌色淡红，浅深适中，鲜而润泽，是健康人的舌色。如病邪侵入人体时间短，毒力小，还未形成大的“气候”，对机体的影响还不足在舌质上明显显示出来。如患乙肝诸病，舌质为淡红，说明病邪轻浅易治，或属病势转愈的佳兆。故见到淡红舌，知属正常健康人的舌质象，但还要知道常中有变，就全面了。

（2）淡白舌可判断血虚、贫血：淡白舌，是指舌质的颜色红少、白多，较常人舌色浅淡者。淡白舌，多为阳气虚弱，气血不足。若见全舌色淡白无苔，属气血两虚。多见于乙肝、肝硬化或肝癌后期所致食管静脉出血、鼻衄、便血等。据100例淡白舌的临床分析认为，淡白舌主要与贫血，白细胞减少，清蛋白合成障碍，血浆蛋白偏低，组织水肿等有关。正是由于贫血及代谢降低，使舌黏膜及舌肌表现淡白。因蛋白代谢障碍，蛋白总量不足，清蛋白降低，使组织水肿，舌质水肿娇嫩，更使舌质变淡，色白。临床应根据淡白舌的程度，判断气血虚亏等。

(3) 红色舌变中求真：红色舌（色赤者为红色），是指舌质红色深于常人而言。红色舌，观验舌质时，还需注意干润，并与舌苔变化相结合，才不致有误。如红色舌，多属热象。舌尖红属心，也见于乙肝化热早期；舌边红，为肝胆有热；舌中心红，见于胃阴不足。舌色鲜红、苔腻，为湿热内盛，见于急性黄疸型乙肝；舌色红、苔薄黄，为肝胃不和；舌色红嫩、无苔，为肝肾阴虚；红舌，主热，见于慢性活动性乙肝；舌红而干，为热盛伤阴，或热盛胃阴不足。舌红主热证，应分实热与虚热。鲜红舌常与代谢增强、毛细血管扩张有关。

(4) 绛舌断营血，干润知阴液：王老师说："舌色深红者，称绛舌。绛舌，见于外感热病，或乙肝热毒极盛时，为毒邪入营分、血分的标志。绛色越深，表明热邪越重，如乙肝病毒热入血分，或毒入营血，或肝胆系统感染，热毒炽盛，或久病阴虚火旺，或热盛伤津，阴液亏损也见绛舌；绛舌，而舌面干者，属热邪伤津；绛红舌面光亮如镜，为胃阴已亡；舌绛而干枯为胃阴已涸，见于重型乙肝，肝硬化，肝癌。"《舌苔统志》曰："绛色舌，火赤也，深红也，火温热之气蒸腾于膻中之候。故绛色者，神必不清，气必不正。为壮火失气，气乱则神昏是也。"据100例绛舌的临床分析认为，红绛舌形成机制是多方面的，如高热伤阴，维生素缺乏，脱水，外科手术等，体内阴不足为主要因子，而贫血、昏迷等可为辅助因子。正因如此造成的炎症、黏膜固有层毛细血管增生、充血、扩张等，而使舌呈红绛。当病好转时，舌乳头萎缩、上皮剥脱，舌黏膜上皮等也随之恢复正常。

(5) 紫暗舌是气滞血瘀的标志：王老师说："紫暗或见瘀斑者，称紫暗舌。紫暗舌是气滞血瘀的标志。以慢性迁延性肝炎、肝硬化、肝癌多见。舌色紫为热毒入营，气血两燔。舌紫绛而干，为毒热盛，仅舌边见紫斑瘀点，见于慢性乙型肝炎、肝硬化。"若舌左右两边缘见有条纹状或不规则黑色斑点，称"肝瘿线"，提示肝癌晚期。舌红绛，苔黄燥或起芒刺，为热盛火郁。《中医舌诊》曰："暗紫舌，舌色绛紫，晦暗无光，似紫色中略带灰色。舌所以暗晦的原因，约有三种：一种热邪沉重，津枯血燥，血行壅滞已甚；二种素有瘀血在胸膈之内，热邪入营，血既热而又不通畅；三种湿热挟湿，或素喜饮酒，酒热湿邪，深蕴血中。这里应该分别的是：若是邪热入里，舌当干燥无津，病至此时多难挽救；有瘀血的，舌多潮湿不干；挟湿的，舌上当兼有秽垢。"另有研究认为，青紫舌，多见于肝胆系统病及心脏病患者，这与静脉瘀血，血流缓慢，血黏度增高，毛细血管扭曲畸形，脆性增加等因素有关。其他如缺氧，红细胞增多，饮酒，色素沉着，血中冷凝集增高等，可为辅助因子。乙肝见紫暗舌有发热者，多为热毒入营血，若无发热者，多为血瘀或久病血瘀之征。

2. 望舌苔知常与变　王老师说："常人的舌苔，是由胃气生成。舌面薄白而净，干润适中。有病舌苔，是由脏腑病理所化生，随正邪变化而不同。通过验苔色，苔质及舌苔与舌质等，可知病邪伤人之轻重浅深和病邪进退等。”苔色最常见有白、黄、灰、黑等，苔质有厚、薄、润、燥、腐腻、花剥等。清代吴谦等《医宗金鉴·伤寒心法要诀》曰：“舌心外候本泽红，红深赤色热为轻，外红内紫为热重，滑白寒表少阳经，沉迟细紧脏寒结，干薄气液两虚空，黄黑苔润黑热浅，焦干刺裂热深明，黑滑若与三阴见，水来克火百无生。”以上经验也适用于乙型病毒性肝炎、肝硬化和肝癌患者的临床运用，可见望舌苔不仅了解脏腑病理变化，还需与脉象、舌质相结合，即能提高对疾病病理变化的正确判断与洞察吉凶。

（1）白苔的变化知多少：王老师说：“白苔，舌苔色白者。主表主寒。苔薄白而润者，为外感风寒。苔薄白而滑者，多为湿邪新入或体内有湿。苔白厚者，为内有痰湿，或饮食不化。苔白厚如积粉，见于瘟疫或内痈。苔白舌尖红赤，为外感风热。舌尖苔白根黄者，为表症未罢。苔白中带黄，为毒邪由表入里。苔厚白不滑无津燥者，多为实热。”据200例白苔临床分析认为，白苔多见于感冒及各种急性炎症，或严重感染性疾病的初期或恢复期。乙肝早期或轻证时，以及恢复期多见白苔。苔薄白、舌质暗，见于肝郁气滞。苔薄白、舌质淡嫩为气血两虚。苔薄白、舌体淡胖为肝脾两虚。苔薄白渐黄厚者，由表入里，从寒化热，为病进。反之，为热退，病邪从里达表，疾病向愈之佳兆。

（2）黄苔主热主里观变化：王老师说：“黄苔，舌苔黄色者。主热主里。苔微黄薄，为风热入里。苔黄而干，为胃热伤津。苔黄黏腻，为湿热互蒸，见于急性黄疸型乙肝，胆囊炎。苔黄厚腻，为脾胃湿热，或胃肠积滞，或转氨酶增高。苔厚黄燥或有芒刺，为热盛耗伤津液，致阳明腑实证。”黄苔，由薄变厚，为病进。反之，为病退。《国医舌诊学》曰：“苔之黄者，胃热也；黄厚而燥剩，或边黄中黑者，肠胃燥屎也；黄厚黏腻者，湿热内伏也；黄而干者，胃液伤也；老黄焦裂者，热甚也。老黄甚而黑者，火极似水，宜急治；黄而燥刺，中黑通尖，或利臭水者，肠胃腐败也。”据100例黄苔临床分析认为，黄苔的形成与炎症感染发热，消化系统功能紊乱的关系最密切，可以引起舌局部血丝状乳头的增生，口腔腺体分泌异常，以及产生微生物等。其机制与主热主里有一定的因果关系。

（3）灰、黑苔色的干润能判定病势的轻重：王老师说：“灰苔，即浅黑色，如烟煤所熏，隐隐可见。黑苔，较灰色深重，如烟似煤黑色。苔灰黑而润，属内寒病证。苔灰黑而干，是热伤阴液，或阴虚内热，不可概认为内寒。故验苔当注意苔色和苔质，二者互参，不可顾此失彼，害人误事。灰苔进一步发展为黑苔，说明病重。苔黑而干，为热灼伤阴。苔黑而润，为阳虚寒盛。灰苔、黑苔有寒热虚实之分，临证当应细辨。有一些慢性乙肝见黑苔，多属阴虚，不属重症。黑苔厚腻而燥，见于肝坏死。”《舌监辨证》曰：“凡舌苔见黑色，病必不轻，寒热虚实各有之，均属里证，无表症也。”据50例黑苔临床分析可知，化脓性炎症最多，共24例，其他有白血病4例，肝硬化合并腹水6例，乳房癌2例，肝癌、膀胱癌、胃癌、结肠癌、亚急性系统性红斑狼疮、胆石症、尿毒症、真性红细胞增多症各1例，另有4例原因不明。其中，属病情危重者26例，死亡8例，故急性病例舌现黑苔，预后较差。痊愈者8例。曾治一例慢性病由于阴虚致灰黑苔经用滋阴药调理而愈。

3. 从“舌象”变化中探索其规律性　王老师说：“不同舌象有不同的临床意义，从舌苔、舌质的演变过程了解疾病的变化，如白苔、黄苔、灰苔、黑苔是病邪从表入里，逐步化热的征象。同时还要根据舌的润泽与干涸区别寒热虚实等。舌质淡红、红舌、绛红、紫暗是病邪由表入里、由轻转重的变化特征，也表明热邪、火毒逐步加重进入营血，内传脏腑。反之，舌质紫暗、绛红、红舌、淡红舌是正盛邪退，病邪从重变轻至痊愈的征象。从黑苔、灰苔、黄苔、白苔是病邪从里达表，由深去浅，病势转愈的表现。若临床症状见轻，但腻苔不化，为余毒未尽。此外，也应注意舌的形态等变化，如舌质纹理粗糙，多属实证。舌质娇嫩浮肿，多属虚症。舌边出现齿印，不论舌体胖瘦或见何色，均为气血不足之象。舌体胖、色淡、有齿痕，属脾气不足。舌体瘦、舌红、有齿痕，属气血两虚。舌体较正常肥厚胖大，多和痰、湿、热、毒有关。舌色淡白而胖，属脾胃阳虚，见于失血和贫血等。舌色淡红而胖，舌边有齿印，属脾气虚有湿。舌色红绛而胖，属心脾有热和湿热毒盛等。若见裂纹、芒刺是津液亏耗或热盛伤津之症。芒刺越大越多，邪热结实越重。舌色绛红见裂纹，多属营血热盛。舌绛光亮干而显裂纹者，多属阴液大伤。舌质色淡体嫩而有裂纹，是气血两亏。若平素即有裂纹者，多不是病变。舌红绛、干枯萎缩，甚至色干黑如焦炭者，为肾阳固竭之危候。若舌体偏斜、颤动者，应注意心脑病症。总之，病之万变，舌也万变，其变可从舌之部位、舌质与苔、舌之形态，色泽等相互合参而验之。”《望诊遵经·望舌诊法提纲》曰：“舌者心之外候也，是以望舌而可测其脏腑，经络，寒热，虚实也。约而言之，大纲有五，一曰形容，二曰气色，三曰胎垢，四曰津液，五曰部位，五者分论，则其体明，合者合观，则其用达矣。”临床当苔、质、形、态、色、泽、部位综合动态性观之，可减少片面性，不易发生错误。

六、望腹知内外景

腹，有外景和内景之分。腹腔内称内景，腹外称外景。外景有疾或异常显而易见，内景有疾深里难见。但有诸内，常显诸外，可望而知之。乙肝病毒侵犯于肝，但可引起内在脏腑、器官发生异常。因此，对于腹腔内外，有关证候的认识了解，就更显重要了。故必须对脏腑、器官在腹腔位置等，记忆无误。再结合反映于体表的特殊性等，方可观其外，知其内。《灵枢经·经水第十二》早就指出：

“若夫八尺之士，皮肉在此，外可度量切循而得之，其阵死可解剖而视之。其脏之坚脆，腑之大小，谷之多少，脉之长短，血之清浊，气之多少……皆有大数。”《难经本义》曰：“十一难云，肝有两叶，四十一难云，肝左三叶，右四叶，凡七叶。言两叶者，举其大，言七叶者，尽其详，左三右四亦自相阴阳之义。”肝是人体最大的实质性脏器，肝脏占成人体重的2%，成人男性肝重为1 230～1 450 g，女性为1 100～1 300 g，左右径约25 cm，前后径约15 cm，上下径约6 cm。位于右季肋、腹上部，少部分可达左季肋部。正常成年人在右肋弓下，一般摸不到，在深吸气时，可触及肝下缘，当在1 cm以内。但在剑突下，可触到肝下缘，当在3 cm以内。触之质软，表面光滑，无痛。《望诊遵经》曰：“当观铜人内景诸图，脐在腹中，胃居其上，肠居脐下，其中行直行者，任脉也；足少阴，次于少阴者，足阳明，阳明之旁，足厥阴也；厥阴之旁，足太阴也。若少阳则行于侧，太阳则行于背。然其分属脏腑者，又与脉行异，如胸膈之上，心肺之位也，胁肋之间，肝胆之部也，脐上属胃，脐下属肠。大腹属太阳，脐腹属少阴，少腹属厥阴，冲任在于中央，肾部主乎季肋，以及左胁属肝，右肤属脾，皆诊家所宜究心者。由是而观，则上下、左右不同，前后中外亦异。按其经络，分其部位，而病症之殊，治疗之辨，亦有确可凭者。”现临床常把腹前壁划分九个区，以判断脏腑所在腹部之位置，及其相互间之关系，很有参考价值。详见表3-1-1腹腔内脏腑器官部位分布。

表3-1-1　腹腔内脏腑器官部位分布

右季肋部	腹上区	左季肋区
肝右叶大部，部分胆囊，结肠右区，右肾上极	肝右叶小部，左叶大部，部分胆囊，幽门，胃十二指肠、胰，肾上腺，左右肾，主动脉、下腔静脉	肝左叶小部，胃贲门，胃底、体，胰尾，结肠左曲，脾，部分左肾
右腰区	脐区	左腰区
升结肠，部分右肾，部分肠襻，右输尿管	胃大弯（充盈时），横结肠，大网膜，十二指肠，部分空回肠，部分右肾，主动脉，下腔静脉	降结肠，空肠，左输尿管，左肾
右腹股沟区	腹下区	左腹股沟区
盲肠，回肠末端，阑尾	空回肠，膀胱（充盈时），子宫底（女），部分乙状结肠	乙状结肠及小肠襻

上表可以明确腹腔内脏腑的情况，并能影响于腹外体表，特别是腹壁相应部位发生异常改变。如肝触痛、放射痛等。故可视其外，以知其内。如腹腔内肝、

胆、脾、胃、肾、大肠、小肠等所引起的急腹痛、出血，甚至穿孔等。由于发生的脏腑不同，显现于体表的异常也不一样。如肝炎、胆囊炎时，胆明穴有触痛，且可放射到右肩及下肢阳陵泉穴等，急性阑尾炎的转移性右少腹痛在下肢阑尾点有压痛等；急腹痛患者腹式呼吸减弱或消失；腹壁肌运动消失，多表示腹壁、膈肌及腹膜受刺激，或腹内有炎症存在，如腹膜炎、肝脓疡、胆囊炎等；凡腹部出现肠型或蠕动波，或腹部呈梯型膨胀，多为肠梗阻的表现；若腹部出现不对称隆起，或局限性隆起，多为肿大的肝或胆囊，尿潴留等；舟状腹常为胃十二指肠溃疡穿孔早期体征，也见于胃下垂；若全腹膨胀，多见于肠梗阻、腹膜炎、肠麻痹及出血等；腹壁静脉曲张，常见于肝硬化；形体消瘦而单腹胀大，考虑肝腹水。

第二节　五诊之二——闻而知之为之圣

一、闻诊的要点

闻诊，是凭医生敏感的听觉和嗅觉来辨别声音、气味的常与变的一种重要诊法。故有“闻而知之谓之圣”之雅称。如从乙肝患者声音的高亢与低微，气味的腥臭与恶腐等来区分病势轻重，辨别寒热虚实，明测预后吉凶等。《素问·脉要精微论》曰：“五脏者，中之守也。中盛藏满，气盛伤恐者，声如从室中言，是中气之湿也；言而微，终日乃复言者，此夺气也；衣被不敛，言语善恶不避亲疏者，此神明之乱也。”“弦绝者其声嘶败，病深者其声哕”（《素问·宝命全形论》）。临床对乙肝患者闻诊时一定注意声音的变化，音调的高亢与低微，持续时间等都必须注意认真思考、研究。语音高亢、烦燥不安，见于肝火内盛；若语音低弱，多久病体虚；若言无伦次，神志不清者，见于肝性脑病等。嗅气味如乙肝伴妇女带下腥臭，小便臊臭，多为湿热下注；尿毒症时可闻到尿臊味（氨味）；糖尿病酮症酸中毒时可闻到“烂苹果”（酮体气）味等。可见闻诊具有很重要的诊断价值。能运用好“闻诊”的医生，其医术是很高明的，就像“圣人”一样了。若再与脉诊等合参更全面，不易生误矣。

二、听声音

1. 听声音辨寒热虚实、测预后　声音，包括语（言）音、呼吸音、呃逆和内脏发出的音响等。这些声音的常与变，医生可直接或借助听诊器听得。如听语（言）音：常人的语音清楚、响亮、自然，而乙肝、肝硬化、肝癌患者的语音则不同。如急症、暴病、实证之声响有力；久病，迁延性虚证之人，语音多低沉无力；发热烦燥多言者，属热证；静而少言者，属寒证；谵语，狂言者，温热之邪逆传心包如肝性脑病等；呻吟呼号，常见于疼痛，如肝癌晚期胆道及输尿管结石急性发作的绞痛等；情志不舒，抑郁时的叹息声；脾胃不和，胃肠不畅通时的嗳气声；横膈痉挛产生的呃逆声；肝胃不和的呕吐声，肠鸣、矢气都可为诊治提供依据，而且为辨寒热虚实，判断预后吉凶作为依据。

2. 闻呼吸音的常与变 王老师认为："常人的呼吸是平和均匀、自然，每分钟 14~18 次，在呼吸方面的过与不及均为异常。乙肝合并肺部疾患，多见呼吸异常，气粗、喘急者，见于毒邪内盛传肺，严重时呼吸不利或困难，甚至发生窒息，见此应做好抢救准备，以免发生意外。乙肝合并上呼吸道感染，多见咳嗽痰多。气息低促，见于正气不足、久病体虚之人。鼾声时作，昏迷，见于肝性脑病（肝昏迷），提示病势危急。"《医宗金鉴》曰："四恶皮肤槁，痰多韵不圆，喘声鼻扇动，肺绝必归泉。"说明闻呼吸，不仅知病所，而且可断轻重，明吉凶。

3. 听咳嗽声能知发病的因由 常人多不咳嗽。咳嗽音，从呼吸道发出，呼吸道或其他原因影响呼吸器官之时，才发出咳嗽的声音。咳嗽，最常见于乙肝合并上呼吸道感染，或肺部炎症。剧烈干咳和胸痛多见于慢性活动性肝炎肺组织损伤。可能由于肝功能受损，导致 γ-氨酪酸和 5-羟色胺等肠源性扩血管物质反应性增强有关。为此说明，乙肝可引起肺的症状，病症表现在肺，其根源于肝。虽有"见肝之病，当先实脾"和"肺与大肠相表里"之说，也要知道，见肺部症状，不能忽视与肝有关。这完全符合"一石激起千层浪"的内在联系，不能只注意局部，忽视与整体之间的内在关系。咳嗽不仅与肝有关，也与其他脏腑有关，故有"气上腔，咳嗽声，肺最重，胃非轻"之说。

4. 闻呕吐音能知病因和机制 王老师说："常人多无呕吐。呕吐音乃由胃经食管、口腔发出，多见于消化系统疾病或其他疾病影响消化器官。因六腑以下行为顺，上逆为病。呕吐除脾胃升降失调而上逆呕吐外，乙肝或其他脏腑有疾也可致脾胃升降失调而上逆呕吐。"由于呕吐发出时期，内容物等不同，其性质也有差别。如先腹痛而后呕吐者，多属外科急腹症；先呕吐而后腹痛或呕吐不腹痛者，则多为内科疾病。乙肝见恶心、呕吐，乃因肝胃不和，运化失司，甚者闻见油腻气味，则发生呕吐、恶心。急腹症早期见恶心、呕吐者，多为反射性，乃气机不畅上逆为病，晚期多为中毒性，为正虚毒盛。肝病患者若呕吐大量鲜血，考虑食管静脉曲张破裂。若呕吐物为咖啡色，多为溃疡出血。呕吐常伴恶心，是脾胃升降失和，胃气上逆所致，也可因肝伤及脾胃，同时也有寒热虚实等不同，若与望诊结合，其准确性更高。乙肝患者恶心呕吐，舌质红、苔黄腻者，为湿热所致，还应辨其偏热、偏湿之不同；舌质不红、苔白腻，为湿重于热。恶心呕吐，口中黏腻，苔白腻者，为湿浊中阻，胃气上逆所致。恶心呕吐，苔黄腻，为湿热蕴阻，胃气上逆。饮食停滞，胃气失和，恶心呕吐，嗳气酸腐者，苔多浊腻。临症应相互合参，更为有益。《医林绳墨》曰："按吐之为症，非特寒火为然，也有风者有之，气血攻而作呕者，也有之，大抵脾属土而居中央，腑脏感受之邪，莫不有之。”说明呕吐之因，有因于脏，因于腑，有源于肝，有源于脾胃之不同，有因于气、血、寒、热、虚、实、风、湿诸因素，也可一两种或以上合发为病，均应详辨。

5. 闻呃逆、嗳气应测其源　常人多无呃逆和嗳气。呃逆乃因气机升降失调，上逆为病。呃逆多由于膈肌痉挛所致，也见于他病而影响膈肌而发生。如乙肝患者脾胃失和，肝胃失司，或感受寒冷，或情志不畅均可发生呃逆。呃逆有偶尔发作，有频频发作，有呃逆不得卧。轻者易治，重者难痊；病久突然发生呃逆，为病势转重变危之兆，也有见于肝癌、胃癌、食管癌突然发生呃逆者，预后不良。嗳气是因胃气上逆，脾胃不和引起。因六腑以通降下行为顺，上逆为病。嗳气是胃气不和，功能失常，不能正常将食物腐熟顺利输送下行，反使水谷产气上逆而成嗳气者。嗳气发作有偶尔发作，有频频发作，一般来说偶发多实，频发多虚；嗳气时声强者多实，音弱者多虚；嗳气可见于乙肝早期，也见于慢性肝炎、肝硬化和肝癌。早期多实，晚期多虚，也有早期是因内虚所致者；嗳气可因停食，也有因胃气弱，虽食少，也嗳气频作；嗳气而兼腐味者，多为食谷不化，嗳气无异味者多虚；嗳气虽生成于胃，但与其他脏腑密切相关，可因寒热虚实而作，又与情绪密切相关。因此闻其声要测其源全面合参，认真分析，方可做出正确诊治，避免生误。

6. 听腹腔音的方法及其临床意义　王老师说：“腹腔音，是指腹内脏腑发出的声音。腹腔音有生理性和病理性两种，故应加以区别分析，不可混淆。”如常人饥饿时肠鸣，属生理性，有时不用听诊器即可听到，大多需借助听诊器才能听清楚。通常听腹腔音，是针对腹腔内空腔脏器发出的生理性或病理性及与邻近器官组织摩擦等发出的音而言。肝脏疾病或（和）腹腔内病变时，听腹腔音有利于判断病变部位、性质、程度以及预后吉凶等。如肠鸣音，是肠蠕动和肠内容物流动所产生的声音。通常借用听诊器，以右下方近脐部为准，但右上、左下、左上近脐部也应分别听之。常人每分钟可听到 2~4 次，音响清晰，中度高调。如果每分钟 5~6 次，且音响较强，音调较高，为肠鸣音活跃，见于肠炎、肠痉挛和消化不良等；如果每分钟超过 6~7 次，音响强，音调高，或隔腹壁可闻，为肠鸣音亢进，见于腹膜炎早期，腹内感染，低钾血症等；如果持续听 5 分钟，无肠鸣音，为肠鸣音消失，也称“安静腹”，见于腹膜炎，麻痹性肠梗阻，绞窄性肠梗阻晚期，此时，腹内大量积气积液，出现毒血症及低钾血症等。若闻及气过水声或金属音，见于机械性肠梗阻。震水声（在叩击腹部时的同时听诊）为气与液相互作用所产生，见于腹水，幽门梗阻，先天性肥厚性幽门狭窄，急性胃扩张，或低位性肠梗阻晚期等。摩擦音为肝、脾或胆囊周围发炎，可在其表面闻及或手触之有摩擦感；腹内动脉瘤可闻及血管杂音等。

三、嗅气味辨部位、知寒热、定病疾

嗅气味，是利用嗅觉器官，嗅排出物及气味等，如痰、涕、体臭、呼吸道和消化道散发的诸种异味，以辨别疾病性质，病邪轻重，预后等。嗅气味，对肝病及与肝相关病症都有很重要意义。如有甜而发霉的“肝臭”，见于重症肝病；感冒时鼻流清涕；鼻炎及鼻咽癌时，鼻流腥臭涕液；口腔气味腐臭见于口腔糜烂发炎、牙疳、牙周炎。此外，肝病实证，热证多有酸腐臭秽气味。虚证寒证多清稀腥臊气味。口干嗳气吞酸，多为肝郁胃热。二便恶臭，多为肝胆湿热。口内有血腥气味，多见于肝病所致消化道出血，或血小板减少所致齿龈出血等。呼出有苹果气味时，称“酮味”，多见于消渴。

第三节　五诊之三——问而知之为之工

一、问诊的目的、方法和要求

问诊，是医生通过询问患者、家属或有关人员，有目的地了解病情的一种方法。问诊可以解决望诊和闻诊不能解决的问题，还可以从望诊和闻诊时反映出的线索中，再通过问诊达到比较清楚和深入的了解，同时又为切诊、验诊做准备，所以说问诊是五诊中重要诊法之一。医生在询问患者时的神、色、行为等也直接影响着患者。因此，医生在问诊时，除认真、耐心、细致、全面地询问与疾病有关的内容外，还必须使患者感到亲切、温暖和信任，这样会不同程度地增强患者的信心，医生切忌态度冷淡，语言生硬等。故有“问而知之谓之工”之说。

为使问诊取得的资料有利于长期存放，在询问时要求认真、详实做好记录，填好病历，如患者的姓名、性别、年龄、职业、地址、婚否、籍贯、就诊或住院时间等。切勿漏写，更不能含糊不清，如地址要确切，不能只写某省、某市、某县。年龄切不可以“成人”概之等。询问病情时首先了解患者当前最主要痛苦及持续时间。用简明的语言写成主诉：然后围绕主诉让患者详细介绍发病原因（包括诱因），持续时间和发病症状，诊治情况，以及病情发展、变化等（称现病史）；既往所患病与现病有关病史（既往史），以及家族成员中是否患有与现病相关病史（称家族史），青年女性还要询问月经史，已婚妇女还需了解结婚年龄，生育情况等（称月经及生育史）。可见问诊的范围是比较广泛的，但要结合具体情况，有针对性地问诊，切忌漫无边际地询问和诉说与本病无关的问题，避免不看对象，一个模式机械地询问。为尽可能使问诊恰到好处，不走“弯路”，这就需要医患之间密切配合，较高质量地让医生写好首次病历。

二、问“主诉”文简意赅

主诉，是患者就诊时诉说的主要病痛，即当前最突出的症状、部位和发病时间。要求文字简短，突出“主题”，切忌将无关的症状和带有诊断性的病名写入，还应注意避免烦琐和遗漏时间等。

三、问“现病史”详尽明确

现病史，即从当前所患病（如乙肝）症发生至就诊这一段时间内发病和诊治的经过，即得病的历史。这是问诊最重要的部分。因此，要求详尽，防止前后顺序颠倒和遗漏，勿将与现病无关的内容记入。现病史应记录发病的原因（诱因）和出现的病症，就医情况，有关检查报告，采取的治疗方药，用药后的反应、效果、病症情况，同时还应询问并记录患者饮食、睡眠、大小便、有无黄疸及出现时间等。

四、问“旧病史”要与现病相关

旧病史，又称既往史。是对患者既往身体状况及曾经发生过的病症情况的了解。特别是与现病症有关的旧病史，对所患病症有重要参考价值。如乙肝病毒传播途径极其复杂，但主要是通过血源性传播，因此在询问既往情况时要重点了解有无输血和血液制品，使用注射器、针灸、理发工具等的消毒情况。有报道输入HBsAg阳性血者，约50%以上发病；既往曾有在肝炎高发区生活史的人群，混合感染并不少见，平素有酗酒史者，易造成肝脏损害等。罹患乙肝后，忌酒也是相当重要的。故不可忽视对既往史、输血史等有关内容的问诊。

五、问“家族史”要与遗传病、传染病相关

询问家族史的目的，是了解与患者有关的遗传性疾病及传染病等，如肝炎（甲、乙、丙、丁等病毒性肝炎），肺结核等可通过家族、幼儿园、学校相互传染。婴儿感染乙肝病毒，主要来自母亲，尤其是HBsAg和HBeAg双阳者，可经宫内、产道或生产后密切接触感染。这些在询问时都是非常重要的。

六、问诊遵循“十问歌”

为使问诊目的明确，范围适当，针对性强，减少盲目性，可遵循“十问歌”作为参考。十问歌曰：“一问寒热，二问汗，三问头身，四问便，五问饮食，六胸腹，七聋八渴具当辨，九问旧病，十问因，再兼服药参机便，妇女尤必问经期，迟速闭崩皆可见，再添片语告儿科，天花（现已灭绝，可改为肝炎）麻疹全占验。”总之，问诊要围绕与乙肝（主病）相关的内容进行询问，切忌“漫无边际”与主病无关的问话。

1. 问“寒热”须别真假 寒热，是指恶寒、发热症状而言。由于寒、热的病因不同，性质不同，所患病症不同，表现形式不同，其临床意义亦不同，必须认真区别。特别是乙肝合并其他病症时，使临床症状或（和）恶寒、发热症状更加复杂多样。如乙肝病毒侵犯机体，经血液进入肝脏发病。早期，可见恶寒、发热等症状，此后，随着正邪交争，也可发生寒热往来症状，或但热不寒，或热多寒少，或寒少热多等症；如由细菌，或乙肝合并细菌感染，可引起肝胆炎症，也会引起寒热等不同症状；流感病毒，经呼吸道引起的流感病，同样会发生恶寒发热等症；外感六淫（风、寒、暑、湿、燥、火），或情志内伤等，均可引起寒热等症状。为此在问寒热时，当注意病邪的性质，侵犯的部位是在表、在里、在脏、在腑、以及邪正虚实，同时了解寒热时间、轻重等，并结合检验指标等做出判断。一般情况下，乙肝早期，正盛于邪时，可无寒热，有寒热者病重；慢性时有持续低热，可为肝肾阴虚；但热不寒者，头身疼痛等，若病位浅表，尚未入里，症见寒多热少者，属风寒表症，热多寒少者，属风热表症；若寒热持续不退，为病进；病邪进一步发展，可见但热不寒者，为热毒入里；若见寒热往来者，邪在半表半里；若热退身凉为顺，恶寒发热不退，为毒邪未去，正不胜邪，或又有新发。如乙肝复见寒热者，为病毒活动，或见于重感，混合感染等；见潮热者，多为阴虚；高热不退，神昏者，热毒内盛，见于温病，以及肝性脑病等；形体畏寒，喜暖恶冷，多为阳虚。此外，还应区别真热假热，或真寒假热等。若真假寒热不明，则有动手便错之虑。

2. 问汗液知病位、邪进退和预后吉凶 问汗液，可知病所部位，病邪进退，以及预后等。如有汗、无汗、汗出多少、出汗时间及出汗部位等。一般新病有汗，而发热恶寒者，为表虚；反之新病无汗，而发热恶寒者，为表实；乙肝汗出脉静身凉，为病退；若汗出脉数，热反高，为病进；新病见大热汗出，为热入里；天气不热，动则汗出为自汗，见于阳虚之人；夜间盗汗，为阴虚；若见潮热盗汗或自汗，多是气血不足征象；病至后期，动则汗出，为气血虚；病重大汗淋漓，气息急促，应防虚脱；汗出如油，凶多吉少，预后不良等。在问汗液的同时，还需注意“汗为心之液”“血汗同源”之理。《灵枢·营卫生会篇》曰：“夺血者无汗，夺汗者无血。”可见问汗液意义之重大。张仲景所说的至理名言“亡血家，不可发汗，汗出则痓”对指导临床显得格外重要。

3. 问饮食要详尽 问饮食，包括食味、食量、食后反应、渴否、喜饮情况等。一般情况下，乙肝患者饮食不减者，说明胃气未伤，病轻，预后好；饮食减少者，病进；不能食者，病重。乙肝患者，多食欲不振。若有口苦纳差，常见于肝郁胃热；如食后痛反加重者，为内有积滞或气滞血瘀；食后腹胀者，为脾胃虚弱；若纳呆嗳腐，食谷不化，多为脾胃湿热郁滞；若厌油腻，多见于肝胆诸疾；若久病体弱，但欲进食，且食量日增者，为胃气渐复，病势好转，反之食欲减退为胃气已虚，病势严重，甚则无胃气，多预后不良。即所谓“有胃气则生，无胃气则死”。若吐后思食，为津液耗失，或停饮已消；若吐后思热饮，为胃内有寒；若食入即吐，为热证；若朝食暮吐，多为虚寒或闭结不通；若口渴饮引，或喜冷饮者，见于里热实证；若口渴不多饮，或喜热饮者，见于虚证、湿证、寒证，应注意鉴别；若口渴饮引，能消水者，见于消渴病；如渴而能饮，见于津液耗失；如口干不渴，不欲饮水，见于内寒；如久病不思饮，见于胃气绝，预后多凶；若口苦多热，见于肝胆热证；如口臭多热，见于胃热；如口黏腻者，见于湿浊内蕴。《万病医药顾问》曰：“盖味苦为热，味咸为寒，淡腻为湿，甘为脾热，伤食为酸。思食否，盖伤食不思食，杂证思食，思食为有胃气则生，绝食无胃气则死也。”说明问饮食可知脏腑功能强弱与盛衰，寒热虚实之程度，以及判定动态之变化，不可不知也。

4. 问“恶心呕吐”意在探求病因　呕恶者，乃呕吐、恶心也。因二者常常并见，故称呕恶。呕吐、恶心，虽从胃生，其因复杂。一般来说，恶心者轻，呕吐者重，有先觉恶心，而后呕吐者，也有不觉恶心，而呕吐者。呕与吐，又当有别，有声无物曰呕，无声有物曰吐，两者常同时发生，故统称呕吐。恶心、呕、吐，三者虽有差别，均为内在脏腑功能失调所致。因六腑下行为顺，上逆为病。呕吐恶心，又是乙肝常见症状之一。肝胆有疾，轻则厌油腻，重则恶心或（和）呕吐。一般情况下，干呕者，多为肝气犯胃。呕吐泛酸者，多为肝胃不和。呕恶酸腐者，多为肝郁食谷不化。食入则吐者，多为胃热也。朝食暮吐者，多为虚寒也，闭塞也。呕吐清水者，多为里寒或内有留饮。呕吐食不减者病轻，易治。呕吐不欲食者，病重，难痊。表证呕吐，当见寒热。如不见寒热表证之呕吐，多为胃腑自病或其他脏腑影响所致。如呕吐兼泄者，为胃与肠道同病，单呕不泄者，为病在胃。高热神昏伴呕吐者，见于肝性脑病，属病危。恶心呕吐，有因饮食不节（洁），暴饮暴食，食霉烂、变质食品所致，有因七情伤内引起，有因脏腑失和发病。临床还需注意，吐有上、中、下三焦之不同。《素问・病机气宜保命集・吐论》曰：“是故上焦吐者，皆从于气……中焦吐者，皆从于积……下焦吐者，皆从于寒。”恶心呕吐，除与胃和其他脏腑有关，又有寒热虚实和三焦之别。不详细询问，认真分析，易于混淆，应知其难。

5. 问“脘腹”明脏腑、经络和特异性　脘腹，在胸的下面，是上、下腹部的统称，又指腹腔而言。脘腹，包括人体五脏、六腑等重要脏腑和组织器官，是人体最为重要的腹地。对腹地内外部位的认识和了解，有利于问诊之后，从体表知内，为何脏腑、组织、器官有疾。对明确诊断，辨证论治，都具有十分重要的意义。乙肝病毒经血源进犯入肝后，犹如“一石激起千层浪”，对内在脏腑，外在机体都会产生不同程度的影响，特别是对腹地内的脏腑、组织、器官的影响更为突出。因此，必须认真对脘腹部有关情况进行问诊。如病症在右胁肋者，多为肝胆，在左胁肋者，多为脾胰。因足少阳胆经“络肝”“循胁里”“过季肋”，足厥阴肝经，“循股阴，过阴器，抵少腹，挟胃，属肝，络胆，上贯膈，布胁肋”等。故左右胁肋也与肝胆有关；病证在下腹部，多为肝、肾、小肠、大肠、膀胱和女子胞（子宫）病证等。以上从病变部位和经络循行可了解、判断相关疾病。再如脘腹暴急痛、拒按，多实；久病隐痛、喜按，多虚；喜热者，多寒证；喜寒者，多热证；病证在上腹部，多为脾胃病证，正如《望诊遵经》曰：“腹大支满，或上肢两胁者，属胃。胁下胀痛，善太息，口苦者，属胆。腹气满，少腹尤坚者，属三焦。少腹偏肿而痛者，属膀胱。少腹胀，引腰而痛者，属小肠。肠鸣而痛，飧泄不化者，属大肠。胀经溲不利者，为脾。喘而两胠满者，为肺。腹满引腰背者，为肾。胁下满而痛，引下腹者，为肝。小腹满大，上走胃至心者，足厥阴。腹满大便不利，上走胸嗌者，足太阳。厥而腹满，响响然者，足太阴。是皆部位上下之分，脏腑经络之辨也。”从以上可以看出，问脘腹探腹地之不易，必须依脉象，结合经脉循行部位和证候，才有利于辨别所属病之脏腑、部位、经络循行。

临床若结合腹腔脏器病理性反应与有关神经分布特点，去认识患者诉说的有关脘腹病痛，可为诊治提供重要依据。这就需医生在问诊时对病证发生的部位、规律、性质、程度及放射部位等认真询问，耐心听取患者的介绍，并从中搜索、发现可作为诊治的依据，详见表 3-1-2 腹内脏腑神经分布及疼痛部位。

腹痛最初开始的部位，一般即为病变脏腑的部位，但也有例外者，如肝胆疾病，一开始多在上腹肝胆区疼痛，继而除右上腹疼痛外，同时向右肩背放射，这是因膈神经受刺激的缘故。又如急性阑尾炎的转移性右少腹痛（开始疼痛在上腹或脐周，继而转移到右少腹），也有一开始疼痛即在右少腹者。再如溃疡病穿孔，开始痛在上腹，随后转移到下腹，继而扩散全腹部剧痛；小肠病变（在坏死物刺激腹膜之前），不论哪一肠段，其腹痛都在脐部和中腹部。若为全腹剧痛，多见于急性弥漫性腹膜炎。但应注意，胸膜炎、肺炎、脊柱疾病，也可引起同侧腹部反射性疼痛，以及心绞痛时出现的上腹部痛，均应注意鉴别。此外对腹痛的性质、程度的询问也十分重要。如腹痛为阵发剧烈绞痛，见于空腔脏器或管腔发生梗阻。如胆结石症、胆道蛔虫病、肠梗阻、泌尿道结石等。若为持续性疼痛逐渐加重，见于化脓性疾病，如急性阑尾炎、急性胆囊炎等；刀割样剧痛难忍，见于强烈化学物质刺激，如胰腺炎、胃十二指肠溃疡穿孔等。若为持续性疼痛伴阵发性加剧，表示炎症和梗阻性疾病同时存在，炎症越重，梗阻引起的绞痛就更加剧烈。如急性胆囊炎、胆石症等。乙肝、慢性乙肝、肝硬化、肝癌都会在病变的不同时期出现右胁肋部或上腹部痛，或放射右肩背痛，肝癌疼痛也多在右季肋、上腹，有时有左季肋、下腹和背部疼痛，多为持续性钝痛。晚期肝癌的疼痛，多持续而剧烈，难以忍受，止痛药物也只缓解一时，甚至无效。如肝硬化患者，出现原因不明的上腹部疼痛时，当怀疑有发生肝癌之可疑。对于小儿乙肝患者，由于肝组织发炎、肿胀程度不同，其表现有胀痛，刺痛，钝痛等，5 岁以下孩子常不能说清疼痛的性质，程度和部位，多以腹痛（肚子痛）为主诉，医生应当认真辨认，有时还会误认为阑尾炎或其他急腹痛，这是因为儿童腹腔内神经系统尚未发育成熟；其次是罹患肝炎后，影响胃肠功能，肠蠕动增强或肠管收缩痉挛有关，应注意区别。此外，也不可忽视对腹痛开始的缓急情况的问诊。因为炎症性腹痛，多逐渐发生，由轻而重；而胃肠道穿孔，空腔脏器的梗阻，或内脏破裂出血的腹痛往往突然发生，而病情急骤。若问脘腹又能与其他四诊互相参考更为合宜。见表 3-1-2 腹内脏腑神经分布及疼痛部位。

表 3-1-2　腹内脏腑神经分布及疼痛部位

脏腑	神经分布	脊髓段	疼痛部位
膈	肋间神经 6~12	胸椎 6~12	两侧下胸部
	膈神经	颈椎 3~5	两侧腹部、颈部、肩部
胃和十二指肠	内脏大神经（两侧）	胸椎 7~9	上腹中部
小肠、阑尾	内脏大神经（两侧）	胸椎 9~11	脐周围
升、横、降结肠	内脏小神经两侧	胸椎 11~12	下腹中部
乙状结肠、直肠	内脏小神经、骶神经	胸椎 11~12、骶椎 2~4	下腹中部、骶椎
肝、胆道、脾	内脏大神经一侧	胸椎 7~9	上腹中部、同侧上腹部、肩胛下部
胰	内脏大神经两侧	胸椎 6~10	上腹中部、后腰部
肾、输尿管	内脏最下神经一侧	胸椎 11~12、腰 1	同侧上腹、腹股沟、阴囊
膀胱	骶神经	骶椎 2~4	下腹中部、阴茎、会阴部
卵巢	内脏小神经	胸椎 10~12	下腹中部
输尿管		胸椎 1	同侧下腹部
子宫		骶椎 2~4	骶部、会阴部

6. 问腹胀求其根源　腹胀，为乙肝、肝硬化和肝癌等常见症状之一。腹胀之因，有寒、热、湿、痰、郁之不同，有因肝、脾、胃、肠、肾脏腑之差别，有虚、实、新、久之异，必须明辨。一般新病腹胀，易治，久病腹胀，难愈。有进食则胀，有进食久腹胀，有不进食腹胀，有脘腹胀，有少腹胀，有两胁肋胀，有腹胀矢气则轻，有腹胀矢气不减。单因胃、肠腹胀者易治；肝胃不和，肝郁气滞，肝肾阴虚，多脏腑致腹胀，难医。腹胀喜按，喜暖者，多为虚寒；拒按，遇

寒则减者，多实证热证。腹胀吐后缓解者，为伤食，吐后腹胀加重者，胃气虚。腹胀吐清水者，为寒，腹胀吐物酸腐者，食滞。腹胀时轻时重，随情绪消长者，多为气滞。腹胀多见于午后，空腹，夜晚者，属虚胀。腹胀伴口臭纳差，多为湿热。单腹胀大，食减日瘦者，见于重症慢性肝炎、肝硬化。全身消瘦，单腹胀大，青筋暴露，有气臌、血臌、水臌之不同，见于肝硬化、肝癌等，应注意鉴别。

7. 问“二便”不可忽视 问二便，即问大小便的性状、颜色、气味、次数、时间等。如见大便秘结，小便短赤，发热口渴，为肝胆火毒湿热内盛，或胃肠实热。老年体弱，久病身虚，或产妇气血未复，大便秘结，尿少色淡，为津亏血少，属虚证；乙肝早期，肝脾失和，胃肠功能紊乱，大便稀溏，若有黄疸，则小便深黄；急性乙肝发生腹泻与空肠内双糖酶和碱性磷酸酶活性减少，不能耐受摄入的双糖有关；慢性肝炎，可致腹泻、黏液血便等，与肝炎导致免疫功能紊乱，致自身免疫反应性损伤有关。若见便血，当区别先后，先便后出血，为远血，血色不鲜（紫暗或乌黑），少气懒言，面色不华，多为脾不统血，见于肝硬化食管静脉出血，上消化道或肠道溃疡出血等；先出血，后出大便者，为近血，血色鲜红，见于内痔、肛裂等；大便脓血，里急后重，腹痛，为湿热下注。肛内坠胀，排便困难，但便质不硬，见于气虚下陷，中气不足；大便闭结不通，腹痛发作后停止排便排气，可考虑肠梗阻。小便黄赤，为实热；小便清长，为虚寒；小便黄赤、混浊，尿时疼痛不畅，为下焦湿热，见于泌尿系感染。小便淋漓，尿道刺痛，见于湿热淋疾，若伴腰腹疼痛，有血尿者，多为石淋（泌尿道结石）；排尿有时突然中断，见于膀胱结石；小便不顺，或点滴而出，见于前列腺肥大（老人多见），或肛门部急性炎症等。

8. 妇女看病必问“经带胎产” 经、带、胎、产者，为女子所独有。在生长发育过程中，应保持其正常，但每当有病疾之时常常对其产生影响。故在诊治过程中，必须注意经带胎产的常与变。采用诊疗措施，用药诸方面与男子有时也有区别。早在十问歌中就要求医生在问诊时“妇女尤必问经期，迟速闭崩皆可见”。因此，对女性生理状况的了解显得很重要。这在《素问·上古天真论篇》就有记载“女子七岁，肾气盛，齿更发长；二七，而天癸至，任脉通，太冲脉盛，月事以时下，故有子；三七肾气平，故真牙生而长极；四七，筋骨坚，发长极，身体盛壮；五七，阳明脉衰，面始焦，发始堕；六七，三阳脉衰于上，面始焦，发始白；七七，任脉虚，太冲脉衰少，天癸竭，地道不通，故形坏而无子也。”由于七情内伤和六淫入侵，罹患乙肝诸疾后，均可使人致病，使妇女经带胎产发生异常，选用药物时，与男子也当有别。古今对此都十分重视并专为孕妇总结有妊娠禁服歌曰“螈斑水蛭与虻虫，乌头附子配天雄，野葛水银并巴豆，牛膝薏苡与蜈蚣，三棱芫花代赭麝，大戟蝉蜕黄雌雄，牙硝芒硝牡丹桂，槐花牵牛皂角同，半夏南星与通草，瞿麦干姜桃仁通，硇砂干漆蟹爪甲，地胆茅根都失中。”因此，对女性患者，一定不能忽视对经、带、胎、产的问诊。

9. 问“月经”防误诊误治　月经，是女子性成熟，胞宫周期一月一行出血的生理特征，故也称经信。第一次月经来潮（初潮）大多在“二七，天癸至”，即14岁左右；当年至“七七……天癸竭”，即49岁左右月经渐闭（绝经）；月经周期一般为28天，如21～35天，行经基本固定，时间3～7天，经量50～100 mL，色暗红无血块，无特殊气味，稀稠适度，伴轻度腰酸，小腹坠胀感，且不影响生活，工作者，均属正常。若七情内伤，寒温不适，饮食不节，或房劳、劳逸过度等，必然会影响脏腑，气血不畅，冲任失调，而发生诸疾。如乙肝、肝硬化、肝癌等患者，必然影响冲任和气血，对月经产生不同影响。因此，必须详加询问，这不仅有利于辨证、诊断，而且对指导用药都是十分重要的，否则会造成误诊、误治，甚至产生严重后果。如正当经期，或受孕经闭，不加询问，妄用行气、活血、化瘀、攻下之品，不仅达不到治病目的，反会发生意外或副作用等。若能详加询问，不仅避免意外，还可兼顾治疗，使病早愈。在询问经信时，重点了解经期、经量、经色、经质及其伴发的主要症状和体征，有无滥用激素。如患乙肝，还需了解两者相互影响情况。这有利于准确判定涉及脏腑，辨别寒热虚实，气血盛衰等，如月经提前，量多，色紫，质黏稠，伴腹痛者，属血热证；月经提前，量多，色淡，伴乏力者，为气不摄血；经来量多，色淡质薄者，为气虚；月经错后，色淡量少者，为血虚；经前腹痛，经行涩少，有血块者，为气滞血瘀；经来日久，淋漓不断者，为脾不统血；月经不止，色泽不鲜，气味恶臭者，为子宫癌症；平素月经正常，忽然停经，伴恶心呕吐者，当注意怀孕等。临证可以根据月经情况与乙肝病证合参，才能处治得当，避免错误。《妇科经验良方》曰：“考经之不调，不外数种：曰肝郁气滞也，曰瘀血停阻也，曰脾弱不运也，曰神经衰弱也，曰肾水不足也。此数者之中，靡不与肝病息息相关。何则？以肝为腺体之主脑，又为藏血之脏，遍体血液，赖以调节……总之，妇女经病，虽不尽属于肝病，但肝病之妇女，莫不患经病，可以断言矣。”当面对乙肝或其他患病之人，如不详细询问月经情况，是一大错矣！

10. 问“带下”明带色之重要　带下，经前、后有之，平素也可见。凡带下白色者，多脾虚或寒湿；黄带，多湿热下注，或热毒内盛，治法有别。带下病多与阴道炎、膀胱炎、尿道炎、宫颈炎、附件炎等有关，也与脏腑失和，外感六淫等有关，因此，对乙肝患者必须详加询问与带下的关系等。同时也要注意其他因素的影响。如滴虫性阴道炎，主要表现为白带增多，稀薄呈泡沫状，有秽臭味，伴外阴瘙痒，灼热疼痛等；细菌性阴道炎是生育期妇女常见病，带下稀薄均匀，无色无味；慢性宫颈炎，治愈后易复发，表现为白带增多，接触性出血，腰骶疼痛和不孕等；霉菌性阴道炎为白色念珠菌感染，白带呈凝状，微臭或有发酵过的生面团味；此外，阴道、子宫内肿瘤也可出现白带、红带、黄带等不同颜色，且气味恶臭等。总之，问带下的有无、多少、颜色等，并配合有关检查、检验，可以做出正确诊断，还要注意乙肝及其他疾病的相互影响等。

11. 问“胎产”至关重要 问胎产，首当问婚否。已婚停经，当辨有孕与闭经。女子年过18岁未初潮，如已行经又断经3个月以上者称“闭经”。但妊娠哺乳期和49岁左右月经停止（绝经期），属正常生理现象。经产妇，当问生产胎次，有无流产、早产、难产及出血量，恶露情况等。对妊娠早期，发生恶心、呕吐等消化道症状，可疑患乙肝时，血清学检验有利于鉴别；妊娠后期（7~9个月）乙肝症状严重时，容易并发中毒症、休克、昏迷、肝衰和产时或产后大出血、流产、早产等，要警惕转为重型肝炎；妊娠期出现严重皮肤瘙痒（尤其夜间为甚），伴黄疸者，应考虑妊娠特发性黄疸（也称妊娠合并肝内胆汁淤积症），一般在终止妊娠或分娩两周内消失，再妊娠又复发作。有的患者有家族史，注意询问，有利于和乙肝鉴别。产后如果发生下肢肿胀、小腿肚疼痛，应警惕下肢深静脉栓塞的发生。临床治疗乙肝，对怀孕妇女不宜用破血药，产后失血过多，不宜用行气药等，应注意区别。有的中草药对孕妇胎儿有不同程度的损害，特别是慎用或禁用的药品。如慎用药：包括通经祛瘀，行气破滞和辛热、滑利等品（如桃仁、红花、枳实、附子、干姜、肉桂、半夏、冬葵子等）。禁用药：大多毒性较强，药性猛烈（如巴豆、牵牛、大戟、斑蝥、商陆、三棱、莪术、水蛭、虻虫等），绝对不可使用。至于配伍用药，古有十八反，十九畏，供临证参考：

十八反：甘草反甘遂、大戟、芫花、海藻；乌头反贝母、瓜蒌、半夏、白蔹、白及；藜芦反人参、沙参、丹参、苦参、玄参、细辛、芍药。歌曰：“本草言明十八反，半蒌贝蔹及攻乌，藻戟遂芫俱战草，诸参辛芍叛藜芦。”

十九畏：硫黄畏朴硝；水银畏砒霜；狼毒畏密陀僧；巴豆畏牵牛；丁香畏郁金；牙硝畏三棱；川乌、草乌畏犀角；人参畏五灵脂；官桂畏石脂。歌曰：“硫黄原是火中精，朴硝一见便相争；水银莫与砒霜见；狼毒最怕密陀僧；巴豆性烈最为上，偏与牵牛不顺情；丁香莫与郁金见；牙硝难合荆三棱；川乌草乌不顺犀；人参最怕五灵脂；官桂善能调冷气，若逢石脂便相欺。”

第四节 五诊之四——切而知之为之巧

一、切诊内容和要求

切诊，是医生用手和手指直接对患者机体特定部位（如两上肢的桡动脉处等），病变所在部位和病证直接相关部位（如肝、脾等）等进行切（脉）、触

（触诊）的一种诊法。如切诊患者的脉象（称脉诊），了解病变范围、大小有无触痛，以及肿块（如癥瘕积聚）性质和反映于体表的反应物、反应点等，都要求医生具有熟练的操作技巧，在患者的密切合作下，通过切诊来完成，故有“切而知之为之巧”之说。切诊，包括切脉、触诊和触经穴等部分。

1. 切脉与独取“寸口”脉的意义 切脉，是医生用手指诊触人体有动脉搏动，能反映疾病的特定部位，如人迎脉（颈动脉），寸口脉（桡动脉），趺阳脉（足背动脉）等。切脉，在五诊中占有特殊重要的地位。故《素问·脉要精微论》曰：“微妙在脉，不可不测。”指出了诊脉的重要性，故言“不可不测”，同时指出了诊脉有一定的难度，难度体现诊脉之“微妙”。为何独取寸口脉，是因寸口脉，操作方便，适用范围广。

2. 寸口脉的部位与内在脏腑 寸口脉，即桡动脉处。全长一寸九分（人体同身寸），内有桡动脉，为人体气血出入往来之口，故称寸口脉。寸口脉的脉位分寸、关、尺三部，左右相同共6个部位。由于各脉位所代表的脏腑不同，临床意义不同，必须将每部脉位所代表的脏腑，了解清楚才不致发生错误。如何正确确定寸、关、尺三部脉的位置呢？一般以医生的中指端，先在患者桡骨头所在部位，桡动脉跳动处确定“关”脉的位置，关脉前是“寸”脉，关脉后是“尺”脉。左右手的脉位相同。寸、关、尺各部位置所主脏腑分别是：左寸主心，左关主肝胆，左尺主肾、膀胱；右寸主肺，右关主脾胃，右尺主命门、肾。若以三焦所主，则寸主上焦心肺，关主中焦脾胃，尺主下焦肝肾等。

二、正常脉象

正常脉象，即正常人的脉象。正常人由于脏腑、气血及人体阴阳相对平衡，脉象表现出和缓有力，节律均匀。成人一息（一呼一吸）脉动（跳动）4~5次，每分钟72次左右。但脉象和脉率常受年龄影响。健康人每分钟正常脉率：1岁120~140次；2岁110~120次；3岁100~110次；5岁96~100次；10岁80~96次；成年人72次左右；老年人66~80次。性别：成年女性较男性脉弱而稍快。体形：身高脉位长，矮小脉位短，瘦人脉稍浮，胖人多沉。精神状态：紧张时脉快。季节：如夏季脉微大，冬季脉稍沉细等。此外，由于桡动脉畸形等发生部位的变异，诊脉时均不能忽视。

三、常见病脉

病脉，即人体发生疾病之后，引起机体脏腑功能紊乱，气血运行障碍，阴阳失去平衡等，所行成的脉象称病脉。由于病因不同，机体强弱盛衰等不同，不仅临床症状不同，脉象的种类也不一样。但在临床上最常见的病脉，共有二十八种：浮、沉、迟、数、滑、虚、实、长、短、涩、芤、弦、牢、濡、弱、细、伏、动、促、结、洪、微、紧、缓、代、疾、革、散等。为便于记忆，将二十八脉，编成5字歌诀，名为二十八脉歌诀：病脉二十八，浮沉迟数滑，虚实长短涩，芤弦牢濡弱，细伏动促结，洪微紧缓代，疾革散脉全，举手按详查。

四、常见病脉与主病

1. 浮脉脉象 轻取可得，如水漂木，按之稍减而空。主病：浮脉主表。见浮脉为病邪侵入部位尚浅，或病在上焦，或病证初发。为正邪抗争的反映。但应区别有力、无力。如浮而有力，为表实；浮而无力，为表虚；初起脉浮紧者为风寒，浮数者为风热；脉浮无力，为气血不足；患病后体质弱，脉当无力，反见浮脉者，多正气虚，为邪未去或续发；浮缓脉，多为风湿；浮虚脉，见于伤暑；浮芤脉，多为失血；浮散脉，多为虚极，临证必须详细分辨。

2. 沉脉脉象 中取不显，重按乃得，如石投水，必沉其底之状。主病：沉脉主里。见沉脉为病邪侵犯部位较深，见于脏腑病证，或为正虚、久病。但应区别有力与无力，如沉而有力为里实，沉而无力为里虚；外感初起脉应浮而反沉者，为正气不足；邪去正复，脉仍沉者为正气未复，遗邪存留；脉沉迟者，为虚寒；脉沉数者，为热邪内伏；脉沉细数，为邪盛正虚；脉沉紧，为冷痛证；脉沉缓者，为寒湿证；脉沉细弦者，多见肝郁脾虚证；脉沉涩者，多气滞血瘀等。

3. 迟脉脉象 迟脉，一息不足4次，每分钟脉率在60次以下，来去极缓，又称心动过缓。主病：迟脉主寒。见迟脉为寒邪凝滞，伤人阳气，气血不能正常运行，见于阳虚阴寒病证。但应区别有力与无力。迟脉有力为积冷，寒证，无力为虚寒。见迟脉者，多为寒邪内蕴，气血不足。迟脉心血不足者见之，心肌缺血，传导阻滞者也见之。阳虚寒盛和心气虚者，也见迟脉。

4. 数脉脉象 数脉，脉动快速，一息6至以上，每分钟脉率在90次以上。主病：数脉主热。数脉为血脉受热邪鼓动，脉行加速，见于阳证、热证等。但应区别有力与无力。如数而有力，为实热，多见于新病，如外感风热、乙肝发热、胆道感染等；无力为虚热，多见于久病，如慢性乙肝、肝硬化，或阴虚发热、骨蒸痨热等。热病早期脉数，为病进，后期脉数，为余毒未尽；无热脉数，为心力不足。脉证相符者顺，脉证不相符者逆。故有“数脉主阳，主吐主狂，有力实热，无力虚疮，儿童见数，谓之吉祥”之说。

5. 洪脉脉象 洪脉，来势洪大，来盛去衰。主病：洪脉主热证，邪气盛，为病进。但应区别有力和无力。如洪而有力，为邪盛，无力为血虚。阳明热盛，热毒炽盛均可见洪脉。乙肝疫毒内盛者，脉也洪大。

6. 滑脉脉象 滑脉往来流利，如盘滚珠，应指圆滑。主病：滑脉主痰，主热，主虚。内热有痰脉滑数。滑脉，有虚实之不同，早期有痰，为热为实，痰多日久，多虚；故汪机曰：“所谓始为热，终为虚。”已婚妇女经闭，见滑脉，为有孕。

7. 涩脉脉象　涩脉与滑脉相反，来去艰难，如轻刀刮竹，迟钝不利。主病：涩脉，主气血瘀滞，血少。见于血脉流通不利。但应区别有力与无力。涩脉有力为实，多见于气滞血瘀；涩脉无力为虚，多见于血虚津伤，如大出血而血瘀停蓄，宫外孕破裂，肝硬化，食管静脉曲张破裂出血，肝外伤破裂出血等；心肌缺血、冠心病，也可见涩脉。

8. 大脉脉象　大脉，脉形盛大而长。主病：大脉主实，大脉为正邪抗争之象。当正盛邪实之时脉大者，属顺证；正邪抗争之时，脉应大，而反小者，属逆证；大脉见于内热实证；平素脉多细弱无力，突然心悸胸闷而脉大者，为心力不足，见于心肌缺血、冠心病；疫毒内侵，正邪抗争，宜见大脉；正虚邪衰，见大脉者，余邪未净，正气未复；毒邪外泄，脉宜小不宜大；若见大脉，为邪盛病进；多见于正虚不能托毒者。

9. 小脉脉象　小脉，脉形细小。主病：小脉主虚。小脉为气血不足。肝病见小脉者，多为气血虚弱；疫毒内盛，正邪抗争时，脉宜大不宜小，大者正气盛，小者正虚毒滞不散；脉小有神者顺，形体虚衰，脉小弱不起者逆。

10. 细脉脉象　细脉，脉形如线，细直而软，沉取应指。主病：细脉，主诸虚劳损。如气虚、血虚或湿阻经络。细脉常见于乙肝体质虚衰，慢性肝炎、肝硬化、肝癌，以及慢性消耗性疾病和出血性疾病，如肝病伴上消化道出血等正气未复时。若急性病见沉细脉，为急重病。慢性病脉沉细，为正气衰，气血亏。

11. 弦脉脉象　弦脉，端直长，状似弓弦。主病：弦脉，主肝胆，动脉硬化及痰饮诸痛。诸病疼痛剧烈时，见脉弦。如肝胆发炎，胆石症，肝癌晚期及胆道系统感染。其他胸胁疼痛，以及肝胆郁火诸病，其脉也弦；若以上诸疾，化热入里，或热盛时，可见弦数脉；高血压、冠心病，可见弦硬脉；肝胃不和，脉弦滑；肝郁气滞，脉弦或弦细；心烦易怒，脉弦，因内热者，脉弦数；因于寒者，脉弦迟。

12. 紧脉脉象　紧脉，脉来绷急，紧张有力，似切绳索。主病：紧脉主寒，主痛。外感风寒表证脉多浮紧，里寒腹痛脉多沉紧。

五、切脉应当注意的五个问题

（1）切脉除掌握以上常见脉象和主病外，还应掌握脉象随病理动态变化的规律和特点，以及少数特殊脉象的临床意义，对脉与证不符等复杂情况，要脉证合参，决定取舍。

（2）兼脉的变化及其运用。病脉可独见一脉，又常随病情变化出现两脉以上兼脉。其主病，又是各脉主病的综合。如浮脉主表，数脉主热，浮数脉（兼脉），则为表热；又如紧脉主寒，若浮紧脉（兼脉），则为表寒；其他类推。但在临证时也有例外者，当脉证合参。

(3) 舍脉从证与舍证从脉。脉与证，一般是相符的，如表证见浮脉；热证见数脉；疫毒内盛见洪数脉等。但也有脉证不相符合的，如虚证见实脉，实证见虚脉，阳证见阴脉等。对此必须脉证合参，并针对具体情况，采取舍脉从证或舍证从脉之法，如急性乙型肝炎，症状和体征基本消失，但脉象仍数，舌苔黄厚腻不退，为余毒未尽，就应舍证从脉，继续治疗，否则有“死灰复燃”之可能；疫毒重证见四肢厥冷，脉数有力之假寒证，实则是热深厥也深，其脉实热，故当舍证从脉。反之，面颊发红，潮热，舌赤无苔，脉数者，为阴虚发热，其脉数，数则热证，当舍脉从证，按滋阴法治之，则热自退。

(4) 注意脉象有力与无力，有余与不足。如正盛邪实，脉应有力，当见有余之脉如浮、数、滑、大、实、洪、弦、紧等脉。当正衰邪去之时，脉应见无力，不足之脉如迟、涩、小、细等脉，为脉证相符。如乙型病毒性肝炎早期，多正盛邪实，当见有余（有力）之脉，若正衰毒去，当见不足（无力）之脉，正衰毒去，见有余（有力）之脉，为脉证不符。前者多表明正虚，后者说明邪盛，毒滞难化。简言之，正盛见有余之脉者顺，见不足之脉者逆。正虚见不足之脉，为脉证相符，见有余之脉，为脉证不符，相符者顺，不相符者逆。

(5) 重视结、代、散、促、及怪脉。若结、代、散、促诸脉偶与剧痛同时见者，并非恶候，但若久见结、代、散、促脉者，必须引起重视。若见雀啄脉（如雀啄米，连续止而又作），屋漏脉（状似雨后屋漏，半时一滴），弹石脉（似虾在水中跃游），釜沸脉（状似锅中水开，沸空浮于上）等怪脉，也称绝脉，预后不良，当分秒必争，积极抢救。心房纤颤之脉，也属怪脉，属鬼祟脉范畴，必须引起重视，若心功能好者，也有数十年持续而身体不衰者。

六、触诊内容和方法

触诊，是医生利用手的技巧对患者皮、脉、肉、筋、骨和内脏进行触、压、叩、查的一种检查方法。从而了解人体温度、皮损、肿块的范围、大小、有无触痛，软硬度，以及患病部位与邻近有关脏腑、组织、器官、经穴、阳性反应物和整体的关系等，是切诊的重要组成部分。对于乙型病毒性肝炎患者的触诊重点在肝，但常波及其他脏腑组织等，又常常与其他疾病同时或相继发病。因此，不仅需要认真做好对肝脏本体的有关触诊检查，还需有目的地对其相关和邻近器官组织的了解和触诊，做到重点与整体相结合。这样既做出诊断，还能进行鉴别。触诊时既要诊腹部，又要与体表及相关部位触诊相结合。要注意整体又不忽视局部。要求触诊时要认真、细心，手法轻捷。

1. 体表触诊法的临床意义 体表触诊，具有望诊不可及，闻诊无所闻，独具特色，尤别于其他任何诊法的重要诊法之一。触体表，指内在脏腑器官以外的体表而言。触诊体表时，一般从浅入深，从皮，脉，肉，筋，骨依次进行。

（1）触皮肤：如触诊皮肤时，一般热证阳证，皮肤多发热；寒证阴证，皮肤多发凉，喜暖。发热越重，体温越高，但有热深厥也深者，如热深所致四肢厥逆等。发热是由于正邪抗争的程度不同，其发热也有轻重之别，并可随其转化，判断疾病的轻重及动态变化情况。如皮肤温度触知由低转高为病进，由高转低为病退等。

1）触痛：包括某一局部和有关经穴的触压痛，如肝炎、胆囊炎患者，可在右肩胛骨下角的下方，第9~11肋区，有压痛和皮肤过敏现象；肝胆病可在阳陵泉穴查找到压痛点和阳性反应物等。其他脏腑病痛，多可在与体表相对应的腹壁有触痛。

2）触皮肤色泽：皮肤色泽异常，可触压之，如皮肤有红色，压之色褪，放手复红者，见于毛细血管扩张，如肝掌、蜘蛛痣，多见于慢性乙型肝炎、肝硬化等。压之色不褪者，见于紫斑，或瘀血。慢性病毒性肝炎，可出现结节性红斑、面部蝶形红斑、紫癜等，有人在病毒性肝炎患者的皮肤组织中测到HBVDNA和HBeAg，与病毒直接损害和免疫因素有关。至于有汗无汗，皮肤的光滑润泽，有无弹性等均有一定的临床参考意义。

（2）触血脉：血脉，指动、静脉和毛细血管。血脉遍布人体内外，无处不有。成年人身高一般不超过2 m，但全身的血管加在一起竟有10×10^4 km长，可绕地球两圈半。分布于皮肤上的毛细血管就有30 km长。这些毛细血管在体表皮肤上的表现特征前面已简要介绍，这里主要指分布于肌肉与骨骼之间的血管病证，也有病位浅显者，如毛细血管瘤，触知柔软。海绵状血管瘤，表面隆起，用手触压隆起肿块由大变小，甚至消失，除去压力后随即缓缓隆起。肝病引起的单腹胀，以及腹壁静脉怒张所致的“青筋暴露”。下肢静脉曲张，所见患肢肿胀，状似蚯蚓，或扭曲成团，触之软者。肌肤肿胀，按之凹陷不起，为水湿停聚，也见于低蛋白血症等。

（3）触肌肉：肌肉，位于皮肤之里，筋骨之外。若按阴阳分之，肌肉以上者属阳，筋骨部位属阴。故《医宗金鉴》曰：“疽由筋骨阴分发，肉脉阳分发曰痈。”有发于皮、肉之间的如脂肪瘤，猪囊虫结节，前者触诊时可见圆形或椭圆形肿块，质硬，边缘不清，后者结节触诊呈软骨样硬，活动度大，不与皮肤粘连，边缘清楚，多无疼痛或压痛。若颈部和全身淋巴结肿大，应注意鉴别，如急性病毒性肝炎可有颈部淋巴结肿大；慢性病毒性肝炎则可出现全身淋巴结肿大，少许病例可出现颈部淋巴结非特异性肉芽肿，目前认为是循环免疫复合物沉积于淋巴结所致。若腹股沟淋巴肿大伴触痛，且有患足部外伤者，此种肿块多是淋巴结炎，如结块累累发生于颈部，又有肺结核病史，多是瘰疬（颈部淋巴结核）；若肿块坚硬如石，凸凹不平，推之不动者，多是失荣（转移癌），当取病理检测，以明确诊断，才不致发生误诊或漏诊。

(4) 触筋骨：筋，是指肌腱、韧带、静脉等组织。骨，指骼。筋骨部位深里。病变常需较长时间才显露于外，以韧带与骨关节部位发病较多见。采用触筋骨的方法，可发现并能了解病变范围、大小部位等。如肝癌的骨转移，常在脊柱骨、骼骨、髋骨、肋骨等部位触及转移病灶，但以胸、腰椎最多见。骨转移时，局部可出现明显触压痛、神经压迫症状，甚至发生病理性骨折。对可疑骨转移患者行 ECT 检查，有利于早期诊断。但需与附骨疽（骨髓炎）、龟背痰（胸椎结核）、骨瘤（骨肉瘤）等进行鉴别。如附骨疽，好发于儿童，多发于四肢长骨的化脓性疾病。早期患肢的干骺端可有压痛，压痛最显著的部位常是病变处。骨肉瘤，常见于年轻人，好发于股骨下端，胫骨上端，如果这个部位骨骼明显粗大，局部钻痛者，当怀疑本病。胸椎结核，不仅可看到病变部位的胸椎突起，而且触压时有疼痛。结合病史、好发部位、年龄等不难鉴别。以上体表触诊法，依次为皮，脉，肉，筋，骨的顺序。即触诊时先从表皮逐渐入里不易遗漏。触诊体表，当辨别病在皮肤、肉脉、筋骨或介于两者之间等。同时要注意范围、大小以及向周围扩散所涉及的有关组织，特别注意与内在脏腑之间的关系，因为“诸内必行诸外”。

2. 腹部触诊目的、方法及临床意义 腹部触诊，可了解腹壁，以及通过腹壁了解内脏等情况。腹部触诊，要注意两个问题，一是触诊方法，二是目的要明确。触诊常在望、闻、问诊之后进行，这样采取触诊时目标比较明确，针对性强。腹部触诊，主要了解腹壁和腹腔内有关脏腑、组织、器官及与邻近之间关系等，如肝脏的位置、大小、质度、有无触痛、肿块及与邻近器官组织的关系等。尤其是乙肝时，常并发胆囊炎、胰腺炎、肾炎等腹腔脏器症状和病变，因此对腹部触诊检查更显重要。腹部触诊，常采用叩、按、摩、压等手法，从上至下，由浅入深，从表及里地进行。一般触诊腹前壁时多采取仰卧位，两下肢伸直；触诊腹腔内部时，多采取仰卧位，两下肢屈曲，使腹壁肌肉放松。具体触诊时应分轻、中、重之不同。浅触腹壁，中触内脏，重触腹后壁，由面到点，或从点到面，手法常相互结合，循序进行。要求医生认真、细心。手法轻、捷、准确无误。一般腹壁上的炎症性病变，多红肿热痛，病位表浅，常显而易见，腹内多无异常反应。对腹腔内炎症性病变，要注意有无腹肌紧张、压痛、反跳痛等异常反应，并根据异常的部位、程度、范围等情况确定腹部炎症轻、重程度等。

(1) 压痛：一般压痛固定不移，多为所在部位脏腑组织的炎性反应，如肝胆压痛在右上腹，阑尾压痛在右少腹等。

(2) 反跳痛：是腹膜受炎症刺激的体征，即腹膜炎的特征。常见于腹内炎症性疾病波及腹膜，或腹腔以外炎症经血液循环形成的腹膜炎等。病毒性肝炎并发自发性腹膜炎，多见于重症肝炎和肝硬化。这与肝功能衰竭、防御与抗菌功能缺陷等有关。

（3）肌紧张：是炎症侵及腹膜，腹肌出现的保护性反应，称“肌卫”，严重时可见板状腹等。

如压痛、反跳痛、肌紧张三个体征同时存在，称腹膜刺激征，即可确定腹膜炎。这三个体征最明显的部位，往往是腹腔内病变所在的地方。这三个体征范围扩大，程度加重，提示病情恶化，反之，为病在好转，如局限在一处的叫局限性腹膜炎，扩大向全腹的，是弥漫性腹膜炎。由于发生腹膜炎的病因不同，腹膜刺激征的表现也有轻、中、重不同。如出血性为轻度，细菌性为中度，化学性为重度。但与年龄、性别、体质、腹壁厚薄等有关。应全面分析，肥胖、体弱、休克、盆腔腹膜炎或盲肠后位阑尾炎等病症时，上述三大体征不一定很明显。同时应与大叶性肺炎、胸膜炎、哮喘和尿毒症所出现的腹肌紧张相鉴别。不可单凭局部体征下结论。若临床出现右上腹痛，恶心，厌油腻，右肩胛下酸痛时，如已罹患乙肝为病进，配合 B 超等的检查有利于鉴别有无并发胆囊炎。如乙肝患者出现上腹疼痛，压痛明显，疼痛放射至背部，应注意并发胰腺炎的可能性。若是出血性胰腺炎，可见脐周或躯干大片瘀斑、血压骤降或休克。实验室检测血、尿淀粉酶等并结合 B 超、CT 有助于诊断和鉴别。这是因为乙肝除了以肝脏病变为主外，常引发其他脏腑损害，这在腹部触诊时必须注意。

（4）触包块（癥瘕结聚）：注意包块位置、大小、性质、活动度和压痛等。一般腹壁包块明显，容易触及，且多与腹内无牵连。腹腔内活动性包块，见于胃肠、大网膜、肠系膜。尤以小肠、横结肠、大网膜、肠系膜的肿块活动度大；不活动性包块见于炎症性（不移动，有明显触痛）和来自后腹壁的肿物。特别对肝脏的触诊在乙肝患者尤其重要，并应注意其动态变化。在急慢性乙肝患者中，往往有肝肿大，其质可为柔软或中度硬，表面粗糙，可有结节。特别对暴发型坏死性肝炎，肝的大小随病情发生变化，甚至出现进行性肝萎缩，对此进行动态观察，有利于判定病情轻重和预后等。肝癌患者的肝脏高度肿大，质硬，表面有结节或包块。正常人脾脏在左肋下不可触及，在急性肝炎时，部分患者伴脾脏肿大，慢性肝炎或肝硬化时，则脾脏明显肿大，质可稍变硬，或有触痛，同时配合 B 超、CT 及生化检查，有利于诊断和鉴别诊断，以及预后判断等。胁部压痛明显者，多为气滞、气结、气郁或湿热蕴结。腹水时，腹部胀大，并可出现移动性浊音，称臌胀。有气臌、水臌、血臌之别。引起腹水的疾病，多见于慢性活动性肝炎、暴发型病毒性肝炎、肝硬化、肝癌等。多由于门静脉压力高，当其压力升高至 2.9~5.9 kPa 时，腹腔脏器毛细血管压增高，血浆漏入腹腔内，而组织回收减少，也见于肝功能损害，清蛋白合成减少，当血浆清蛋白低于 25~30 g/L 时，血浆胶体渗透压降低，血浆外渗入腹腔形成腹水。腹水有渗出液，见于炎症、恶性肿瘤；漏出液，为非炎症，结合生化和抽出液检验，有利于鉴别。

七、触“经穴”独到之处

经络，是生理和病理的反应系统。经穴，是经络上的反应点。脏腑病变可以通过经络在特定的体表某穴和部位上反映出来。同样体表上的经穴和特定部位，可作为诊治脏腑疾病的部位，确有其独到之处。如肝炎、胆囊炎可在肝俞穴、胆俞穴和足厥阴经阳陵泉穴及其稍下方发现阳性点或反应物。王汴新医师1982年毕业于河南中医学院，现在赞比亚行医，她亲身体验，并在胆囊炎胆石症患者绞痛时，徒手直接按压“汴新穴”，大多可使绞痛立即消失，或缓解。汴新穴的位置：让患者屈曲下肢后，胫骨上端内侧横纹头，同身寸下1寸处是穴。绞痛发作时，患者自己按压此处同样有效。因此穴不属经穴，历代文献无记载，为王汴新医师亲身体验所得故名“汴新穴”。再如急性阑尾炎，在足阳明经足三里穴下3寸处出现压痛，或阳性反应物（结节、条索等）。肠梗阻、肠穿孔，在手阳明大肠经温溜穴和手少阳三焦经养老穴发现阳性反应。胃十二指肠溃疡穿孔、胃扩张，在足阳明经足三里下2寸及梁丘穴处发现阳性反应等。根据王老师经验，正在整理编写的《王瑞麟经纬生息诊断治疗》一书中介绍腹部有关经穴和特定部位不仅可作为诊断，对鉴别诊断同样重要。这里重点介绍7个腹部经穴在临床运用的情况供参考。

1. 中脘穴 可以中脘穴为中心触及大小、长短、形态各异的条索状、椭圆形等阳性反应物和压痛点、压痛区，对诊断胃部及肝胆疾病有重要意义。

(1) 脘1穴：此穴为王老师经验穴，在中脘穴左旁开0.5 cm处。触之有紧缩、结节、压痛和阳性反应物。对诊断胃炎、胃溃疡有十分重要意义。

(2) 脘2穴：此穴为王老师经验穴，在中脘穴右旁开0.5 cm处。触之有紧缩、结节、压痛和阳性反应物。对诊断十二指肠病变，如十二指肠炎、十二指肠溃疡等有重要参考价值。

2. 天枢穴 在脐的左右两侧，旁开2寸处。触之有抵抗、紧缩、发硬、结节、压痛和阳性反应物及放射感。对诊断大肠、小肠疾病，如急性肠炎、非特异性慢性结肠炎、溃疡性结肠炎、急性阑尾炎等有重要参考价值。如触诊天枢穴有压痛并向中脘方向放射，提示胃部病变，如放射至左少腹，提示直肠、乙状结肠或降结肠病变，如向右少腹放射，提示阑尾、附件（女）有病变等。

3. 左升输穴 中极穴向左横线与乳头向下直线交会点处。触之有抵抗、紧缩、发硬、结节、压痛和阳性反应物，对诊断女性附件、男性输精管和输尿管疾病、升结肠、阑尾、输尿管、直肠疾病有参考价值，但应注意鉴别。

4. 右降输穴 中极穴向右横线与乳头向下直线交会点处。触之有抵抗、紧缩、发硬、结节、压痛和阳性反应物，对诊断女性子宫、附件，男性输精管和输尿管疾病及升结肠、阑尾、输尿管、直肠疾病有参考价值，但应注意鉴别。

5. 中极穴　在脐下至耻骨联合下1/5处。触之有紧缩、结节、压痛和阳性反应物，对诊断膀胱、子宫（女）、前列腺（男）疾病，有重要参考价值。如宫颈炎、白带病、前列腺（肥大）炎等。

6. 胆明穴　在右肋弓与右乳头垂直线交叉处。触之有紧缩、发硬、结节、压痛等阳性反应物，对肝脏、胆囊诸疾病诊断及动态变化有重要意义。

据2000年11月德国《地球》杂志报道，科学家认为，人类的许多感觉和知觉都是从肚子里传出来的，肚子里有一个非常复杂的神经网络。这一“第二大脑”拥有大约1 000亿个神经细胞，比骨髓里的细胞还多。通过研究人的肚子能够从一个方面了解人的思想。人体的神经传递物质95%都产生于腹部的“第二大脑”。这套神经系统能下意识地储存身体所有心理过程的反应，而且每当需要时就能将这些信息调出并向大脑传输，这也许影响到一个人的理性决定。可见腹部作用之重大，腹诊当是最早运用第二大脑的一个方面吧！

第五节　五诊之五——验而知之为之明

一、验诊与望闻问切相结合

验诊，是根据现代科学技术的发展和在临床广泛运用，如生化、X线、B超、核磁共振、微循环、微量元素、CT等检验，检测系统从微观进行观察称之为“验”，充实完善了望、闻、问、切四诊之不足。因验诊可以使医生通过检测、化验等方法“明白”疾病的变化情况，甚至可以明确诊断等。为了与四诊中的望而知之为之“神”，闻而知之为之“圣”，问而知之为之“工”，切而知之为之“巧”，即与神、圣、工、巧合拍，因此将验诊称验而知之为之“明”，即望闻问切验，神圣工巧明称五诊法，可体现中医诊法宏观与微观的有机结合。

二、有关乙肝的验诊

1. 什么叫“两对半”　当人们议论乙肝是一种传染病时，有人常常疑虑自己是否被感染上乙肝病毒，为此焦急不安。去医院咨询，或确诊是否患乙肝时，医生让检查乙肝病毒血清学指标（HBVM），简称“两对半”。所谓两对半，是指乙型肝炎表面抗原（HBsAg）和乙型肝炎表面抗体（抗HBs），乙型肝炎e抗原（HBeAg）和乙型肝炎e抗体（抗HBe），乙型肝炎核心抗体（抗HBc）共五项，故称两对半，也叫乙肝五项。两对半结果的含义将在后面重点介绍。

2. 乙肝表面抗原（HBsAg）阳性的临床意义

（1）乙型肝炎表面抗原（HBsAg）阳性，为已感染乙肝病毒（HBV），或为乙型肝炎病毒携带者。

（2）HBsAg是人体感染乙肝病毒后血清中最早出现的抗原，故可见于急性乙型肝炎的潜伏期。

（3）急性乙型肝炎的恢复，一般最长不超过3个月。如HBsAg持续阳性超过6个月，大多数可能转为慢性HBsAg携带者、慢性无症状乙型肝炎或慢性迁延性肝炎。

（4）HBsAg还可作为慢性乙型肝炎、肝硬化和肝癌的病原学论断。

（5）HBsAg阳性同时伴有其他乙型肝炎感染复制标志物阳性，即认为有传染性。

（6）HBsAg阴性，不能排除乙肝，当结合其他标志物全面分析后方可确定诊断。

（7）HBsAg滴度的高低与肝炎病的轻重成反比。这与免疫反应的强弱造成肝细胞损伤的程度有关。一般情况下免疫反应低，肝细胞损伤轻，HBsAg呈高滴度，反之呈低滴度。如在暴发性肝炎滴度最低，慢性肝炎其次，无症状携带者的滴度最高。这提示肝脏损害与机体对抗原的免疫反应有关，而不是感染病毒的数量。

（8）HBsAg无症状携带者，HBsAg阳性持续可达数年，数十年，甚至终生，且无组织学和肝功能等异常变化。

（9）如长时间两对半检查，只是HBsAg一项阳性，特别是病期已久，乙型病毒性肝炎脱氧核糖核酸（HBVDNA）的部分或全部整合到肝细胞脱氧核糖核酸（DNA）中，只要肝细胞繁殖，整合的乙型病毒性肝炎脱氧核糖核酸也复制，产生病毒抗原。但一般只产生HBsAg而不产生乙型肝炎核心抗原（HBcAg），原因是肝细胞只整合了能产生HBsAg的部分基因组。整合后的HBsAg可能永久性存在绝无传染性。

（10）HBsAg具有免疫原性，可刺激机体产生相应的抗体，并用来制作乙肝疫苗。

（11）乙肝病毒存在于患者及病毒携带者的血液及诸多分泌液（泪液、鼻涕、唾液、乳汁、胆汁、肠液、精液、羊水、阴道分泌物等）中，成为污染和传播途径。

（12）HBsAg阳性者不能献血，从而可使输血后肝炎减少85%以上。

（13）HBsAg携带者自发清除率国内外不同，国内为28.1%，国外最高为4.5%。

3. 乙肝表面抗体（抗HBs）阳性的临床意义

（1）抗HBs阳性，是HBsAg刺激机体产生的特异性抗体，由B细胞产生，能中和体液中的HBV。

（2）一般情况下，乙型肝炎表面抗原（HBsAg）消失 1~3 个月后，表面抗体（抗 HBs）即在血液中出现（而暴发性肝炎时消失快，出现早），表示受感染的机体，已经消除了乙肝病毒，产生了保护性抗体，具有对乙肝病毒再次入侵人体的抗御能力。但不能完全防止再感染的可能。此免疫作用可持续 6 个月至 3 年。抗 HBs 滴度（定量测定）越高，保护力越强，可持续 5 年。若再感染乙肝病毒，抗 HBs 可在两周内滴度明显升高。

（3）有研究者认为低滴度的抗 HBs 多不能持久，仍有可能感染乙肝，仍应注射乙肝疫苗。

（4）抗 HBs 和 HBsAg 一般不能同时出现阳性。但当机体免疫功能紊乱时，可能仅合成无效抗体，不能处理 HBsAg 或结合成小分子抗原抗体复合物，见于少数慢性活动性肝炎和活动性肝硬化，提示肝内有活动性病变，且预后不佳。也有报道 HBsAg 和抗 HBs 同时阳性，可能由于 HBsAg 不同亚型的双重感染，或多次感染 HBV 后出现 HBsAg 及亚型抗 HBs 同时存在，表明病毒仍在活动，血液仍有传染性。据报道 10%~20%发生关节炎和皮疹伴有免疫复合物的乙肝患者，在 HBsAg 血症和肝炎症状开始时可检测到抗 HBs。

（5）抗 HBs 检测，亦可作为疫苗接种成功与否的参考指标，接种前阴性，接种后阳性，提示接种成功，有一定保护作用。

（6）抗 HBs 阳性的血液，还可用于制备乙型肝炎免疫球蛋白（HBIg），可作为被动免疫制剂，预防乙型肝炎感染。

4. 乙型肝炎 e 抗原（HBeAg）阳性的临床意义

（1）当人体感染乙肝病毒后，表面抗原在血中出现的同时，或出现后数天 e 抗原出现。此时即可在血中测出 e 抗原阳性。e 抗原阳性，是血清具有传染性的一种标志，因为 e 抗原阳性提示有丹氏（Dane）颗粒和脱氧核糖核酸（DNA）多聚酶复制。

（2）一般在表面抗原转阴前 e 抗原先消失，e 抗原转阴，提示预后良好。如果 e 抗原超过 3 个月仍为阳性，提示有转为慢性肝炎或慢性病毒携带者的可能。e 抗原和 e 抗体同时阳性，可作为临床治疗有效指标之一。e 抗原也有一部分自然转化为 e 抗体者，小儿自然转化率为 5.9%左右，成人为 1%~4%。如果 e 抗原转阴后数月出现 e 抗体阳性预示患者的传染性已显著或相对降低，病毒复制程度已降低或明显缓解。

（3）e 抗原和乙肝病毒复制成正比，亦和肝脏损害成正比，为此，e 抗原阳性为传染的可靠指标。e 抗原滴度高，更提示乙肝病毒的活动性复制，传染性极大（80%~100%）。据研究 e 抗原和表面抗原双阳性的血清，稀释到 10^{-7}，仍有传染性。

（4）e 抗原阳性的孕妇，分娩的婴儿在出生后 6 个月内均转为表面抗原阳性。而e抗体阳性的孕妇，其分娩的婴儿于出生后6个月转为表面抗原阳性的较少。

（5）伴有e抗原阳性的慢性表面抗原携带者，在某一损肝因素的诱发下，可突然进入到下一个阶段，成为慢性乙型肝炎，或慢性迁延性肝炎以及慢性活动性肝炎，甚至发展为肝硬化、肝癌。这在临床上并非罕见，对此必须采取积极的治疗措施。

5. 乙肝e抗体（抗HBe）阳性的临床意义

（1）e抗体是人体对e抗原产生的相应抗体。一般情况下如e抗原阳性，e抗体阴性，提示体内病毒复制旺盛，传染性强。如e抗原阴性，e抗体阳性，提示体内病毒复制能力下降，传染能力相对减弱。肝脏功能随之改善，临床症状也减轻。为此可作为临床动态观察的指标之一。但必须看到，在一些慢性肝炎，尤其是慢性活动性肝炎患者中，见e抗体阳性，e抗原阴性，而肝功能和临床症状都不见好转时，这绝非好兆头，更不能证明其血液无传染性。必须多观察，细心对待，认真分析，局部与整体结合，才不致有误。因e抗原转阴前常有病毒复制活跃的趋势，肝细胞膜上病毒抗原表达明显增强。这有利于激发机体的免疫应答，而导致肝细胞损害加重及病毒消除减少。

（2）e抗体同样是乙肝病毒感染的指标，e抗体不是中和抗体，意味着长期感染。肝炎比肝硬化、肝癌的e抗体检出率低。

6. 乙型肝炎核心抗体（抗HBc）阳性的临床意义

（1）核心抗原（HBcAg）目前限于检测条件，国产试剂的测定结果尚不够规律。故不作为常规测定。

（2）核心抗体是人体对核心抗原产生的抗体。核心抗体是一种不具有保护作用的抗体。核心抗体强阳性（其滴度浓度≥1∶100）当视为乙肝病毒在肝细胞核心中大量复制的标志，也是传染性强的标志之一。

（3）核心抗体，可在急性乙型肝炎、慢性肝炎、乙肝病毒携带者、肝硬化患者中查到，因此测定核心抗体对乙肝病毒感染具有诊断价值。

（4）核心抗体滴度越高，提示为新近感染，且病毒活动性越强，血液传染性越大。如核心抗体滴度低，提示血液传染性小，属既往感染。若持续高滴度，提示肝炎趋向慢性化。若核心抗体滴度低(＜1∶100)，提示过去有过乙肝病毒感染。

（5）单项乙肝核心抗体阳性，而其他均为阴性，可能见于以下情况：

①检验失误，虽属少见，也有可能。可采用不同方法、时间复查，即可得到正确结论。

②见于少数乙肝病毒感染后的恢复阶段早期，或正在痊愈的一段时间内，表面抗原在消失，表面抗体虽产生，但未达可测出浓度，将表面抗原和表面抗体均阴性这段时间称“窗口期”。这时仅可检测出核心抗体，主要是IgG抗体（另有

一种是核心抗体 IgM）。连续检测，表面抗体终会出现。此时无传染性，具有免疫力。

③见于乙肝病毒轻微感染之后，原因有二。一是表面抗原低水平测不出，表面抗体未产生，病毒在体内存在。虽仅单项核心抗体阳性，血液仍有传染性，应定期动态检测。另一种是表面抗原已消失，乙肝病毒被清除，而表面抗体低水平测不出，提示已无传染性，也不会再被乙肝病毒感染，可采用乙肝疫苗注射。

④因表面抗原不能通过胎盘传递给胎儿，而核心抗体可通过胎盘传递给胎儿。婴儿生后此抗体可在体内持续一年以上自然消失。有些血液制品会有核心抗体，乙肝疫苗球蛋白中亦会有相当数量的核心抗体，当使用后，也可引起暂时的核心抗体阳性，对机体无妨碍，停一段时间可自然消失。这种情况可以用乙肝疫苗进行预防。

⑤只有核心抗体阳性，提示机体被乙肝病毒感染过，如核心抗体阳性，表面抗原也是阳性，提示是乙肝病毒现症感染；如核心抗体阳性，表面抗体亦阳性，表面抗原阴性，提示已被乙肝病毒感染过（有的可能不知道感染过），并已经恢复，对乙肝病毒有抵抗力，核心抗体阳性可再持续一定时间，甚至数年。

7. 乙肝五项及临床意义 这里主要将乙肝五项检测常见结果、变化与临床意义给予重点介绍，以利读者，特别是乙肝患者本人及其亲属，拿到乙肝五项检测结果，做到有所了解，心中有底，和医生有共同语言为目的。乙肝五项检测结果报告单的一般排列顺序如下［常以（+）代表阳性，（-）代表阴性］：

（1）乙型肝炎表面抗原（HBsAg）。

（2）乙型肝炎表面抗体（抗 HBs）。

（3）乙型肝炎 e 抗原（HBeAg）。

（4）乙型肝炎 e 抗体（抗 HBe）。

（5）乙型肝炎核心抗体（抗 HBc）。

需要告诉读者的是，在阅读以上乙肝五项结果报告后，还要结合临床症状、患病时间、转氨酶等全面分析判断才不至有误。下面将临床经常遇到的大三阳（即 1、3、5）和小三阳（1、4、5）等举例供参考。

●如见以下结果：1、3、5 均（+），称“大三阳”。

1 HBsAg（+）

2 抗 HBs（-）

3 HBeAg（+）

4 抗 HBe（-）

5 抗 HBc（+）

以上结果报告，就是经常所说大三阳（1、3、5 三项），提示：受检者本人已经感染上了乙肝病毒，而且病毒复制活跃，传染性强；如转氨酶高，有症状，提示患乙肝；如果病程超过1年，视为慢性乙肝。需要了解的是乙肝五项中1、3阳性时，5一定阳性。只1、3阳性较少见，除非在急性乙型肝炎潜伏期末；1、4阳性时，5一定阳性。只1、4阳性少见。如果出现此类情况，除了检测误差外，就是可能正处在血清转换的移行阶段，应动态观察。

●如见以下结果：1、4、5（+），称“小三阳”。

1　HBsAg（+）

2　抗 HBs（-）

3　HBeAg（-）

4　抗 HBe（+）

5　抗 HBc（+）

以上结果报告，就是经常所说小三阳（1、4、5三项），提示：经治疗或自发性产生；见于部分患者的病毒停止复制，为乙肝康复；亦见于部分患者的病毒变异，易引起慢性活动性肝病，包括肝硬化、肝癌。切不可认为小三阳，而放松警惕。

●如见以下结果：1、5（+），即

1　HBsAg（+）

2　抗 HBs（-）

3　HBeAg（-）

4　抗 HBe（-）

5　抗 HBc（+）

以上结果报告提示：已感染上乙肝病毒，病毒复制不如“大三阳”活跃，传染性也较“大三阳”弱，总的结果较“大三阳”好些。

●如见以下结果：2、5（+），即

1　HBsAg（-）

2　抗 HBs（+）

3　HBeAg（-）

4　抗 HBe（-）

5　抗 HBc（+）

以上结果报告提示：已被乙肝病毒感染过，并产生了免疫力，病毒已清除，不过抗 HBe 尚未消失而已，并无大碍。

●如见以下结果：2（+），即

1　HBsAg（-）

2　抗 HBs（+）

3　HBeAg（-）

4　抗 HBe（-）

5 抗 HBc（-）

以上结果报告提示：如未注射过乙肝疫苗，见抗 HBs（+），为曾被乙肝病毒感染过，现在乙肝病毒已被清除，且产生免疫力。如注射过乙肝疫苗，提示已产生免疫力，机体抗病能力高低，需看抗 HBs 滴度，如滴度>1∶100，无需乙肝疫苗的加强；如滴度<1∶100，可用乙肝疫苗加强一次。

8. 检测乙肝病毒脱氧核糖核酸（HBVDNA）与乙肝病毒脱氧核糖核酸多聚酶（HBVDNAP）的意义 用斑点交杂试验可测定血中乙肝病毒脱氧核糖核酸，以了解乙肝病毒是否存在和复制，即使乙型肝炎表面抗原（HBsAg）阴性，若 HBVDNA 阳性，仍提示乙肝病毒存在，具有传染性。对已注射过乙肝疫苗不产生保护性抗体的，即使 HBsAg 阴性，而 HBVDNA 阳性，仍提示已被乙肝病毒感染并复制。有资料证明在 e 抗原阳性患者血清中 HBVDNA 的检出率为 86%～100%，在 e 抗原阴性患者血清中仅有少数人 HBVDNA 阳性。这正是此项检测优势所在，也说明 e 抗体阳性患者传染性小，而不能说它没有传染性的原因。临床发现 e 抗体阳性的慢性携带者中，少数人血清中仍有 HBVDNA 的可通过接触和分娩将乙肝病毒传染给健康人。HBVDNA 的检测优于 e 抗体。多聚酶链反应（PCR）是快速体外基因扩增技术，通过特异引物和耐热 DNAP 的作用，乙肝病毒脱氧核糖核酸在体外大量复制，其灵敏度可提高 100 倍，较上法可检测出更微量的病毒。乙肝病毒的复制需要此酶的参与。其酶活力越高，提示病毒复制越强。完整的乙肝病毒的核心中有脱氧核糖核酸多聚酶（DNAP），如在血清中检测到此酶，则可作为乙肝病毒感染，并在细胞中复制的证据。电子显微镜观察显示，在 DNAP 阳性的血清中有较多的、实心的、有传染性的丹氏（Dane）颗粒。说明 DNAP 检测是类似 e 抗原的一种代表传染性强弱的指标。检测 DNAP 还可以较灵敏地反映抗病毒药物的疗效。有资料认为此酶检测不如乙肝病毒脱氧核糖核酸（HBVDNA）更直接灵敏更可靠。

9. 检测人血清多聚清蛋白受体（PHSA-B）的临床意义 人血清多聚清蛋白受体存在于乙肝病毒表面上及肝细胞膜上，是乙肝病毒前 S 基因的产物。人血中的多聚清蛋白把肝细胞上的多聚清蛋白受体及乙肝病毒上的多聚清蛋白受体相互连接在一起，成为乙肝病毒入侵肝细胞的重要基础，故有人提出乙肝病毒的嗜肝性与此相关。其临床意义也就显而易见了，即人血清多聚清蛋白受体的存在与 HBeAg 相似，它的存在证明人体已被乙肝病毒感染，且病毒在复制，传染性强，e 抗原阳性患者中血清多聚清蛋白受体的量特别高；反之，乙肝 e 抗体阴性患者中血清多聚清蛋白受体缺乏。上述说明，测定血清多聚清蛋白受体数量的高低，可作为乙肝病毒在人体内复制活跃程度的重要标志，它的持续存在，标志病情有慢性化的趋势；它的转阴，标志病情好转，病毒逐渐被清除。在慢性肝炎中也可将此作为是否活动、有无急性发作的参考。

三、判定其他病毒性肝炎的依据

1. 甲肝（HAV） 主要通过消化道，所谓粪—口等途径传播。这与乙肝经血液传播不同。由食入被甲肝病毒污染了的食品、蔬菜、水源及水产品等感染。如国外称“牡蛎性肝炎”就是因为食用生牡蛎之后发生的甲肝。我国上海市在1988年由于广大居民食用了被甲肝病毒污染的毛蚶，使31万余人罹患甲肝，造成甲肝大流行，这就告诉人们不讲究卫生是甲肝传染的重要原因。已证实，通过内窥镜检查会感染甲肝病毒，但尚未见有关使用内窥镜发生甲肝流行的报道。感染甲肝病毒后，临床常出现食欲不振，畏寒发热，身困乏力，黄疸，尿黄及血清谷丙转氨酶（ALT）高。若血清中发现甲肝病毒IgM抗体（抗HAV IgM）阳性，可作为诊断甲肝的依据。值得注意的是甲肝早期常误诊为“感冒”和“急性胃肠炎”，单纯从早期临床症状，很难区分甲肝还是乙肝等。必须详加鉴别才不致发生错误。甲肝如果治疗及时、得当，一般在1个月内可恢复正常，治愈后很少复发。由于甲肝潜伏期为30天左右，在发病前14天至起病后7天内大便排出的病毒量最多，最具传染性，必须引起患者、家庭、社会的注意，认真做好粪便、水源管理和个人卫生。甲肝疫苗的预防注射十分必要。甲、乙肝病毒双重感染较单独感染恢复快，表面抗原（HBsAg）转阴率明显高于单纯急性乙肝。此双重感染有相互干扰作用。

2. 丙肝（HCV） 传播途径与乙肝（HBV）相似，目前由输血后发生肝炎者，丙肝占70%~90%，非输血人群以静脉吸毒、性滥交及家庭内接触为主要传播方式。丙肝的临床表现与乙肝相似，但症状较乙肝轻，起病较缓慢，发展成慢性肝炎、肝硬化及肝癌的比例较乙肝为高，后果甚重。对丙肝的诊断主要是测定抗丙肝病毒抗体（抗HCV），其抗体出现较晚，在发病后2~6个月或1年才转阳，不利于早期诊断。因此，一次阴性，不能否定丙肝诊断。检测血清丙肝病毒的核糖核酸（HCVRNA）有利于丙肝的早期诊断，但易出现假阳性，当引起注意。丙肝与乙肝传播途径相似，其双重感染的机会相对要多些。我国资料表明，在双重感染重型肝病中50%~60%丙肝抗体阳性，且多合并乙肝病毒感染，预后亦差。动物实验证明丙肝与乙肝病毒双重感染使动物体内两种病毒的复制相互抑制，如慢性乙肝重叠感染丙肝，可暂时抑制乙肝病毒的复制，或终止乙型肝炎表面抗原（HBsAg）的携带状态。在丙肝和乙肝双重感染时，机体内免疫反应，丙肝病毒起优势作用，对肝细胞的损害亦占重要地位，两种病毒相互干扰中丙肝病毒也占优势。

3. 丁肝（HDV） 传播方式与乙肝病毒类似，大多通过输血和血液制品，静脉吸毒等传播。密切接触和家庭成员之间的传播，是通过皮肤、黏膜的破损、溃疡和蚊虫叮咬传播，母婴是通过胎盘或分娩、哺乳传染给婴儿。性接触亦是重要传染方式之一。需要注意的是丁肝病毒主要见于乙肝患者及表面抗原（HBsAg）阳性携带者的血清和肝脏中，而正常人和表面抗原阴性肝病患者中，则无丁肝病毒存在，可见丁肝与乙肝病毒间的关系具有特殊性。这种特殊关系会在病理、临床表现上反映出来。丁肝与乙肝病毒同时感染，因丁肝病毒也是嗜肝病毒，其临床症状和体征，与其他病毒性肝炎是相似的。因此，从症状和体征上是很难分清是丁肝，还是乙肝等。但有小部分患者，可因两种病毒同时入侵，机体产生剧烈反应，诱发成重型肝炎，临床表现来势凶猛，病情危重，死亡率高，必须引起重视。在慢性乙肝患者或乙肝表面抗原（HBsAg）阳性携带者基础上感染丁肝病毒后，肝脏病理损伤和临床症状加重，但应注意鉴别甲肝、丙肝、戊肝病毒等同时与乙肝病毒相继感染的可能性。重叠感染使病情慢性化，直至演变成肝硬化，甚至发展成肝癌！目前我国多数医院尚缺乏对丁肝病毒的诊断手段，给临床尽快做出丁肝病毒感染的诊断带来困难。值得注意的是，丁肝病毒是一种缺陷性嗜肝核糖核酸（RNA）病毒，又称 δ 因子。丁肝病毒需与乙肝病毒共同感染使肝细胞损害，丁肝的核糖核酸（HDVRNA）复制无须依赖乙肝病毒帮助。若有条件在受检者肝脏和血清中测到丁肝抗原（HDAg），或丁肝核糖核酸（HDVRNA），或在血清中检测到丁型肝炎抗体(抗 HD)均可作为诊断丁肝的依据。

4. 戊肝（HEV）　即戊型病毒性肝炎，与甲型病毒性肝炎（HAV）的传染方式相似。主要经粪—口途径传染，如被水源污染的食物，不清洁的饮水等传播。亦有人认为戊型病毒性肝炎除以肠道传染外，也可经血传播。戊型病毒性肝炎的暴发流行，常因水源污染水和食物，且多在雨季和洪水之后发生。我国新疆 1986~1988 年发生的戊肝大流行，使近 20 万人罹患戊肝。戊肝在北京地区病毒性肝炎中占 32.7%，吉林，辽宁等省均有戊肝的发病，必须引起重视。戊肝病毒感染人体后，平均 6 周可出现症状，症状与甲肝相似，但戊肝属自限性疾病，预后一般较好，无慢性化和慢性病毒携带状态。青壮年男性多见，儿童患病较少，老人虽少见，一旦发病出现黄疸较多，持续时间亦长，孕妇患之易流产、早产、产后出血等。戊肝较甲肝病死率高。若戊肝与乙肝病毒慢性携带者或慢性乙肝重复感染使病情加重。戊肝病后可获免疫力，可数年或终生不发生戊肝。对戊肝患者做戊肝病毒抗体（抗 HEV IgM）检测有重要的早期诊断价值。但在发病 1~2 个月中，其滴度开始明显下降，发病 5 个月转阴。

四、了解肝功能一般需要做的功能试验

医学家通过显微镜观察到肝脏大约有 25 亿个肝细胞，50 万个肝小叶，每一个肝小叶由 5 000 个肝细胞构成。肝细胞由细胞膜、细胞质和细胞核组成。在电镜下还可观察到肝细胞内的多种超微结构，称为细胞器，如内质网、线粒体、溶酶体、高尔基体、饮液泡和内含物（如糖原、脂滴、色素等）。胞质的结构和化

学成分，因饮食和生理状况的不同而变化。肝细胞的复杂功能都与这些超微结构有关。肝脏正是由肝细胞和这些超微结构共同构成人体五脏之中“最贵”的脏器，成为人体最大的消化腺，人体最大藏血器官，最大的实质性脏器，人体内最大的“化工厂”。这个大工厂的作用，成为肝功能的最好体现。肝脏除参与蛋白质、糖、脂肪和维生素诸多营养物质代谢外，还具有解毒、制造和排泄胆汁、合成凝血物质等作用，充分证明乙型病毒性肝炎和肝病等检测肝功能之重要。目前已知肝功能检测方法多达数百种，临床常用也不下 20 余种，主要围绕肝脏有关血清酶、蛋白质、糖、脂肪、胆红素、肝排泄、矿物质等诸多方面的活性、代谢等功能试验。

1. 血清酶活性试验 包括反映蛋白质代谢的酶，如谷丙转氨酶（ALT）、谷草转氨酶（AST）、γ-谷氨酰转肽酶（γ-GT）、单胺氧化酶（MAO）；糖类代谢的酶类，如乳酸脱氢酶（LDH）。脂类代谢的酶类，如胆碱酯酶（ChE）。核酸代谢的酶类，如 5′-NT 等。

2. 蛋白质代谢试验 包括血清总蛋白（S）、清蛋白与球蛋白比例（A/G）、麝香草酚浊度试验（TTT）、硫酸锌浊度试验（ZnTT）、脑磷脂胆固醇浊度（CCFT）、高田试验、蛋白电泳等。

3. 糖代谢试验 空腹血糖（BS）、葡萄糖耐量试验（GTT）。

4. 脂肪代谢试验 胆固醇（TC）、甘油三酯（TG）、血浆脂蛋白等。

5. 胆红素代谢 黄疸指数（Ⅱ）、总胆红素定量（SB）、凡登白试验（VDB）。

6. 肝脏排泄功能试验 磺溴酞钠排泄试验（BSP）、靛青绿排泄试验（ⅠCG）。

7. 矿物质试验 血清铁（Fe）、铜（Cu）、钠（Na）、钾（K）、镁（Mg）、钙（Ca）、磷（P）、氯（Cl）化物等。

在进行肝功能检查时，还要注意到肝细胞具有很强的再生能力和潜在能力，因此，不能仅根据肝功能检查结果正常，就认为肝细胞无损害，其次对肝功能检验时，由于试验条件、技术等因素，以及其他疾病的影响，不可仅根据一次检验结果，而过早诊断肝病。应根据患者的症状、体征、结合动态性观察，全面分析之后再做决断。

五、医生一般是如何选择肝功能检验项目的

前面已经介绍了肝功能的检测项目很多，如何选择检验项目就显得重要了。通过详细询问病史，如在发病前 2 周至 6 个月曾有肝病密切接触史，或接受输血等，又出现身困乏力、食欲不振、厌油腻、恶心呕吐、右胁疼痛、低热、关节疼痛等症状，除检查肝脏有无肿大，触痛外，必须考虑肝功能检查。一般情况下，

谷丙转氨酶、谷草转氨酶的检测，有助于肝炎潜伏期、初期及隐性感染的判断。检测脑磷脂胆固醇麝香草酚絮状试验（TFT），以了解肝脏和身体蛋白质代谢情况。对疑为迁延性肝炎（一般病情超过6个月）的，要考虑肝炎有无活动性，可检测硫酸锌浊度（ZnTT），血清蛋白定量，血清蛋白电泳等。如属慢性肝炎，肝硬化除检查以上项目，还可查磺溴酞钠（BSP）排泄试验和高田试验，有条件的还可做蛋白电泳检测，有利于了解肝病程度和性质。疑有黄疸或了解其程度的，可检测黄疸指数、胆红素定性试验（凡登白试验），对黄疸的鉴别也有帮助。总之，应根据具体情况选择正确的肝功能检测或配合B超、同位素检查等，以尽早尽快做出正确诊断，为治疗提供参考依据。

1. 谷丙转氨酶（GPT）与谷草转氨酶（GOT）升高就是得了乙肝吗 谷丙转氨酶（GPT）又名丙氨酸氨基转移酶（ALT），正常血清值0~35 u/L（赖氏法）；谷草转氨酶（GOT）又名门冬氨酸氨基转移酶（AST），正常血清值0~40 u/L。AST∶ALT为1.15∶1。人体肝细胞内含有的许多酶是体内化学反应的催化剂。有人比较了36种不同酶的活力，认为转氨酶测定最有价值。正常情况下，转氨酶在肝细胞的浓度比血清内高1 000~5 000倍。一旦肝细胞膜通透性增强，或肝细胞膜受损，使细胞内的转氨酶渗漏或进入血液中，血清转氨酶必然增高，成为肝细胞受损的重要指标。用于诊断肝病最有意义的是谷丙转氨酶和谷草转氨酶两种。谷丙转氨酶大部分在肝细胞浆可溶性部分，而谷草转氨酶则位于细胞浆和线粒体的可溶性部分。正常人血清中谷草转氨酶主要来自细胞浆可溶性部分。如肝细胞损害轻微，使细胞膜通透性增加，使可溶性部分谷丙转氨酶和谷草转氨酶进入血中，而线粒体中谷草转氨酶未受损害，加之谷草转氨酶较谷丙转氨酶灭活快，所以谷草转氨酶相对低于谷丙转氨酶。当肝细胞损害严重时，线粒体内谷草转氨酶同时进入血中，此时血中谷草转氨酶较谷丙转氨酶高，故测定谷草转氨酶和谷丙转氨酶（AST/ALT）比值对判断肝细胞病变程度和肝病的鉴别有较大意义。正常人血清中AST/ALT的比值平均为1∶1.15。当罹患急性病毒性肝炎早期和肝细胞损伤较轻的患者，AST/ALT比值降到0.56左右；若AST显著上升比值持续大于1，提示肝细胞广泛坏死；如果两者比值在恢复期小于1时，则有发展为慢性肝炎的可能；急性肝炎若顺利恢复，可于4~6周转氨酶转为正常，若在此期间才去化验，结果正常时，不能除外肝炎诊断；急性肝炎临床症状消失后，应定期观察转氨酶变化，如有复发，转氨酶升高常先于症状出现；转氨酶升高一般反映肝细胞的破坏。ALT增高幅度不同，可反映肝炎和肝细胞损害程度，但这并非绝对。如重症肝炎时，肝细胞大量坏死，临床症状和黄疸不断加重，而ALT则不断降至正常值以下，呈现“胆酶分离”现象，所以不能单凭ALT升高或正常来诊断或除外肝炎。影响转氨酶升高的因素，除病毒性肝炎外，胆囊炎、胆结石、甲亢、心肌炎、出血热、伤寒、胃窦炎、流感、有时剧烈运动后及妊娠时转氨酶也有增高；有些药物如心血管药、抗菌药、安定药等也可引起转氨酶升高。因此不能单纯根据转氨酶一项的变化情况，作为判断肝炎的依据，必须从病因、症状、体征、检验等全面分析研究之后才可做出正确判断。

2. 检测血清总蛋白（TPROT）清蛋白（ALB）和球蛋白（GRB）的临床意义 人体血液中有多种蛋白质，如清蛋白、球蛋白、纤维蛋白原等，肝脏主要制造清蛋白，而球蛋白除肝脏制造外，肺、肠、骨髓、淋巴组织等也可制造。血清总蛋白，主要成分是清蛋白和球蛋白。此三种蛋白在正常情况下都恒定在一定范围内。正常成人每升血清中含总蛋白60~80 g（60~80 g/L），其中清蛋白为40~50 g/L，球蛋白为20~30 g/L。清蛋白与球蛋白的比值(1. 5~2. 5) :1。其临床意义是：

（1）总蛋白：病毒性肝炎早期及慢性肝炎时，可在正常范围。急性重型肝炎并不减少。亚急性重型肝炎常随病情加剧减少。如呈进行性减少，说明有可能发生肝坏死。肝硬化失代偿时，可见明显降低。

（2）清蛋白：唯一能合成清蛋白的组织是肝细胞，所以清蛋白上升和下降，对了解肝细胞的功能、损害程度、治疗效果有参考价值。如急性肝炎时清蛋白可有一过性轻度下降，随病情恢复迅速升为正常。慢性活动性肝炎和慢性迁延性肝炎，可有轻度下降或时好时坏。急性重型肝炎，可轻度或中度下降。亚急性重型肝炎时，可明显降低，下降程度与病情严重程度成正比。当清蛋白低于25 g/L，易发生腹水。若治疗后清蛋白上升，为药物有效指标。如治疗不上升，或继续下降至17 g/L以下，常提示病重，为不可逆肝损害。肝炎时清蛋白降低，提示早期肝硬化。失代偿期肝硬化，则清蛋白明显减少，如持续下降，可使血浆胶性渗透压改变，导致组织广泛水肿、腹水。

（3）球蛋白：球蛋白主要在脾、肺、肠、骨髓等浆细胞和网状内皮系统制造。肝脏能将部分球蛋白变成清蛋白，也可制造少量球蛋白（如α_1球蛋白），急性肝炎时球蛋白可正常，慢性肝坏死时球蛋白增加。

（4）蛋白倒置（A/G倒置）：健康人清蛋白与球蛋白的比值（1. 5~2. 5）:1。患肝病时，肝细胞合成清蛋白能力下降，而球蛋白是由其他组织器官制造产生的。由于人体的免疫反应，促进机体制造更多球蛋白，这样血中的球蛋白高于清蛋白。当清蛋白/球蛋白比值小于1:1时，就叫蛋白倒置，也称“白球倒置”。急性肝炎时，不会出现蛋白倒置，蛋白倒置，多见于慢性肝炎和肝硬化患者。如果清蛋白高于30 g/L，即使球蛋白明显增高，出现蛋白倒置，其后果亦不会十分严重，若清蛋白持续低于30 g/L，常表示肝损害严重，甚至可发生腹水、胸水、浮肿等病候，应当严密观察，防止病情进一步恶化。除此之外，恶性贫血、恶性肿瘤、糖尿病、营养不良等，都可能引起蛋白比值异常，应结合临床认真分析，才不致诊断有误。

3. 血清蛋白电泳测定的临床意义　血清蛋白质在弱碱性（如 pH8.6）溶液中可游离成带负电的阴离子，在电场的作用下向阳极移动，蛋白质大小和带电量的不同，在电场中移动速度也不一样。凡蛋白质分子小带电多、移动速度快，反之移动较慢，故称此为蛋白电泳。血清蛋白中除免疫球蛋白外，大部分由肝细胞合成。球蛋白又可分为四种，含量分别是：α_1 球蛋白 30%~40%、α_2 球蛋白 6%~10%、β 球蛋白 7%~11%、γ 球蛋白 9%~18%。白蛋白 60%~71%。肝细胞受损时清蛋白及 α、β 球蛋白减少，受损的肝细胞作为自身抗原刺激淋巴系统使 γ 球蛋白增高。肝损伤越重，γ 球蛋白越高，据此变化可作为判断肝损伤严重程度，范围大小及预后等。故急性肝炎时电泳结果可无变化，随着病情的加重清蛋白、α、β 球蛋白减少，γ 球蛋白增加。肝硬化时清蛋白中度或高度减少，α_1、α_2 和 β 球蛋白也有降低倾向，γ 球蛋白明显升高达 2~3 倍。

4. 血清絮浊试验的临床意义　絮浊试验就是在肝病时蛋白质生成比例发生改变，并根据 α_2、β 及 γ 球蛋白分子量较大带电荷较少，容易与硫酸锌、麝香草酚、脑磷脂、胆固醇等化学试剂结合后产生沉淀。而 α_1 球蛋白和清蛋白的分子量小，带电荷较多，结合后能抑制沉淀的形成。根据产生的沉淀，发生的浊度或沉淀搁置后结成的絮状的不同，判断肝病时血清蛋白成分质和量的改变，为临床提供参考依据，故统称絮浊试验。絮浊试验对乙肝和肝病的判定及治疗效果，提供了相应的参考依据，但一定要知道其他疾病，也同样会出现以上检测结果。如过多的食入脂肪，罹患有高血脂、疟疾、结核、肿瘤及炎症性疾病。需经医生根据具体情况才能做出诊断。

5. 脑磷脂胆固醇浊度絮状试验（CCFT）的临床意义　当罹患急、慢性病毒性肝炎和肝硬化时，常可出现本试验阳性。这是因为血清中清蛋白或 α_1 球蛋白减少，或 γ 球蛋白升高，后者粘连在脑磷脂胆固醇粒表面，产生絮状沉淀，简称“脑絮”，并根据其表现程度用“+”号表示之。如管内液体出现颗粒者为“+”；管内液体呈现絮状物，管底略有沉淀为“++”；管底沉淀较多，上层液体近乎透明为“+++”；絮状物完全沉淀管底，上层为澄清液体时为“++++”。一般一个“+”以下为正常，“++”以上为异常指标。

6. 麝香草酚浊度（TTT）和絮状（TFT）试验的临床意义　麝香草酚絮状试验（TFT）是将血清与麝香草酚巴比妥缓冲液混合后产生絮状沉淀原理，简称“麝絮”。检测标准与“脑絮”相同。麝香草酚浊度试验（TTT）的正常值为 0~6 马氏单位，如大于 7 马氏单位为阳性。急性肝炎早期为阳性；持续阳性提示转向慢性肝炎；慢性活动性肝炎、活动性肝硬化亦可为阳性；静止期可下降或接近正常；恢复期转为阴性。本试验系将血清麝香草酚巴比妥缓冲液与已准备好的硫酸钡（色白不溶于水），配成不同混浊度的白色标准比浊液进行比浊试验，简称“麝浊”。

7. 硫酸锌浊度（ZnTT）试验的临床意义 本试验的正常值为 2～12 kunKeI 氏单位。以 12～15 u 为临界，15 u 以上为异常。急性肝炎浊度上升较少，肝硬化或伴有黄疸时升高。动态性观察对急性肝炎转向慢性肝炎，慢性肝炎转向肝硬化，及其预后有参考价值。肝外阻塞性黄疸则呈阴性反应。本试验是将血清蛋白与硫酸锌缓冲液混合，4 h 后与标准管比浊度，简称“锌浊”试验。发生混浊沉淀的主要为 γ 球蛋白（清蛋白起稳定作用）。

六、有关胆红素知识

1. 血中胆红素是怎样保持正常的 人体血液中红细胞不断地从骨髓中产生，红细胞的平均寿命为 120 d（90～120 d），每天有 1%红细胞衰老死亡。衰老的红细胞又不断地被破坏，释放出血红蛋白，再经一系列化学变化、分解代谢成胆红素，称为非结合胆红素，或游离胆红素及间接胆红素（不能经肾脏从尿排出）。非结合胆红素载运入肝脏后，经肝细胞的作用（主要与葡萄糖醛酸结合）转变成结合胆红素，又称直接胆红素（可经肾脏滤过由尿排出）。结合胆红素再经肝细胞分泌出来成为胆汁的主要成分，经胆管入肠道，在细菌的作用下（主要在大肠）还原成粪胆原，大部分随粪便排出，由于氧化作用变为粪胆素，使大便染成黄色。少部分粪胆原又被吸收入血，重新入肝参与上述循环，另一部分随血液循环经肾脏由尿排出，即称尿胆原，在尿液中经细菌氧化后变为尿胆素。正常情况下，胆红素产生量和从大小便中排泄量大致相等，使血中胆红素浓度保持在正常范围内不会出现黄疸。

2. 血清胆红素定量试验的临床意义 血清胆红素定量试验，系指血清 1 分钟胆红素（1'mB）和血清总胆红素（TB）两种。前者相当于结合胆红素（DB），正常小于 3. 4 μmoL/L。总胆红素（系指结合和非结合胆红素的定量），正常值小于 17. 1 μmol/L，若总胆红素浓度大于 34 μmol/L，可出现黄疸。结合胆红素为 0～5. 1 μmol/L，为总胆红素的 20%以下。罹患肝炎后，出现肝组织充血、水肿、渗出、肝细胞肿胀、变性、坏死等病理改变时，致肝处理胆红素能力下降，甚至胆汁不能正常流通反而“反流”或渗入血液，使血中胆红素浓度升高即出现黄疸。由于结合胆红素能经肾从尿中排出，当发生胆汁“反流”时，尿中出现胆红素，故尿呈黄色。又因胆汁“反流”时，胆汁中的胆盐刺激皮肤的感觉神经，引起皮肤瘙痒。临床将这种黄疸，称肝细胞性黄疸，多因病毒性肝炎引起。一般情况下，黄疸型肝炎患者，其黄疸轻重与病情呈正相关，提示肝细胞损伤程度。黄疸时血清总胆红素一定超过正常值，结合胆红素占总胆红素的40%～60%。动态观察，有利于判定肝细胞的损害程度和预后。若急性病毒性肝炎早期，即黄疸前期，1 分钟胆红素（1'mB）>4. 25 μmol/L，应属隐性黄疸。1 分钟胆红素与总胆红素比值（1'mB/TB）<20%～35%，肝细胞性及梗阻性黄疸的可能性大。黄疸消

退时，结合胆红素较易排出，1'mB/TB 比值下降。若结合胆红素超过 60%提示肝细胞损害，可同时伴阻塞性黄疸，如瘀胆型肝炎或其他肝外阻塞性黄疸（如胆结石、胆囊炎、肿瘤等）。若结合胆红素正常，非结合胆红素很高，应考虑溶血性黄疸（如疟疾、溶血性贫血、药物中毒及白血病等），持续增高的血清胆红素较多见于恶性肿瘤引起的肝外阻塞，而较少见于胆结石，阻塞性黄疸时，血清胆红素高达 255 μmol/L，粪便呈陶土色。如血清胆红素高达 340 μmol/L 以上粪便仍呈黄色，则为肝细胞性黄疸。临床可根据胆红素上升程度，来鉴别黄疸。既往采用黄疸指数作为判断黄疸指标，由于人体内、外因素的影响，干扰了黄疸指数的准确性，如服食阿的平、胡萝卜、柑橘、木瓜、南瓜等含黄色色素可使血清变黄，影响比色（应了解服食史），而胡萝卜素过多，在汗腺丰富的皮肤处发黄（但巩膜不被染黄），吃油类较多食物后抽血化验，其血清往往混浊，影响比色（需空腹抽血）。此外，采集的标本若溶血，也妨碍比色等。故原卫生部废除了黄疸指数测定，而以血清胆红素定量为测定标准。

3. 尿胆红素（BIL）、尿胆原（URO）、尿胆素检测的临床意义　尿胆红素、尿胆原和尿胆素，简称“尿三胆”试验。黄疸时血中胆红素过高，这时过多的胆红素能经肾从尿中排出，使尿呈黄色，尿胆红素呈强阳性。当肝功能受损，无法将全部尿胆原转化为胆红素时，过多的尿胆原从小便排出，则尿胆原阳性。尿胆原经空气氧化即成尿胆素，故称此为“尿三胆”阳性。正常情况时，尿胆红素阴性，尿胆原弱阳性。急性病毒性肝炎，尿胆红素可见于黄疸之前，又先于临床黄疸消失。尿胆红素阳性还提示阻塞性黄疸或肝细胞性黄疸。若临床症状有黄疸，尿胆红素阴性时，提示溶血性黄疸。急性病毒性肝炎，尿胆原增加，有助于早期诊断。阻塞性黄疸，尿胆原显著减少，胆道完全梗阻不通，尿胆原消失。溶血性黄疸，尿胆原则显著增加。可据此变化，有利于鉴别。

七、乙肝微量元素检测

1. 肝病做微量元素检测的意义　肝与微量元素及相关疾病的关系密切。这是因为肝脏是体内微量元素代谢的重要脏腑之一。微量元素在人体的分布、组合、协同、拮抗以及吸收、利用、排泄等不仅与肝脏有关，而且在其他脏腑、组织、器官等共同作用下完成的，肝脏在这方面发挥了极为重要的作用。当肝脏发生疾病时，必然会影响微量元素的水平。为此，测定血液中相关微量元素含量，有利于了解肝脏功能状况，作为判定肝脏功能的最重要的指标和对肝脏动态变化及疾病的进退等的参考标准。

2. 血清微量元素锌（Zn）与肝病的关系　锌的参考值：原子吸收分光光度法 11. 6~23. 0 μmol/L、吡啶偶氮间苯二酚比色法 7. 65~22. 95 μmol/L。锌在肝内含量丰富，对肝有保护作用，能防止肝细胞内线粒体和微粒体遭受过氧化的攻击，并通过其酶复合物清除自由基，拮抗有毒元素镉、铅对细胞膜的损伤，维持细胞膜的稳定性等。因此，血清锌下降与肝脏疾病关系密切，对血清锌测定可作为肝功能损害的有效指标。其临床意义，还在于病毒性肝炎早期，尿锌排泄增加，血清锌显著下降；恢复期尿锌排泄减少，血清锌逐渐上升到正常水平。慢性肝炎后肝硬化、肝癌时出现锌代谢紊乱，血清锌含量低于正常水平，且与肝细胞损害的严重程度呈平行关系，即肝病越重，血清锌含量越低。其降低的程度从高到低依次为：肝癌，肝硬化，亚急性重型肝炎，重型慢性活动性肝炎，急性重型肝炎，慢性活动性肝炎，瘀胆型肝炎，急性黄疸型肝炎，慢性迁延性肝炎。铜（Cu）/锌（Zn）为判定肝癌病情变化的有效指标，对肝癌预后判断有一定参考价值。原发性肝癌血清锌显著下降，铜显著升高，铜/锌显著升高，肝癌切除术后，血清锌升高，铜降低，铜/锌明显下降，与术前相比，差异极其显著。铜/锌在各型肝炎时都可高于正常，其增高幅度依次为瘀胆型肝炎，重型慢性活动性肝炎，肝硬化，亚急性重型肝炎，慢性活动性肝炎，急性重型肝炎，急性黄疸型肝炎，慢性迁延性肝炎。并随病情加重，血清锌进一步降低，铜/锌增高更明显。值得注意的是溶血性贫血、红细胞增多症、癫痫、甲状腺功能亢进等血清锌增高，而心肌梗死、急性脑梗死、原发性高血压、肾病综合征、活动性消化性溃疡、肠炎血清锌减低，临床应结合具体患者做出判断与鉴别。

3. 血清微量元素铜（Cu）与肝病的关系 铜的参考值：原子吸收分光光度法：出生6个月3.14～10.99 μmol/L，儿童12.6～29.9 μmol/L，成人男子10.99～21.98 μmol/L，成人女子12.56～23.55 μmol/L。血清铜比色法：新生儿3～10 μmol/L，儿童5～24 μmol/L，成人男子10.99～21.98 μmol/L，成人女子12.56～23.55 μmol/L。铜在各器官内以肝脏含量最高。肝脏是体内维持铜平衡的一个重要器官，在铜的吸收、运输代谢、储存和排泄的过程中起重要作用。肝细胞是合成含铜蛋白的重要场所，当肝细胞受损时，细胞内含铜蛋白及酶类释放入血，所以肝病时血清铜含量多升高，在急性病毒性肝炎初期，血清铜开始升高，到第2～3周达最高峰，随着病情的好转，第7～8周时多降至正常。肝癌时血清铜含量明显高于正常人，故对肝癌诊断的敏感性、特异性及准确性均明显优于甲胎蛋白测定（AFP）和铁蛋白，特别是对甲胎蛋白测定阴性及低滴度增强的AFP患者更有诊断价值，即血清铜含量越低癌肿浸润范围越小，患者存活时间越长；反之，血清铜含量越高肿块越大，浸润的范围越广，患者存活时间越短。并根据血清铜含量测定有助于判断肝癌切除术后预后情况，手术成功的患者术后6天至4周血清铜含量比术前明显降低，和正常人相比无明显差异。此外，血清铜含量测定有助于肝癌与肝硬化、阻塞性黄疸与肝细胞性黄疸的鉴别。即在一般情况下肝癌和阻塞性黄疸患者血清铜明显升高，而肝硬化及肝细胞性黄疸患者多正常或轻度升高。各型肝病血清铜升高的程度依次为：肝癌，瘀胆型肝炎，重型慢性活动性肝炎，肝硬化，急性重型肝炎，亚急性重型肝炎，急性黄疸型肝炎。但重型肝炎，肝豆状核变性患者血清铜均降低，肝豆状核变性是一种铜代谢障碍性疾病，发病早期即有大量铜在肝内沉积，使血清铜含量降低，若合并溶血时，血清铜可明显升高。妇女妊娠后4~8周血清铜开始升高，32~34周降至正常水平。此外再生障碍性贫血、恶性贫血、急性心肌梗死、急性脑梗死、原发性高血压、类风湿性关节炎、红斑狼疮血清铜均升高，而小儿缺铁性贫血、肾病综合征及有异常分娩史和反复流产史者血清铜均降低，因此临床结合具体患者认真分辨才不致有误。

4. 血清微量元素铁（Fe）与肝病的关系　铁的参考值：亚铁嗪比色法（血清铁）新生儿17.90~44.75 μmol/L，婴儿7.16~17.90 μmol/L，儿童8.95~21.48 μmol/L，成人男子11~30 μmol/L，成人女子9~27 μmol/L，老年人7.2~14.3 μmol/L；铬天青S法（血清铁）男7.2~29 μmol/L，女6.4~21.1 μmol/L。铁在人体内分布广泛，肝脏是人体内最大的储铁器官，占人体储存铁的1/3，主要以铁蛋白形式储存在肝细胞内。体内有几十种含铁酶和铁依赖酶，如细胞色素氧化酶、过氧化物酶等，这些酶参与机体的许多代谢过程。当机体铁过多或过少时，以及铁代谢紊乱时，与铁有关的酶系统必然受到影响，引起机体多种代谢过程发生改变。当机体内铁过量时，可沉积在肝、胰、心、脾、肾中，其中肝内沉积最多。据有关报道，由于铁过量沉积于肝，使血清铁升高，肝细胞癌发生率升高，为此有人认为过量铁可能有致癌作用。急性肝炎时肝细胞损伤，肝细胞内储存的铁释放入血，血清铁升高，肝内铁的储存量减少；急性黄疸型肝炎往往在黄疸出现后血清铁逐渐增加，在黄疸出现后2~3周达最高峰，病情好转时下降，第7~8周恢复正常；当急性或亚急性肝坏死时，血清胆红素明显升高，而血清铁迅速下降，为预后险恶指征；慢性活动性肝炎，肝炎后肝硬化，血吸虫性肝硬化患者，因运铁蛋白合成减少等，使血清铁降低，以肝炎后肝硬化和血吸虫性肝硬化降低尤为显著。此外血清铁测定还有助于鉴别肝细胞性黄疸及阻塞性黄疸，较其他肝功能试验指标更为可靠。肝细胞性黄疸时血清铁明显升高，如病毒性肝炎，毛细胆管型肝炎等，而阻塞性黄疸多正常或偏低，见于癌肿或结石引起的阻塞性黄疸等；HBsAg携带者血清铁和铁蛋白水平往往升高，提示铁可能与HBV复制有关；缺铁性贫血、失血性贫血、月经过多、恶病质、营养不良、吸收不良、胃切除、慢性腹泻等血清铁多降低，而溶血性贫血、再生障碍性贫血等血清铁升高。

八、病毒性肝炎患者B超检查的临床意义

B超，由于操作简便，无损害，无副作用，所以较早地运用于肝胆病的检查。对人体软组织有良好的分辨能力，可提高检测的灵敏度，对小病灶同样显示

良好，并能进行动态性、重复性观察、对比，对肝实质的质和量的变化，表现出不同时期的不同声像图变化等优点。故B超在临床广为使用。

B超检查，正常肝的左叶前后径为5.8 cm±1.50 cm，上下径8.7 cm±1.7 cm；肝右叶斜径12.2 cm±1.1 cm，上下径10.8 cm±2.2 cm。急性病毒性肝炎时，由于肝组织损伤的情况不同，B超检查可大致正常，故不列为常规检查；也可表现肝普遍肿大，回声相对增强，毛糙，下缘内面稍隆起。肝充血、水肿时，回声低于正常，密度较稀疏，后壁回声相对增强。肝细胞出血、变性、坏死、再生时，肝实质回声逐渐增强，光点增粗，分布不匀。少数可伴脾脏轻度肿大（脾正常值为≤10 cm），如脾10.1~10.9 cm为可疑肿大，≥11 cm为脾明显肿大。随病情好转，脾恢复正常大小。急性肝炎时胆囊可正常，或伴胆囊腔缩小和囊壁增厚，或胆囊内有胆泥样点状回声，随病情好转胆囊也恢复正常；如急性肝炎时B超显示肝萎缩，并见腹水征象，当视为重型肝炎的表现。故在急性肝炎时，应根据症状、体征考虑是否做B超。慢性病毒性肝炎时，病情轻者，可无明显变化，或肝实质仅见光点增多或稍强，分布均匀。病情较重时，肝表面高低不平，显示包膜不整，或肝实质回声增强，粗糙，可呈网络状，管道结构稍模糊，但门脉不扩张，脾轻度肿大，厚度大于4 cm，深吸气时肋下缘厚度小于3 cm。肝损伤严重坏死明显时，可见胆囊壁毛糙，轻度增厚，不如急性肝炎时明显。重症病毒性肝炎时，表现肝萎缩变小、坏死严重时，这种变化更为明显。当肝实质表现强弱不均，状如“蜂窝”或似“地图”样时，提示肝细胞坏死与残存，再生的肝细胞之间的复杂声阻抗差异。如看到肝内门静脉聚积、移位、扭曲、变窄或见闭锁状者，提示预后不好。如见肝包膜皱缩，为急性肝坏死最常见表现。脾脏如有轻度肿大，提示预后好，约有半数急性肝坏死出现腹水。胆囊萎缩，壁增厚，不规则，壁内可见小的回声区。B超由于有很多的优点，多为人们所接受，用于病毒性肝炎尚缺乏特异性，为此只能作为诊断病毒性肝炎的一种辅助方法。B超临床对肝硬化的判定有重要参考价值，对小肝癌的正确诊断可达90%以上，但对小结节性肝硬化与弥漫性肝细胞癌的鉴别仍有困难。在B超引导下行肝细胞穿刺活检易于明确诊断。

第二章　如何诊断乙肝

第一节　医学知识为基础

乙肝的诊断，看起来就是让患者做一下生化检查如乙肝五项等，若是阳性就可确诊。但具体到每个人是否被乙肝病毒感染，需要不需要做乙肝生化检查，这就应该到医院看医生了。

乙肝，由于流行广泛，病情多变，对人体危害大、预后较差等，使人们对乙肝产生恐惧，“人人自危”甚至达到“谈虎色变”的程度。一有“感冒”、或疑“胁痛”“乏力”“不思饮食”就怕是得上乙肝！情绪低落、精神紧张、无所适从、甚至影响工作，家庭欢乐气氛被冲淡，诸如此类情况的出现，首当其冲的是怕自己或家庭成员得上乙肝，对于出现以上种种表现忧心忡忡，症结的关键是弄不清是不是感染上乙肝病毒！得上乙肝有哪些表现，怎样才算是感染上乙肝病毒，感染上乙肝病毒的根据是什么。以上诸多疑虑，涉及对乙肝的正确诊断和鉴别诊断，缺少通常所说的判断乙肝的依据。这个问题弄清楚了，以上诸多疑虑就迎刃而解。由于人体的强弱盛衰不同，乙肝病毒入侵的途径、数量、毒力大小也不一样，因此，涉及流行病学、解剖生理、乙肝病理学和临床表现如症状、体征，并结合有关检查如实验室检查和血清学检测，即根据望、闻、问、切、验五诊法收集到的材料，进行分析研究之后，才能正确诊断。因此，医生需要根据患者的整体状况，至少要做好以下工作：详细准确地询问病史，认真地根据症状和体征进行检查和生化检验等。

第二节　详细准确询问病史

当接诊患者时，首先了解患者在发病前2周到6个月与急慢性乙肝患者及乙肝病毒携带者是否有密切接触史，有无接受输血、血液制品，如血细胞、血浆、清蛋白、丙种球蛋白、凝血因子等，或注射、接种、针刺，或使用公用剃刀、牙科器械，以及昆虫叮咬，经黏膜、皮肤破损等进行传播。而母婴间主要在妊娠期，分娩时或喂奶时将乙肝病毒传染给孩子。与此同时，还必须详细询问既往及现病情况，女性必问经带胎产等。

第三节　根据患者症状体征

症是最能客观地反映染病之后，患者自身体验和感知的病痛状态。医生就是通过对患者的问诊之后，才获知各种不同的“症”，并从诸多症状中再结合望、闻、切、验五诊整体全面分析、研究、辨别之后，做出的诊断，称为辨病。辨病无误时，再根据该病所呈现的症状、体征、检测结果等进行的综合分析，称辨证分型。在此基础上提出正确治疗原则和方药，称论治。总称为整体辨病证分型论治法。在问症、五诊辨病、辨证分型、论治过程中，充分显示患者所反映给医生的病症和体征等，在诊治疾病中所占地位的重要。医生就是根据患者提供的客观临床症状，结合相关检查的体征和检验结果等，做出判断。如近期内突然发生查找不到原因所能解释的身困乏力、食欲不振、厌油腻、恶心呕吐、腹胀便溏、右胁疼痛、低热、关节痛、黄疸等，同时注意检查肝脏是否肿大。一般小儿较成人肝肿大发生率高。注意肝区压痛和叩击痛的程度等，少部分可见脾脏肿大，再结合生化检查可以做出正确诊断。

第四节　结合生化检验，从微观提供证据

医生经过以上详细准确询问病史和检查所见阳性体征，即可考虑让患者做有关生化检查。

（1）谷丙转氨酶及谷草转氨酶升高，有助于肝炎潜伏期、初期及隐性感染的判断。

（2）血清 HBsAg 阳性、或 HBVDNA 阳性、或抗 HBc IgM 阳性。以上任何一项阳性，即可诊断乙肝病毒感染。

（3）凡符合乙型病毒性肝炎诊断条件，见血清胆红素>17 μmol/L，并排除因酒精、药物、中毒、自身免疫等引起的黄疸，就可以诊断黄疸性肝炎。

（4）患者无任何临床表现，肝功能正常，但乙肝表面抗原（HBsAg）持续阳性 6 个月以上时，可以诊断为慢性乙肝表面抗原（HBsAg）携带者。

总之，应当以医学知识为基础，详细询问病史，根据患者症状体征，结合生化检查，即五诊合参，宏观与微观相结合，全面地进行分析，还要认真地进行动态性观察，才能够做出正确诊断，进行辨证论治。

第四篇

物华天宝——治乙肝经验+使乙肝转阴的中草药+使用技巧

第一章　应对乙肝证治法经验和用药技巧产生的思想基础

第一节　应对乙肝千变万化的十二证治法

王老师在长期的医教研生涯中，善于思考、探索、研究，将历代医学文献、家传的诊治方法和数十年的临床经验，融汇成十二证法，是整体辨证论治用药法的基石。乙肝引起的“千变万化”，都可以用十二证治法概之。十二证治法的内容包括：表里、气血、寒热、虚实、脏腑、阴阳共六对，既独立，又内在密切联系，容易记忆，便于运用，适合复杂多变的诸般病证。都可以用阴证、阳证、表证、里证、气证、血证、寒证、热证、虚证、实证、脏证、腑证等十二证治法概之。而表、里、气、血、寒、热、虚、实、脏、腑，又可以用阴阳划分，即表、气、热、实、腑为阳。里、血、寒、虚、脏为阴。诸多疾病都可以在十二证治法的原则下，证变、法变、灵活、准确地整体辨证施治。在整体辨证时，首先将多种多样症状区分为阴、阳两大类，然后再具体分辨是表证、里证、气证、血证、寒证、热证、虚证、实证、腑证、脏证，据此提出相应的治则、方药等，合称十二证治法。

第二节　灵活机动应对乙肝的十二证治变法

乙肝病毒以传染性强、传播途径复杂，流行性广，发病率高为特征，虽然侵犯肝脏，但肝外表现常见，如关节炎、肾小球肾炎、结节性多动脉炎、糖尿病、脂肪肝、再生障碍性贫血、多发性神经炎、胸膜炎、心膜炎、心包炎等。又因病毒性肝炎之间没有交叉免疫，所以乙肝患者又易与其他病毒性肝炎发生重叠感染、混合感染，甚至发生突变，使病情变化更加复杂。乙型病毒性肝炎如误治、失治不仅可以转变成慢性肝炎，又可转变为肝硬化、肝癌。在十二证治变治变法的原则下，要特别注意乙肝病变，症变，证变，法变，药变等之间的关系。证可千变万化，法可变化万千。病证变化无穷，法也变之不尽，用之不竭，此即是十二证治变法。正如《素问·阴阳离合论》曰：“阴阳者，数之可十，推之可百，数之可千，推之可万，万之大不可以胜数，然其要也。”这当是十二证治法的核心。在临床运用时应根据不同年龄、性别、病邪、病证、气候等，因人、因时、因地及病理损害的程度，波及的脏腑、组织等不同，并随病邪消长变化等，而即时变应其方法，灵活机动应对乙肝、肝硬化、肝癌等复杂变化。

第三节　治疗乙肝十二证治变法的运用方法

十二证治变法，是遵循十二证治大法，又根据疾病的千变万化，治法也变化万千，达到有病有法，随其变而治之的目的。以乙肝热证为例，热证当用清热法，又当根据热在气分、血分、营分等不同，分别用清气透热解毒法、凉血解毒法和清营泄热法等，而热又有表热、里热、虚热、实热、热毒、湿热、心热、脾热、肺热、肝热、胆热、肾热、大肠热、小肠热、膀胱热等。其治法也应随其在表、在里、属虚、属实、在何脏腑、是否与其他病邪相兼如热毒（热与毒邪相兼）、湿热（湿与热相兼）等，灵活加减变通。再以气为例又分气分、气滞、气逆、气聚、气郁、气结、气血、气瘀、心气、肺气、肝气、脾气、肾气、阳气、阴气等。以心为例有心热、心虚、心阳、心阴、心阳虚、心阴虚等。再以肝为例有肝风、肝热（火）、肝寒、肝气、肝血、肝瘀、肝郁、肝阴、肝阳、肝虚、肝实等，这些都可遵循十二证治大法，结合具体情况，而变通其治法。如乙肝病毒，病位在肝，常影响与胆和其他脏腑、组织等，对此不可忽视。乙肝最为常见的是肝气郁结，其次是肝胆湿热、肝风内动等。这里以肝胆郁滞为例，其主证脘胁疼痛，高热寒战，口苦咽干，恶心呕吐，不思饮食，或面目一身尽黄，舌红、苔黄，脉象弦数。治宜疏肝，利胆，清热。可用王老师经验方疏肝利胆汤［金钱草 30 g、黄柏 10 g、黄芩 15 g、栀子 10 g、中吉 3 g、郁金 15 g、白术 15 g、柴胡 12 g、甘草 10 g、车前子（另包）15 g，水煎服］。也可针对病症选药：茵陈、金钱草、茯苓、猪苓、木通、黄芩、郁金、黄柏、大黄、龙胆草、鸡内金、神曲、山楂、麦芽、柴胡、青黛、决明子、龟板、鳖甲等。或选择类方如茵陈蒿汤，小柴胡汤，柴胡疏肝汤，活血软坚汤，龙胆泻肝汤，镇肝熄风汤，温胆汤，一贯煎进行论治。若有湿阻脾胃，当治湿加治脾胃两大证治法为主，再结合患者体质强弱、虚衰及脏腑受损程度而拟定健脾养胃、祛湿宣郁的治疗原则，采用健脾祛湿汤（薏苡仁、茯苓、白术、肉桂、车前子、鸡内金、炒枳壳）等加减施治。

从历代医学文献和专家专著辨证、立法、处方、用药来看，也是在大法的基础上结合具体病情进行辨证施治，从而创立不同变法，如张仲景的金匮肾气丸(熟地黄、山萸肉、怀山药、牡丹皮、茯苓、泽泻、熟附子、肉桂)温阳补肾，历代医学家在此基础上，针对不同情况，制定多种变法。如在金匮肾气丸方中加车前子、牛膝入肝肾，治疗脾肾阳虚的小便不利，腰重脚肿，腹胀便溏等，名之为济生肾气丸；在金匮肾气丸方中去附子、肉桂，加麦冬、五味子入肺，治虚损劳热，潮热盗汗，干咳无痰等，名之为麦味地黄丸；在金匮肾气丸方中去附子、肉桂为滋阴名方六味地黄丸，治小儿先天阴血虚弱证候，以及肾阴不足所致虚火上炎，咳嗽耳鸣，咽干，失音等；杞菊地黄丸，也是在金匮肾气丸方中去附子、肉桂，加枸杞子、菊花治肝肾阴虚所致目昏畏光，久视昏暗，逆风流泪等；归芍地黄丸也是在金匮肾气丸方中去附子、肉桂，加当归、白芍滋阴养血，治肝肾虚血亏所致的相火内动，头眩耳鸣，午后潮热，两胁攻痛，五心发热等；知柏地黄丸也是在金匮肾气丸方中去附子、肉桂，加知母、黄柏以滋补肝肾，清热泻火，治阴虚火旺，骨痿髓枯，咽痛虚烦，骨蒸盗汗等。可见立方用药不拘一格之妙。因此，临床运用十二证治法时，一定要根据具体情况一法、二法、多法合用，并有所侧重，结合有关药物和类方，根据不同情况把十二证治法变为十二证治法之变法，广泛应用于临床取得好的疗效。这是王老师将历代名医名家和其中医世家的经验融会贯通的结晶，相信随着科学技术的发展，中医药的研究深入，中医药会走出国门，为世界医药学做出新的贡献。

第二章　详论乙肝与十二证治法的运用

第一节　乙肝表里证治法与用药技巧

乙肝表里证治法，主要针对不同病变部位、病情轻重、病邪深浅立论。一般以病变在体表者属表，在脏腑者属里。若以体表分，病变部位在肌肤、经络、黏膜为表。入血脉筋骨为里。病变部位在里，见表证者，从里达表，治当清里解表。病变部位在表，见里证者，从表入里，当解表清里。卫分属表。介于表里之间者，属半表半里，当按半表半里论治等。

一、乙肝表证的特点与治法

乙肝病毒入侵，表现以外感六淫伤人，或见病邪从里达表，如乙肝病毒侵入人体，或罹患肝病过程中又复外感邪毒等，发生表证的相应治法。即证见恶风寒、身发热、头身痛、舌苔薄白、脉象浮者为表证。治宜解表灭毒法，即《素问·阴阳应象大论》所说“其在表者，汗而发之”的治表大法。也是十二证治法中的第一大法。又说“善治者，治皮毛，其次治筋骨……”，其意也是治一切疾病初起病邪在表的第一法。使在表未入里之邪毒从表而解。解表法有发汗、退热、排毒、护卫、提高抗病能力的作用。表证具有发病急，病程短，病位浅，容易治，易入里等特点。由于病因不同，如乙肝病毒、细菌等，在表证治法中必须细心辨认。故有表寒证治法和表热证治法等。

1. 表寒证治法

主证：全身恶寒重，发热轻，头身疼痛，无汗不渴，舌苔薄白、脉象浮紧，或右胁部疼痛。

治则：辛温解表。

方剂：①荆防败毒饮；②羌防解毒饮。

药物：①荆芥穗 6 g、防风 6 g、羌活 6 g、大活 6 g、前胡 6 g、柴胡 10 g、金银花 15 g、连翘 10 g、重楼 10 g、甘草 12 g、板蓝根 15 g、生姜 3 片，水煎服。

②羌活 6 g、防风 6 g、川芎 10 g、白芷 6 g、生地 10 g、黄芩 12 g、板蓝根 15 g、甘草 6 g，水煎服。

类方：荆防败毒散、九味羌活汤、桂枝汤、麻黄汤。

药选：麻黄、桂枝、紫苏、荆芥、防风、细辛、香薷、藁本、辛夷、白芷、生姜、葱白、柽柳。

2. 表热证治法

主证：全身恶寒轻，发热重，头痛，微汗出，口渴，舌尖红，脉浮数，或右胁部疼痛。

治则：辛凉解表。

方剂：疏风解毒汤。

药物：荆芥 9 g、薄荷 9 g、柴胡 9 g、黄芩 9 g、菊花 15~30 g、金银花 15~30 g、连翘 10~20 g、板蓝根 15~30 g、甘草 6 g，水煎服。

类方：银翘散、牛蒡解肌汤、消风散、桑菊饮。

药选：薄荷、菊花、牛蒡子、柴胡、葛根、升麻、蝉蜕、木贼、蔓荆子。

3. 半表半里证治法　病邪入半表半里，是邪在募原也。临床主要表现两大证型。

主证：①寒热往来，胸胁苦闷，心烦喜呕，不食欲饮，目眩，脉象弦。②寒热往来，或憎寒壮热，胸闷烦躁，呕不能食。苔白厚如腻粉，脉数。

治则：①和解少阳；②达原散邪。

方剂：①小柴胡汤；②达原饮。

药物：①柴胡 10~15 g、半夏 10~15 g、人参 10~15 g、黄芩 10~30 g、生姜 3 片、大枣 6 枚，水煎服。②槟榔 6~12 g、厚朴 10~15 g、知母 10~15 g、黄芩 15~30 g、菖蒲 10~15 g、草果 10~15 g、青皮 10~15 g、常山 6~10 g，水煎服。

类方：蒿芩清胆汤、何人饮。

药选：柴胡、黄芩、常山、青蒿、鳖甲、郁金、木香、芍药、姜半夏、青皮、紫苏。

4. 表证用药技巧五要点

（1）疾病初期见表证时，首先辨别属风寒、风热等。切勿与半表半里邪在募原混淆。

（2）若初期见表证，当脉证俱实，用解表法；若年老体弱，或平素体虚之人，或罹患乙肝又复感冒、流感见表证脉虚弱者，可与虚证治法合参，配用扶正药物。

（3）解表药用量宜恰到好处，中病即止，切勿药量过大、发汗过多，或一汗再汗。

（4）半表半里系指太阳之里，阳明之外的少阳病而言，当与邪在募原区别论治。并注意辨别偏表、还是偏里，并随其兼症治之。不论是乙肝、外感或是杂病，只要有是证，即可用是药。张仲景《伤寒论》第101条曰："伤寒中风，有柴胡证，但见一证便是，不必悉具。"可作为辨证时参考。

（5）半表半里即邪在募原。由于罹患之人和病邪不同，临诊可见两类不同证状，而采用小柴胡汤和达原饮为代表性方剂。王老师谆谆告诫曰："要注意病邪的发展变化，并不是固定不变的，应随其变而活用之。"下面是参加中央赴藏医疗队期间所诊治一患者，就是遵照王老师这一思想方法，根据患者具体变化的客观情况，将小柴胡汤和达原饮两方结合加减用药，取效甚好。医案摘录于后：患者，张××，女，58岁，炊事员，汉族，1978年5月31日就诊。自诉：恶寒发热7 d。病史：工作时突然周身发冷，手不能摄物，全身无力。自服四环素、安乃近未见效果。持续到中午，周身难受发冷，心中颤抖，眼睁不开，欲寐。如此间日一作。近三天每于吃饭前后发作，先寒后热，心烦，夜间常失眠多梦。患者精神尚可，面色如常。脉沉弱无力，舌质红、苔白。仔细分析：患者起病突然，病因不明，当"从症求因"，其主症为先寒后热，寒热往来，间日发作，日晡益甚。为邪在募原之征；至于目闭不睁，心烦颤抖，欲寐，为正虚邪盛影响心肝。应治其本，使邪从募原一解，诸证可愈。以小柴胡汤和解少阳，合达原散（饮）驱除募原之邪，两方随证加减，当用柴胡、黄芩、党参、槟榔、厚朴各9 g，知母12 g，草果、常山、甘草各6 g，水煎服。上方连服三剂，恶寒发热见好。头痛、身困、不寐未除。右脉沉弱，舌质少红、舌苔白。照上方加细辛6 g、川芎9 g，水煎服。连服三剂，恶寒发热、头痛均愈。留有视物不清，头少晕，脉弱无力，舌质少红、苔白。改用明目地黄丸巩固疗效。月余经随访，愈后未犯。在西藏高原地区见外邪入侵，有发病即见恶寒发热，寒热往来，日晡发热日甚，脉浮数者，常遵吴又可达原散加减治愈；也有因风热表证，治不得法，或延误时日，病邪由表入里，见以上脉证者，也可用本法治疗。如寒热往来，而热不甚者，方中用柴胡、黄芩不可少；高热不退、口渴、脉洪大者，可重用生石膏、知母、配山药护胃（有粳米更好）；寒热往来间日一发作者，可按"疟"病治，常在方中加常山6 g（量多易发生呕吐）；若兼见咽喉肿痛者，可加大青叶、生地、玄参。此遵仲景方法，不泥仲景之药也，吴又可亦此也，故吴氏当为仲景之功臣可知也。从此案可知，要善"悟"，病变法变，灵活处治。

二、乙肝里证的特点与治法

所谓里证，主要针对乙肝饮食不节，七情伤内，或病邪从表入里等所发生的相应治法。证见发热、不恶寒；或畏寒喜暖；高热口渴、大便干、小便黄、舌苔黄、舌质红、脉象洪大；心悸气短、头晕、倦怠乏力；或腹痛腹泻；或腹部剧痛；或右胁肋疼痛，放射至肩背痛，恶心呕吐，大便秘结，脉象数、洪、紧、弦等均为里证。里证与表证相比，具有发病缓慢，病程较长，病位深里，治疗较难等特点。而发于脏腑中的温（热毒）证，急腹症，则具有发病急、病症重、痛苦大等特点。由于病因和体质盛衰等不同，里证有寒、热、虚、实之别。当有里寒、里热、里实、里虚证治法。又因里实与里热常相兼为患，故确立里实（热）证治法。下面主要介绍里寒证治法和里实（热）证治法，其他里虚证治法可参阅后面虚证治法，里热可参阅热证治法等。

1. 里寒证治法

主证：见四肢不温，畏寒喜暖，口不渴饮，呕吐食少，腹痛便溏，小便清长，苔白或白滑，脉沉迟。

治则：温中散寒。

方剂：温中汤。

药物：吴茱萸 3~10 g、白术 10~15 g、干姜 3~6 g、甘草 6~10 g。水煎服。

类方：吴茱萸汤、理中汤、大建中汤。

药选：附子、肉桂、吴茱萸、川椒、丁香、高良姜、小茴香、荜拨、艾叶、细辛、干姜、薤白。

2. 里实（热）证治法

主证：见腹痛（或右肋胁痛）拒按，腹胀痞满，大便燥结，发热出汗，渴喜热饮。治则：通里攻下。

方剂：承气救阴汤。

药物：大黄 6~15 g、枳实 6~12 g、厚朴 10~20 g、知母 15~30 g、黄芩 15 g、黄柏 12 g，水煎服。

类方：小承气汤、调胃承气汤、凉膈散、大陷胸汤、温脾汤、三物备急丸、脾约麻仁丸、五仁丸、茵陈蒿汤、栀子柏皮汤、大黄附子汤。

药选：大黄、芒硝、芦荟、火麻仁、蜂蜜、芫花、大戟、番泻叶、莱菔子、甘遂、巴豆、寒水石、生石膏、茵陈。

3. 里证用药技巧五要点

（1）里证治法当分寒、热、虚、实。因里虚，里寒者，发病缓慢；里热，里实者，发病急重。

（2）里热与里实常相结合为里实热证，治当两法合用，应随其偏而偏治之。

（3）里实有因热、因寒、阴液不足等，故治有承气救阴汤寒下、大黄附子汤温下、五仁汤润下之别。

（4）里实攻下法，药多猛烈，诸攻下药，要求祛邪不伤正，中病即止，切忌一下再下。邪在气分属里，证见大热、大渴、大汗、脉象洪大者，治用白虎汤。承气救阴汤，意在祛邪不伤正，防因下伤阴故也。

（5）病邪在表，忌通里攻下。久病体虚、失血、老年体弱兼有里实证时，应攻补兼施，或先补后攻，防伤正气。用通里攻下法时，应局部与整体全面分析研究后，根据情况选用寒下、温下、润下等，切不可以一症而定“乾坤”。2001年12月21日应专家门诊时，一位74岁退休老教师聂××，男，以大便秘结，排便困难6年为主诉。平素以三黄片、麻仁丸、番泻叶等治疗不效。这次已数日未大便，从昨日下午6时至当晚上11时，排便不出，甚为痛苦，服药不效，无耐自用小指抠挖肛内宿粪，反致肛门肿痛，也未挖出大便，苦不堪言。今早即来院诊治，并诉说既往有糖尿病、心脏病病史。检查：表情痛苦，血压150/70 mmHg，脉象弦，舌质紫暗，苔白。腹部胀满、伴叩击痛，天枢穴（+↑）、归来（+↑）；见肛门左侧有1.54 cm×1 cm肿块，触痛；肛内指诊，直肠黏膜松弛1度；直肠镜顺利进入11 cm，见黏膜充血、水肿，上附较大颗粒，色紫红少有粪便滞留，齿线上3、9点静脉团隆起。诊断为习惯性便秘、慢性结肠炎、直肠黏膜松弛1度、炎性混合痔。拟用益寿乐胶囊1瓶，每次4粒，每日三次内服；消治露1号，每次2支，每日2次，加温后灌入肠道吸收；中药以益气活血润下，用黄芪30 g、丹参15 g、白术30 g、柴胡15 g、升麻10 g、知母20 g、草决明15 g、枳壳15 g、桃仁15 g、郁李仁15 g、肉苁蓉15 g、甘草10 g。共三剂，每日一剂，水煎服；外敷肿痛消膏。患者于12月13日第一次复诊时，一到诊室就高兴地说，真是“妙手回春”，上药后2 h，即顺利排出大便，甚感轻松舒服，肛门肿大之痔，已基本消肿，又遵上法，减去消治露，内服中药照上方加何首乌15 g，三剂水煎服巩固疗效。本例患者年老体弱，肠道功能减弱，粪便无力排出，虽数日未便切忌峻下，只需益气和血润下即可，患者之所以赞“妙手回春”，乃因痛苦之甚，用药迅速取效解除“急苦”之后“轻松舒服”的一种反应。故使用下法当别虚实缓急，老人若用峻下需“三思而后行”，非脉证具实不可妄用，且以得利即可，不可不知，不可不慎！此案乃示益气活血润下，才迅速收效，临证当因人之不同活用下法。

三、乙肝表里证治中的变化与用药技巧

乙肝病邪由表入里（如卫分入气分），即病势由轻转重。从里达表，为病势好转。表里同病，当表里同治。若介于表里之间者，是半表半里证，邪入募原，治当和解表里，或用达原散邪法。病在表者，不可用下法，病在里者，不可用解表法，前者易引邪入里，后者易损伤正气。

四、解表药和温里药中的药效研究资料

表里证治法中的解表药，经药理实验研究证明，大多数具有增强免疫功能，促进皮肤血液循环，增强汗腺分泌，还有抑菌和抗病毒作用，因此可消除病原微生物及其毒素所产生的致热原对体温调节中枢的病理性影响，而达发汗解表、排

毒、镇痛、清除病邪之目的。洪广祥用宣肺退黄汤：生麻黄、南杏仁、薏苡仁、石菖蒲、溪黄草、茵陈随证加减，治疗急性黄疸性肝炎有一定效果。麻杏石甘汤治疗甲型肝炎，服五剂便退黄。药理实验证明麻黄碱的锌络合物借助于脂溶性进入微生物细胞内与其核酸结合，阻碍核酸的正常代谢而具有抗病毒作用。清代王洪绪《外科证治全生集》曰："麻黄得熟地则通络而不发表"以及麻黄可用于治疗黄疸等，全在临床配伍，才能充分发挥其效用。至于里证治法中的"里寒证治法"，所采用的温中散寒药对胃肠道功能和心肌，冠脉血流量及抗菌抗炎作用的影响，实验观察到温中散寒Ⅱ号（吴茱萸、高良姜）对胃肠道平滑肌痉挛有解痉作用，可使离体家兔十二指肠和回肠张力的收缩幅度下降，能拮抗毒扁豆碱引起的兴奋作用，并可使肠管血流量呈增加趋势；对离体大鼠心脏冠脉及心肌的研究表明可增加心脏的收缩幅度并十分显著地增加冠脉血流量。温中散寒药除了能降低胃肠道平滑肌兴奋外，还兼有降低冠脉血管平滑肌阻力，增加冠脉血流量的作用，故既有利于心绞痛症状的缓解，又有利于胃肠道平滑肌的缓解，这使"心胃同治"的理论得到进一步的验证。温中散寒Ⅱ号对肠道内常见菌株，如金黄色葡萄球菌、产碱杆菌、变形杆菌及大肠杆菌都有一定的抑制作用，其对某些菌种的抗菌活性几乎与对比观察的清热解毒汤相似。另以温中散寒的单味药，如干姜乙醇提取物静脉注射于家兔，可见在体胃运动幅度短暂抑制；对离体大鼠胃底运动幅度呈先兴奋后抑制效应，且抑制其运动频率；对离体豚鼠回肠的收缩效应呈快速耐受性。该收缩效应不受六烃季胺、5-羟色胺（5-HT）预处理影响，但可被冷冻、东莨菪碱、吗啡、苯海拉明、异丙嗪及P物质脱敏预处理所抑制，纳洛酮可消除吗啡的作用；对离体豚鼠回肠ACh、组胺量效应关系呈非竞争性拮抗表现，综上提示生姜通过P物质介导兴奋M、H_1受体，并对M、H_1受体有先兴奋后抑制效应，尚可通过中枢和外周抗胆碱和组胺效应对胃肠功能进行调整，用丁香水浸液灌胃，可使巴甫洛夫小胃狗的胃酸排出量和胃蛋白酶活力均显著增加；高良姜浸出液也具有刺激胃酸排出量增加的效应，但对胃蛋白酶活力则无明显影响；草豆蔻浸出液对总酸排出量虽无明显影响，但可使胃蛋白酶活力明显升高。上述实验表明，温中散寒机制包括对胃肠道功能的调整，刺激胃液分泌和增加胃内消化作用。其他温中散寒单味药附子、干姜、桂皮、花椒、吴茱萸、丁香、荜澄茄、高良姜分别制成的水煎剂和醚提取物具有抗炎作用，对二甲苯所致小鼠耳壳炎症，醋酸所致小鼠腹腔毛细血管通透性增高及角叉菜胶所致大鼠足肿胀有明显抑制作用，提示上述药味具有缓解急性渗出性炎症的作用，其抗菌和抗炎作用很可能是临床上用以治疗脾胃虚寒时腹泻的药理基础之一。

第二节　气血证治法与用药技巧

一、乙肝气血证治法

乙肝气血证治法，主要是从病变发生的部位、病势的轻重、病位的深浅等立论的。气包括气分、气滞、气逆、气聚、气虚等；血，包括营分、血分、血瘀气滞、血瘀、血结等。一般病在气者病位浅，病在血者病位深。病邪从卫分，气分，营分，血分者，由浅入深。病邪从血分，营分，气分，卫分者，由重转轻。但也可以从卫分逆传心包者，从而呈现出以气血为主的，气证治法和血证治法，统称气血证治法。

二、乙肝气证治法与用药技巧

气证治法，主要包括气分、气滞、气逆、气聚证治等。这里主要介绍气分、气滞证治法。气虚证治法则在后面虚证治法中叙述。

1. 气分证治法

主证：但热不恶寒，反恶热，面红目赤，烦躁不安，大汗出，渴喜冷饮，舌质红、苔黄，脉大有力。

治则：清气、透热、解毒。

方剂：解毒白虎汤。

药物：生石膏 15~30 g、知母 10~20 g、粳米 10~15 g、金银花 15~30 g、蒲公英 30~60 g、甘草 6~10 g，水煎服。

类方：白虎汤、竹叶石膏汤。

药选：生石膏、知母、寒水石、淡竹叶、莲子心、栀子、金银花、连翘、紫花地丁、蒲公英、大青叶、重楼、野菊花。

2. 气滞证治法　气滞诸证，全身均可发生，如肝胆气滞、脾胃气滞及诸气滞血瘀等。

主证：疼痛走窜不定、时时振作；恶心呕吐，呃逆者，多气逆；结块肿痛不甚，按之软绵，随喜怒消长，多为气聚；若结块韧硬，或坚硬如石，不红不热，多为气郁、气结、可伴情志抑郁，胸胁胀满，心烦易怒，脉象弦、紧等。

治则：疏风解郁。

方剂：疏风解郁汤。

药物：柴胡 10 g、当归 10 g、白芍 10 g、茯苓 15 g、白术 10 g、薄荷 6 g、玄胡 10 g，水煎服。

类方：四逆散、瓜蒌薤白汤、逍遥散。

药选：陈皮、青皮、枳壳、香附、木香、乌药、薤白、川楝子、柿蒂、沉香、柴胡、金钱草、旋覆花、代赭石。

三、乙肝与血证治法

血证治法，包括营分、血分、血瘀、血虚等。营分，是指血分轻浅者，也是血分的前身，是气分病进一步发展入里的表现。病邪入营分，也有不经卫分，气分，营分，而直接入营分，或传于心、也称逆传心包；血分，是营热的进一步入里，也可因气分热盛，不经营分直入血分；血分，是温、热、火邪、疫毒入血的严重阶段，极易伤肝，如热盛动血，使肝不藏血，迫血妄行，可致吐血、衄血、便血和发斑疹等各种出血症状。若津血为邪热耗伤，筋脉失养，使肝风内动，出现抽搐诸症。再者热邪动血，耗血过甚，势必损及于肾。肾为人身阴阳之根源，真阴真阳之所在，热盛灼伤肾阴，继而亡阴亡阳。若论治法，病在营分者，当清营泄热；在血分者，当凉血解毒；血瘀者，当活血化瘀等。这里主要介绍营分、血分、血瘀证治法。

1. 营分证治法

主证：高热夜重，昼静夜躁，口干而不甚渴，心烦不寐，舌绛，无苔或少苔，脉象细数，甚则神昏谵语。

治则：清营泄热。

方剂：清营凉血解毒汤。

药物：水牛角 10 g（冲）、丹参 12 g、生地黄 15 g、玄参 30 g、麦冬 30 g、金银花 30 g、连翘 20 g、黄连 12 g、竹叶 10 g、板蓝根 30 g，水煎服。

类方：清宫汤、牛黄清心丸。

药选：生地黄、玄参、赤芍、栀子、黄连、牡丹皮、牛黄。

2. 血分证治法

主证：见身热夜重，烦忧不寐，甚则神昏谵语，舌质深绛，脉象细数，伴各种出血症状，如吐血、衄血、咯血、便血、尿血等。

治则：凉血解毒。

方剂：凉血解毒汤。

药物：水牛角 10 g、生地黄 15 g、牡丹皮 12 g、赤芍 12 g、鱼腥草 15 g、板蓝根 15 g、紫草 10 g，水煎服。

类方：化斑汤、清瘟败毒饮。

药选：生地黄、当归、玄参、牡丹皮、大青叶、穿心莲、蒲公英、鱼腥草、金银花、紫草。

3. 血瘀证治法　血瘀，凡气滞多有血瘀，血瘀者必有气滞。血流不畅、血管硬化、栓塞、痉挛、出血、凝血、癥瘕、积聚、肿块、肝炎、肝硬化、肿瘤等均有血瘀，但有轻重缓急，有气虚、气滞、血虚、痰阻之不同，有偏寒、偏热等差别。

主证：肿痛固定不移，皮肤黏膜瘀斑、青紫，结块坚硬。溃疡色泽不鲜，出血，结石，伴面色灰滞，或苍白，大便色黑。舌质紫暗，或见瘀点、瘀线，脉象涩。出血重者可见芤脉。

治则：活血化瘀。

方剂：活血化瘀汤。

药物：当归10~15 g、丹参15~30 g、鸡血藤15~30 g、红花6~10 g、桃仁6~10 g、赤芍10~15 g、甘草6~10 g，水煎服。

类方：四物汤、通窍活血汤、血府逐瘀汤、失笑散、桃仁承气汤、少腹逐瘀汤、抵当汤、补阳还五汤。

药选：川芎、郁金、姜黄、莪术、丹参、红花、玄胡、泽兰、五灵脂、乳香、没药、苏木、虻虫、水蛭、三七、大黄、益母草、蛴螬、王不留行、紫葳、刘寄奴。

四、气血证治中的变化与用药技巧

1. 气分证与营分证之间的转化　病邪（温、热、火毒、疫毒诸邪）从气分、营分、血分转化者，为病邪由轻转重；自血分、营分、气分转化者，为病邪从重转轻。在转化过程中常是气分证治突出时，营分证也同时显露，营分证突出时，血分证也同时显露。这说明气分、营分、血分虽各不相同，但又相互衔接，如气血两燔等。

2. 气滞证与血瘀证，治当兼顾　因气滞可致血瘀，血瘀必然气滞。论治法，行气勿忘活血，活血辅以行气，则气滞易行，血瘀易活，气血通畅。并随气滞与血瘀之程度，用药有所侧重。

3. 气血　与诸类疾病的发生、发展、变化等关系密切，故行气、活血、化瘀药，使用范围极其广泛，内外妇儿莫不能外。因此，当求因论治，如因寒，则应温通加活血化瘀。因热则应清热加活血化瘀；因气滞则应行气加活血化瘀，足见求因论治之重要。对于出血性疾病，一定注意有无瘀血；若瘀血未净，止血药不宜用之过早，若盲目使用止血药，反有留瘀之弊，故有“见血休治血”，切忌一味止血。但对于外伤性大出血，当立即用止血法。

4. 行气活血药　总属攻伐之品，气血亏损者不宜用，以免损正。

5. 血瘀　由于“瘀”的部位不同，临床表现不同，如皮下瘀血，常不易引起功能性障碍，瘀血被吸收愈；若“瘀”阻于下肢血管，轻则血流不畅，患肢发凉，重则闭塞不通，“不通则痛”发生缺血性疼痛；如“瘀”发生于脏腑组织，可引起组织坏死等；如“瘀”发生于脑血管内，可致中风等。临证当辨别“瘀”的部位、程度、性质等论治，常可收到良好的效果。2000 年 12 月 31 日来就诊的患者，胡××，女，77 岁，退休职工。于 10 年前因头晕不适，就医被诊断为“脑动脉硬化”，虽经治疗日渐加重，6 年前不仅头晕还伴恶心。近 3 个月来诸症加重，头晕、头痛（两侧）时伴恶心、耳鸣、身困乏力、不愿干活，并以左侧上下肢体麻木，伴抽搐性疼痛为主要痛苦。患者精神不振，表情淡漠，动作迟钝。脉象弦硬兼见结、代脉，舌质紫暗、苔白。初步诊断为脑梗死，心悸。治疗给予活血化瘀、益气止痛，用黄芪 30 g、当归 15 g、桃仁 15 g、泽兰 30 g、女贞子 15 g、川芎 10 g、赤芍 15 g、玄胡 15 g、水蛭 4 g、丹参 15 g、仙鹤草 20 g、天麻 10 g、勾丁 25 g（后下）、甘草 10 g，三剂，每日一剂水煎服。配用益寿乐胶囊，每次 4 粒，一日三次服。2 天后复诊，患者称服第一剂中药仅 3 h，麻木、抽搐性疼痛缓解，中药“真神”，头痛从双侧痛改为交替性疼痛，疼痛程度减轻。脑 CT 报告：右侧内囊前肢区见片状低密度影，边缘模糊，四叠体池区见类圆形低密度影，边界清，大约为 17 mm×19 mm，CT 值为 -77 Hu，余脑组织未见明显异常，各脑室、池结构未见异常，中线结构居中。意见：①右侧内囊前肢区脑隙性脑梗死。②考虑四叠体池区脂肪瘤，请结合临床进一步诊治。与临床印象基本符合。脉象舌苔与前同，遵上方丹参改为 30 g，加白芷 10 g，三剂，每日一剂水煎服。并嘱患者继续治疗。本病案虽然在继续治疗中，但可以看出，若能遵照王老师“临证当区别分清‘瘀’的部位、程度、性质等论治，常可收效佳良”。对本病案以后的治疗，若能遵照十二证治法和十二证变法，结合患者实际，认真负责地诊治定会“收效佳良”的；否则，是不能达到理想效果的。正当写完此文时，收到一位乡村医生的一封信，从这一封短信中，可以看到患者罹患“腔隙性脑梗死”，在精神、生活上带来的压力和痛苦心情。信中说：“我九月份（患）高血压……后来感到左腿行走不便，有木的感觉，并感左手中指、无名指和小拇指有些木和僵硬感，伸缩不利，最后……经过脑 CT 检查，结论是腔隙性脑梗死但服药疗效不明显，现在我服的药有溶栓胶囊、脑复康、潘生丁、消心痛、卡托普利等。血压 145/80 mmHg，现在仍有行走受限，伸缩不利，有木感，并感到有什么裹着似的，左三个手指也是如此。咳嗽时左腿有一种血液急速下流的感觉，血液检查正常。这个病给我带来很大的痛苦。总的我不稀（惜）任何代价早日痊愈为止……”这是“瘀”在“脑”引起的一系列症状和病痛，给患者带来精神、心理、肉体上的痛苦，解除患者痛苦是我们医务工作者义不容辞的责任，也是患者对医务人员的一种要求、期盼和尽早尽快得到康复的愿望。对于急慢性乙型病毒性肝炎、肝硬化来说，都存在“瘀”。若能遵王老师治“瘀”法效果当是显而易见的了。黄河中医药国际学术研讨会上我们撰写了《王瑞麟“血瘀为百病之源”的经验体会》一文，充分证明“血瘀”与百病之关系，这里就不再多加赘述了。

五、气血证治中的药效研究资料

在“气血证治法”中的有关理气开郁的中草药，对中枢神经、肝胆系统和胰腺炎的病理过程，胃肠运动功能及免疫调节作用的影响是显而易见的。实验研究证实柴胡、枳壳、陈皮、郁金、木香、杭芍能加强戊巴比妥对小鼠的睡眠作用，减少小鼠的自发活动，拮抗苯丙胺、苯甲酸钠咖啡因引起的小鼠运动性兴奋；对大鼠的防御性运动性条件反射能延长条件反射潜伏期，一部分阳性条件反射破坏，非条件反射消失。这些结果表明，理气开郁药物的镇静作用可能是通过抑制高级神经活动的兴奋过程而实现的；上药静脉注入后，皮层脑电图发生明显改变，即脑波由低幅快波变为高幅慢波，有时出现群发的纺锤波，与此同时动物也呈镇静状态，但无活动障碍；对由毒扁豆碱引起的惊醒反应，理气开郁药能提早消除毒扁豆碱引起的脑电波变化，但不能取消其作用；对大脑边缘系统（海马、杏仁核）自发脑电波的观察结果显示静脉注射理气开郁药后，海马区以高幅、同步、6 次/s 左右的 θ 波为特征的觉醒后波形间断出现的现象受到明显抑制；杏仁核的脑电波也呈高幅慢波改变。已知 ACh 作为神经递质在中枢神经内有着广泛的分布，皮层某些神经元对 ACh 也十分敏感，大脑边缘系统则与情绪反应有密切关系。以猫的眼球运动电图（EOG）、大脑皮层电图（EEG）、肌电图（EMG）和外侧膝状体放电（PGO）为电生理指标，连续记录 6 h，依据其电变化，将睡眠觉醒周期分为清醒期（W）、慢波睡眠Ⅰ期（SMSI）、慢波睡眠Ⅱ期（SWSⅡ）和快动眼睡眠期（REM）。观察显示理气开郁药（柴胡、郁金、延胡索、生大黄、木香、半夏、黄芩）及其单方柴胡皂苷注射液和郁金二酮注射液能使猫的睡眠时间延长，尤以 SWSⅡ期明显；柴胡皂苷注射液和郁金二酮注射液还能使 REM 明显延长。利用电生理学微电极技术记录细胞外动作电位，观察理气开郁药对家兔大脑皮层自发放电的影响。实验结果进一步表明，理气开郁药能迅速地抑制突触传递过程中的电位变化，即使顺向诱发锥体细胞群峰电位降低，提示理气开郁药对中枢神经系统的突触传递过程中具有明显的抑制效应；大鼠在水浸拘束法应激状态下诱发胃黏膜糜烂出血，同时脑内去甲肾上腺素（NE）含量下降，投予理气开郁药可见脑内 NE 含量上升，同时呈胃黏膜保护效应。临床还观察到肝郁证患者有脑内 NE 代谢障碍，表现为患者尿中 NE 代谢产物 $MHPGSO_4$ 含量较健康人明显为低，已知尿中的 $MHPGSO_4$ 全部来自于中枢。临床检查还表明，大多数肝郁脾虚患者有自主神经功能紊乱的表现，而用疏肝健脾方剂（柴胡、郁金、香附、党参、扁豆等组成）治疗，可恢复正常。肝郁证患者血浆环核苷酸平衡失调 cAMP 降低，cGMP 升高，患者经用加味逍遥散为主的方药治疗后，在临床收到显著疗效的同时，可见血浆 cAMP 含量恢复正常。肝主疏泄的功能，南开医院实验研究证实沉香、陈皮、青皮、香附均能明显增加大鼠的肝胆汁分泌，柴胡、枳壳、郁金有使胆汁分泌增加效应，给犬注射理气开郁药（杭芍、木香、枳壳、陈皮、郁金、柴胡）后，能引起胆总管括约肌紧张度下降，并呈排胆效应。对胆瘘患者利用胆道测压和胆道录像等手段观察到，服用理气药（杭芍、木香、陈皮、枳壳）后胆汁压力下降，奥狄氏括约肌舒缩周期和舒张期延长，而收缩期无明显改变。又以仓鼠实验性胆石症进行研究表明，疏肝理气方（柴胡、郁金、茵陈、栀子、青陈皮、山楂、大黄、蒲黄、乌药组成）能明显抑制胆石的生成率。以青皮、陈皮、大黄、虎杖等药味组成的胆宁片经口投予胆囊结石豚鼠后，显示有溶石效果，对胆固醇结石溶解作用与熊去氧胆酸相仿；慢性胆道感染、胆石症，临床治疗9个月后总有效率96.60%，与体外震波碎石（ESWL）联合应用，可进一步提高其结石消溶率。在病理性胆汁中，往往存在着大量硫酸化糖蛋白和酸性黏多糖，这是结石形成的重要原因，尤其在“结石生长期”该因素更为重要。对临床上19例胆石症（胆色素结石8例、胆固醇结石11例）患者，用了理气开郁、活血、化瘀方（柴胡、郁金、枳壳、当归、赤芍、茵陈、黄芩、大黄、芒硝）进行治疗。对患者胆汁中的己糖胺水平及其他与成石有关的理化因素进行观察表明，术前投予上述中药（胆石二组）较术前不投予任何中药组（胆石一组）其胆汁中己糖胺水平、胆汁中总脂类、胆汁干重都呈明显下降，从而显示这类方剂具有抑制胆石进一步生长的作用。采用理气药柴胡、木香的基础上加味黄芩、黄连、大黄、槟榔、甘草等可使大鼠胰液中碳酸氢盐的浓度增高，胰液的排出量也呈轻微的增加。而胰液中蛋白浓度则显著减少，提示胰液浓度降低，从而有利于胰腺的“休息”。向总胆胰管逆注胆汁酸盐溶液制成的实验性胰腺炎小白鼠，灌服上药后可使病损胰腺组织中RNA含量减少，提示对胰腺细胞蛋白质（包括酶性）的合成呈一定程度的抑制作用。观察以蛙皮素引起实验性胰腺炎大鼠显示，投予上药注射液后可翻转蛙皮素对胰腺外分泌的抑制效应，表现在胰液与淀粉酶的排出量明显增加，同时血清与胰腺组织淀粉酶活性降低和血清胰蛋白酶活性下降，从而有利于减轻胰腺自身消化。单味柴胡可使胰管逆注自身胆汁和胰蛋白酶混合物所致犬急性坏死性胰腺炎动物血浆淀粉酶、乳酸脱氢酶水平显著下降，3周生存率明显提高。上药对胰管逆注牛磺胆酸钠引致犬急性出血坏死性胰腺炎时的肾损害具有保护效应，表现在肾脏病损明显减轻。急性胰腺炎患者由于胰腺组织的病理性损害引起胰腺外分泌功能降低，表现口服苯酪肽（BT-PA-BA）后代谢产物PABA尿排出量降低，而服上药治疗可提早恢复到正常水平。采用理气开郁药（杭芍、木香、枳壳、陈皮、郁金、柴胡）以家兔、豚鼠、大白鼠离体十二指肠、回肠标本进行实验表明，有使肠管运动幅度减小，张力下降作用；有拮抗氯化钡、烟碱对肠管的兴奋效应。在体实验将麻醉家兔用肠管悬吊法记录小肠张力及蠕动，观察结果，静脉注射上述理气开郁药后，可立即引起肠管张性下降，蠕动减慢；若静脉注射烟碱引起肠管张力上升时，静脉注射理气开郁药，则紧张性立即降低，且蠕动减慢，幅度变小；对半清醒猫在不同条件下进行实验，结果表明柴胡兴奋胃、肠电的作用机制主要是通过对胆碱酯酶的抑制；白芍对胃、肠的抑制主要是该药对胃肠平滑肌的直接作用。柴胡、白芍同入“肝”经，在一些著名方剂中常配伍应用，如逍遥散、大柴胡汤等。白芍、木香尚可增加半清醒猫胃肠血流量，主要机制是其对内脏血管的直接扩张作用。木香也属“肝”经药物，常用于肝郁气滞引起的脘腹胀痛。正常人口服枳壳煎剂后肠管音图脉冲幅度明显加大，提示内服枳壳有利于肠腔积气的排出；利用^{45}Ca示踪技术研究芍药甘草汤对离体大鼠结肠平滑肌^{45}Ca内流的影响表明，对正常大鼠离体结肠^{45}Ca内流作用较弱，而在实验性结肠梗阻模型上，芍药甘草汤能有效地抑制梗阻结肠^{45}Ca内流的增加，而芍药或甘草单独应用时则作用较弱，提示两药配伍抑制^{45}Ca内流作用明显增强。胃内灌注牛磺胆酸钠可引起胃黏膜内外电位差下降，小柴胡汤经十二指肠给药则能显著抑制电位差的下降，并使基础电位差提高，提示小柴胡汤具有增强胃黏膜屏障功能的作用。以小柴胡汤灌胃或十二指肠给药能显著抑制大鼠胃内灌注酸化的牛磺胆酸钠和碱性小肠液引起的急性胃黏膜损伤，减少胃黏膜出血点和水肿；小柴胡汤经口给药能明显抑制大鼠幽门括约肌松弛和十二指肠肠液返流入胃所致的慢性胃炎发生率，能显著抑制胃液、胃酸分泌和胃蛋白酶的活性。上述结果提示小柴胡汤具有较好的抗胃炎作用。对5名健康志愿者的胃排空及血浆胃动素水平观察表明，服用木香煎剂后胃对钡的排空时间明显缩短，血浆胃动素水平明显升高；以大鼠幽门结扎法观察理气开郁药对大鼠实验性溃疡发生证明，对照组动物胃溃疡发生率89%，皮下注射理气开郁药组溃疡发生率仅为36%，病变程度也较对照组为轻，对照组溃疡则多在10个以上，有的多个溃疡融合成片，以致无法记数。还证实皮下注射理气开郁药于幽门结扎大鼠，可见其明显抑酸作用。以疏肝健脾汤（柴胡、党参、郁金、香附、扁豆）对乙酸涂抹法制备的大鼠慢性实验性胃溃疡有促进修复作用，而且优于胃舒平与甲氰咪胍；口服小柴胡汤可明显提高小鼠腹腔巨噬细胞百分率及吞噬指数，同时可明显增强天然杀伤细胞的活性并能在小鼠体内诱生干扰素。加味小柴胡汤可以完全及部分恢复环磷酰胺对正常小鼠迟发超敏反应的抑制作用，并对小鼠体内外淋巴细胞转化有一定的调节作用，表明加味小柴胡汤能调节小鼠体液和细胞免疫功能，并使免疫抑制状态有一定程度的恢复。

总之，理气开郁药作用复杂，且可随组方不同而异，除肝胆胃肠胰作用外，还涉及镇痛、消炎、解热、扩张冠状动脉、强心、调节内分泌等多种作用，并表明理气开郁法的治疗大多涉及功能活动的调整。在一些疾病的发生、发展和变化过程中，精神刺激与情绪波动常常具有重要的发病学意义。理气开郁药，正是通过上述的调整作用而发挥其药理效应的。当然，由于肝郁气滞的含义甚广，涉及的问题极为复杂，是今后深入细致研究的任务。此外，在“气血证治法”中有关活血化瘀中草药的研究认为，有扩张外周血管、增加器官血流量的作用。对心、脑、肝、胆、胃、肠等血管均有扩张作用。如具有降低冠脉阻力，增加冠脉血流量以赤芍、川芎、益母草、牡丹皮、当归、红花、五灵脂等作用明显。降低心肌耗氧量的活血化瘀药有牡丹皮、刘寄奴、丹参、红花、川芎、桃仁、鸡血藤等。赤芍、当归可增加心输出量，多数药有降低左室收缩功能作用，尤以五灵脂、红花、丹参、益母草、川芎、牡丹皮、没药等为显著。可减慢心率的有红花、川芎、刘寄奴、莪术、丹参、苏木等。鸡血藤、郁金可使心率加快。对小鼠急性脑缺血后呼吸次数及呼吸持续时间的影响表明，维脑路通及紫荆皮、大黄、没药、玄胡、王不留行、鸡血藤、牛膝、桃仁、牡丹皮、虻虫、红花、干漆、丹参、血竭、当归对小鼠脑缺氧状态下的呼吸中枢有一定兴奋作用，并可提高脑组织耐缺氧能力。翁维良等采用血液流变学 22 项指标，如全血黏度、红细胞压力、血沉、血浆比黏度、体外血栓形成、血管弹力图、血小板聚集性，血小板黏附性、红细胞变形能力、红细胞电泳、纤维蛋白原等，比较观察了 34 种活血化瘀药的作用。其中综合能力明显的有莪术、大黄、血竭、桃仁、土鳖虫、水蛭、乳香、虻虫、三棱、牛膝、没药、干漆、紫葳。三类活血化瘀药改善血液流变性作用有显著差别，破血药最强，活血药次之，和血药较差。有些药物对血小板的作用尚有一定的特异性，如丹参、蒲黄、当归、川芎、血竭、葛根、益母草均有抗血小板凝聚作用。川芎嗪、丹参、血竭、葛根等主要抑制 ADP 诱导的血小板聚集。血竭还能增加血小板电泳速度而使血小板解聚。葛根能抑制由凝血酶诱导的血小板中 5-HT 的释放。川芎碱可降低血小板表面活性，并对已聚集的血小板有解聚作用。当归除能抑制血小板聚集外，还能溶解血栓。益母草、丹参、血竭除能直接抑制血小板聚集外，还能提高血小板内 cAMP 的含量，从而间接抑制血小板聚集。活血化瘀药抗血栓形成是通过防治血栓形成、抗凝、改善瘀血证高凝状态，抑制血小板功能、抑制血小板的黏附、聚集和释放反应等。赤芍对凝血酶原时间、凝血活酶时间具有明显的延长作用，水煎液能明显促进纤维蛋白溶解过程，赤芍提取液可通过激活纤溶酶原而使纤维蛋白溶解，但赤芍并不具纤溶酶活性，赤芍可有效对抗凝血酶活性而使纤维蛋白凝固时间明显延长；水蛭的有效成分水蛭素为凝血酶特异抑制剂，能抑制凝血酶所有的蛋白水解作用。水蛭素有很强的抗凝血作用，体外或注射给药能使人和动物的凝血时间延长，其中对凝血时间延长尤为明显。水蛭素对多种实验性血栓模型都有阻抑作用，其中对静脉滴注凝血酶或内毒素所致的播散性血管内微血栓形成作用最强，其次对静脉阻塞的大鼠和家兔颈静脉也有较强的抗血栓作用。水蛭素也能阻抑大鼠血管内膜损伤及旁路循环的动脉血栓形成，并能显著抑制化学损伤所致大鼠冠脉血栓形成，以及电流刺激所致小猪冠脉血栓的产生，也可阻止犬实验性冠脉血栓经链激酶溶栓再通后血栓再阻塞的发生。红花、当归、五灵脂、薤白、赤芍、丹参等均有增强纤溶作用。在动物实验中还发现赤芍总苷、红花色素、丹参对大鼠血浆纤溶酶活性有显著增强作用。实验表明，具有活血化瘀作用的150种药物，有68种具有不同程度的钙拮抗作用。其中川芎、当归、桃仁、红花、丹参、赤芍、三棱等的作用较强。此外，血府逐瘀汤可使慢性病患者尿17羟、17酮含量增加，而且呈明显的双向调节作用。由此推论活血化瘀药可提高下丘脑—垂体—肾上腺皮质轴功能，同时又可使之趋于正常化，这对于解释活血化瘀药抗衰老作用不失为一很好的佐证。活血化瘀药对体液免疫均有一定的调节作用，既能“祛邪”，又有调整体内“正气”的作用，对免疫功能呈双重影响，既有免疫抑制作用，又有免疫增强作用。如当归有抑制体液免疫作用，若当归与益母草、赤芍、桃仁、红花等配伍，对抗体生成有抑制作用，还能使脾脏溶血空斑数减少。丹参、莪术尚可通过免疫作用，而延长荷瘤动物的生存期。活血化瘀药，似可根据机体功能状态的不同而调节其免疫功能，使之趋于正常化。细胞药理研制表明，活血化瘀药对多种细胞具有明显的药理作用。如从丹参、赤芍、川芎中提取的有效成分丹参酮ⅡA磺酸钠、儿茶精、没食子酸及川芎嗪对免疫性损伤的心肌细胞也具有保护作用。丹参刺激内皮细胞分泌PGI_2的作用比脑血康显著，而脑血康促高脂兔血清引起的损伤内皮细胞分泌PGI_2的作用强于丹参。提示促正常内皮细胞或受损内皮细胞分泌PGI_2的不同侧重可能造成了活血化瘀药中养血药和破血药的差别。在活血化瘀方剂的研究中，用结扎犬冠脉造成急性心肌缺血模型，以外膜电极标测的缺血程度（Σ-ZT）和缺血范围（N-ST）及N-BT染色标测的梗死区为指标，观察通窍活血汤（1.2 g/kg）和血府逐瘀汤（1.2 g/kg）的作用。结果表明两方均有明显减轻心肌缺血程度和缩小心肌缺血范围及梗死区范围，促使侧支循环建立，改善缺血等作用。通窍活血汤（赤芍、川芎、桃仁、红花、红枣、麝香、老葱、鲜姜、黄酒）尚有增加冠脉血流量及心肌供血、降低心肌耗氧量的作用。谢人明等发现补阳还五汤（黄芪、归尾、赤芍、地龙、川芎、桃仁、红花）5.0 g/kg十二指肠给药能显著增加麻醉犬的脑血流量及降低脑血管阻力，以给药后20、30 min统计最显著。赵连根等研究证明活血化瘀药注射液（牡丹皮、赤芍、桃仁、红花、玄胡、当归）静脉给药可明显增加肠组织氧耗。认为这可能是活血化瘀治法治疗急腹症的重要药理基础。朱自严观察了腹腔注射独活寄生汤对小鼠耳郭正常微循环及肾上腺素引起的影响，结果该方明显增加集合毛细血管管径和毛细血管开放数，延长肾上腺素引起血管收缩的潜伏期，对抗肾上腺素引起的毛细血管闭合。血府逐瘀汤（当归、生地、桃仁、红花、枳壳、赤芍、柴胡、甘草、桔梗、川芎、牛膝）、通窍活血汤（500 μg/mL）均可明显减少缺氧缺血损伤心肌细胞LDH漏出，而对缺氧缺血性心肌细胞损伤具有明显的保护作用。补阳还五汤可使脑损伤手术后2周和3周小鼠γ-GT活性增高，提示补阳还五汤能明显增加伤后脑组织摄取氨基酸、促进蛋白质合成，有利于脑组织修复。自由基和脂质过氧化在缺血再灌注中占重要地位。活血化瘀系列古方（四物汤、桃红四物汤、补阳还五汤、血府逐瘀汤、通窍逐瘀汤）对大鼠肝匀浆生成脂质过氧化物都有抑制作用，对黄嘌呤氧化酶体系中生成的氧自由基有清除作用，并且都能使大鼠肝组织中 MAD 含量降低。四物汤、桃红四物汤、血府逐瘀汤可使大鼠血中总 SOD 活力明显提高。中国中医研究院西苑医院研究了 8 个古方对大鼠体外血栓形成的影响，结果显示对大鼠体外血栓长度和干重均有不同程度的影响，与生理盐水组比较有显著差异（$P<0.05$），其中通窍活血汤、血府逐瘀汤和膈下逐瘀汤（五灵脂、当归、川芎、桃仁、牡丹皮、赤芍、乌药、玄胡、甘草、香附、红花、枳壳）缩短体外血栓长度作用较强。通窍活血汤对减轻体外血栓干重作用强。四物汤、桃红四物汤和少腹逐瘀汤的作用较差。一些复方如黄疸茵陈冲剂（茵陈、制大黄、黄芩、甘草）对血清抗体有抑制作用，因而对新生儿溶血症有预防和治疗作用。益肾汤（当归、川芎、桃仁、赤芍、红花、益母草、板蓝根、银花、白茅根、紫花地丁）及肾炎化瘀汤（当归、川芎、桃仁、红花、益母草）对急慢性肾炎及过敏性紫癜并肾炎均有较好的治疗作用。也有一些活血化瘀方药，如宫外孕Ⅱ号方（丹参、赤芍、桃仁、三棱、莪术）则有加强细胞免疫，促进淋巴母细胞转化，增加网状内皮系统功能及吞噬细胞活力，具有类似免疫增强剂的作用。膈下逐瘀汤、少腹逐瘀汤对小鼠抗羊细胞血清凝集素有明显的增强作用。四物汤、补阳还五汤、桃红四物汤、膈下逐瘀汤、血府逐瘀汤、通窍逐瘀汤能提高小鼠血清中碳粒廓清率、增强淋巴细胞吞噬功能，从而有增强非特异性免疫功能的作用。总之，活血化瘀药似可根据机体功能状态的不同而调节其免疫功能，使之趋于正常化。血府逐瘀浓缩丸药对血管平滑肌细胞 DNA 合成有显著抑制作用。血府逐瘀煎剂及浓缩液，均表现出剂量的依赖性，表明血府逐瘀浓缩丸在体内外确有抑制血管平滑肌细胞增殖的作用。在急腹症的防治中活血化瘀药的最基本作用是改善血液循环，影响血液流变学，促进腹膜吸收、抗炎、保护脏器损害，促进组织修复。通过这些作用以影响急腹症最基本的病理过程之一，即血运障碍，促进病损的愈复。

第三节 乙肝寒热证治法与用药技巧

乙肝寒热证治法，是十二证治法的第三对证治法，是以疾病的性质或正气盛衰等论治。寒证，为寒邪伤人，或机体功能衰退，表现阴气偏盛，阳气不足的证候。热证，为热邪伤人，或机体功能亢进，表现阳气偏盛，阴气不足的证候。所谓阴盛则寒，阳盛则热，阳虚生寒，阴盛生热，若论治法，寒者热之，热者寒之。但应区别是实、是虚、是真、是假。真假不分，虚实不明，动手必错。

一、乙肝寒证治法

乙肝寒证治法有表里不同。在表者，属表寒证治法。在里者，属里寒证治法。另有寒凝经络、脏腑者，属寒凝证治法。前两种证治法，已在“表里证治法”中做了介绍，这里只介绍寒凝证治法。寒凝证治法：是指寒邪凝滞于经络、脏腑诸疾而言。

主证：见形体畏寒，小便清长，口不干渴，或局部皮肤温度偏低，触之或凉，皮色不红，或不知痛，脉迟或沉细，舌苔白等。

治则：温经散寒。

方剂：阳和汤。

药物：熟地黄 10~15 g、炮姜炭 6~15 g、肉桂 2~6 g、麻黄 6~10 g、白芥子 10~15 g、甘草 6~15 g，水煎服。

类方：回阳三建汤、附子汤。

药选：附子、肉桂、吴茱萸、半夏、高良姜、白芥子、麻黄、葱白、生姜。

二、乙肝热证治法

热证治法，有表里、气血等不同。在表有表热证治法，在里有里实（热）证治法；在气分有气分证治法；在血分有血分证治法。这些治法分别在表里证治法和气血证治法中做了介绍，这里主要介绍热毒证治法。热毒证治法：是指人体内外温热火毒，包括菌毒、病毒等所致热毒病证。

主证：见但热不寒、口渴喜饮、目赤咽痛、烦躁不安、便秘溲赤、苔黄、质红、脉象弦数、滑数、沉数。

治则：清热解毒。

方剂：清热解毒汤。

药物：金银花 20~40 g、连翘 15~30 g、蒲公英 25~60 g、紫花地丁 10~15 g、黄柏 10~15 g、赤芍 9~15 g、甘草 6~10 g，水煎服。

类方：五味消毒饮、黄连解毒汤、普济消毒饮。

药选：金银花、连翘、紫花地丁、蒲公英、大青叶、青黛、野菊花、败酱草、白头翁、马齿苋、鸦胆子、山豆根、射干、金果榄、鱼腥草、穿心莲、白英、翻白草、漏芦、蚤休、土茯苓、半边莲、黄芩、白花蛇舌草。

三、乙肝寒热证治与用药技巧三要点

1. 寒证与热证，可以互相转化，其治法应随其转化而改变　如表寒证，可由表入里化热，成为里热证；热证可因大汗、吐泻不止伤阴亡阳，成为寒证。寒热证的转化，主要反映邪正进退，一般从寒化热，为正气不衰，由热转寒，为正不胜邪。如急性乙肝转为慢性乙肝，慢性乙肝中的急性发作等，都存在相互转化的问题，应认真地进行辨认。

2. 内伤、外感诸邪同时为病 可因脏腑盛衰不同，反映出一系列寒热错杂证。如患者平素患有水肿、恶寒怕冷、四肢不温等里寒证，又感风热，证见发热口渴、咽喉肿痛等表热，合属表热里寒证；如平素患胃脘寒痛，喜热饮，证见小便短赤、尿频、尿急、尿痛，或大便秘结之下焦湿热，当属上寒下热证。故应随其兼症用两法或多法兼治之。当病情危重，人体功能严重紊乱，阴阳气不相顺接，出现真寒假热，或假热真寒病证时，一定要分清真假。真与假的关系，真是疾病的本质，假是疾病的现象，要透过现象看本质，才不会被假象所迷惑。

3. 寒证与热证单纯出现容易辨认 一般表寒与表热，较里寒与里热为轻。辨寒热应注意病变部位在表在里，在上在下，在何脏腑等。临床最为常见的解表法、清里法、表里双解法都是根据病邪侵犯部位不同，而设置的治疗方法。我们在临床工作中常见到患者在原病基础上又复感染新疾，多遵循急则治标，缓则治本或标本兼施，收到满意效果。2000 年 1 月 6 日，诊治一名叫郭××的患者，男，26 岁，干部。该患者以慢性结肠炎前来就诊，经治疗症状改善，因感受寒邪，致恶寒发热，体温 37.4 ℃，头身疼痛，身困乏力，无汗，脉象浮紧，舌质淡红、苔薄白。符合张仲景太阳伤寒脉证（感冒），拟麻黄汤，又因原罹患慢性结肠炎，胃肠气机不和当以急则治标，缓则治本，标本兼施之原则，药用麻黄 4 g、杏仁 10 g、桂枝 6 g、甘草 10 g，以驱散在表之寒邪；仙鹤草 30 g、砂仁 10 g、枳壳 10 g、旱莲草 30 g 调理胃肠道。共三剂，日一剂早晚水煎服。并嘱咐出汗后勿着凉，以防复发。患者复诊，说服上药一剂汗出诸证减轻大半，又服一剂感冒痊愈。本病案就是在原患慢性结肠炎基础上继发外感风寒，既有里证又有表证，即遵王老师教诲“久病之人又染新疾，当先治新病，有表证者，当先解表，或表里兼治，始终运用好，急则治标，缓则治本或标本兼施的治疗原则”。至于寒热证治法中的清热药和温里药下面分别介绍。

四、寒热证治中清热药的药效研究资料

在寒热证治法中，有两大治疗原则，即“寒者热之”和“热者寒之”。现代药理研究认为，清热药有广泛的药理作用，具有消除体温调节的病理变化，直接杀灭或抑制病原微生物，如细菌、病毒等，还有增强机体免疫功能，可消除形态和功能的病理变化，改善心血管、血液和神经系统，以及抗过敏、抗变态反应，改善代谢，还有部分清热药，有一定的抗过氧化、清除自由基的生成及抗突变等扶“正气”功能。因此清热药可用于全身及各系统的感染性疾病，如流脑、肝炎、乙脑、流感、痢疾、伤寒和外科各种感染性疾病和非感染性病，如高血压、甲状腺功能亢进、中暑等。在抗菌药物中多为广谱性，而且抗菌作用的环节并不

相同，如黄连有强烈抑制细菌呼吸及核酸合成。甘草是阻止 DNA 合成。黄柏对 RNA 合成强烈抑制。大黄则是对细菌乳酸脱氢酶抑制最强。这些作用于细菌不同环节的药物组成的复方可取得显著效果。如五味消毒饮（金银花、野菊花、蒲公英、紫花地丁、紫背天葵子）、黄连解毒汤（黄连、黄柏、黄芩、栀子）、葛根芩连汤（葛根、黄芩、黄连、甘草）在临床都有很好抗菌消炎作用，对小鼠腹腔注射金葡菌混悬液有明显的保护作用，可降低小白鼠死亡率。养阴清肺汤（大生地黄、麦冬、生甘草、玄参、贝母、牡丹皮、薄荷、炒白芍）对白喉杆菌有较高的抑制作用。普济消毒饮（黄芩、黄连、牛蒡子、板蓝根、马勃、连翘、薄荷、玄参、陈皮、柴胡、桔梗、僵蚕、升麻、甘草）对甲、乙型链球菌，肺炎双球菌，金黄色葡萄球菌，白色葡萄球菌等，都有很好的抑制效果。天津南开医院在清热解毒法（以金银花、蒲公英、连翘、紫花地丁组成的药物）实验研究中，就证实该药除具有抗菌、增强免疫功能外，还具有减毒（内毒素）作用。武汉同济医科大学对热毒清（金银花、蒲公英、大青叶、鱼腥草）的实验报告了在家兔内毒素性 DIC 模型上从整体、器官、组织、细胞、亚细胞、分子水平上证明能提高小白鼠腹腔巨噬细胞的吞噬功能，提高血清补体活性，提示具有免疫促进作用。以溶血空斑试验，玫瑰花结形成试验及抗绵羊红细胞抗体测定对小白鼠特异性体液免疫应答功能影响的研究表明，对特异性体液免疫应答的不同阶段均有明显的促进作用，提示其抗感染效应亦与促进机体特异性体液免疫应答功能有关。热毒清有抗内毒素及抑制内毒素诱生细胞因子作用。体外实验能使鲎实验阴转，电镜下可观察到大肠杆菌 $O_{111}B_4$ 内毒素的网状结构在药物作用下崩解、碎断。以内毒素致 DIC 家兔模型上证实，能阻止模型动物出现的血小板减少，凝血酶原时间延长，3P 试验阳性等改变，其效果与地塞米松相近。电镜下观察证实用药组肝、肾细胞损害非常轻微，肝脏枯否细胞吞噬功能明确加强，可见许多吞噬空泡，且初级溶酶体明显增多，内有许多被吞噬的纤维素，提示对内毒素所致 DIC 生物效应具有拮抗作用，对微粒体膜的过氧化损伤具有减轻效应。对重要脏器的保护效应，生化学检查证实，模型组肝匀浆及血清中黄嘌呤氧化酶（XOD）活性、谷丙转氨酶均有显著升高，而热毒清组上述变化并不明显，提示药物能有效地保护在内毒素攻击下的肝脏不受损害，使肝功能维持正常。综上所述，可见清热解毒法中的“毒”与细菌毒素特别是内毒素有关，而热毒清有碎断内毒素结构、抑制由内毒素诱生的细胞因子，稳定溶酶体膜，提高线粒体、微粒体功能，防止钙稳态的失衡，阻断氧自由基的过量产生，增强氧自由基的清除能力等作用，从而达到既祛邪又扶正的双重效应。在腹腔内混合感染中，需氧细菌与厌氧菌相互协同致病，特别是在腹腔脓肿的形成上，这种协同作用表现更为明显，其中厌氧菌以脆弱类杆菌最为多见。以 12 株临床常见厌氧菌对 50 种急腹症临床常用中药进行体外筛选而组合的方剂厌氧灵有似《金匮要略》中泻心汤（大黄、黄连、黄芩）的组成，对由大肠杆菌和脆弱类杆菌混合腹腔感染形成腹膜炎的大鼠进行研究表明，厌氧灵能明显增加小肠血流量，其抗菌药作用显著优于先锋Ⅳ；体外实验证明，对由内毒素诱生小鼠腹腔巨噬细胞分泌TNF、IL-I、IL-6有明显的抑制效应；对内毒素诱生人外周血单核细胞分泌上述细胞因子亦呈显著的抑制作用。并进一步以上述腹膜炎模型观察到厌氧灵治疗组造模后48 h动物死亡率明显低于生理盐水组；造模后第9日腹腔内脓肿形成率明显低于生理盐水组，先锋Ⅳ组和甲硝唑组，提示厌氧灵可以降低早期腹膜炎的死亡率和晚期脓肿形成率，具有抗感染作用。对90例腹部厌氧菌感染临床观察表明，术前1日至术后4日用药的厌氧灵组较相同疗程氨苄青霉素加甲硝唑组疗效更优，表现在外周白细胞计数复常时间、排气时间明显为早，切口感染率也低，提示厌氧灵在临床应用中对防治腹内感染有较好效果。天津南开医院清解灵（蒲公英、败酱草、白头翁、玄参、大黄、甘草）体外实验证实，具有碎断内毒素网状结构的作用。相关分析表明，TDL与外周血管内毒素含量之间，以及胆汁与外周内毒素含量之间，提示胆—血返流的存在，另一方面也表明在肠道投予抗内毒素的清解灵，既可以使门静脉血和TDL中的内毒素含量下降，同时也使外周血中的内毒素含量降低。这可能与清解灵在肠道中直接摧毁内毒素而减少内毒素的吸收有关。这一观察所见为内毒素另一转运途径即肠源性内毒素转运提供了证据。以内毒素感染的家兔投予清解灵证实，药物能明显抑制肝细胞LPO的升高，提高红细胞和肝细胞的SOD水平，降低血浆酸溶性蛋白水平，降低全血黏度和血浆黏度，且证实酸溶性蛋白与血浆黏度、全血黏度均呈正相关。临床还以前瞻性分组对照治疗方法观察了内窥镜胆管引流（ERBD）—清开灵治疗与手术引流对急性重型胆管炎的疗效。结果表明，治疗前患者均有胆道高压，胆汁与血清中内毒素含量极高，纤维结合素，补体C3水平远低于正常值，C反应蛋白水平则高于正常值的4倍；经ERBD—清开灵（20例）治疗后，以上指标均发生显著变化并迅速恢复到正常水平，且无并发症和死亡病例。而急性胆道手术引流组（18例）患者以上指标恢复很慢，有50%患者发生心、肺、泌尿系统并发症，其中1例死亡，证明ERBD—清开灵治疗明显优于急症胆道手术引流治疗组。

五、寒热证治中温里药的药效研究资料

在寒热证治法中，里寒证当用温里药。现代药理学研究证实，温里药有兴奋垂体—肾上腺皮质系统，可改善机体免疫和代谢功能，且具有强心、抗心肌缺血作用，对心血管系统有强心、抗心律不齐、扩张血管功能。对胃排空有加强或抑制作用，有的可增加胃酸分泌、胃蛋白酶活性作用。有些温里药，具兴奋或抑制小肠运动或呈双性作用。有些则有止痛、解热等作用，如天津南开医院实验观察温中散寒Ⅱ号（吴茱萸、高良姜）对胃肠道平滑肌痉挛有解痉作用，可使离体家

兔十二指肠和回肠张力的收缩幅度下降，能拮抗毒扁豆碱引起的兴奋作用，并可使肠管血流量呈增加趋势。单以干姜乙醇提取物——姜液静脉注射于家兔，可见在体胃运动幅度短暂抑制，对离体大鼠胃底运动幅度呈先兴奋后抑制效应，且抑制其运动频率；对离体豚鼠回肠的收缩效应呈快速耐受性。该收缩效应不受六烃季胺、5-羟色胺预处理影响，但可被冷冻、东莨菪碱、苯海拉明、异丙嗪及P物质脱敏预处理所抑制，纳洛酮可消除吗啡的作用；姜液对离体回肠ACh，组胺量效关系呈非竞争性拮抗表现。综上提示，生姜通过P物质介导兴奋M受体及H受体，并对M受体及H受体有先兴奋后抑制效应，尚可通过中枢和外周抗胆碱和抗组胺效应对胃肠功能进行调整。用丁香浸出液将具有三通巴甫洛夫小胃狗进行向主胃灌注可见胃酸排出量、胃蛋白酶活力呈显著增加；高良姜浸出液也具有使胃酸排出量增加的效应，但对胃蛋白酶活力则无明显影响；草豆蔻浸出液对总酸排出量虽无明显影响，但可以使胃蛋白酶活力明显升高；丁香浸出液刺激胃酸分泌的作用中可能有胆碱能神经的参与。上述实验结果表明，温中散寒机制可能包括对胃肠道运动功能的调整，刺激胃液分泌和增加胃内消化的作用。上述温中散寒药Ⅱ号对离体大白鼠冠脉血流量和心肌收缩幅度影响的研究表明，药物可明显增加心脏的收缩幅度，并十分显著地增加冠脉血流量。对温中散寒几种单味药的研究证实，均有增加冠脉血流量的作用；如细辛可增加冠脉血流量；附子能增加心肌血流和含氧量，减少心肌耗氧量；肉桂能增加冠脉血流量，降低外周阻力与血压。而普遍存于附子、细辛、吴茱萸、高良姜、丁香等温中散寒药中的去甲乌药碱则可能是引起上述药效的一个不容忽视的植化成分。后者具有β-肾上腺素能受体兴奋作用，可使冠脉阻力减小，血流明显增加。历来有“心胃同治”之说，而温中散寒药除了能降低胃肠平滑肌兴奋外，还兼备降低冠脉血管平滑肌阻力，增加冠脉血流量的作用，故有利于心绞痛症状的缓解，这很可能是“心胃同治”的一个理论基础。体外实验证明上述温中散寒Ⅱ号对肠道内常见菌株，如金黄色葡萄球菌、产碱杆菌、变形杆菌及大肠杆菌都有一定的抑菌作用，对某些菌种的抗菌活性几乎与对比观察的清热解毒汤相似。以温中散寒单味药附子、干姜、桂皮、花椒、吴茱萸、丁香、荜澄茄、高良姜分别制成水煎剂和醚提取物进行研究表明，具有抗炎作用，对二甲苯所致小鼠耳壳炎、醋酸所致小鼠腹腔毛细血管通透性增高及角叉菜胶所致大鼠足肿胀有明显抑制作用，提示上述药味具有对抗急性渗出性炎症的作用。上述抗菌和抗炎作用很可能是临床上用以治疗脾胃虚寒时慢性腹泻的药理学基础之一。在温里药物研究中，认为对神经、内分泌、循环、消化等系统大多具有兴奋作用，能增强全身功能，旺盛新陈代谢，改善血液循环，促进消化吸收，促进各系统功能低下以及功能衰竭的病症的康复作用。

第三节　乙肝虚实证治法与用药技巧

虚、实是指正气与病邪的强弱、盛衰。乙肝患者正气不足，生理功能衰退为虚。邪气过盛，正气抗拒者为实。虚是正气虚，实是邪气实。《素问·通评虚实论篇》曰："邪气盛则实，精气夺则虚。"若论治法，实则泻之，虚者补之。

凡精神萎靡，面色苍白，倦困乏力，少气懒言，形体消瘦，动则心悸，自汗盗汗，小便频数，或不禁，大便溏泄，舌淡少苔，脉象细弱无力，皆属虚证。见于久病、重病或年老、素体虚弱之人。近代许多学者研究虚证，反映出人体的生理功能衰退、神经功能的低落、或副交感神经紧张度异常上升（非保性），呈现功能低下、心跳减慢、循环血量不足、血压下降、血管舒缩幅度缩小和基础代谢率下降。有的学者还从病理形态上对虚证进行研究后认为，虚证患者内分泌腺变性或萎缩，如垂体前叶、肾上腺皮质、甲状腺、睾丸或卵巢均呈现不同程度的退行性变化，必然对整体功能的新陈代谢产生影响，并观察到对心、肝、肾、脑等实质脏器细胞萎缩变性，特别是心肌的病变，在某些病变比较急的患者，可见心肌急性浊肿、断裂、间隙水肿、炎症细胞浸润等，可推断其心血管系统功能低下，脉虚细无力的物质基础多在于此。慢性炎症，似乎虚证比寒证还要严重些，如病程较长、病情较重的虚证，可见具有特殊功能的组织细胞由变性而死亡，代之以纤维结缔组织，以致整个器官功能不全。这常是慢性炎症向瘢痕发展的结果，如较为常见的肝硬化，可表现为脾肾阳虚，肾硬化的肾阴虚，心肌纤维化的心阳不足，胰腺纤维化的脾虚泻、肺硬化或纤维化的肺气虚，胃或十二指肠溃疡时溃疡底部瘢痕形成的脾胃虚寒等。此外网状内皮系统吞噬功能低下与神经系统退行性变化，在理论推断上是可能存在的。

一、乙肝虚证治法与用药技巧

虚证，常见有血虚、气虚、气血两虚或表虚、里虚及阴虚、阳虚等。

1. 血虚证治法

主证：面色苍白或萎黄，口唇淡白，头晕眼花，心悸气短，手足发麻，月经不调，舌苔淡白或无苔，脉象细数无力。

治则：补血养血。

方剂：五味补血汤。

药物：熟地黄 10 g、阿胶 6 g（烊化）、蜂乳 10 g、当归 6 g、党参 10 g，水煎服。

类方：黄芪补血汤、归脾汤。

药选：熟地黄、当归、何首乌、白芍、阿胶、枸杞子、鸡血藤、桑葚。

2. 气虚证治法

主证：倦怠乏力，气虚懒言，饮食减少，心悸头晕，舌质胖嫩、舌苔淡白，脉象沉弱或细。

治则：健脾补气。

方剂：四物补气汤。

药物：党参 10 g、白术 10 g、黄精 10 g、甘草 6 g，水煎服。

类方：四君子汤、六君子汤。

药选：人参、党参、黄芪、山药、白术、黄精、大枣、甘草。

3. 气虚下陷证治法

主证：精神困倦，少气懒言，面色苍白，大便稀溏，肛门坠胀，便后脱出，或子宫脱出，脉象无力，舌淡苔白。

治则：益气举脱。

方剂：补气升举汤。

药物：黄芪 15~30 g、党参 15~30 g、柴胡 6~12 g、升麻 6~12 g、枳壳15~30 g、甘草 6~15 g，水煎服。

类方：补中益气汤。

药选：黄芪、升麻、枳壳、金樱子、人参、白术、山药。

4. 气血两虚证治法

主证：气虚，血虚证兼有（见前）。

治则：补气养血。

方剂：补气养血汤。

药物：党参 15 g、黄芪 15 g、当归 6 g、白术 15 g、川芎 6 g、赤芍 10 g、熟地黄 15 g、陈皮 6 g、甘草 6 g、黄精 15 g，水煎服。

类方：八珍汤、十全大补汤、人参养荣汤、四物汤、四君子汤。

药选：太子参、黄精、扁豆、熟地黄、当归、阿胶。

5. 阴虚证治法

主证：形体消瘦，骨蒸潮热，腰膝酸软，梦遗滑精，或月经量少，耳聋耳鸣，口燥咽干，心烦盗汗，舌质红、少苔，脉象细数。

治则：滋阴清热。

方剂：滋阴降火汤。

药物：生地黄 10~20 g、山萸肉 10 g、山药 15 g、玉竹 15 g、女贞子 15 g、牡丹皮 10 g，水煎服。

类方：左归饮、知柏地黄丸、大补阴丸、清骨散、清蒿鳖甲汤。

药选：沙参、天冬、麦冬、百合、石斛、玉竹、旱莲草、桑寄生、龟板、鳖甲、女贞子、西洋参、胡麻仁。

6. 阳虚证治法

主证：形体畏寒，面色皖白，口淡不渴，蜷卧嗜睡，四肢发凉，喜热自汗，舌淡、苔白，脉微无力。

治则：温补肾阳。

方剂：相火汤。

药物：生地黄 10 g、山萸肉 10 g、山药 15 g、玉竹 15 g、女贞子 15 g、牡丹皮 10 g、肉桂 6 g、制附子 10 g，水煎服。

类方：右归饮、肾气丸。

药选：鹿茸、紫河车、骨碎补、冬虫夏草、蛤蚧、肉苁蓉、锁阳、补骨脂、淫羊藿、杜仲、续断、菟丝子、巴戟天、金毛狗脊、胡桃、韭菜子、仙茅、海狗肾、益智仁、阳起石、葫芦巴。

7. 表虚证治法

主证：自汗，或汗出恶风，或平素体虚，舌淡脉弱。

治则：益气固表。

方剂：益气固表汤。

药物：黄芪 15～30 g、黄精 15～30 g、白术 10～15 g、防风 10～15 g，水煎服。

类方：玉屏风散、牡蛎散。

药选：黄芪、人参、党参、白术、防风、黄精。

8. 里虚证治法

主证：倦怠欲睡，气短懒言，食少纳差，心悸头晕，舌体胖嫩、质淡、苔白，脉象沉细。

治则：健脾补虚。

方剂：健脾益气汤。

药物：人参 6～15 g、白术 10～15 g、山药 10～15 g、黄芪 10～20 g、黄精15～30 g、当归 6～12 g、甘草 6～10 g，水煎服。

类方：四君子汤、人参健脾丸。

药选：党参、白术、莲子、山药、白扁豆、黄精。

二、乙肝实证治法与用药技巧

实证，多见于身体壮实之人和新病、急病患者，也见于体虚、久病、慢性病复感新病。前者多实，后者多虚中挟实。里实证已在表里证治法中介绍，这里主要介绍食积、虫积和痰、湿证治法。

1. 食积证治法　食积，多为饮食停滞，饮食不节，暴饮暴食或脾阳不足，致宿食不化等。

主证：上腹痞硬、腹满有形、疼痛拒按、嗳气吞酸、不思饮食、心烦不安、恶心呕吐、吐后舒适痛减，便溏泄泻，舌苔白厚或黄，脉象弦滑。

治则：消食和胃。

方剂：消食和胃饮。

药物：神曲10 g、山楂15 g、半夏12 g、陈皮10 g、麦芽10 g、大黄3 g，水煎服。

类方：枳实消痞丸、四消丸、保和丸。

药选：神曲、麦芽、莱菔子、鸡内金、山楂、槟榔、枳实、炙鳖甲。

2. 虫积证治法　虫邪，种类虽多，以蛔虫为害最为多见。如肠道蛔虫和胆道蛔虫最多见。蛔虫的习性是喜团聚，好钻窜、喜湿恶寒、喜碱恶酸等，这成为病证变化多端的重要原因。

主证：面色萎黄，腹痛时作时止，呈钻顶样或绕脐作痛，腹胀便闭或恶心呕吐，甚则吐蛔，汗出肢冷，脉象弦或沉弦，舌质有红点，苔白或黄。

治则：杀虫驱蛔。

方剂：驱蛔散。

药物：苦楝根皮10~15 g、使君子（打碎）6 g、榧子（打碎）10 g、鹤虱10 g、雷丸粉（冲）3~6 g，水煎服。

类方：驱蛔汤、驱蛔承气汤、乌梅丸。

药选：使君子、鹤虱、槟榔、雷丸、南瓜子、苦楝根皮、石榴皮、贯众。

3. 痰证治法　痰，是体内津液凝聚变化产生的一种病邪。成痰之因有外感六淫之气，有饮食不节，过食辛辣、膏粱厚味及忧思内伤等。使肺、脾、肾等升降失调，气血运行不畅，水谷精微不能正常输布（代谢功能），致凝聚不散，结而成痰。余听鸿曰："痰阻于皮里膜外，气多血少之处，无血肉化脓，有形可凭，即成痰块、痰胞、痰核、痰疬等症。痰凝于肌肉筋骨骨空之处，无形可征，有血肉可以成脓，即为流痰，附骨疽痰等症。"此外风痰、寒痰、气郁痰结、阴虚痰热等多见。痰病虽多，大体可分为三大类。一是急症，如以风痰为主所致锁喉痈和痰邪入里所致痰涎壅盛等。二是缓症，如痰饮、慢性支气管炎、痰核等。发病缓慢，病程较长。三是顽症，如失荣、癌瘤等，所谓顽痰怪症。当别痰饮和痰积之不同，若论治法也当有别。

（1）痰饮证治法：痰饮，是脏腑失和为病者多，且不相同。痰饮为病，其证多急，常内与肺、心、三焦，外与六淫相兼发病。

主证：咳嗽吐痰，呼吸气粗，咽喉不利，胸胁壅塞，舌质淡红、苔白或黄，脉象滑、数等。

治则：清利痰饮。

方剂：清利痰饮方。

药物：半夏 10~15 g、陈皮 6~12 g、贝母 10~15 g、百部 6~15 g、杏仁 6~12 g、茯苓 10~20 g、桔梗 6~15 g、葶苈子 10~15 g、甘草 6~10 g，水煎服。

类方：二陈汤、止咳散。

药选：前胡、瓜蒌、竹茹、礞石、杏仁、紫菀、百部、半夏、竹沥、石韦。

(2) 痰积证治法：痰积，以津液不得输布，聚结不散，煎熬化液而成，或结核不散，常与情志相关。

主证：情志抑郁，肿块软绵，或坚硬如石，或按之如馒，或随喜怒消长，一般不易溃烂，溃后难收难敛，舌质淡或紫暗、苔白或腻，脉象弦、沉。

治则：化痰消积。

方药：化痰消核方。

药物：当归 10~20 g、昆布 15~30 g、赤芍 15~30 g、海藻 15~30 g、贝母 10~20 g、半夏 6~15 g、三棱 10~20 g、文术 10~20 g，水煎服。

类方：海藻玉壶汤、四海舒郁汤。

药选：白芥子、昆布、海藻、半夏、贝母、海蛤粉、海浮石、葶苈子。

4. 湿阻与脾虚湿阻证治法 湿，即水湿。单以湿邪为病者少，湿与他邪相兼者多，湿与热邪相兼者最多。湿邪伤人，常内湿与外湿结合，加重病情。因热毒、火毒与湿相兼，最易使病情加重，肌肤黄染，或恶化；湿与寒相兼，易于寒化。水湿输布、代谢与肺、脾、肾关系密切。其治法：上焦者宜化湿，中焦者宜燥湿，下焦者宜利湿。故有宣肺化湿、清热燥湿、健脾利湿等。至于水湿过盛成水肿者，当先求病因，辨病与辨证相结合，分清寒热虚实和轻重缓急，灵活选用治法。《素问·汤液醪醴论篇第十四》中的“去宛陈莝”“开鬼门”“洁净腑”乃治水之大法矣。对虚实兼见者恰当运用，虚则补之，实则泻之，或补泻兼施之法，如以邪实为主者，先攻之；以正虚为主者，先补之，或攻与补兼施，达邪去正复，切忌盲目攻伐“水尽人亡、草菅人命”。前面所谈“开鬼门”可参阅表证治法，“洁净腑”参阅里实热证治法。这里重点介绍脾虚湿阻为患。

主证：食少纳差，身困沉重，身肿按之凹陷，大便稀溏，小便淋涩，下肢沉困，口渴不欲饮，或兼见肌肤糜烂、滋液、溃疡、流脓，舌体肿大，舌苔淡红，苔白厚腻，脉象滑。

治则：健脾祛湿。

方剂：健脾祛湿汤。

药物：党参 10~20 g、白术 10~15 g、茯苓 10~15 g、车前子（另包）15~30 g、薏苡仁 15~30 g、赤小豆 15~30 g、萆薢 10~15 g、泽泻 6~10 g、甘草 6~10 g，水煎服。

类方：参苓白术散、萆薢渗湿汤、二妙散、五苓散。

药选：茯苓、猪苓、泽泻、车前子、茵陈、薏苡仁、防己、木通、萹蓄、瞿麦、金钱草、海金沙、石韦、赤小豆、玉米须、土茯苓；逐水峻剂牵牛、甘遂。

三、虚实证治与用药技巧五要点

1. 虚、实可互相转化　虚，除素体虚弱，表现虚证外，多为实证失治或治疗不当（如大汗、大吐、大下之后）转为虚证，或诸病证的恢复期，即邪去正虚等。治当随其虚而治之。虚证在一定条件下可转为实证。因此表现虚实并见，虚中有实等。如平时体虚，复患肠痈，急性肝炎，出现本虚标实证，或身体虚弱，脏腑功能失调，代谢障碍，以致痰、血、水、湿、虫积、里虚、里实等，治当与其相应证治。

2. 虚和实治当有别　是在脏、在腑、在气、在血、在表、在里；区分是阳虚、是阴虚、是独见、是兼见，治当有别。

3. 凡毒邪未净，不可过早补益　应随正邪盛衰采用扶正祛邪，或攻补兼施等。气血、阴阳常相互为用，如气虚补气，不忘补血，阴虚补阴不忘用补阳之品，反之亦然。张景岳曰："善补阳者，必于阴中求阳，善补阴者，必于阳中求阴。"就是这个道理。

4. 治痰当先求因及所在脏腑　灵活应用方药才可取效。病因不明，脏腑不清，一味祛痰，则痰不但不除，或反成顽痰等。《医林绳墨·痰》曰："大抵气顺则痰清，痰行则病去，不可专治其痰，而不理其气，使气聚而痰易生也。"又曰："痰因火动，宜以治水为先；痰因气滞，宜以行气为要；痰生于脾胃，宜以实脾行湿；痰随其结，宜以理气清痰；痰郁于肺肝，宜开郁以行气……大凡痰之为症，热痰则清之，湿痰则燥之，风痰则散之，郁痰则开之，顽痰则软之，食痰则消之，在上者吐之，在中者下之，在下者提之。如气虚者，宜固元气而兼运其证，若攻之太重，则胃气反虚而痰愈盛矣。"

5. 湿邪常与风、寒、暑、热诸邪相兼，又易寒化、热化　祛湿药易耗灼津液，汗出过多，呕吐失水而小便不利或尿少者，勿用祛湿药。当治其本，水湿调，津液足，小便自利。王老师在《虚实证治变化和用药注意》中指出："虚、实可互相转化，虚实是在脏、在腑、在气、在血、在表、在里，是阳虚、是阴虚、是独见、是兼见，治当有别。"说明辨虚实是比较复杂，若不详加辨认，很难辨证准确，治疗更难迅速取效。临诊时曾见一黑色舌苔患者，经认真分辨不属寒，不属热，乃是阴虚内热所致黑色苔。患者，边某，男，27 岁，干部，藏族，患者以口干，呼吸困难 20 余天为主诉，于 1978 年 6 月 19 日入院。诊为癔病入内科病房。入院后检查：体温 37.2 ℃，脉搏 84 次/min，血压 120/80 mmHg，发育正常，营养中等，查体合作，气喘状，唇红，面红，咽红，扁桃体不大。心肺无异常，诊断为癔病。五官科检查，诊为慢性咽炎。经西药治疗仍口渴，喜饮，大便干，每日一次，小便黄，邀吾诊治。检查：精神尚好。脉象弦有力，舌质红、舌苔黑色满布。为阴虚内热，津液耗伤，但胃中有寒，故口干渴而喜热饮。拟滋阴降火。用药：金银花 30 g、连翘 12 g、桔梗 12 g、生地黄 15 g、麦冬 15 g、玄参 30 g、蝉蜕 9 g、当归 9 g、肉桂 3 g、甘草 3 g，水煎服。上药连服九剂，自觉咽干稍好，大便干，每日一次。脉弦有力，舌质红、苔仍黑。照上方加玉竹 30 g、石斛 30 g、牡丹皮 9 g、知母 9 g，连服三剂。口干轻，大便软，黑苔退1/3，脉弦有力。又照原方服三剂，舌质由红转正常，黑苔全黄才变薄白苔，诸症基本痊愈。为巩固疗效改用金银花 30 g、马勃 9 g、山豆根 9 g、桔梗 12 g、玉竹 30 g、天花粉 30 g、石斛 30 g、陈皮 6 g、生地黄 30 g、麦冬 15 g、甘草 6 g，水煎服，于 8 月 20 日出院，带大补阴丸内服。王老师对望舌特别重视曰："舌，能反映人体脏腑、气血、津液的盛衰和虚实及疾病的深浅变化等。因舌为心之苗，手少阴心经之别系舌体，足太阴脾经连舌体，足厥阴肝经络舌体，所以舌与心、脾、胃、肝直接相连，故病之经络、脏腑、卫气营血、阴阳、表里、寒热、虚实都可以在舌这一特定部位上反映出来，为望舌提供重要依据。"又曰："不同舌象有不同的临床意义，另外还可以从舌苔、舌质的演变过程中了解疾病的变化，如白苔到黄苔、灰苔、黑苔是病邪的从表入里，逐步化热象征。从黑苔到灰苔、黄苔，白苔是病邪从里达表，由深去浅，病势转愈的表现。"本病案例为阴虚内热，诸症峰起，黑苔满布，故用滋阴清热药收效。因隔阴于胃，故喜热饮，用肉桂意在暖胃，引火归原。此阴虚内热胃寒用肉桂之理，应与阴虚内热，桂枝下咽，阳盛则毙区别。匡调元先生认为"虚寒患者常见舌质淡白（贫血）或肿胀（水肿）；夹瘀患者则因郁血而呈青紫色；实热患者为充血甚至出血"。《舌诊研究》曰："淡白舌质主要见于虚证，多见于寒证，偶尔见于热证，而且常见于贫血及营养不良之患者，也见于黏液性水肿等。此类患者主要为内分泌失调，新陈代谢偏低，畏寒，末梢血管收缩，血液充盈减少，血流缓慢而致舌色变淡。在镜下则上皮下黏膜固有层中不见血管扩张或充血现象。"

四、虚实证治中的药效研究资料

虚实证治法，涉及范围广泛，如"虚证治法"有血虚、气虚、气虚下陷、气血两虚、阴虚、阳虚、表虚、里虚和"实证治法"中的食积、虫积、痰饮、痰积、水湿等。有的在有关证治法中的药效研究做了介绍，可互为参考。虚实证治法虽然涉及范围广泛，但总的大法是"虚者补之""实则泻之"。对补虚的药物实验研究表明，其药理作用主要表现在增强机体免疫功能，调节消化系统功能，抗消化性溃疡，保肝，促进血细胞增生，增强造血功能，使血流变学参数发生变化并趋于正常，有利于血液的正常流动，使营养物质达全身各组织，进而增进增强正气与抗病能力，有的药物对心血管和神经系统具有调节作用，可见补虚药的药理作用涉及十分广泛，成为扶助正气，补脾健脾，补血生血等虚证的药理基础，有利于全身阴阳平衡的恢复，有利于病变组织形质损伤的修复，临床通过辨证运用，补虚药几乎可适用于各个系统、脏腑、组织、器官功能低下的一切病证。此外甲状腺功能亢进、交感—肾上腺功能亢进、能量代谢增高是由于阴虚者，采用六味地黄丸、知柏地黄丸也能使之降低等。如现代药理研究已证实四君子汤、四物汤、六味地黄丸等补益药可提高抗体非特异性免疫和特异性免疫功能；四君子汤、生脉散、补中益气汤等补气、补阳、补血药能促进核酸和蛋白质合成，促进机体物质代谢，而补阴药如六味地黄丸，则可降低血糖，还有调节内分泌、兴奋垂体—肾上腺皮质系统，使过高的甲状腺水平降低。生脉散、四君子汤、四物汤、补中益气汤有强心、改善心血管系统、改善微循环、抗休克作用；四君子汤、参苓白术散、补中益气汤、八珍汤对胃肠蠕动有双向调节作用，即当肠管蠕动亢进时，则使之运动减弱，当肠管处于抑制状态时，则使之蠕动增强，促进消化功能。有关方剂在药理实验研究中除具以上作用外，对保肝也具重要意义。如四君子汤（党参、炒白术、茯苓、炙甘草）煎剂可提高小白鼠肝糖原含量。有促进肝脏重量增加，核糖核酸含量明显增加和升高肝糖原的作用。四君子汤加黄芪煎剂能提高大黄造型脾虚动物肝脏合成 RNA 的能力。能提高利血平化小白鼠的能量代谢率，使血中胆碱酯酶的活性降低。能缓解脑内单胺介质的下降。用过劳和饮食失节塑造大鼠脾虚模型，用四君子汤灌胃治疗，电镜观察发现给药组胃肠黏膜的修复比自然修复的好。补中益气汤（炙黄芪、党参、炙甘草、当归、白术、陈皮、升麻、柴胡）可提高机体细胞活性。在肌内注射氢化可的松造成小鼠类阳虚模型的实验中，测定阳虚动物肝细胞内多种成分的变化，其结果是 RNA 含量下降，补中益气汤液可使 RNA 含量升高，并使下降的谷氨酸脱氢酶（GOH）、单胺氧化酶（MAO）、乳酸脱氢酶（LOH）、葡萄糖-6-磷酸脱氢酶（G-6-PH）、萄萄糖-6-磷酸酶（G-6-P）、酸性磷酸酶（ACP）、非特异性酯酶（N-Ease）及脾脏内白髓和淋巴细胞含量均有不同程度的升高，对胸腺淋巴细胞也有一定的升高，说明本方有提高机体细胞活性和促进机体代谢，达到消除虚证的效果。还有增强血糖调节能力。本方能增强大黄造型脾虚大鼠饥饿时的血糖调节能力，使其能量代谢调节适应能力增强，促进蛋白质合成。补中益气丸水混悬液灌胃小鼠，每天按 3.6 g/kg 给药，连续 12 天，能明显促进^{3}H-亮氨酸掺入肝蛋白质合成。临床使用本方加减治疗慢性肝炎，对 HBsAg 阳转阴，转氨酶降低都有较好的效果。人参注射液（红参去芦、须）对肝脏的解毒、排泄、代谢和免疫功能均有促进作用。适量人参能刺激肝脏酶的活性，增强机体对各种化学物质的耐受力。人参对四氯化碳和硫代乙酰胺引起的急性肝损伤及免疫性肝损伤有明显的保护作用。临床对急慢性肝炎有一定的治疗作用。生脉饮（人参、麦冬、五味子）能促进肝细胞 DNA、RNA 的合成，提高肝细胞内 DNA、RNA 的含量，增强肝内琥珀酸脱氢酶活性和调节肝糖原储存情况。提示对肝细胞损伤，蛋白质代谢障碍者有改善肝功能和提高肝细胞有氧代谢水平的作用。油菜蜂花粉的药理作用有抗前列腺增生、抗炎、免疫增强及抗疲劳、促生长、抗衰老、抗胃溃疡、促进造血功能、护肝等作用。蜂花粉能预防 CCl_4 所致大白鼠急性肝损伤时的 GPT、碱性磷酸酶升高，减少肝内甘油三酯蓄积，并能预防 CCl_4 及硫代乙酰胺中毒小鼠的 GPT 升高，减少 BSP 的潴留。蜂花粉对乙醇所致大鼠肝脏乙醇脱氢酶活性下降有明显保护作用，并可减轻肝细胞脂肪浸润，还可对抗氯仿所致的大鼠肝总酯、血清和肝甘油三酯升高，降低血清和肝的 GPT、GOT 和 LDH 活性。用新鲜冬虫夏草经分离、纯化、人工发酵培养、加工制得虫草菌胶囊，主要有降血脂、降血压、抑制动脉粥样斑块形成、抑制血小板聚集、增强机体免疫功能、祛痰、平喘、抗炎、镇静、耐缺氧、雄性激素及肾上腺皮质激素样作用、升高血小板及抗癌作用等。临床治疗肝炎后肝硬化可使腹水消失或减少，血浆清蛋白增高。云芝多糖有免疫、保肝、降酶、抗癌等作用。云芝多糖能改善病毒性肝炎患者的自觉症状，降低转氨酶，对血清谷丙转氨酶高者有明显的治疗作用。实验证明，人参茎叶皂苷、柴胡皂苷对 CCl_4 引起的 GPT 升高和肝细胞色素 P_{450} 含量降低均有抑制作用，对 TAA（硫代乙酰胺）引起的肝微粒体 P_{450} 含量降低，亦有较明显的抑制作用。在 CCl_4 中毒时此二味的诱导作用较为明显。人参茎叶皂苷、柴胡皂苷的作用强度比单独人参茎叶皂苷强，这可能由于柴胡皂苷的保肝作用与人参茎叶皂苷作用彼此协同的结果，而且可使部分肝切除小鼠肝脏再生加快，此作用对慢性肝炎肝功能恢复可能有意义。人参茎叶皂苷、柴胡皂苷有促进肝脏排泄 BSP 作用，但对 CCl_4 中毒动物两者合用明显优于单独作用。两种皂苷可明显抑制免疫性肝损伤时免疫复合物水平的升高，同时使 LDH-5（乳酸脱氢酶同功酶）水平降低，表明在一定程度上抑制了肝细胞破坏，这对于延缓病程发展是十分有利的。刺五加对 CCl_4 或硫代乙酰胺等多种肝脏毒物引起的 GPT 升高有明显的降低作用。切除小白鼠部分肝脏，腹腔注射刺五加总苷，可促进肝细胞再生，有丝分裂细胞数增多，缩短肝组织再生前缓滞周期，减少二倍体细胞的数量，并可强化 DNA 合成。国光福寿乐（人参、刺五加、黄狗肾、山茱萸、三七、当归、红花等）主要有促进生长，增加腺体重量，促进糖原合成，延缓衰老等作用。用组织化学法对切片组织中脂褐素定量测定，大鼠每日灌服其药醇提取物 2.48 g/kg、1.2 g/kg 及 0.24 g/kg，连续 3 个月，能显著地抑制脑、心、肝、肾等细胞内酯褐素的形成，使脂褐素含量明显低于对照组，大脑中枢神经细胞的酯褐素含量减少尤其明显。当归补血汤（当归、黄芪）药理研究具有抗损伤、提高机体免疫和造血功能，促进蛋白质和核酸代谢，改善血液流变性等作用。用当归补血汤加人参制成的“气血注射液”，可使氢化可的松引起的肝细胞病理变化明显减轻，细胞器结构基本恢复正常，对肝细胞损伤有一定的保护作用。八珍汤（人参、炒白术、茯苓、白芍、当归、熟地黄、川芎、炙甘草）具有强心、兴奋造血系统，调节子宫功能等作用。八珍汤能改善肝功能，升高肝糖原，改善肝脏解毒功能，具有护肝作用。乙肝扶正胶囊（何首乌、当归、虎杖、人参、丹参、贯众等）药物研究有保肝及增强免疫作用。本品能减少甘油三酯在肝内的蓄积，减少消炎痛中毒引起的小鼠死亡，有促进肝脏排泄溴磺酞钠的能力，减轻四氯化碳和乙硫胺酸等毒物对肝脏的损害，加强肝脏代谢药物的能力。主要用于治疗慢性肝炎和乙肝有肝肾不足表现者。地黄、枸杞子的提取物，或甜菜碱对小白鼠四氯化碳中毒性肝炎有保护作用，能抑制肝糖原减少，抑制血清及肝中的脂质变化，减少溴磺酞钠潴留，降低谷草转氨酶，促进肝细胞再生。牛膝所含的甾体素也有促进肝脏蛋白质及核酸合成，促进肝细胞再生的作用。生地黄、枸杞子、当归都有一定的保肝作用。生地黄、枸杞子能对抗四氯化碳引起的肝损害，当归可促进肝糖原和蛋白质的合成，减轻某些毒物对肝脏的损害。二至丸（女贞子、旱莲草）有降血脂，降低血清过氧化脂质含量，抑制血小板聚集，增加血清前列腺素（PGI_2）含量，提高耐缺氧能力，增强免疫功能，降血糖作用。二至丸对正常家兔和高脂血症家兔血清甘油三酯有降低作用，对胆固醇则影响不大，但能减少高脂血症家兔肝脏胆固醇的含量，提示有促进肝内胆固醇代谢和转运作用。二至丸能降低正常家兔和高脂血症家兔血清过氧化脂质的含量，可能加速氧自由基的清除，对防止其对多种组织细胞的损害有益。家兔口服二至丸后，能抑制 ADP 诱发的血小板聚集，并能促进已聚集的血小板解聚，还能降低正常家兔的血浆黏度，改善高脂血症家兔的血液黏滞性，有利于保持血流的通畅，还能抑制体外血栓形成。女贞子单用对实验性动脉粥样硬化模型家兔的血清甘油三酯、胆固醇有明显降低，对实验性主动脉脂质斑块的形成有消灭的作用，且有良好的降血糖作用。玉泉丸（葛根、天花粉、生地黄、麦冬、五味子、甘草、糯米）药理研究主要为降血糖。50 g/kg 连续给药 30 d 能明显降低四氧嘧啶引起的大白鼠高血糖，并能增加肝细胞糖原含量。首乌能改善肝功能，抑制过氧化脂质的产生及其对肝细胞的破坏，稳定肝细胞膜。增加肝糖原，阻止胆固醇在肝内沉积，有助于脂肪肝的防治。地黄煎剂对四氯化碳中毒性肝炎有保护作用。右归丸（熟地黄、川附子、肉桂、山药、山萸肉、菟丝子、鹿角胶、枸杞子、当归、杜仲炭）主要有增强机体免疫功能，对氢化可的松动物模型重要脏器的保护和调节作用，调节性激素含量，降低脑内单胺氧化酶活性，调节肝环核苷酸含量、羟脯氨酸、血清微量元素等功能。在右归丸对调节肝、肺的环核苷酸含量的研究中与对照组比较，右归丸能使青年组（5 月龄）小白鼠肝组织 cAMP 含量降低，使中年组（8 月龄）含量增高，老年组（16 月龄）保持不变，右归丸组内的青、老年组含量相近似，而低于中年组含量。对 cGMP 含量右归丸影响不明显。右归丸对小白鼠肺组织 cAMP 含量影响不明显。与同龄对照组比较，右归丸能使青年组 cGMP 含量降低，老年组的含量升高，而中年组的含量变化不明显。右归丸通过影响肝、肺组织环核苷酸含量，来调节不同月龄小白鼠的代谢水平，从而影响其肝、肺功能。

对于实证中的“食积”多采用消食导滞、消痞化积的消导剂，现代药理研究这类药多具有增强消化功能，抗病原微生物、镇吐、护肝等作用。如增强消化功能，促进食物消化的保和丸、健脾丸、木香顺气丸等，均有神曲、山楂、麦芽，都含有淀粉酶、蛋白酶和脂肪酶，可加强对淀粉、蛋白质、脂肪的分解，而促进消化。保和丸及有山楂的药物，含山楂酸等能刺激胃、十二指肠黏膜，促进胃液和胰液的分泌。木香顺气丸、香砂养胃丸的陈皮、豆蔻、砂仁对胃有温和刺激，亦可促进消化液分泌。神曲含有维生素 B_1，能抑制胆碱酯酶，表现出乙酰胆碱的作用，从而促进胃肠蠕动。木香槟榔丸的槟榔能兴奋胃肠平滑肌 M 胆碱受体，使胃肠蠕动增强。木香槟榔丸、枳术丸、香砂养胃丸的枳壳能使胃肠运动收缩节律增加。香砂养胃丸中的厚朴，有兴奋胃肠平滑肌的作用，由于胃肠蠕动增强，故能增加食欲。各制剂中的木香、藿香、茯苓、苍术等对胃肠平滑肌有解痉作用。如木香对动物离体小肠有明显抑制作用，较大量可使肠运动停止 20~30 min。藿香挥发油可抑制胃肠道的过激蠕动。苍术能使十二指肠蠕动减慢。保和丸、香砂养胃丸等方剂中缓解胃肠痉挛和增强胃肠蠕动的药物，常相互配合，依据当时消化道的功能状态，而产生缓痉止痛、止泻、行气化滞、通便的双向功效。本类方剂中山楂、大黄、黄连、黄芩、连翘、藿香等，对金黄色葡萄球菌，大肠杆菌，费氏、宋内痢疾杆菌，多种真菌等，都有不同程度抑制作用；而黄芩对流感病毒及阿米巴原虫也有一定的抑制作用。方中的半夏、连翘均有镇吐作用，前者对呕吐中枢有抑制作用，后者能抑制延脑呕吐化学感受器。黄芩、苏梗、连翘有解热作用。连翘有抗渗出和降低炎灶微血管壁脆性作用。白术、连翘、茯苓有护肝作用等。大黄有促进胆汁分泌作用，并使胆汁中胆红素和胆汁酸的含量增加；黄芩对四氯化碳引起的小鼠肝损伤有明显保护作用，也能使实验动物胆汁排泄量增加。黄芩酊及煎剂对在位狗肠管有明显的抑制作用。小鼠内服白术煎剂有保护肝脏、防止四氯化碳引起的肝糖原减少的作用，并能促进清蛋白的合成，从而调节清蛋白与球蛋白比例失常。

第四节　乙肝脏腑证治法与用药技巧

乙肝脏腑证治法，是涉及五脏（心、肝、脾、肺、肾）六腑（胆、胃、大肠、小肠、三焦、膀胱）的一种证治法。五脏，是储藏精、气、血、津液的。主要功能是藏而不泄，以储藏、充盈为主。主封藏、主静、为阴。所谓“五脏者，藏精气而不泄也”。六腑，主食物的受纳、消化、吸收、传导和排泄，与五脏相反，是泄而不藏，以传化物为主。主通达、主动、为阳。“六腑者，传化物而不藏”。一旦脏腑功能失常，治当遵脏腑证治法。脏腑证治中，也同样存在表里、气血、寒热、虚实等。脏腑证治法与以上诸多证治法之间的关系十分密切，因为人体内外、组织、器官无不与脏腑息息相关，相互影响，外邪可从皮入脉、肉、筋、骨，由表入里内传脏腑，而内在脏腑不仅可以营养四肢百骸，且可从体表反映出来，故言“有诸内，必行诸外”就是这个道理，而脏腑所具地位之重要就可想而知了。正如清代王清任著《医林改错·脏腑记叙》中曰：“自恨著书不明脏腑，岂不是痴人说梦，治病不明脏腑，何异于盲子夜行！”可见掌握和运用脏腑证治法是多么重要了。

一、心在脏腑证治中的地位

心是重要的组织、器官，在五脏六腑中居有重要地位，对人体生命活动起着主导和支配作用。故《灵枢·师傅第二十九》曰：“五脏六腑，心为之主。”心者君主之官。心的功能不仅体现在推动人体血液循环的动力方面，思维和神经精神方面都属心的生理活动范畴。如乙肝病毒毒邪入心，首先侵犯心包。湿热、热毒、火毒、疫毒、诸毒炽盛进入营血，内陷心包最为常见。诸般病证中的急、重、危证无不影响于心，为此早用护心之法，预防毒陷心包，毒攻入心，甚至毒邪上受逆传心包等。因此，必须保证心的正常运转！充分发挥心的“君主”地位，即“主明则下安”。对于疾病中的急、重、危证时刻注意，保心、护心、安心等，使心神不乱，方为上策。心证治中的心气虚，心血虚，心阴虚等可与其他相关证治法合参即可。这里重点介绍毒陷心包，毒邪入心，寒犯心窍等证治法。

1. 毒陷心包证治法

主证：心胸烦躁，渴喜冷饮，干呕上逆，或恶心呕吐，舌红、苔黄，脉象浮数，滑数。

治则：清心解毒。

方剂：清心解毒汤。

药物：板蓝根 15 g、蒲公英 30 g、紫花地丁 10 g、金银花 15 g、连翘 15 g、黄芩 15 g、黄柏 10 g、黄连 6 g、甘草 10 g、淡竹叶 6 g，水煎服。

类方：护心散、内固清心散。

药选：人参、黄连、琥珀、栀子、淡竹叶、大青叶。

2. 毒邪攻心证治法

主证：身热不眠，心烦不安，神昏谵语，或抽搐惊厥，舌质绛红、苔黄，脉数无力。

治则：解毒开窍，镇静安神。

方剂：安神解毒汤。

药物：水牛角15 g（先煎）、赤芍6 g、鲜石斛10 g、牡丹皮10 g、黄芩15 g、石菖蒲6 g、牛黄0.6 g（冲）、珍珠粉0.3 g（冲），水煎服。

类方：紫雪丹，至宝丹，抱龙丸。

药选：石菖蒲、牛黄、琥珀、朱砂、酸枣仁、珍珠母、钩藤、僵蚕、龙齿、羚羊角、黄连、蜈蚣。

3. 寒犯心窍证治法

主证：面青身冷，心烦不安，胸腹满痛，神昏心迷，苔白脉迟等。

治则：解郁开窍，镇静安神。

方剂：苏合香丸。

药物：乌犀角（水牛角代用）、白术、青木香、香附子（炒，去毛）、朱砂（水飞）、诃黎勒（煨，去皮）、白檀香、安息香（分别为末，用无灰酒一升熬膏）、沉香、麝香（研）、丁香、荜拨各二两，龙脑（研）、苏合香油（入安息香膏内）、熏陆香（即乳香）分别各研一两。

制法：上为细末，入药研匀，用安息香并炼白蜜和剂，每丸如梧桐子大，装瓶备用。

类方：冠心苏合香丸、苏冰丸。

药选：麝香、冰片、苏合香、牛黄、玳瑁、安息香、丁香、檀香。

二、肝胆郁滞证治法

肝，是人体最大的藏血和调节人体血液及功能的主要脏腑，也是乙肝病毒侵犯的主要脏腑。肝喜疏泄条达，最恶抑郁。如郁怒伤肝等，使人精神、神志活动发生异常，症见烦躁不安，易怒，或忧郁叹息等；肝与心、肺、脾、肾关系密切，常相互影响；肝气通胆，肝胆互为表里，肝胆病互为影响，故有肝胆同治之说。乙型病毒性肝炎，病位在肝，常影响胆和其他脏腑、组织等，对此不可忽视。乙肝最为常见的是肝气郁结，其次是肝胆湿热、肝风内动等。这里只介绍肝胆郁滞证治法。其余肝胆湿热证治法等，可参照有关证治法和十二证治变法等。

主证：脘胁疼痛，高热寒战，口苦咽干，恶心呕吐，不思饮食，或面目一身尽黄，舌红、苔黄，脉象弦数。

治则：疏肝，利胆，清热。

方剂：疏肝利胆汤。

药物：金钱草30 g、黄柏10 g、黄芩15 g、栀子10 g、中吉3 g、郁金15 g、白术15 g、柴胡12 g、甘草10 g、车前子（另包）15 g，水煎服。

类方：茵陈蒿汤、小柴胡汤、柴胡疏肝汤、活血软坚汤、龙胆泻肝汤、镇肝熄风汤、温胆汤、一贯煎。

药选：茵陈、金钱草、茯苓、猪苓、木通、黄芩、郁金、黄柏、大黄、龙胆草、鸡内金、神曲、山楂、麦芽、柴胡、青黛、决明子、龟板、鳖甲。

三、脾胃不和证治法

脾（胃），主升降，主运化。脾，可将水谷之精微，津液上输于肺，再传布于其他脏腑、组织等。脾可辅助胃肠消化水谷，吸收和输布营养，化生气血，统摄血流运行。脾主升，胃主降，互为表里，脾胃升降失和，则发生疾病。脾胃为后天之本，有胃气则生，无胃气则死。因此，把保胃气作为诊治诸类疾病的一项重要原则。乙肝病毒入肝，必然影响肝的疏泄的功能，发生肝胃不和等病症，必须引起重视。脾胃证治法，应根据具体情况灵活运用，如湿阻脾胃，胃阴不足等。下面将最常见的脾胃不和证治法分述之。其他脾胃有湿、中气下陷等，可参考有关证治法。

主证：脾胃不和，身困乏力，饮食减少，腹胀膨满，呕吐恶心，舌苔白腻，脉象沉弱。

治则：健脾和胃。

方剂：健脾和胃饮。

药物：白术 10 g、厚朴 10 g、陈皮 6 g、山药 10 g、砂仁 6 g、神曲 12 g、麦芽 15 g、鸡内金 12 g，水煎服。

类方：平胃散、参苓白术散、六和丸。

药选：苍术、厚朴、砂仁、鸡内金、麦芽、白术、扁豆。

四、肾虚证治法

肾，是人的生命根源。肾藏先天父母之精，也就是形成胚胎的原始物质，且有促进生长和繁延后代的能力，一个人禀性强弱与先天肾精是否充盛有密切关系。故肾为先天之本。有主宰人的发育、生长、衰老和水液代谢的功能。肾的正常活动，是由肾阳（真阳、元阳、命门火）和肾阴（真阴、元阴、肾水）来保持相互协调、统一、共同保持正常生理功能。一旦阴阳失调，肾就会发生病理改变。肾证治法主要有阴阳、虚实、寒热等。可参照有关证治法和十二证治变法。这里主要介绍肾虚证治法。

主证：腰痛膝软，阳痿遗精，少腹拘急，小便不利、舌质淡、苔白，脉沉无力。

治则：益肾。

方药：益肾汤。

药物：熟地黄 12 g、山药 10 g、山萸肉 12 g、茯苓 10 g、泽泻 10 g、巴戟天 12 g、水煎服。

类方：肾气丸、左归丸、右归丸。

药选：山萸肉、五味子、金樱子、桑寄生、女贞子、益智仁、续断、菟丝子、巴戟天、淫羊藿、枸杞子。

五、肺虚证治法

肺主一身之气，为体内外气体交换的通道。它是在肺气的作用下，由呼吸完成。同时和其他脏腑（心气的运行，肾的气化，膀胱的排泄，脾胃的升降，肝的条达与疏泄等）都是在气的共同作用下维持体内水液化谢，营养的输布，通调水道，不至于发生潴留的病象。抵御病邪的侵入等，除赖于肺气外，常是与其他脏腑共同作用的结果。乙肝病毒入肝，必然伤害肝气疏泄，使肺的功能降低，病邪最易从皮肤和鼻腔（鼻为肺窍，肺主皮毛）侵入于肺得病。肺不仅与脏腑、组织、器官关系密切，且与表里、气血、寒热等有关。这里重点介绍肺气虚证治法，余参照有关证治法。

主证：形体消瘦，呼吸气喘，咳痰吐血，潮热颧红，盗汗，舌红、少苔，脉象细数。

治则：养阴清热，补肺止咳。

方剂：养阴补肺汤。

药物：沙参15 g、麦冬15 g、黄连10 g、百部15 g、白及12 g、黄芩15 g、阿胶（烊化）10 g、丹参15 g、甘草6 g。水煎服。

类方：补肺阿胶汤、秦艽扶羸汤、芩部丹。

药选：沙参、麦冬、百部、银柴胡、石斛、天冬、玉竹、阿胶、杏仁、鳖甲。

六、脏腑证治与用药技巧四要点

（1）首先明确何脏腑有病，与其他脏腑之间的关系，以及波及到的脏腑。

（2）湿、热、火邪诸毒，特别是热毒、火毒易走陷入里，常内传脏腑，多先入心包。故当护心，以清心解毒。

（3）凡病于六腑诸病变，当遵六腑生理功能是通降下行为顺，不通则痛，上逆为病。六腑为病虽都可见急腹痛，当别部位，明虚实，辨寒热，以及与邻近脏腑、组织的关系等。若论治法，常以通为用，以通为补，但不可一通再通损气伤正。

（4）脏腑诊治表里有其特殊意义，如肠之由表入里，则是从黏膜到黏膜下层、肌层、浆膜层。而浆膜层进入腹腔，当是里中之里。又如胆囊从表入里则是从黏膜到肌层、浆膜。而浆膜进入腹腔，则是里中之里。其他脏腑与此相仿。这就是阴阳互根的道理，即阳中有阴，阴中有阳，表中有里，里中有表，表中有表，里中有里，切不可误以为脏腑属里无表症。因此在脏腑证治时，当区别表里、寒热、虚实、阴阳、气血等。

七、脏腑证治中的药效研究资料

脏腑证治法中所涉及的药效研究更为广泛，每一个脏、腑无不涉及气、血、寒、热、虚、实、阴、阳等，有的在相关证治中已经做了介绍，可参考有关证治法中的药效研究。这里重点选择有关脏、腑方剂和相关中药及药效研究情况，避免重复，并注意与其相关证治法互相参考，灵活运用就显得更重要了。

生脉散（人参、麦冬、五味子）注射液、口服液，生脉饮主要有强心、扩张冠脉、改善心肌代谢、升压、抗休克、降低心肌自律性、延长不应期、抗心律失常、增强垂体—肾上腺皮质系统功能、增强免疫功能、抗血栓形成、抗凝血、改变血液流变性、抗脂质过氧化、镇静、保肝等作用。生脉散能促进肝细胞 DNA、RNA 的合成，提高肝细胞内 DNA、RNA 的含量，增强肝脏内琥珀酸脱氢酶活性和调节肝糖原储存情况，提示对肝细胞损伤、蛋白质代谢障碍者有改善肝功能和提高肝细胞有氧代谢水平的作用。毒邪攻心，治当解毒开窍，镇静安神，也即凉开通窍。常用芳香通窍药麝香、冰片等配用清热药，如牛黄、犀角、生石膏、黄连、黄芩、栀子等以清内陷心包之热邪。若热盛致肝风内动，又可配用羚羊角、全虫、蜈蚣、钩藤、天麻等平肝熄风止痉。若痰涎壅盛，可加用礞石、天南星、半夏、天竺黄等化痰开窍，常可配服安宫牛黄丸、紫雪丹、至宝丹等。其药理作用主要是兴奋呼吸中枢和血管运动中枢，故可回苏救急，由于所用凉开剂又配用大量清热药，故称凉开剂。若因寒而闭，当温开宣窍，常使用开窍药麝香、冰片、苏合香、安息香等配合细辛、荜拨等温里祛寒药。若系气滞者，配用丁香、沉香、檀香等辛温行气药，因开窍药又配用大量辛温、散寒、行气、活血之药，达开窍醒神目的，故称温开剂，如冠心苏合香丸、苏合香丸等。开窍剂药理主要是兴奋中枢神经系统，增加冠脉血流量，增强机体耐缺氧能力，抗炎解热，抗感染等，使昏迷患者苏醒，达镇静除烦，抗惊厥止痉之目的。临床常用于治疗流脑、乙脑、肝病、脑血管意外等。

冠心苏合香丸（苏合香、冰片、檀香、青木香、乳香、朱砂）药理研究证明有增加冠脉流量，提高耐缺氧力，减慢心率（可能是心肌耗氧量降低的重要因素）等。具有温通开窍，理气活血止痛作用。常用于心绞痛，肝病证见突然胸痛、胸腹胀满，甚则牙关紧闭、神昏瞀闷、四肢厥逆、冷汗自出、舌质紫暗、苔白、脉沉迟者。冰片、麝香和清热药的牛黄均为开窍醒神常用药。下面重点介绍牛黄。牛黄的应用已有 2 000 余年的历史，传统中药方使用牛黄者，有数百个之多。牛黄为中医急症药“三宝”，即安宫牛黄丸（牛黄、犀角、郁金、黄芩、黄连、雄黄、栀子、朱砂各一两，冰片、麝香各二钱五分，珍珠五钱，共为极细末，炼老蜜为丸，每丸一钱，金箔为衣，蜡护），至宝丹（牛黄半两研，生乌犀屑，生玳瑁屑，琥珀研，朱砂研细水飞，雄黄水飞，以上各一两，金箔五十片一半为衣，银箔五十片研，龙脑一分研，麝香一分研，安息香一两半，为末以无灰酒飞过，滤去沙石，约得净数一两，慢火熬成膏。将生犀角、玳瑁为细末，入余药研匀，将安息香膏重煮，凝成后，入诸药中和搜为剂，如干，即入少许熟蜜，盛入容器中，旋丸如梧桐子大)，紫雪丹（石膏、寒水石、滑石、磁石、玄参、木香、沉香、升麻、甘草、丁香、朴硝、硝石、犀角、羚羊角、麝香、朱砂）中前二者中的主要成分。凡是急性传染、感染性疾病而见高热烦躁，神昏谵语，惊厥昏迷等均可用“三宝”顿挫热势，定惊兴神。三宝中清热力以安宫牛黄丸为最，紫雪丹次之，至宝丹又次。而开窍力则以至宝丹为最强。安宫牛黄丸多用于温热病邪内陷心包，痰热闭窍，神志模糊。紫雪丹则多用于实火热结，高热抽搐，神昏烦躁。至宝丹则多用于痰热内闭，中风昏迷，神昏不醒。三宝最常用于颅内感染所致昏迷及肝性脑病。重症肝炎、肝性脑病，则以安宫牛黄丸为常用，其对苏醒神志效果肯定，对烦躁等症状有持久的镇静效果。现代药理研究证明牛黄对中枢神经有镇静、抗惊厥和抗炎、解热作用。对心血管有强心、降压、生血、抑制血小板聚集及活性纤溶作用。且有抗病原微生物，显著提高小鼠腹腔巨噬细胞的吞噬活性，以及解除消化系统痉挛、利胆等作用。还有兴奋呼吸作用。

小柴胡汤（柴胡、黄芩、人参、制半夏、生姜、大枣、甘草）药理研究证明主要有抗实验性肝损害、抗炎、调节机体免疫功能、抗病原体、解热、兴奋脑垂体—肾上腺皮质功能，改善造血功能障碍，抗血小板聚集和对离体平滑肌的影响等作用。小柴胡汤对实验性肝损害能抑制 D-半乳糖胺，四氯化碳、异氰酸、α-萘脂所致的实验性肝损害。腹腔注射小柴胡汤后，能显著抑制谷丙转氨酶和谷草转氨酶的上升，其抑制率为 65%~70%，使肝中色氨酸吡咯酮和谷酰胺合成酶的活性增强，减轻肝玻璃样变性及格利森细胞的浸润。另外柴胡皂苷在试管内能抑制免疫反应引起的肝细胞损害，这对防止转为慢性肝炎具有重要意义，还能抑制四氯化碳所致肝硬化的进展，并能促进 D-半乳酸胺肝炎的肝实质细胞的再生。对3-甲基-二甲氨基偶氮苯所致的大白鼠肝癌，小柴胡汤组的发病率比对照组低 4 倍，肝的相对重量也低至一半。实验结果表明，小柴胡汤能减轻急性肝细胞的损害，还可防止转变为慢性肝损害，抑制肝硬化的进展，促进肝损害细胞的再生，并有抑制化学致癌的作用，还可降低大白鼠肝匀浆的葡萄糖-6-磷酸酶，NADPH 胞嘧啶还原酶和琥珀酸胞嘧啶还原酶活性，并使肝细胞内的线粒体聚集，明显降低线粒体占细胞质容积的体积和密度。还能提高胆汁中胆酸及胆红素的含量，增大胆固醇—胆盐系数，并可促进胆汁分泌及排泄，共同起到利胆作用。小柴胡汤还能增强免疫功能，激活小白鼠体内的巨噬细胞，使吞噬显著增强，大约为阳性对照剂 ATSO 的 4 倍。能抑制Ⅰ型（如支气管哮喘）和Ⅳ型变态反应，如乙型病毒性肝炎、非甲非乙型病毒性慢性肝炎，接触性皮炎等。临床用于乙型肝炎、非甲非乙型肝炎及慢性活动性肝炎 HBe 抗原阳性，有较好的效果。

连翘有保肝作用，对 CCl_4 所致大鼠急性肝损伤，有明显的保护作用，能使 SG-PT 明显降低，并能减轻肝细胞的变性、坏死，促进肝细胞内肝糖原、核糖核酸含量恢复正常。连翘具有显著的抗炎作用，能显著抑制炎性渗出、水肿。如抑制大鼠蛋清性足跖肿胀，抑制巴豆油性肉芽囊的渗液量，对炎性屏障形成非但不抑制，反而增强之，能明显减少 ^{22}P 标记的红细胞从囊内的渗出。含连翘的多种复方制剂，如银翘散等也具有显著的抗炎作用，能抑制炎症早期的毛细血管通透性增强、渗出及水肿，对多种致热原所致发热有显著解热作用。连翘注射液能显著拮抗内毒素所致家兔发热。还有抗病原微生物作用，如有报道本品煎剂最小抑菌浓度（MIC）对金葡菌为 1∶320，肺炎双球菌为 1∶160，溶血性链球菌 1∶80，志贺及史氏痢疾杆菌、鼠疫杆菌、人型结核杆菌为 1∶640，伤寒杆菌、霍乱弧菌 1∶320，福氏痢疾杆菌、大肠杆菌、变形杆菌等均为 1∶80。连翘水浸剂与煎剂的抗菌作用相似。连翘种子挥发油于生药中含量高，具有较强的抗病毒、抗菌作用。且有抗内毒素作用，能拮抗内毒素所致溶血，提高家兔对内毒素致死的耐受性，减轻小鼠内毒素血症。此外还有止呕、降压等作用。临床常与金银花相伍治多种热证、流感，并可清利肝胆、除湿退黄，阴黄阳黄均可用之，但以肝胆湿热尤佳。对外科感染性疾病由于疗效好，被誉为“疮家圣药”。

单味郁金药理研究认为，用郁金挥发油制成 0.5%注射液给大鼠注射，有促进肝糖原合成和抑制肝糖原分解作用。其挥发油能促进大鼠肝细胞合成清蛋白，α_1、α_2 和 β_2 球蛋白，抑制 γ 球蛋白的合成，同时，还能降低血浆纤维蛋白原的含量。挥发油有降脂和抗动脉粥样硬化作用。郁金煎剂给大鼠口服，能明显抑制肝细胞微粒 3-羟-3-甲基戊二酰辅酶 A 还原酶（HMGR）的活性，激活胆固醇 7a-羟化酶。4 mg/g 郁金煎剂对离体大鼠肝细胞 HMGR 有同样的直接抑制作用，其作用强度与 NaF（50 mmol/L）相近，有助于降低胆固醇。温郁金挥发油对 CCl_4和 D-半乳糖胺所致中毒性肝炎，有降低 SGPT，提高血浆总蛋白，促进清蛋白合成和抑制 γ-球蛋白生成的作用，并能使受损肝细胞线粒体、粗面内质网恢复正常。给 CCl_4 中毒小鼠腹腔注射温郁金挥发油连续 7 d，肝细胞色素 P_{450}的含量较对照组明显升高，还原型谷胱甘肽含量亦明显增加，后者对 CCl_4 所致自由基有灭活作用，亦能抑制肝微粒体的脂质过氧化，而前者则可提高肝毒性物质的生物转化。这些都对肝脏有保护作用。单味大剂量郁金（40 g）加水200 mL，文火煎至 50 mL，每晚 1 次，对慢性肝炎麝浊异常总有效率为 91%。临床用郁金粉 5 g，每日 3 次，平均疗程 1 个月，治急性肝炎 22 例，慢性肝炎 11 例，结果自觉症状消失者 21 例，减轻者 11 例，无改善者 1 例。所有病例治前 SGPT 活性均有明显升高，治后全部恢复到正常范围。有肝郁胁痛者可加消遥散。有人用丁香与郁金配伍治乙型肝炎 87 例，结果基本治愈 36 例，好转 37 例，无效 14 例。丁香与郁金原属“十九畏”，但合用时并未见不良反应，而且取得满意效果。但请慎用之。此外，郁金有较强的中枢抑制作用和抗溃疡作用。因郁金可致流产，故孕妇禁用。

单味虎杖根中含大黄素、大黄酚、大黄酸等多种蒽醌类化合物，芪类衍生物和酚性化合物等。应用对流电泳和放射免疫电泳方法，虎杖煎剂对HBsAg有抑制作用。大黄素和虎杖晶Ⅱ（推测为黄酮）可使乙肝表面抗原滴度降低至1/8，而大黄素葡萄糖苷和白藜芦醇苷的作用较弱。动物实验证明虎杖煎剂能通过促肝细胞的修复、再生及减轻炎症等途径，使肝功能恢复正常，黄疸消除。此外，虎杖有抗菌、抗病毒、抗钩端螺旋体和镇咳平喘、降脂、升白细胞、抗癌等作用。临床报道用虎杖煎剂治疗黄疸型肝炎；虎杖浸膏片合生山楂（代茶饮）治疗HBsAg阳性慢性活动性肝炎，均有较好的效果。复方虎杖煎剂（虎杖、茵陈、板蓝根、蒲公英、陈皮）治疗病毒性肝炎1 713例，临床治愈1 623例，好转80例，降黄疸指数平均18.2 d，降酶平均26.2 d，麝浊复常平均32.9 d，麝絮复常平均33.6 d。至于有关乙肝的药理研究将在后面分别介绍。

保和丸（山楂、神曲、麦芽、陈皮、莱菔子、半夏、茯苓、连翘）中单味药具有消化、调节胃肠平滑肌、镇吐、抑菌等作用。方中山楂、神曲、麦芽中含有脂肪酶、淀粉酶、蛋白酶，有助于消化食物；陈皮含挥发油，对胃有温和刺激作用；神曲含丰富维生素B_1，能抑制胆碱酯酶，促进肠道蠕动。抑制肠蠕动药和促进肠蠕动药相配用，共同调节消化道功能，并依据疾病时消化道功能状态，产生解痉、止痛、止泻或缓解脘腹胀满之功。半夏、连翘有镇吐作用；茯苓有镇静作用，有助于呕吐缓解。山楂、连翘、莱菔子对痢疾杆菌、大肠杆菌均有明显抑制作用。

单味白术研究认为对肠管有双向调节作用，临床用白术治脾虚泄泻，也用白术治大便秘结。白术提取物口服对水浸束缚所致大鼠应激性溃疡有明显保护作用。白术的主要成分苍术酮500 mg/kg口服，对四氯化碳所致小鼠肝损害有明显的保护作用，表现为抑制转氨酶和乳酸脱氢酶升高，防止肝糖原减少，脂肪浸润，组织坏死。此外，白术还有抗凝血、降血糖、调节免疫、抗癌等作用。多数人认为白术是“健脾燥湿药”有止泻作用，但《伤寒论》第179条曰：“其人大便硬，小便自利者，去桂加白术汤主之。”且白术用量为120 g。其后有报道白术60~90 g一剂，对单纯性便秘、中风偏瘫便秘、产科手术后便秘均有良好疗效。多数患者于服药次日排出软便，无腹泻。与生地黄、升麻配用，疗效更为明显。白术粉10 g，每日三次，治虚证便秘，对老年性便秘亦有效。兔离体肠实验表明，在正常情况下，白术煎剂对肠管有轻度兴奋作用。当肠管受乙酰胆碱和氯化钡兴奋时，白术对肠管呈抑制作用；当肠管受肾上腺素抑制时，白术对肠管呈兴奋作用，拮抗作用明显；罂粟碱抑制肠管时，白术无明显作用。认为白术对肠管功能有双向调节作用，此作用与自主神经系统有关。此结果似与中医用白术治脾虚腹泻，又用白术治便秘相符。

单味厚朴对小鼠实验性病毒性肝炎有一定改善实质性病理损害作用。厚朴中的厚朴酚为抗肝炎病毒的有效成分，对急性实验性肝损伤，有降血清 ALT 及血氨的作用；免疫荧光组织化学观察表明，该药有明显的抑制肝纤维化及肝硬化作用，对小鼠 T 细胞亚群及 IL-2 的影响，可提高机体组织免疫功能；对免疫性肝纤维化大鼠血浆 SOD 活性及 LPO 含量测定表明，该药具有提高血浆 SOD 活性、降低 LPO 含量的生物效应；同时具有降低炎区毛细胆管壁通透性，抑制白细胞游出及纤维组织增生的作用。此外，厚朴酚的中枢抑制作用是通过抑制多突触反射而引起中枢性肌肉松弛，通过抑制脊髓兴奋性传导物质的前体谷氨酸的作用而产生脊髓抑制作用。厚朴酚有明显的预防出血作用，其抗溃疡、抗应激可部分归因于厚朴酚的中枢抑制作用，且对组胺所致十二指肠痉挛有一定抑制作用。厚朴碱有降压作用。厚朴属广谱抗菌药，有抗癌、抗病毒、抗过敏、抗血小板凝集等作用。大鼠口服厚朴酚后，吸收迅速，15 min 后血浓度达峰值，给药后主要分布于肝、胃、肠等。临床报道用厚朴、生姜、半夏、甘草、人参水煎服，治疗慢性肝炎获良效。吴咸中先生在《证与治则的现代研究》一书中，做了健脾和胃法的保肝效应的研究，认为脾气虚弱、肾气衰退和气虚血瘀成为致衰老的重要原因。

以置小鼠于 O_3 环境致衰老病变研究证实，肝细胞体积及核体积缩小，核基质致密化，线粒体体积缩小，基质浓缩。而投予四君子汤（人参、白术、茯苓、甘草）通过其补益脾气则明显改善衰老小鼠肝细胞的超微结构，使其恢复至正常状态。以四氯化碳造成大鼠急性肝损伤并投予茯苓醇提取物治疗，可明显减轻肝细胞变性、坏死，降低血清谷丙转氨酶活性；以四氯化碳高脂低蛋白饮食等复合病因作用形成大鼠实验性肝硬化，经茯苓醇提取物治疗可减轻肝纤维增生程度，降低肝内胶原蛋白含量，增加尿羟脯氨酸排出，表明茯苓醇提取物可促进胶原降解及肝纤维重吸收。以四君子汤投予禁食 24 h 的正常大鼠，其肝糖原水平较对照组明显升高。光镜下对大黄致脾虚大鼠骨骼肌的观察证实，骨骼肌纤维变细，排列稀疏。经四君子汤治疗一周，则恢复效果明显，即较模型对照组恢复为快。此乃脾主肌肉的真实验证。四君子汤对限制食量小鼠的萎缩胸腺恢复有明显促进作用，提示四君子汤促进了胸腺皮质细胞的增殖和分化，且有重要的免疫调节作用。在大黄致脾虚模型镜下可观察到胸腺、脾脏淋巴细胞减少，而四君子汤治疗具有复健效应。研究还证实，四君子汤能拮抗环磷酰胺对小鼠腹腔巨噬细胞介导的细胞毒活性的抑制作用，但对正常小鼠不明显，从而提示四君子汤对小鼠的免疫调节作用与机体的免疫系统状态有关。对整体功能状态的改善研究表明，脾虚证是以消化系统为主涉及多个系统功能低下的症候群，故健脾补气治疗可从多方面改善机体的功能状态。临床研究证实，疏肝健脾汤（柴胡、郁金、香附、党参、扁豆）能使脾虚患者自主神经功能获得改善，cAMP/cGMP 明显提高。以饮食失节复制脾虚小鼠模型证实，除出现消化系统特定病变，对呼吸、生殖、免疫、内分泌等系统影响也较大；而运用四君子汤和健脾药治疗后，显示出明显的复健效应。用甘兰及猪脂饲小白鼠造成饮食失节诱发实验性脾虚后，可使小白鼠体温下降，体重减轻，陆续死亡，第 8 天的存活率仅为 28.98%，而用健脾药物（黄芪、人参、白术、茯苓、陈皮、附子、甘草）治疗者体温与体重均回升，且无 1 例死亡。以大黄致脾虚证大鼠在造模过程中体重减轻。造模后以四君子汤进行治疗，其体重较造模后对照组的增长速度明显为快，体温的恢复也较造模对照组为早。有报道称党参、白术均有促进蛋白质合成的作用，腹部皮温表现相对平稳，不易受环境等因素的影响，推测可能与增强了下丘脑体温调节中枢对体温整合作用有关。以四君子汤投予正常大鼠 1 周后，可见其能量代谢明显增高；造血功能也有增高趋势。对大黄脾虚证模型大鼠进行四君子汤治疗，红细胞计数和血红蛋白值也呈明显升高改变。四君子汤对大鼠血液生化学也呈有益的改变效应。血液生化学测定结果表明，血清清蛋白（ALB）水平较对照组明显升高。正常水平的血清 ALB 水平在维持正常胶体渗透压，减少或避免组织间隙有过多水分产生水肿起关键性作用。ALB 能与体内许多物质，如 ACh、组胺、甲状腺素等调节物质有较高的结合力，发挥其运输作用。这可能有助于解释四君子汤通过健脾作用，提高脾的运化水湿和运化精微功能的部分原理。与肝功能有关的酶，如 GPT、GOT、LDH 水平均较对照组明显为低，提示四君子汤对肝细胞有保护作用。血钾、血镁水平的升高，对于维持神经肌肉兴奋性，维持酶活性以及在激素合成与释放中都具有重要意义，其升高原因推测与四君子汤方剂中党参、茯苓富含该无机元素有关。以健脾和胃药（党参、白术、茯苓、陈皮、甘草）进行抗炎试验表明，对蛋清致大鼠足趾肿胀和棉球肉芽肿均呈明显的抑制作用。从上面引述的资料来看，健脾和胃法主要通过改善消化系统功能、增强机体免疫功能等多方面作用来实现其“健脾”功效的。如果说通里攻下，清热解毒，清热利湿等法是祛邪的主要措施，那么健脾和胃法和后叙的补血养血法就是扶正的基本手段。

第五节　乙肝阴阳证治法与用药技巧

阴和阳是代表相互对立、相互统一的两个方面，是一切事物、现象矛盾双方的总概括。阴阳，在一定条件下互相转化，阴变为阳，阳变为阴等。通常情况下，凡温热的、有力的、活动的、强壮的、进行性的、增长的、明亮的、轻的、向上的、在外的、功能性的、功能亢进的属阳；凡寒凉的、柔弱的、沉静的、抑制的、变弱的、退行性的、减退的、隐晦的、重的、在下的、在里的、器质性的、功能衰退的属阴。在表、里、气、血、寒、热、虚、实、脏、腑中，表、气、热、实、腑属阳，里、血、寒、虚、脏属阴。所以一切病证都可以用阴阳来划分，阴阳证治法中也有阴阳自身的证治法。阴阳本源于肾，肾气受损，或乙肝病情危重时，或久病重病时，常波及肾，轻者阴虚、阳虚，重则真阴不足、真阳不足或亡阴亡阳等。

一、亡阳证治法

阳，为阳气盛，正气不衰。阳证可见精神兴奋，声音粗壮，呼吸气粗，面红目赤，发热口渴，身热喜凉，四肢温暖，烦躁不安，大便燥结，小便黄赤，或谵语躁狂，苔黄燥或黑，脉象滑数，洪实。凡表证、气证、热证、实证、腑证的治法，属阳证治法，可参阅有关证治法。这里主要介绍亡阳证治法，即是指阳气耗损过多的证治法。

主证：大汗如油，畏寒喜暖，渴喜热饮，面色灰白，手足厥冷，舌苔淡润，脉微欲绝。

治则：回阳救逆。

方剂：回阳救逆汤。

药物：人参 3~15 g、制附子 6~15 g、玉竹 10~15 g、甘草 6~15 g。水煎服。

类方：参附汤、四逆汤、独参汤。

药选：人参、制附子、玉竹、干姜、麦冬、黄精、桂枝。

二、亡阴证治法

阴，为阴液不足，正气衰弱。阴证可见精神萎靡，语音低微，呼吸表浅，面色苍白，不热不渴，恶寒喜暖，四肢不温，困倦喜卧，便溏尿清，甚或昏迷，舌淡、苔少，脉象沉迟，微弱。凡虚证、寒证、血证、里证、脏证治法属阴证治法。这里主要介绍亡阴证治法，是指阴液耗损过多，如高热大汗，剧烈呕吐等所致亡阴者，至于失血过多等可参阅十二证治法。

主证：汗出过多，肢温怕热，渴喜凉饮，面色潮红，心烦不安，舌红而干，脉虚数。

治则：救阴生津，益气固脱。

方剂：生脉救阴散。

药物：白干参 6 g、玄参 15~30 g、生地 30 g、麦冬 15 g、天冬 15 g、玉竹 15 g。水煎服。

类方：生脉散，增液汤。

药选：西洋参、沙参、麦冬、天冬、玉竹、石斛。

三、阴阳证治与用药技巧两要点

(1) 阴阳在自身的证治中有阴虚、阳虚、亡阴、亡阳等。

(2) 表、里、气、血、寒、热、虚、实、脏、腑证治中，表、气、热、实、腑属阳，里、血、寒、虚、脏属阴等。但不可忽视阴中有阳，阳中有阴，以及阴阳消长、互根的变化关系。这是阴阳内部自身的发展变化规律，也是疾病的量变过程。而热极生寒、寒极化热等则是量变到质变的一种变化。在疾病发展过程中，由阴转阳，从阳转阴，这种情况是屡见不鲜的，如病因热毒过盛致高热面赤、身体烦躁、脉洪数等；病势发展到严重阶段时，可突然出现体温下降、面色苍白、手足冰凉、脉欲绝等阴寒危象。这时如抢救及时，处理得当，正气恢复，则四肢转温、色脉转和、阳气回复、病从阴转阳，由危转安。而阳中有阴，阴中有阳，也广为可见，如急性乙肝，可因治疗不当，转为慢性乙肝，为从阳转阴。而慢性乙肝，又可因外伤或感冒风寒等引起急性发作，为从阴转阳。急性病毒性肝炎，可因治疗不当，或误治、失治转为慢性；慢性病毒性肝炎，可外感风寒，或复染另一种急性病毒性肝炎，亦为从阴转阳。当急则治其标，缓则治其本，或标本兼施。这些都是在运用阴阳证治法时必须重视的问题。徐灵胎对亡阴亡阳鉴别有其见解曰："亡阴之汗，身畏热，手足温，肌热，汗亦热，而味咸，口渴喜凉饮，气粗，脉洪实，此其验也；亡阳之汗，身反恶寒，手足冷，肌凉汗冷，而味淡微黏，口不渴，而喜热饮，气微，脉浮数而空，此其验也。"匡调元先生认为，一般亡阳多见于高热熏蒸、发汗过多，或呕吐过度、脱水、失血等体液代谢紊乱时；而亡阴则多见于休克等急性血液循环障碍时。有人认为由于细菌毒素所致休克多见于革兰阴性细菌感染。除外伤或出血性休克外，其他休克患者，不论其原因如何，大多伴有潜在性的心、肺或肾的病变。近年来，又提出休克与微循环障碍，弥漫性血管内凝血机制有关。认为所以会出现亡阴、亡阳与机体的体质及当时反应状态有密切关系。亡阴亡阳到最后都能导致共同的转归，即有效循环血量减少、重要脏器缺氧、代谢障碍及酸中毒。这些因素又能进一步促进小血管麻痹、扩张、凝血、血压更降低，形成恶性循环而危及生命。在亡阴亡阳刚开始时，针对不同病因进行不同治疗是必要的，亡阴者益气生津，亡阳者回阳救逆。这一点又体现了中医辨证论治的优越性。

四、亡阴亡阳的药效研究资料

亡阴亡阳的药效研究有复方和单味药效两大类。如对回阳救逆药中的四逆汤（熟附子、干姜、炙甘草）药理研究表明有强心、抗休克、增加冠脉血流量、增强垂体—肾上腺皮质功能、镇静、镇痛、解热等作用。用四逆汤注射液对狗急性失血性休克有明显的升压作用，还能增强麻醉家兔在体心脏的收缩力。用离体兔心做灌流实验，生理盐水组心脏收缩幅度为 14.5 mm±0.95 mm，四逆汤组为 27.6 mm±3.29 mm，表明四逆汤有显著强心作用。四逆汤对冠脉和心肌的影响可被β受体阻断剂心得安减弱，说明四逆汤属于β受体兴奋剂。对放血引起的低血压家兔，用四逆汤后心脏收缩幅度比给药前增加 7.46%±5.00%，颈动脉收缩压增高 24.60 mmHg±11.25mmHg（3.28 kPa±1.5 kPa），脉压差增加 4.49 mmHg±0.32 mmHg（0.599 kPa±0.043 kPa）。用阻断家兔肠系膜上动脉的方法，造成原发性小肠缺血损伤性休克和继发性小肠缺血性损伤的晚期失血性休克，采用肠道内灌注四逆汤煎剂观察其抗休克的疗效和对休克小肠的保护作用。不论一次给药组或持续给药组血压下降值均较对照组明显降低，腹腔渗出液亦明显减少，血压—时间曲线明显抬高。给家兔静脉注射埃希大肠杆菌内毒素 5 mg/kg 造成内毒素休克，对照组死亡 60%，心脉灵注射液组 5 mg/kg（附子总碱、干姜挥发油、甘草次酸、人参总苷、猪胆汁）死亡 10%。对照组内毒素休克家兔第 9 小时平均动脉压为 67.9 mmHg±7.07 mmHg（9.06 kPa±0.943 kPa），给药组为 91.99 mmHg±3.112 mmHg（12.265 kPa±0.415 kPa），表明心脉灵有显著的升压抗休克作用。有报道 105 例急性心肌梗死中，有 23 例并发休克，其中 10 例用中西医结合治疗，无 1 例死亡，并指出对心源性休克的亡阳型，宜用四逆汤或四逆汤加人参汤救治。四逆汤有升压强心作用。1 例急性心肌梗死并发心源性休克患者，在抢救休克过程中，应用升压药不能维持血压稳定，休克持续达 9d，经用四逆汤生脉散合剂加减，配合参茸卫生丸、独参汤交替服用获愈。有人对四逆汤有关药物的实验研究证明，附子能使离体蛙心收缩力增强，而甘草、干姜均无这一作用；但附子加甘草，比单用附子更能增强心收缩力，附子加干姜，在一短暂的心收缩力加强之后即消失；而三药合用，则可使心收缩力短暂下降后逐渐增强，在强度和持续时间上均超过附子。本方注射液也能增强麻醉兔在位心的收缩力。附子所含乌头碱对心脏有显著毒性，可致传导阻滞，心律不齐，甚至发生室性纤颤和停搏。附子经炮制后则乌头碱含量减少；附子经久煎后，因乌头碱水解为乌头原碱，毒性亦大减。而附子的强心成分经炮制后和久煎后均不受破坏。动物实验也证明，单用附子具有较大毒性，但与甘草、干姜组成本方后则毒性大为降低。小鼠的毒性实验表明，二者的口服半数致死量相差 4.1 倍，单用一定量的附子能引起动物死亡，但附子和甘草，或附子与干姜配用煎煮，则可完全避免动物死亡。以上证明，四逆汤对中枢神经、垂体、肾上腺系统均有兴奋作用，尤以强心与升压作用显著，故能改善循环衰竭，而收回阳救逆之效。用干姜、甘草与附子配用，既能增强疗效，又可减轻毒性和副作用。天津南开医院报道，用四逆汤注射液抢救休克患者，能使血压回升，心搏力增强。对因肺心病、肺炎、中毒性休克以及脱水所致虚脱、血压下降，注射后均使血压回升，持续 2~3 h，在血压升高的同时，心跳亦强而有力。另有用本方加人参，名四逆加人参汤，其兴奋中枢与强心作用均进一步增强，故抢救休克效更佳。小建中汤（桂枝、白芍、炙甘草、生姜、大枣、饴糖）加当归可防止结扎幽门所致胃溃疡发生，抑制胃液分泌，减少游离酸和总酸度，使胃液 pH 值上升，可抑制鸽胃的正常运动和家兔的肠运动，并在一定程度上对抗乙酰胆碱和毛果芸香苷所致的肠痉挛。全方对呼吸循环与消化功能均有增强作用，能促进新陈代谢，并可补充营养，尤长于防止溃疡病和解痉止痛，故为强壮补养、解痉止痛良方。当归四逆汤（当归、白芍、桂枝、细辛、甘草、大枣、木通）药理研究能促进血液循环，使肢体温暖，其镇痛作用明显，是通过扩张末梢血管，达上述作用的。

第六节　乙肝十二证治法的相互为用

以上各节分别将表、里、气、血、寒、热、虚、实、脏、腑、阴、阳十二证治法与用药技巧，都做了详细论述，而十二证治法之间，并不是孤立的，往往是互相结合为用。如表证治法中有表寒、表热证治法。里证治法中有里虚、里实、热证治法。由于兼邪的不同，证治法也异。如乙肝病毒主要侵犯肝脏，肝喜疏泄条达，最恶抑郁。如郁怒伤肝等，使人精神、神志活动发生异常，症见烦躁不安、易怒，或忧郁叹息等；肝与心、肺、脾、肾关系密切，常相互影响，对此不可忽视。以痰证治法为例：如痰与风相兼，当温散寒痰等。十二证治法，既有各自独立的证治范围，又常与其他证治法配用。以上在十二证治法中主要介绍了解表法、温通法、通里法、清热法、行气法、和营法、补益法、消导法、驱虫法、祛痰法、理湿法、清心开窍法、疏肝法、保胃法、回阳法、救阴法等 16 个治法。有的另有分法，如解毒法中分辛温解表和辛凉解表；清热法中分清气透热解毒、清营泄热、凉血解毒、清热解毒等 32 个分治法。但实际临床工作中，以上治法并不是不变的，当是因人、因时、因季节、因地等不同，而采取相应治法。见简表 1 十二证治法。

第三章　乙肝常见症状的求因论治与用药技巧

第一节　乙肝常见症状的求因论治法

王老师认为：症，最能客观地反映染病之后，患者自身体验和感知的病痛状态。医生就是通过对患者的问诊，才获知各种不同的“症状和体征”，并从诸多症状中再结合望、闻、切、验五诊整体全面分析、研究、辨别之后做出诊断，称为辨病。

乙型病毒性肝炎，是近代的命名。由于我国医药学历史悠久，源远流长，有关病毒性肝炎出现的临床症状，诊治方法等积累了丰富的经验和有效方药，大多散见于黄疸、胁痛、臌胀、积聚、虚劳等范畴。我们根据乙肝常见症状，以及王老师在这方面的求因论治经验重点介绍于后。

一、乙肝胁痛的特点与相关脏腑的求因论治

胁痛，是肝病的常见症状之一，尤其是以右胁痛更为多见。这与肝脏所在部位、经络循行和神经分布有着密切联系。《灵枢经·五邪篇》曰：“邪在肝，则两胁中痛。”有时疼痛牵引背部或波及少腹。疼痛性质常因病情的轻重、缓急、寒热、虚实等有刺痛、窜痛、钝痛、绞痛、胀痛、灼痛及阵发性、持续性、喜按、拒按等不同。一般来说，通则不痛，痛则不通。疼痛走窜不定者，多为气滞、气郁，多见于功能性；若疼痛固定不移，且日渐加重，多为血瘀为患，或气滞血瘀，多见于器质性病变。因气者宜疏肝行气，因血瘀者又当治血化瘀，因气滞血瘀者，当行气和化瘀相结合，并随偏而治之。同时还要注意辨别寒热虚实等不同。胁痛除与肝、胆、脾有关外，胃、肺、胰、心也可发生胁痛或胸胁痛，必须细心辨认，注意鉴别才不致有误。胁痛常用药物如柴胡、郁金、白芍、赤芍、川楝子、青皮、川芎、玄胡、白芷、五灵脂、蒲黄等辨证加减选用。

二、乙肝腹胀的求因论治

腹胀，多属患者的自觉症状，叩击腹胀部位多呈鼓音。腹胀，是乙型病毒性肝炎患者常见症状之一。腹胀，是一个症状，五脏六腑均可致胀。《灵枢经·胀论》曰："夫心胀者，烦心短气，卧不安；肺胀者，虚满而喘咳；肝胀者，胁下满而痛引起小腹；脾胀者，善哕，四肢烦悗，体重不能胜衣，卧不安；肾胀者，腹满引背央央然，腰髀痛。六腑胀，胃胀者，腹满，胃脘痛，鼻闻焦臭，妨于食，大便难；大肠胀者，肠鸣而痛濯濯，冬日重感于寒，则飧泄不化；小肠胀者，少腹胀，引腰而痛；膀胱胀者，少腹而气癃；三焦胀者，气满于皮肤中，轻轻然而不坚；胆胀者，胁下痛胀，口中苦，善太息。"因此，腹胀应注意鉴别。腹胀形成原因比较复杂，但以气机不畅、脏腑疏泄功能失调，特别是消化系统功能失调多见。这与机体内部多种消化酶分泌不足，胆汁分泌减少或瘀积难以对脂肪的消化及消化道运动功能减退，产气多，而吸收功能减弱，肝脏门静脉的血流减慢和循环障碍及由于血浆蛋白降低，渗透压的改变，导致组织间隙水肿等，呈现肝胃不和，脾阳虚弱，饮食减少或不思饮食，或饮食停滞，暴饮暴食，饮食不节（洁）等所致腹胀、腹满、腹痛或吐泻等。因此，对腹胀当先求其因，辨寒热虚实等方不致有误。一般情况下，上腹胀多发生于胃，下腹胀多发生于肠。以气体不能吸收和排出最为多见。匡调元研究认为："胃肠道内气体主要依靠肠壁血液循环吸收，由肺部排出。肠内气体经肠壁血液循环吸收，再由肺部排泄的量较由肛门排泄的量高出 20 多倍，胃肠道以小肠吸收 CO_2 2 500 mL 及其他气体 1 300 mL……"一旦肺部功能失常，胃肠道气体的排泄也受到影响，因而引起腹胀。故临床所见腹胀除与胃肠自身功能紊乱有关外，还与其他脏腑失调有关，并注意寒热虚实之不同。常用药物如黄芪、党参、白术、茯苓、山药、神曲、麦芽、山楂、砂仁、佛手、大腹皮、鸡中金、大白、枳实、白扁豆、木香、吴茱萸、陈皮等辨证选用。

三、乙肝腹泻的求因论治

泻，系指排便次数增多，粪便中含水或脂肪多，且有不消化物的稀便或水样便者称腹泻。腹泻，是一个症状，多种疾病均可致泻。见于乙肝和各型肝炎、肝硬化、肝癌和胃肠道疾病等，还要区别寒热虚实等。因"湿胜则濡泄""岁木不及，燥乃大行，民病中清，胠胁痛，肠鸣溏泄"。"饮食不节，起居不时者，阴受之。阴受之则入五脏：入五脏则䐜满闭塞，下为飧泄"。"春伤于风，邪气留连，乃为洞泄"。在《难经·五十七难》）中又总结出脏腑致泄之不同："泄凡有五，其名不同。有胃泄，有脾泄，有大肠泄，有小肠泄，有大瘕泄……"临床当详加分辨，虽均为泄，应区分如下几种不同：其因不同，涉及脏腑不同，轻重缓急不同，寒热虚实不同，病程长短不同，接受治疗情况不同等，治疗也异。如饮食不节（洁），细菌感染，消化不良，肠功能紊乱，内分泌障碍，肝胆胰功能不全等均可致泻。其机制各不相同，或用消食药，或清热解毒，或芳香化浊如藿香正气等。一般来说，胃对糖类食物、流质饮食较蛋白食物排空快，脂肪类食物排空最慢。在空腹时小肠几乎没有分节运动，进食后才逐渐增强，小肠的蠕动速度很慢，每分钟 1~2 cm，这有利于小肠的“受盛”。其营养物质大部分在十二指肠和空肠段吸收，体现了小肠的化物作用。但小肠还有一种运动能把食糜从小肠的顶端，直接推送到小肠末端，甚至大肠，每秒运动 2~25 cm，为肠功能紊乱所致腹泻可能与此有关。有的学者研究认为，胃肠道内的气体主要依靠肠壁血液循环吸收，由肺部排出。如果肺与肠道内的气体交换发生障碍时，可引起消化道功能紊乱，如果肠蠕动增强，分泌增多，则可腹泻，这种情况，很适宜“肺肠同治”，临证需要辨别寒热虚实结合脏腑治疗，方可收到好的效果。治疗腹泻的常用药物，如清热解毒，用黄连、黄柏、马齿苋；肝胆湿热，用柴胡、龙胆草、栀子、黄芩；肝胃不和，食滞不化，用山楂、神曲、麦芽、厚朴、大黄、大白；脾虚泄泻，用党参、白术、茯苓、山药、泽泻、车前子、薏苡仁等。治泻宜因势利导，不宜急早固涩。

四、乙肝黄疸的求因论治

黄疸，系指目黄、身黄、尿黄、上腭发黄的一种病症而言。临床常以目黄和上腭发黄为显现最早的部位，当周身发黄时病已日久，故目黄、上腭发黄最据早期诊断价值。《素问·平人气象论》曰：“目黄者曰黄疸。”黄疸并非乙肝和其他病毒性肝炎、肝硬化、肝癌所独有，肝、胆等脏腑病变均可引起。黄疸与人体胆红素的生成、代谢、排泄诸环节发生阻碍有关。胆红素主要来源于衰老的红细胞。红细胞的平均寿命为 120 d，每天约有 1%的红细胞因衰老、死亡、破坏，又由骨髓产生新生的红细胞代替。这种衰老的红细胞被含有网状内皮细胞的脾、肝、骨髓破坏和清除，此后释放出血红蛋白（血色素），进一步分解为铁和球蛋白、胆红素（称间接胆红素）。间接胆红素与血清清蛋白结合后，运送到肝脏，在一系列酶的作用下，代谢转化成直接胆红素，再由肝细胞运转分泌排泄至毛细胆管和胆管系统，成为胆汁重要成分（胆红素），经过胆囊进入肠道转变成尿胆原，大部分随粪便（黄色）排出体外，而小部分尿胆原在肠道吸收入血，由肾脏排出。这就是胆红素生成、代谢与排泄的全过程，其中任何一个环节出现异常，如红细胞破坏过多，肝细胞功能不全，胆道系统不畅通，就会使胆红素代谢、转化和排泄失常，血中胆红素升高即出现不同程度的黄疸，如眼黄、上腭发黄、皮肤发黄、尿黄，有时眼泪也呈现黄色。黄疸轻时白眼球、上腭微显黄色，没有经验的医生常不易发现，因此检查时应细心观察才不致漏诊、误诊。如因胆汁排泄障碍，不能进入肠道，则大便颜色变浅，或呈灰白或陶土色，临床很有参考价值。《灵枢经·论疾诊尺篇》曰："身痛而色黄者，齿垢黄，爪甲上黄，黄疸也。"在张仲景《伤寒论》和《金匮要略》都有黄疸的详细记载，并将其分别为"谷疸""酒疸""女劳疸""黑疸"等分别论治。隋代巢元方著《诸病源候论》根据属性、病因、病程、缓急、部位、预后、并发症、颜色等在前人的基础上，又有新的发挥，名为"黄疸候""阴黄候""劳黄候""内黄候""行黄候""噤黄候""风黄候""黄汗候""急黄候""脑黄候""癖黄候""湿疸候""风黄疸候""因黄发血候""因黄发癖候""因黄发吐候""因黄发痢候""五色候""犯黄候"等。在九疸候中指出："夫九疸者，一曰胃疸、二曰心疸、三曰肾疸、四曰肠疸、五曰膏疸、六曰舌疸、七曰体疸、八曰肉疸、九曰肝疸。凡诸疸病，皆由饮食过度、醉酒劳伤、脾胃有瘀热所致。其病，身面皆发黄，但立名不同耳。"因此，在诊治黄疸病证时，不仅病毒性肝炎可出现黄疸，肝硬化、肝癌、胆囊炎、胆结石、急性肝胆管炎、药物、毒物、细菌、原虫及有关肿瘤等均可引起黄疸。因此，要透过黄疸看本质，求因论治，注意辨认阴阳、寒热与有关脏腑之间的关系，分清轻重缓急，才不易发生错误。常用退黄药物，如茵陈、青蒿、大黄、金钱草、栀子、黄芩、柴胡、黄连、龙胆草、板蓝根等，详见"对退黄有作用的中草药"。退黄不仅要疏肝利胆，更要分阴阳，识脏腑，辨寒热等。故有"阳黄大黄栀子入，阴黄附子与干姜"之说。切不可单选退黄药物，则黄疸不一定退，如能整体论治，虽不是单纯退黄药物，则黄疸易退，此理不可不知。

五、乙肝发热的求因论治

发热，是指人在非正常生理条件下，发生超越正常人体温者，称发热。在正常生理条件下，人体的体温保持在37 ℃左右。通常测量体温的部位有腋窝、口腔（舌下）、直肠三个部位。正常人腋窝的温度36~37. 4 ℃，平均值为36. 79 ℃，测量时间5~10 min；舌下温度36. 5~37. 5 ℃，测量5~10 min；直肠温度36. 5~37. 5 ℃，测量3~5 min。一般情况下新生儿体温稍高于成年人，成年人又比老年人高一些。体温与脉搏和基础代谢关系密切。体温每上升1 ℃，脉搏每分钟加快10~20次，体温升高1 ℃，基础代谢率增高13%。发热是多种疾病在不同时期、不同阶段，反映于体表的一种症状。乙肝和其他病毒性肝炎、肝硬化、肝癌可见发热、流行性感冒及其他疾病，如伤寒，温病、疫毒、疫黄等均可见到发热。发热在文献中另有新意，《素问·热论》曰："热病者，伤寒之类也。"又曰："人之伤于寒也，则为病热。""风寒客于人，使人毫毛毕直、皮肤闭而为热，当是之时，可汗而发之。"《素问·水热穴论》曰："人伤于寒而传为热，寒盛则生热也。"其实发热是正邪交争的一种反应。发热有表热有里热，有外感六淫所致，有内伤脏腑而生，有实热虚热之别。一般来说，热证，为热邪伤人，或寒化为热，机体功能亢进，表现阳气偏盛，阴气不足的证候。所谓阴盛则寒，阳盛则热，阳虚生寒，阴虚生热。若论治法，寒者热之，热者寒之。热证治法，有表里、气血、虚实等不同。发热，由于发病原因的不同，常在发热的同时，兼有恶寒、口渴、恶心、呕吐、头痛等不同症状，应注意鉴别论治。即使是病毒性肝炎，其所涉及脏腑、部位等不同，也会在发热的同时，出现错综复杂的变化和兼症，自当认真辨别处治。就病毒性肝炎的病理发展变化来看，发热可能与病毒侵入人体血液后的病毒血症，毒害物吸收，细菌性感染等有关，应在抗毒、清毒、灭毒、杀毒、解毒、排毒等祛邪的同时，与保肝、护肝、增强机体免疫力等扶正相结合，若有兼证、合病等又当分清轻重缓急，在表在里、在气在血等灵活处治。常用退热药物，如热在表者散之，用荆芥、麻黄、薄荷、防风；有里热者清之，用黄连、栀子、大黄、黄柏、龙胆草；热在半表半里者和解之，用柴胡、黄芩、姜半夏；热在血分者凉之，用生地、玄参、牡丹皮；热在气分者清之，用生石膏、知母、寒水石；热毒内盛者，用金银花、连翘、蒲公英、紫花地丁、板蓝根、大青叶、马齿苋、酸浆；虚热者，体温不高，或自觉五心烦热，骨蒸潮热等，用地骨皮、青蒿、炙鳖甲、银柴胡、胡黄连等。发热一症，多具有来势迅速、变化快、症状重，必须动态观察，随病证的变化施治。

六、乙肝癥瘕积聚痞块的求因论治

癥瘕积聚痞块简言之：癥、积、块为实质性、器质性病变；瘕、聚、痞为非实质性、功能性病变。历代文献各述已见：朱震亨曰："气不能做块成聚，块乃有形之物也。"又曰："积有定形，聚无定处。"《医学入门·痞块》曰："积聚癥瘕一也，有积聚成块不移动者曰癥，言坚硬贞固也。或有或无或上或下或左或右者曰瘕。"从上述可知，癥、积、块均为有形而有定处，瘕、聚、痞为无形而走窜。《济生方》曰："夫积有五积，聚有六聚。积者，生于五脏之阴气也；聚者，成于六腑之阳气也。此由阴阳不和，脏腑虚弱，风邪搏之，所以为积为聚也。有如忧思喜怒之气，人之所不能无者，过则伤乎五脏，逆于四时，传克不行，乃留结而为五积；故在肝曰肥气……肥气之状，在左胁下，覆大如杯，肥大而似有头角，是为肝积；诊其脉，弦而细，其色青，其病两胁下痛，牵引小腹……"关于治法，《明医指掌》言之简明曰："古方治积聚癥瘕，多用耗气峻削之剂，又佐以辛香热药，若轻浅者，因以消化，根深蒂固，日久气虚者，宁不损正气者乎？正气既伤，其积转甚。故自古有养正积自除之论，譬如满座皆君子，其中有小人，自不容而出，斯言信矣。然当审其浅、深、轻、重之机，久、近、虚、实之势，可消、可补，必量其人之虚弱，强盛而施之可也。"从上述不难看出，癥积块为有形而有定处，若发生于肝、脾，当系肝、脾肿大，瘕聚痞乃无形走窜，多属功能性，属气聚、气滞、气郁之谓。前者肝脾肿大，多血瘀、血凝、血结，见于肝硬化、肝癌等肝实质性病变，后者见于乙型病毒性肝炎，多为肝脏功能性病变，病势较轻，如肝区肿胀走窜，两胁气滞疼痛，且疼无定处，时好时重，时有时无等。对其论治，首当求因，是六淫、是七情、是饮食所伤，病位在何脏、何腑、有何兼症等，并灵活运用，急则治标，缓则治本，标本兼施及补虚泻实等。切忌一味攻伐，此治癥瘕积聚之大忌也。常用软坚化瘀，抗肿瘤中药有三棱、莪术、丹参、赤芍、桃仁、水蛭、土元、白花蛇舌草、半枝莲、半边莲、薏苡仁、炙鳖甲、生牡蛎、虎杖、昆布、海藻、七叶一枝花等。

七、乙肝腹水与臌胀的求因论治

腹水，是指腹腔内有水停聚而言。腹水在古文献中属臌胀范畴。臌胀的发生就当今来看，不仅包括病毒性肝炎，以及诸多原因所致的肝硬化、肝癌等引起的腹水，还包括各种病证不同时期、阶段出现的“臌胀”。因此，又将臌胀分为“水臌”“气臌”“虫臌”“血臌”等。清代陈士铎曰：“臌胀数年而不死者，必非水臌。水臌之证，不能越于二年……今二三年不死，非水臌，乃气臌、血臌、食臌、虫臌也。”说明水臌病势多险、多重。清代喻嘉言在《胀病论》中不仅对瘕积痞块有清楚的认识，而且对单腹胀，以及胀病与水病之间关系等谈出了自己独到看法曰：“胀病与水病，非两病也。水气积而不行，必至于极胀，胀病亦不外水裹、气结、血凝，而以治水诸法施之，百中无一愈者，失于师承无人，妄施妄投耳……仲景谓水病，气分心下处坚大如盘，边如旋杯，水饮所作。然则胀病岂无血分腹中坚大如盘者乎？多血少气，岂无右胁坚大如盘者乎？故不病之人，凡有癥瘕积块痞块，即是胀病之根，日积月累，腹大如箕，腹大如瓮，是名单腹胀，不似水气散于皮肤面目四肢。”以上诸多描述，肝病见之，肝癌见之，病毒性肝炎所致之肝硬化、肝癌亦见之，其中经验之谈，虽属古论，对当今仍然有适用和参考价值。至于肝硬化腹水形成的原因，可以说是相当复杂，研究认为最主要因素是门静脉高压和肝功能不全等。正常人门静脉压力 13~24 cmH_2O，平均为 18 cmH_2O。门静脉压力增高，达 30~50 cmH_2O，使毛细血管内流体静力压增高，渗透性增强，水、电解质和一部分蛋白质经腹膜和肠管的毛细血管进入腹腔内形成腹水。当肝脏合成清蛋白功能减退或摄入蛋白不足，消化吸收障碍和血浆清蛋白不断漏入腹腔，使血浆胶体渗透压降低。一般当血浆清蛋白低于 30 g/L 时，常有腹水或水肿产生。其次是肝淋巴回流障碍和肾脏对钠和水的重吸收增加，加重腹水的形成。已知每进入体内 1 g 钠，就可多潴留 200 mL 的液体。这也是肝硬化强调低盐饮食的原因。由于以上原因发生的腹水称漏出液。若因炎症刺激渗出大量液体发生的腹水称渗出液。漏出液和渗出液临床意义不同，应注意鉴别，见表 4-3-1。

表 4-3-1 渗出液与漏出液的区别

名称	渗出液	漏出液
原因	炎症、恶性肿瘤	非炎症
外观	深黄、黄绿、混浊、血性	淡黄、清亮，或微浊
相对密度	>1.108	<1.018
凝固	易凝	不凝
黏蛋白试验	多阳性	阴性
蛋白含量	>25 g/L	<25 g/L
细胞	>500 个/mm^3，为多核白细胞（急性）或淋巴细胞（慢性）	<100 个/mm^3，常为内皮细胞
细菌	可找到	无

治疗腹水常用党参、白术、茯苓、猪苓、泽泻、车前子、薏苡仁、玉米须、冬瓜皮、白茅根、甘遂、商陆、葶苈子、桑白皮、大腹皮、肉桂、附子、干姜等。

八、乙肝虚损的求因论治

虚损，是泛指人体正气不足，体质虚弱，机体抗病能力和免疫力降低所致的一类病证的总称。故虚损又称“虚劳”“虚证”“弱证”“虚弱证”等，可引起气血、阴阳、脏腑等的功能低下，呈现出形体虚弱，精神萎靡不振，智力降低，记忆力减退，不思饮食，甚至少气、懒言，面色萎黄，心悸气短，失眠多梦，畏寒怕凉，遗精早泄，月经不调，或闭经等。虚损，既有先天性，又有后天性，或两者兼有之。在乙肝中，突出反映出先天与后天因素的影响，即使罹患病毒性肝炎，整体情况较好，但由于治疗失时，失当，误治，或不注重调养，甚至过劳等原因，往往使病程延长、迁延，甚至转成慢性，或变成肝硬化、肝癌等，而出现虚损。初时可能较轻，仅为局部性，久则可从一脏一腑，转为多个脏腑等，使功能失调，甚至发生严重虚损病证。在这方面历代文献都有详细的论述。如《灵枢经·天年第五十四》曰：“黄帝曰：人之寿夭各不同，或夭寿、或卒死、或病久，愿闻其道。岐伯曰：五脏坚固，血脉和调，肌肉解利，皮肤致密，营卫之行，不失其常，呼吸微徐，气以度行，六府化谷，津液布扬，各如其常，故能长久。……黄帝曰：其不能终寿而死者，何如？岐伯曰：其五脏皆不坚，使道不长，空外以长，喘息暴疾，又卑基墙，薄脉少血，其内不石，中风寒，血气虚，脉不通，真邪相攻，乱而相引，故中寿而尽也。”《素问·藏气法时论篇第二十二》

曰："肝病者，两胁下痛引少腹，令人善怒，虚则目无所见，耳无所闻，善恐，如人将捕之，取其经，厥阴与少阳，气逆，则头痛耳聋不聪颊肿。"《黄帝内经》除对整体"虚损"有详细论述外，对内在脏腑"虚损"的临床表现描述得也很清楚，并提出对"虚损"的治疗原则"虚者补之""损者益之"等对后世影响颇大。以致历代学者在这方面的研究有了更大的发展，并从不同的角度提出了"五劳""七伤""六极""虚劳""虚痨""诸虚"等，如《医宗摘要·虚劳》曰："大都虚劳怯弱之症，当审其阴阳气血受病之处而温平调剂之，切勿有求速效之心……予所亲试者，但收功极缓，人不耐耳。最要保其胃气，胃气不伤，病终可救，予每见弱症医药乱投，致脾败而死者多矣。"又曰："治虚劳，当以脾肾二脏为要，何以言之？肾乃系元气者也，脾乃养形体者也。"《证治要诀·虚损门》曰："五脏虽皆有劳，心肾为多，心主血，肾主精，精竭血燥则痨生。治痨之法，当以调心补肾为先，不当用峻烈之剂，惟当温养，滋补，以久取效。"《医宗必读·虚劳》曰："孙思邈云：补脾不如补肾。许学士云：补肾不如补脾。两先生深知二脏，为人生之根本，又知二脏有相赞之功能，故其说似背，其旨实同也。"综上不难看出，虚损有局部与整体、有一脏一腑与多脏腑同时虚损之不同，又有罹患虚损久暂，和患者所处条件、素质，以及致虚损之因不同等，因此治疗首当求其病因，知其久暂，伤之轻重，测其一脏一腑，还是多脏腑相兼，并辨其偏多、偏少、以及缓急等整体考虑，全面分析之后方可施治，最忌只看局部不看整体，只看现象不看本质，只求一时之快，不惜伐伤脾胃，缓病急治，不顾虚不受补。诸如此类，轻者虚损更虚损，重则虚损加诸乱，盛则治伤性命。王老师在十二证治法虚实证治时曰："虚、实是指正气与邪的强弱、盛衰，一般正气不足，生理功能衰退为虚，邪气过盛，正气抗拒者为实。虚是正气虚，实是邪气实。"《素问·通评虚实论篇》曰："邪气盛则实，精气夺则虚，若论治法，实则泻之，虚者补之。"并在虚实证治变化中指出："虚、实可互相转化。虚，除素体虚弱，表现虚证外，多为实证失治，或治疗不当（如大汗、大吐、大下之后）转为虚证，或急腹症恢复期，或手术后邪去正复等。治当随其虚而治之。虚证在一定条件下可转为实证。因此，表现虚实并见，虚中有实等。如乙肝患者平素体虚，复染肠痈，出现本虚标实证，或身体素虚，脏腑功能失调，代谢障碍，以致痰、血、水、湿、虫积、食积停留均属虚中挟实，另有表虚、表实、里虚、里实等，治当与其相应证治；虚和实是在脏、在腑、在气、在血、在表、在里、是阴虚、是阳虚、是独见、是兼见治当有别；凡毒邪未净，不可过早补益，应随正邪盛衰采用扶正祛邪，或攻补兼施等。气血、阴阳常相互为用，如气虚补气，不忘补血，阴虚补阴，不忘用补阳之品，反之亦然。"张景岳曰："善补阳者，必于阴中求阳，善补阴者，必于阳中求阴。"治疗当随其虚损之不同而治之。治疗虚损的常用药物有人参、黄芪、鹿茸、紫河车、甘草、党参、蛇床子，淫羊藿、冬虫夏草、白术、阿胶、龟板、鳖甲、当归、熟地、女贞子等。

第二节 乙肝中草药现代药理药效选用

为了紧密结合乙型病毒性肝炎和肝硬化临床治疗选用药物，王老师善于从现代中草药相关药理作用，结合临床整体辨证选药，对具有提高免疫功能、使乙肝表面抗原转阴、增强肝脏解毒，对降酶、降絮、降浊、退黄、促进蛋白合成和抗纤维化、缩小肝脾及对肾功能衰竭、抗癌等有作用的中草药分别收集、整理供乙肝转阴等辨证用药时参考。

一、具有调节机体免疫功能的中草药

目前研究者认为，乙型病毒性肝炎的组织损伤是通过一系列机体免疫反应介导的。为此调节机体免疫功能，阻断或减轻由于免疫功能紊乱，造成的肝细胞坏死等病理损伤是治疗的关键，而现代药理研究证实有的中草药具有促进肝细胞修复、肝功能改善，直至恢复正常的作用。下面列举相关药物供参考。

1. 提高吞噬细胞功能的中草药 如黄芪、党参、白术、黄精、人参、甘草、灵芝，属补气药类；女贞子、龟板、鳖甲、牡蛎等，属补阴类；仙灵脾，属补阳类；金银花、穿心莲、白花蛇舌草、蒲公英、野菊花、山豆根、黄连、草河车、青黛、鱼腥草，属清热解毒类；丹参、鸡血藤、川芎、赤芍、三棱、莪术、桃仁，属活血化瘀类。

2. 增强T细胞功能中草药 如黄芪、党参、人参、白术、灵芝、菟丝子、仙灵脾、鹿茸、桑寄生、猪苓、茯苓、薏苡仁。

3. 增强B细胞功能，提高免疫球蛋白中草药 如黄芪、黄精、人参、肉桂、锁阳、仙茅、菟丝子、沙参、麦冬、天冬、玄参、女贞子、山萸肉、鳖甲。

4. 提高补体水平的中草药 如黄芪、党参、白术、茯苓、甘草、蒲公英、黄芩、大黄、大青叶。

5. 促进淋巴细胞转化的中草药 如黄芪、党参、人参、黄精、灵芝、鹿茸、仙灵脾、菟丝子、杞果、女贞子、银耳、白芍、旱莲草、五味子、桑寄生、生地黄、阿胶、当归、何首乌、鸡血藤、桑葚、柴胡、黄连、黄芩、黄柏、蒲公英、金银花、紫花地丁、水牛角、红花、川芎、莪术、王不留行、桑枝、麻黄、杏仁、薏苡仁。

6. 诱导干扰素合成的中草药 如党参、灵芝、香菇、白术、山药、茯苓、猪苓、青黛等对α-干扰素诱导合成明显；黄芪、人参对β-干扰素诱导合成明显；黄芩、黄连、生地黄、金银花、蒲公英、紫花地丁、五味子、芍药等对γ-

干扰素诱导合成明显。

7. 对体液免疫有作用的中草药 胎盘、黄精、大枣、甘草、沙参、玄参、炙鳖甲、麦冬、肉桂、地龙、益母草、五加皮、龙胆草、黄柏、穿心莲、半枝莲、鱼腥草、蒲公英、白花蛇舌草、板蓝根、大青叶、乌梅、牡丹皮、砂仁、桔梗、麻黄等。

8. 其他具有免疫增强作用的中草药 山药、淫羊藿、菟丝子、五灵脂、穿心莲等。

9. 抑制免疫功能的中草药 紫参、茵陈、黄芩、黄柏、栀子、龙胆草、金银花、连翘、半边莲、甘草、牡丹皮、红花、桃仁、当归、川芎、生地黄、玄参、泽兰、赤芍、大黄、地龙、益母草、水红花子、莪术、白茅根、紫草、柴胡、麻黄、车前子、桑枝、鬼箭羽、地海棠、肿节风、青蒿、胡连、石见穿、垂盆草、胡麻黄、糯米藤、地榆、贯众、莲须、桂皮、山豆根、大青叶、白花蛇舌草、坤草、穿山甲、鸡血藤等。

以上有抑制免疫功能中草药还各具特色，如活血化瘀药，具有抑制体液免疫功能，从而抑制抗体生成，减少免疫复合物产生，或通过增强吞噬细胞功能，达清除免疫复合物目的。有的活血化瘀药还能对免疫复合物起溶解作用。此外，黄芩、桃仁、当归、胡连、胡麻黄、地榆、川芎、牡丹皮、桂皮、贯众、糯米藤等，能抑制抗体产生；山豆根、白花蛇舌草、大青叶可抑制体液反应；坤草、鸡血藤、红花、丹参、穿山甲可抑制抗原、抗体免疫反应和促进免疫复合物排出。近来研究证实，病毒性肝炎的发病机制与机体的免疫反应密切相关，在治疗过程中，需合理运用免疫抑制药物方可收到好的疗效，如使用不当，反会带来不良反应。在运用上应当既遵循中医辨证论治和传统中药药理，还要与现代药理研究及有关生化检查密切结合，故有人总结出病毒性肝炎使用免疫抑制剂的治疗指征：

（1）急性与亚急性重型肝炎，肝细胞水肿坏死严重，临床上有明显的胆酶分离。慢性重型肝炎伴淤胆者。

（2）慢性活动性肝炎，球蛋白高于正常两倍，自身抗体阳性，免疫复合物升高或补体下降者。

（3）瘀胆型肝炎。

（4）慢性肝炎并发自身免疫性疾病者。还有人认为免疫复合物和血热正相关，因积聚于血液循环中的免疫复合物可沉积于全身各处小血管壁上，并与补体结合，使补体活化。补体被激活后，可吸引嗜中性粒细胞的溶酶体释放出蛋白溶解酶，则造成该局部组织破坏；免疫复合物还可导致血小板聚集，纤维蛋白沉着，从而破坏肝炎患者后期的组织修复，激起纤维组织增生。这样过程与血热的演变过程非常相似。治疗除针对血热用凉血药外，还需配合解毒、养阴、活血化瘀药物。如血热轻度者用白茅根、牡丹皮、丹参；中度者加水红花子、半边莲；

重度者加生地黄、大黄、桃仁等。

二、使乙肝表面抗原转阴的中草药

全国许多省市开展了对HBsAg抑制药物的筛选和研究，发现大青叶、蒲公英、茵陈、艾叶、板蓝根、半枝莲、败酱草、黄柏、大黄、肉桂、麻黄、虎杖、石榴皮、苦参、何首乌、胡黄连、胡麻仁、糯米藤、地榆、生贯众、莲须、蚕沙、鱼腥草、白矾、黑矾、青龙衣、山豆根、白花蛇舌草、桑寄生、昆布、苦丁茶、独活、草豆蔻、金钱草、金不换、土茯苓、草河车、车前草、槟榔、桑叶、酸浆草有使乙肝表面抗原转阴的作用。有的已制成注射液，如黄芪注射液、黄连注射液、灵芝注射液等。

三、增强肝脏解毒作用的中草药

肝脏负责体内诸多生化、代谢过程，经肠道吸收的各种对人体有害物质和毒素，都要经肝脏独有的解毒功能来完成，一旦这种功能遭到破坏，可以通过增加肝糖原达到增强肝脏解毒能力，如甘草、黄芩、连翘、水飞蓟、当归、大青叶、茵陈、茯苓、半夏、牛黄等。有人用小剂量甘草达解毒和缓和他药作用，中剂量有抗肝损伤作用，大剂量有消炎抗过敏及抑制免疫反应作用等。大黄能减少肠道毒物的吸收，可减轻对肝细胞的毒害，改善肝脏微循环，促使肝细胞的修复，又可提高肝自身排毒功能。扶正祛邪运用得当，自可增强肝细胞解毒作用。

四、对DNA聚合物（DNAP）有直接抑制作用的中草药

DNA聚合物也称DNA多聚酶，是乙肝病毒核心成分及其复制的标志，DNAP活性越高，表示病毒复制活动越旺盛。实验室试管内筛选发现菊苣、木瓜、北野菊、大蓟、仙鹤草、丹参、夏枯草、栀子、牡丹皮、赤芍、紫草、青蒿、秦皮、黄连、金银花、蚤休、败酱草、蒲公英、虎杖、山豆根、鱼腥草、白头翁、半枝莲、兰花香茶菜、连翘、黄芩、火炭母、板蓝根、金钱草、龙胆草、马齿苋、龙葵、蟛蜞菊、谷精草、生地、白薇、土茯苓、射干、鸦胆子、黄药子、苍耳、瓜蒌、土贝母、大果龙葵、鸡蛋茄、白花蛇舌草等46种对DNAP直接抑制率达到25%，有的超过50%。蒲公英、木瓜、火炭母、蚤休、夏枯草、紫草等能降解25%以上HBVDNA。

五、对降酶有作用的中草药

转氨酶升高一般可反映肝细胞的损害，但不能完全显示病理轻重和预后。如谷丙转氨酶增高，提示肝细胞变性和坏死，但不呈正相关，急性肝炎时谷丙转氨酶下降，为病情恢复的标志。有研究证明，肝细胞周围的pH值越高，酶的释放

就多而快。pH 值越低，酶的释放既少而且慢。中药酸味药可能对肝细胞酸碱环境有调节作用。并有减轻肝细胞内酶的渗出作用。因此选酸味药可以降酶，具体应用时，有热象者，宜选用偏寒性的，如牛膝、旱莲草、白芍、鱼腥草；偏气滞者选用生山楂、木瓜、石榴皮；脾肾虚者选用覆盆子、五味子、乌梅。如谷丙转氨酶高，属脾虚湿困者，加用石见穿、败酱草。其他降转氨酶药有五味子、龙胆草、黄柏、栀子、大黄、半枝莲、蒲公英、茵陈、板蓝根、虎杖、连翘、凤尾草、秦皮、田基黄、白薇、垂盆草、云芝、水飞蓟、白茅根、陆英、青叶胆等。五味子虽降酶作用好，但煎剂不如研粉内服，且停用后有反跳，当引起重视。

六、对降絮、降浊有作用的中草药

降絮中药如丹参、何首乌、白芍、当归、柴胡、川楝子、郁金、大黄、金银花、旱莲草、黄连、黄芩、虎杖、茵陈；降浊降絮中药如当归、丹参、桃仁、郁金、夏枯草、姜黄；降浊降絮作用的中成药如当归片（丸）、乌鸡白凤丸、河车大造丸、黄精丹和复方丹参注射液、甘柴合剂等。

七、对退黄疸有作用的中草药

黄疸，是临床常见症状之一，形成黄疸的病因病理比较复杂，病证的类型比较多，多以湿热为常见，对病毒性肝炎所致黄疸，除以湿热、阳黄多见，当求因论治，辨证加减，又多疏肝利胆，根据药理研究和临床治疗，具有疏肝利胆退黄中药有栀子、茵陈、龙胆草、郁金、金钱草、青蒿、柴胡、田基黄、柳枝、蒲公英、积雪草、鸡骨草、鸭跖草、地锦草、黄芩、黄柏、黄连、泽兰、连翘、大黄、板蓝根、姜黄、大青叶、败酱草等，结合临床加减治疗。

八、有抗流感病毒作用的中草药

流感是常见病，也是乙肝常见合并病之一。流感由流感病毒引起，而抗流感病毒的中草药又常具有抗乙肝病毒作用。下面将常用抗流感病毒的中草药列出，供临床加减应用。大青叶、板蓝根、金银花、连翘、虎杖、射干、黄芩、黄连、黄柏、大黄、鱼腥草、野菊花、柴胡、牛蒡子、防风、紫苏、生贯众、紫草、赤芍、牡丹皮、麻黄、桂枝、香薷、佩兰、侧柏叶、黄精、五味子、槟榔、夏枯草、肿节风、海藻、蚤休、青黛、百部、茶叶等。

九、有降血糖作用的中草药

降血糖的中草药，大多具有增强机体功能，提高胰岛作用和降血糖作用，如人参、黄芪、茯苓、白术、儿茶、苍术、莲子、山药、黄精、生地黄、熟地黄、玄参、麦冬、知母、天花粉、玉竹、杞果、制首乌、五味子、仙灵脾、葛根、泽泻、玉米须、地骨皮、虎杖、仙鹤草、南五加、苍耳、桑叶、黄连、苦瓜、桑白皮、番石榴等。

十、有促进蛋白合成作用的中草药

促进肝合成蛋白质的中草药以扶正、补气、健脾、和胃为主。使用后改善肝脏蛋白代谢，增加清蛋白，减少球蛋白，饮食增加，水肿减轻，脘闷塞缓解，两胁部疼痛好转。有郁金、大枣、党参、白术、肉桂、熟地黄、当归、灵芝、甘草、阿胶、白芍、鳖甲、龟板、丹参、三七粉、水牛角、紫河车、黄芪、山羊血、鹿血、田基黄、鸡血藤等。

十一、有提升血小板和红细胞作用的中草药

主要有阿胶、熟地黄、生黄芪、何首乌、当归、桑葚、大枣、龟板胶、鹿角胶等。

十二、有抗纤维化作用的中草药

主要有丹参、桃仁、红花、当归、川芎、柴胡、三棱、莪术等。

十三、有改善肾脏病理变化作用的中草药

研究认为活血化瘀药中川芎、丹参、赤芍、当归、红花、益母草、桃仁等都具有改善微循环，抑制免疫复合物形成，抑制肾小球纤维化形成作用。上药还可松弛血管平滑肌，解除血管痉挛，改善肾血流量；甘草、徐长卿、青蒿能减轻小管间质损害，阻断肾小球反馈现象。昆明山海棠有消除肾小球基底膜上的免疫复合物，加速肾小球炎症消退作用。

十四、对肾功能衰竭有作用的中草药

经研究对肾功能衰竭有作用的中草药有大黄、冬虫夏草、水蛭等，其作用特点不同。如大黄口服、静脉注射和复方大黄灌肠具有攻下泻毒导滞之功，使部分氮质从肠道清除体外；也有活血化瘀、利尿、补充氨基酸等作用。临床试验表明大黄治疗氮质血症，是通过减少肠道中氨基酸的重吸收，抑制肝、肾组织中尿素合成，提高血中游离必需氨基酸的浓度，利用体内尿素氮合成体蛋白和抑制肌蛋白分解，以及增加尿素和肌酐的排泄来完成的。冬虫夏草对急性肾功能衰竭、肾近曲小管毒性损伤有明显的保护作用，可减少溶酶体损伤，保护肾小管细胞，保护钠（Na^+）—钾（K^+）—ATP 酶活性，减少脂质过氧化损伤，减轻肾功能及肾小管组织学损伤程度，促进肾小管上皮细胞再生。此外，慢性肾功能衰竭极易继发感染，主要原因是细胞免疫功能低下，实验证明冬虫夏草可明显提高细胞免疫

功能，同时发现血浆清蛋白及血红蛋白亦有显著提高，对延缓肾衰和肾功能减退的发展，提高机体免疫力，预防继发感染大为有益。水蛭有防治早期肾衰的作用，能降低红细胞压积，全血比黏度和红细胞电泳时间，抑制血小板聚集，延长凝血时间，可见急性肾衰是通过改变血液流变学和高凝状态，从而改善肾血液循环，防治肾髓、皮质的瘀血。

十五、有缩小肝脾作用的中草药

研究表明，活血化瘀药能改善肝脏循环，加速病灶修复，恢复肝脏功能，从而使肿大的肝脾缩小变软。如丹参、鳖甲、红花、桃仁、牡蛎、泽兰、甲珠、夏枯草、川楝子、王不留行、玄胡、当归、南柴胡、白芍、垂柳叶、杏仁、橘红等。

十六、有抗癌作用的中草药

莪术药理研究具有抑杀癌细胞和增强机体免疫力的双重作用。动物实验还证明莪术有保肝作用和生白细胞功能。莪术制剂对消化道平滑肌的作用与生姜相似，能直接兴奋平滑肌，故可用于气胀性绞痛。离体兔肠试验发现，低浓度莪术使肠管紧张度升高，高浓度时反而使肠管舒张。此外还有抗血栓、抗菌和治疗急性肾功能衰竭的作用。沈阳某医院用莪术、三棱的复方制剂治疗原发性肝癌 30 例，有 25%的病例有效，缓解期为 2~8 个月。

白花蛇舌草素进行体外试验，有抗噬菌体作用和抑制癌细胞作用。本品粗制剂的体外试验仅在高浓度下对艾氏腹水癌、吉田肉瘤及多种白血病癌细胞有抑制作用。用三草汤（白花蛇舌草、夏枯草各 2 份，甘草 1 份）给四氯化碳造成的急性肝损伤的大鼠进行实验治疗，经肝组织活检和 ALT 测定，证明三草汤有利于肝细胞结构的恢复，并对代谢障碍有明显减轻作用。三草汤对麻醉犬尚有利胆作用，主要影响奥狄括约肌的张力。白花蛇舌草体外抗菌作用不显著。在兔白细胞吞噬细菌能力试验中，灌服水煎液组较对照组提高 3 倍以上。给小鼠每日灌服煎剂 10 g/kg 一剂，连续给药 10 d，其肝、脾网状内皮系统对胶体金的吞噬功能明显增强（$P<0.01$），只给药 3 d 则效果不显著。体外试验，本品亦能增强白细胞对金黄色葡萄球菌的吞噬功能。本品对兔实验性阑尾炎的疗效显著，可能使病兔体温稳定或下降，白细胞明显下降，炎症基本吸收。研究提示其抗感染作用，是通过调动机体内部的积极因素，如刺激网状内皮细胞增生，增强吞噬细胞活力等机体非特异性免疫功能所致。本品与山豆根等组成复方，治疗各型慢性活动性肝炎，经 3~10 个月随访，有效及显效者 33 例。本品注射液也曾报道试用于治疗乙型肝炎。三草汤糖浆治疗急性黄疸型肝炎 72 例，疗程 28 天，疗效较西药对照组为佳。

山豆根水浸剂，温水浸剂或水提取物灌服或腹腔注射对多种实验性肿瘤有抑制作用。氧化苦参碱还能诱导小鼠肝细胞微粒体细胞色素 P_{450}，提高其对环磷酰胺的代谢激活，使半量环磷酰胺有相当于原全量时的抑瘤效果。另有报道山豆根制剂有抑杀癌细胞和增强机体免疫功能的双重作用。此外美蓝试验法（生药 2 g/mL）证明对白血病细胞亦有抑制作用。本品有保肝降酶、解痉抗溃疡、抗炎平喘作用。山豆根对乙肝、慢性活动性肝炎有一定疗效。有人用山豆根主要成分黄参碱制成注射液治疗慢性活动性肝炎 402 例，显效 54.2%，总有效率 91.8%，临床降酶迅速，一般 2~4 周 SGPT 即可恢复正常，并能提高血浆清蛋白，降低球蛋白，对 HBsAg 和 HBeAg 也有一定转阴作用。山豆根一般用量 3~10 g，超过 10 g 易致毒性反应，成人 100 g 单煎可致死，10 岁患儿 60 g 也致死，但也有报道低至 6 g 也出现毒性反应者，主要表现为头昏眼花，足软无力，手指颤动等。

此外具有抗肝癌中草药如半边莲、菝葜、半枝莲、蒲公英、夏枯草、鱼腥草、凤尾草、天葵子、壁虎、水蛭、地鳖虫、八月札、紫草根、苦参、三棱、马鞭草、郁金、藏红花、墓头回、蚤休、黄芪、白术、牛黄、王不留行、龟板、黄芩、蜈蚣。

第三节　含微量元素丰富的中草药和食物

一、含锌（Zn）较高的中草药和食物

含锌较高的中草药和食物有黄芪、牡蛎、白术、板蓝根、刺五加、蜂蜜、牛肉、羊肉、猪肝、鸡肝、鸡蛋、奶、蟹肉、乌贼、紫菜、海带、青鱼、芝麻、青椒、香蕉、胡萝卜等。请参考附简表 3 乙肝常用中草药微量元素含量和简表 4 常用食品微量元素含量。

二、含铜（Cu）较高的中草药和食物

含铜较高的中草药和食物有水果、坚果、鸭鹅肉、鸡蛋、黄豆、花生仁、豆角、菜花、黄瓜、白菜、大枣、桃子、茶叶等。

三、含铁（Fe）较高的中草药和食物

含铁较高的中草药和食物有猪肝、鸡肝、牛肝、鸡蛋、虾肉、乌贼、黄鱼、红豆、黄豆、红薯干、青稞、标准面粉、葡萄、紫菜、花生仁、茴香、胡萝卜、菜花、香椿、小青菜、大蒜、四季豆、黄瓜、西红柿、油菜、苋菜、菠萝、桃仁、枸杞子、木瓜、龙眼肉。

四、含镁（Mg）较高的中草药和食物

豆类、芝麻、葵瓜子、鸡肉、牛奶、鸡蛋、牛肉、虾肉、羊肉、茴香、四季豆、西葫芦、菠菜、卷心菜、土豆、大白菜、葱、木瓜、芒果。

五、含硒（Se）较高的中草药和食物

肉、鸡肝、蛋黄、鱼粉、青稞、葡萄干、芝麻、花生、大葱、姜粉、辣椒、南瓜、标准面粉、大米、黄梨、马蹄、龙眼、柚子。

六、含钙（Ca）较高的中草药和食物

山楂、芝麻、梅花参、小青菜、西葫芦、白菜、枸杞子、龙眼。

第五篇

乙肝患者调养的学问

乙肝患者必须重视调护工作。一旦罹患乙型病毒性肝炎后，应当及时进行治疗。在治病过程中要根据自己治疗、生活、工作、学习等情况，同时做好调养、护理工作，使身体早日康复。常言说：“三分治疗，七分护理。”说明在治病的时候，一定不能忽视对患者的调养护理工作。如果对此不重视，常常影响治疗效果、增加患者的痛苦、延长治病时间，甚至失去治疗时机，危及患者生命安全，是医患之间的最大憾事。因此，除医生适时地给患者进行指导外，患者自己也要根据自身的具体情况，采取相应措施，把“七分护理”工作落到实处。如果在调护与禁忌这一方面需要有所了解的话，下面将就乙肝患者的有关调护问题分别做一介绍，以供参考。

第一章　精神情绪与环境对乙肝患者的影响

第一节　调动患者的积极性是战胜乙肝的重要条件

人的精神状态和情绪变化，常常受到外界事物影响，并可做出不同的反应。这种反应虽然是多种多样，但不外积极的和消极的两大方面。如平时常说的兴致勃勃与垂头丧气，兴高采烈与呆若木鸡，泰然自若与惊慌失措等。前者表现积极、乐观、情绪高涨，后者表现消极、悲观、情绪低落。如从医学观点分析，前者可增强人体脏腑、组织、器官等的功能，提高抗御病邪、战胜疾病的能力；后者反使人体功能紊乱、抗病能力降低，延缓疾病的康复，甚至发生极为严重的后果。因此，无论在什么时候，都要保持健康的心态、积极向上的乐观情绪，这不仅能够减少疾病的发生，患病之后也有利于疾病的恢复。这是因为，人的大脑功能所产生的心理活动过程，是脑内各种代谢物质错综复杂变化的结果，也是机体内部化学物质合成和分解变化的结果。业已证实与人的精神活动有密切关系的是腺苷酸环化酶在脑组织中含量，它的激动受多种因素影响，如长期处于兴奋或抑制状态就会引起脑内环核苷酸代谢紊乱，以致出现与精神、情绪等心理活动异常有关的病变，如怒伤肝、过喜伤心等。此外，精神活动尚与神经内分泌密切相关。已知神经肽有20多种，它们是神经元活动的调节物质，起放大和缩小乙酰胆碱能和肾上腺素能神经活动的作用，因此它们起信息的调节和控制作用。这些神经肽可调节特定的靶神经元群的活动，从而成为一系列行为和情绪变化的物质基础。许多疾病的发生发展都与情绪急剧变化有关。精神因素的致病机制及其物质基础，是中枢神经系统、内分泌系统和免疫系统，它们彼此相互联系相互影响。王老师认为："通常情况下，人体精神活动是对客观外界事物的一种正常生理活动反映，故称七情，即喜怒忧思悲恐惊。七情内伤，则是由于客观外界事物长期、持续地对精神刺激或突然遭受强烈的、超越人体生理活动调节限度的刺激，而引起体内阴阳、气血、经络、脏腑等的功能失调，如过喜伤心，怒伤肝，思伤脾，忧伤肺，恐伤肾等。因此，患乙肝时一定要保持乐观情绪和良好的精神状态，充分发挥自己的主观能动性。”所谓“笑一笑，少一少”，再配合医生治疗，使中枢神经系统、内分泌系统以及免疫系统功能增强了，人体正气充足了，乙肝病毒被消灭了。反之，则不仅不利于乙肝的恢复，且容易发展成慢性乙肝、肝硬化、肝癌。柏林沙里泰大学医疗中心的罗纳德教授公布的一项最新研究成果，一些精神和社会因素是导致癌症和心肌梗死等疾病的重要原因。1971～1998年对3.5万名健康人，1971～2001年对1.8万名癌症和心脏病患者的心理状态和社会状态进行了调查，收集了这些人生理健康的数据以及自我感觉、童年心理创伤、精神压力和社会交流等方面的情况。在这些病例中，只有30%的病例发病原因是纯粹的生理原因，例如抽烟、先天性缺陷以及药物副作用等，其他的病例都与心理因素有关。罗纳德说：“精神和社会因素对人体中枢神经系统产生的长期影响，是诱发这些疾病的重要原因。”一些人终生抽烟、喝酒或处于致癌环境中但却健康长寿，原因就在于他们能保持良好的心态，从而抵御了来自生理方面的不良影响。不过，并不是人人都有这种能力。在研究中，只有30%的人表现出了这种天赋。看来保持乐观向上的良好心态，是多么重要。

第二节　精神过于紧张影响乙肝患者的恢复

当遇到危险，遭受惊吓，或听别人说自己得了“癌”症，这时我们的精神自觉不自觉就处于紧张状态，全身各有关系统发生剧烈变化，如心跳变快，呼吸急促，甚至发生虚脱等。曾经有一对年轻夫妻一同到医院看病，经医生检查后，发现男青年确实是得了癌症，医生为了避免给患者造成精神上的刺激和压力，背着患者将检查结果告知其爱人，让其爱人再慢慢做工作，以便减轻患者的思想负担。当医生将病情告诉其爱人时，其爱人随即站立不隐、面色苍白、手脚发冷、双目泪下，这是由于突如其来的不好结果使患者家属精神过于紧张，一瞬间在人体内部发生激烈的变化，引起明显症状，后经医生耐心解释、安慰之后患者家属才平静下来。这个时间虽然短暂，但对人体的影响确是显而易见的。平时经常看到有的人惧怕乙肝竟然到“谈虎色变”的程度。一旦患上乙型病毒性肝炎，必然精神紧张，引起机体功能发生变化，特别是大脑高度兴奋和有关脏腑、组织、器官发生短暂紊乱和消耗一定能量，在此情况下机体内部必然做出迅速反应，如肝脏中的肝糖原随即释放到血循环中来，提高血液中葡萄糖的含量，以供给大脑和机体等。特别需要指出的是，乙型病毒性肝炎尤其是肝脏功能不正常时，如果患者的精神过于紧张就会加重肝脏负担，使本已不正常的肝功能更加异常，促使病情进一步恶化。对此类患者除自我调整、消除紧张情绪外，医生及患者家人必须对患者进行耐心细致的思想工作，以及早认真治疗，并做好对患者的调护，帮助患者树立战胜疾病信心。古人说："危之不恐者勇也。"言外之意，在病情严重危急之时，如果不恐惧害怕，以科学态度对待疾病，敢于向疾病做斗争，是可以不断提高机体的抗病能力，早日恢复健康的。据哈尔滨医科大学第一附属医院观察，神经衰弱患者只要信心充足，情绪饱满，主动进行治疗，有效率达97%；反之，则不到5%，说明人的精神状态和情绪变化，既可以成为引起疾病主要因素之一，也可以成为战胜疾病的重要因素之一。应当学会将消极因素转变成积极因素，正确认识疾病、正确对待疾病，消除紧张情绪，为疾病的恢复创造一个良好的内环境，使乙肝由重转轻，早日康复。

第三节　好的环境有利于乙肝患者早日康复

随着人们对环境保护意识的不断提高，我们生活的环境也会越来越优美。优美的生活环境对人们的身心健康十分有益。有的学者认为，环境和颜色对人的情绪也有影响，如红色能使人心理活跃，引起希望；白色、淡绿色、浅蓝色有调和镇静作用等。因此，要尽可能把自己所居住的小环境，如庭院、室内布置的干净、整洁、色调和谐、优美，在这样优雅的居处休养生息，绝对有利于乙肝患者的康复。如果居住的地方吵闹不休，卫生状况差等，不仅影响患者休息，且易发生其他疾病。现代研究认为，环境刺激通过大脑边缘系统、下丘脑、垂体及靶器官促进一系列神经生理、生物电、生物化学、内分泌、免疫等活动的变化而导致疾病。具体的说，大脑边缘系统是与情绪有关的神经中枢，具有调节心血管、胃肠系统等作用；下丘脑接受由大脑边缘系统来的刺激后，产生促垂体因子的一系列激素，从而控制前叶激素的合成和分泌，进而影响靶器官，激素分泌过多或过少会使整个身体的代谢发生变化。如皮质类固醇的升高会降低巨噬细胞的活动能力，从而抑制了免疫系统。诸多疾病的发生、发展、变化都不同程度地受到所处环境的影响。为此，人人都要为环境保护做贡献，同时每个人还要建立一个清洁卫生、优美舒适的小家庭。不仅有利于工作、学习、生活，也有利身心健康。

第二章 劳倦对乙肝的危害

第一节 过逸过劳影响乙肝患者健康

劳逸结合能使人精力充沛，在生产劳动、工作学习和社会活动等最大限度地发挥每一个人的积极性和创造性。在当今快节奏的工作中，如果不注意劳逸结合，长期过度疲劳，可致劳倦伤脾，精气就会受到损伤，出现疲倦无力、食欲不振、心悸自汗等症状。患病毒性肝炎后若不注意休息，或患病之后仍坚持繁重的劳动等，必致病势加重，或迁延难愈，转成慢性等。《素问·宣明五气篇》曰："五劳所伤，久视伤血、久卧伤气、久坐伤肉、久立伤骨、久行伤筋。"说明过劳、过逸都会使人致病，伤及内在脏腑或机体。在日常工作和生活中注意劳逸结合，否则不仅劳倦，饮食伤脾，甚则危及其他脏腑功能。在劳倦和饥饱引起的大鼠脾虚证模型的实验研究中观察到，实验组动物眼眯小，毛乱，无光泽，拱背，粪便异常（稍干或溏），耳色淡白，尾色灰白，尾细等，外观症状类似临床多种脾虚证，实验动物上述症状的出现率为60%~100%，高于对照组（0~33%）。动物解剖可见心、肝、脾、胃、肾上腺、胸腺等重量减轻，镜下实质细胞体积缩小。骨骼肌糖原含量降低、琥珀酸脱氢酶降低，LDH增高，红细胞膜ATP含量降低。消化道排空时间缩短，提尾排便阳性率增加。说明劳倦不仅伤脾，而且可以引起其他脏腑的功能失调。

第二节 乙肝患者更要劳逸结合

劳，有动的意思。如工作、劳动、活动、锻炼等。逸，有静的意思。如坐、卧、睡、休息、休养等。从以上列举的内容可以看出，"劳"的表现形式，是以体能活动为主的动。"逸"的表现形式，则是以体能的休闲、休养生息为主的静。从现象看，当以体能活动为主的时候，脑的活动，则相对静。当以休闲、休养生息为主的时候，体能和脑的活动都相对静。而学习的时候，多取“坐”的形式，从体能看是静，而脑的活动，则比较强烈，当属静中有动。总之，以体能活动为主时，脑的活动相对安静，反之，当以脑的活动为主的时候，体能活动相对减轻，统称动中有静，或静中有动。在日常生活中，乙肝患者如能根据自身实际情况，恰当地运用好动与静和动静结合，即有劳、有逸和劳逸结合。这实际上属于养生学的范畴。在这方面，我国古代积累了丰富经验。如最早的医学著作《素问·上古天真论篇第一》曰：“余闻上古之人，春秋皆度百岁，而动作不衰；今时之人，年半百而动作皆衰者，时世异也？人将失之耶？岐伯对曰：上古之人，其知道者，法于阴阳，和于术数，食饮有节，起居有常，不妄作劳，故能形与神俱，而尽终其天年，度百岁乃去。今时之人不然也，以酒为浆，以妄为常，醉以入房，以欲竭其精，以耗散其真，不知持满，不时御神，务快其心，逆于生乐，起居无节，故半百而衰也。”这就告诫人们，在长期的生活过程中，要养成良好的生活习惯、懂得锻炼身体的知识和方法，并能长期坚持下去，一定会健康长寿的。即便发生乙肝或其他疾病，也会很快康复。

第三节　乙肝患者要注意休息

人们在工作、学习、或劳动之后，常常要休息一下，解除疲劳，以利再干。如果过度疲劳，必然会给身体带来损害，或使机体抗病能力降低发生疾病。匡调元著《中医实验病理学·游泳劳损大白鼠气虚模型》取大白鼠，雌雄各半，体重180~220 g。将大白鼠放入水温43 ℃±0.5 ℃、水深35 cm的恒温水槽中游泳，以每只大鼠出现自然沉降的时间为每只大鼠游泳耐疲劳的时间，当50%的大鼠出现自然沉降时，全组动物停止游泳。连续游泳14 d后断头取血，肝素抗凝测定血液流变学各项指标。结果显示：游泳劳损大鼠的全血比黏度、血浆比黏度和全血还原比黏度增高，红细胞电泳时间延长，红细胞压积增高。该实验提示，过度运动可造成血液流变学多项指标的异常。因此，要养成良好的生活习惯，既要工作学习好，又要注意锻炼身体，不能顾此失彼，切忌超越自身能力的脑力劳动和体力劳动，特别是患有乙型病毒性肝炎时，更应该注意休息，避免给身体增加负担，给肝脏带来损害，延误病时，给机体带来伤害。正如《素问·宣明五气篇第二十三》早就指出：“久视伤血，久卧伤气，久坐伤肉，久立伤骨，久行伤筋，是谓五劳所伤。”此即所谓过劳之故也。为乙肝患者创造一个有利于康复的内环境，除及时进行治疗之外，休息也非常重要。临床实践证明，急性乙肝若治疗及时，又注意休息和调养，不仅不易转成慢性，而且恢复快。反之，不仅不易治愈，而且易转成慢性乙肝，或由轻转重，造成终身遗憾。

第四节　不同类型的乙肝相互转化与休息调养

患乙型病毒性肝炎后，注意休息是很有必要的。但是，由于每个人的健康状况、患病时间、病的轻重程度及其基本素质等不同，在休息要求方面有所区别。这就需要在医生指导下，患者密切合作，把治疗与休息有机地结合好，使乙肝患者顺利恢复健康。为此，有必要简要介绍一下有关乙型病毒性肝炎的主要类型，以及对休息调养的要求，使乙肝患者做到心中有数，见表5-2-1。

表5-2-1　不同类型的乙肝相互之间转化关系

健康人→　急性乙型肝炎（黄疸型、无黄疸型）→急性重型乙肝、亚急性重型乙肝
↑　↓　　↓　　　　　↑　　　　　↓
慢性HBsAg携带者←→慢性无症状乙肝←→慢性迁延性乙肝
↓　↑
慢性活动性乙肝
↓　↑
慢性重型乙肝←→肝硬化→肝癌

从表5-2-1可以看出，健康人感染乙肝病毒后，成为急性乙型肝炎（黄疸型、无黄疸型），或慢性HBsAg携带者，当机体抗御病邪的能力下降时，慢性HBsAg携带者又易转化为急性乙型肝炎，进一步发展，再转化成急性重型乙肝，或亚急性重型乙肝。慢性HBsAg携带者如治疗得当，可恢复正常，或成为慢性活动性乙肝，并随着邪盛正衰而转化乃至发展为肝硬化、肝癌。因此应根据患者的具体情况，在医生指导下，认真做好休息和调养，有利于乙肝的顺利康复。

休息，对乙肝来说，最能体现“三分治疗，七分护理”。而七分护理当中，休息应是治疗乙型病毒性肝炎最重要的调护措施之一。这是根据人体及有利于肝脏的生理功能恢复和增强机体抗御病邪能力的需要，而采取极为重要的办法之一。因为休息有利于机体和肝脏功能的恢复，休息能够增加肝脏血流量，供给肝脏足够的营养。生理学家研究认为，由于休息的方式、方法等不同，所测得肝脏血流量也不一样，如采取卧床休息，肝脏的血流量要比站立时增加50%~80%；从仰卧改为45°半卧位时，肝脏血流量减少18%~44%；站立伴有运动负荷时肝脏血流量减少80%~85%，《素问·五脏生成篇第十》曰：“人卧血归于肝，肝受血而能视，足受血而能步，掌受血而能握，指受血而能摄。”王冰注释曰：“肝藏血，心行血，人动则血运行于诸经，人静则血归于肝脏，肝主血海故也。”以上说明，人体活动与休息、静与动对肝的影响是非常显著的。人在安静、休息的时

候，对肝脏有利。现代研究还证明，休息可减少体力和热量消耗，并减轻肝脏负担，有利于肝功能的恢复。反之，不注意休息，过度劳累，或剧烈活动，使肝脏代谢增加、使肝组织对缺氧、解毒、化学损伤、抗感染等能力下降。即使是健康人剧烈运动后转氨酶也会升高，如果患有乙肝或肝功能不正常，又不注意休息，而过劳、过累，病情必然会加重、肝功能更加异常。还需要知道，肝脏的血液大多来自门静脉，主要收集胃肠道和脾脏的血液。患乙肝后，肝的血液循环不那么畅通，致肝脏组织瘀血、肿胀，继而引起肝功能和门静脉回流障碍，胃和肠道也相继发生瘀血、肿胀，胃肠功能紊乱，导致不欲饮食，恶心呕吐，脘腹胀满，右胁疼痛等消化系统病状。同样道理，如及时治疗和注意休息，回肝的血流量增加，肝和胃肠道功能改善，临床症状随之消失。这就是患乙型病毒性肝炎后，为什么需要休息的意义所在。至于如何休息，休息的方式、方法，应当根据患者体质、验诊结果及病情的轻重缓急，因人而定。如患急性乙肝，应卧床休息为主，直至临床症状显著改善；有黄疸者，待黄疸明显消退，肝功能正常后，仍然要求再休息1~3个月。在此期间，可采取动静结合的方法，活动时以不感到疲劳为宜。至于慢性活动性肝炎、慢性重型肝炎、肝硬化合并腹水，也可参照急性乙型肝炎先卧床休息，再根据恢复情况，采取动与静相结合的方法，如听音乐等，形成良好的生活习惯，保持心身处于最佳状态，利于乙肝患者身体恢复。不可“千篇一律”，也不要滥用“卧床休息”。当因人、因时、因地、因病制宜。

第三章　乙肝患者要注意饮食，把住病从口入关

第一节　饮食内伤对乙肝患者的危害

饮食，当以脾胃需要，适度为宜。包括饮食有节（洁）等。若饥饱无常、暴饮暴食，或过食辛辣、炙烤、恣食厚味，或过于偏食，或进食不洁（如霉烂、腐败、变质或被细菌、病毒等污染的食物和水）等，使脾胃失和，脏腑功能紊乱而发病，即所谓“病从口入”。饮食伤人，这一外来因素，主要表现为伤及脾胃发病，致生湿、生热、生痰、发生虫积等。总致脾胃失和发生胃肠道、肝胆等病证，如急性胃肠炎、病毒性肝炎、肝硬化、肝癌、胆囊炎、胰腺炎等。李东垣在所著《脾胃论》中曰：“脾胃一伤，五乱互作……诸病从脾胃而生，明矣。”上述充分说明，饮食内伤脾胃之后，不仅脾胃失调，对其他脏腑的影响也是显而易见的。近代研究在这方面也得到证实，如匡调元主编《中医实验病理学·脾证动物模型》中大黄脾虚模型有十种，饮食失节性模型五种，营养不良脾虚模型一种，利血平性模型三种。实验结果重点对病理改变、生化改变、免疫功能改变等进行了讨论，病理改变：大黄致虚的大白鼠，肠上皮细胞的更新和周转比正常对照组快，细胞分裂指数增加，绒毛变短，甚至脱离；电镜下观察绒毛分布疏稀；胃和大肠黏膜呈不同程度的刺激性炎症。大黄或番泻叶致虚的大白鼠肠壁薄如纸，小肠和结肠肌膜有不同程度的损伤；小白鼠小肠肌层变薄，绒毛变短，电镜下观微绒毛也变短；金黄地鼠也出现类似小白鼠的改变。饮食不节导致的脾虚，可见动物心、肝、脾、肾上腺、胸腺等脏器减轻，镜下实质细胞减少。生化改变：大黄致虚大白鼠全消化道排空时间加快，饥饿时血糖调节能力下降，肠道葡萄糖吸收能力明显低于对照组，合成肝糖原明显降低。在低温下（8~18 ℃）能量代谢的调节适应能力降低，肝组织的有氧代谢率降低，红细胞糖酵解强度降低，全身血浆容量、血浆中蛋白质的总量降低。小白鼠肝细胞合成 RNA 的能力降低。饮食不节导致的脾虚，可见大鼠十二指肠和回肠的嗜铬细胞合成和储存

5-HT 的能力旺盛。劳倦加饮食不节时，可见动物骨骼肌糖原含量降低。免疫功能的改变：大黄致虚时小白鼠腹腔巨噬细胞活力降低。脾脏的 PFC 和 RFC 显著低于对照组。大鼠胸腺、脾脏和肠系膜淋巴结等免疫系统脏器明显减轻，胸腺镜检发现皮质变薄，PAS 阳性细胞减少。血液 T 淋巴细胞减少，腹腔巨噬细胞处于抑制状态。肠系膜淋巴细胞悬液经 PHA 或 COnA 的作用后，转化能力下降。营养不良所致脾虚时，可见小白鼠胸腺和脾脏的重量明显降低，胸腺皮质和髓质的淋巴细胞数，脾脏淋巴鞘和淋巴结数明显减少等。上述改变，包括消化系统、能量代谢、水盐代谢等方面的变化。可见内伤脾胃之后由于病因、程度、时间等不同，波及的脏腑、轻重程度、临床表现也不一样。特别是动物实验，从电镜下发现的病理、生化、免疫功能方面的变化，对乙肝患者和临床都有一定参考价值。

第二节　乙肝患者要把住病从口入关

饮食不节，是病从口入的主要原因之一。如甲型肝炎就是通过甲型肝炎病毒患者的粪便污染过的蔬菜、水源等经口进行传播，引起甲肝流行的。而暴饮暴食又可使胰腺炎发作，说明饮食不节（洁），不仅直接损伤胃肠，影响脾胃，还可波及其他脏腑发病。偏食或医生用药过偏同样可损伤脾胃影响其他脏腑，故《素问·痹论》曰：“饮食自倍，肠胃乃伤。”《素问·五脏生成论》曰：“是故多食咸，则脉凝泣而变色，多食苦，则皮槁而毛拔；多食辛，则筋急而爪枯；多食酸，则肉胎而唇揭；多食甘，则骨痛而发落；此五味之所伤也。”《素问·生气通天论》曰：“味过于酸，肝气以津，脾气乃绝；味过于咸，大骨气劳，短肌，心气抑；味过于甘，心气喘满，色黑，肾气不衡；味过于苦，脾气不濡，胃气乃厚；味过于辛，筋脉沮弛，精神乃映。”说明偏食、用药过偏、五味过偏都会引起内在脏腑变化，轻则脾胃不和，重则生湿、生热、生痰，成为疾病发生的常见重要原因。病毒性肝炎常使肝胃失和、湿热、火毒、痰浊内生，成为病毒性肝炎早期、慢性肝炎、肝硬化、肝癌的重要病理因素。痰湿内生，郁结不散，可发生痰核、瘿瘤、肝硬化、肝癌等疾病。病毒性肝炎临床常见的呕吐、嗳气、腹泻、便秘等，都与肝胃不和、脾胃失司、胃肠功能紊乱有关。脾胃失和，湿热内生，抗邪能力不足，如胃酸不能将甲肝病毒杀灭，或虫自内生，因“湿热生虫”，不仅引起胃肠紊乱，也可进入肝脏发展为甲型病毒性肝炎。“虫”，不仅可侵入肝脏，引起病毒性肝炎，还可使脾胃不和，胃肠道功能紊乱，湿、热、痰、虫内生，成为多种疾病发生的原因。

第四章　乙肝患者的饮食宜忌

第一节　乙肝患者调理饮食的特殊要求

乙肝患者在患病期间对其饮食有特殊的要求，这是关系到乙肝患者能否顺利康复的大问题。肝脏具有重要的解毒功能，被称为人体最大的“化工厂”。肝脏所制造的物质，除肝需要外，还要供应全身。为此储藏与输出必须恰到好处，有的物质储存过多，会增加肝脏负担，甚至成为有害毒物；若供不应求，必然给肝脏或机体造成危害。人体所需要的一切营养物质主要经饮食进入。健康人要把握好饮食关，防止病从口入，患乙肝后，在饮食方面应该更加注意。首先应该知道，人体每天所需热量来源于糖（淀粉）、蛋白质（奶、蛋、肉）、脂肪（动、植物油）和维生素（水果、蔬菜）等。淀粉含80%~90%糖，在体内经氧化成二氧化碳和水并产生机械能和热能。每1 g糖（千卡是热能非法定计量单位，1 kcal能使1 L水温度升高1 ℃，1 cal=4.184 J）在体内可产生4.1 kcal热能。正常成年男子每天大约需要2 400 kcal，成年女子约2 100 kcal。蛋白质具有促进生长、新陈代谢、损伤修复，增强免疫功能等作用，成人每天约需70 g蛋白质。由于每个人的体质、病情、精神状态和饮食情况，以及个人口味等各不相同，决不能硬性规定。一般来说，急性乙型肝炎、慢性乙型肝炎和重型乙型肝炎等，因发病时间、病势轻重、人体生理、肝功能及有关脏腑伤害情况，都有很大差别。需要补充的营养物质、水分、电解质、维生素等各不相同。因为，急性乙型肝炎患者应当食用容易消化、吸收的食物，以少食多餐为佳。主食以大米、面粉为主，辅以蔬菜、水果，限制脂肪和蛋白质。重型乙型肝炎患者由于肝细胞损伤、坏死严重，胃肠道消化、吸收受到严重影响，常需输液补充营养、水、电解质和维生素等。这时饮食当以清淡、开胃，容易消化、吸收为主，严格限制蛋白质的摄入。这是因为蛋白质在消化过程中产生氨类，氨类为有毒物质，需经肝脏解毒，肝脏功能障碍时，不能将其转化成尿素排出，使血液中氨含量过高，可引起肝性脑病（肝昏迷），后果相当严重。慢性乙型肝炎一般病程较长，体质比较差，机体抵抗力相对下降，胃肠道功能也比较虚弱，食欲减少，蛋白质摄入不足，加上肝细胞再生急需较多蛋白质，这时肝脏合成清蛋白的能力又不足，血浆清蛋白偏低，在这样情况下，应增加饮食中的蛋白质、维生素、脂肪、微量元素的供应。患者应定时、定量进食，切忌暴饮暴食，损伤脾胃，过食肥腻，易患脂肪肝等病症。以上说明患乙肝后，应该根据病情的轻重缓急、全身情况及肝功能等调理好患者的饮食，使机体尽早恢复。那种"能吃尽量多吃"，顾此失彼的进食方法，对患者有害无益。最好的方法就是制定均衡膳食菜单，关键在于饮食多样化，配以适量肉、蛋、奶。

第二节　乙肝患者的吃糖问题

糖，也称碳水化合物，是人体所需能量的主要来源。肝脏的代谢，机体的活动都需要消耗热能。正常人每天需要补充糖 35 g。糖，有单糖、双糖和多糖三大类。单糖指医用葡萄糖溶液；双糖即日常生活食用的白糖、红糖等；多糖系谷类食品中的淀粉。在三类糖中，单糖可直接吸收、利用。双糖和多糖必需经过胃肠道消化吸收，转变成单糖，经门静脉进入肝内，方可进行各种代谢。肝脏代谢功能是非常旺盛的，为了保护肝细胞，使遭受损伤的肝细胞尽快修复和再生，都需要补充糖。这就要求在给乙肝患者补充糖的时候，可比正常人稍多一些，有人主张每天最多不要超过 50 g。这还需要根据患者消化吸收情况决定。如食欲不好，也不能吃糖过多，否则反伤胃肠，影响糖的吸收。即使食欲好，也不可不加限制地过多吃糖。吃糖过多易转变成脂肪，脂肪在肝内蓄积过多，易致脂肪肝，甚至使血糖升高，加重胰腺负担，久而久之，胰岛功能失调、分泌减少，发展成糖尿病。也就是说，乙肝患者在急性期或慢性活动期，适当多补充一些糖是必要的，但也不可过多吃糖。到恢复期，消化吸收和肝功能逐渐恢复正常时，就不必再强调吃糖了！因为饮食中的主食如米、面含多糖 80%～90%，只要胃口好，补充的糖就足够了。张春芳编著《小儿肝病问答》介绍："曾有一患者，两个月吃糖 30 斤（15 kg），注射 100 支葡萄糖，肝炎不仅未见好转，而且迁延难愈，同时出现了多食多尿、日渐消瘦的现象，结果发生了糖尿病。"这就是吃糖过多，引起的可怕事实。

第三节　乙肝患者如何补充蛋白质

肝脏是合成蛋白质的"化工厂"，蛋白质是人体生命的最重要的物质来源。

而合成蛋白质的原料是氨基酸，氨基酸的来源是什么呢？主要是从食物中摄入，其次是人体组织蛋白质分解再利用，以及肝脏细胞自身的合成等。食物蛋白质中，有动物蛋白和植物蛋白两类。动物蛋白主要存在于动物如牛、羊、猪、鸡、鸭、鱼等动物的瘦肉、内脏，蛋，奶及其食品中，植物蛋白主要存在于花生、核桃、大豆等及其食品中。食物进入人体之后，大约每天可合成血浆蛋白 15 g 用来维持机体代谢的平衡，保证细胞的正常形态和功能。被肝脏摄入的氨基酸，一般有三种用途，其一合成肝自身的结构蛋白质和酶；其二用于合成血浆蛋白质，使其在血中保持恒定；剩下的部分经肝脏脱氨，转化成尿素排出。正常人每天约补充蛋白质 70 g，患乙肝后，肝脏细胞受损，代谢、转化、清除氨的能力下降，血液氨含量增高，可引起氨中毒发生肝性脑病。所以，在乙肝病情严重，肝功能发生障碍，氨不能转化成尿素从尿中排出时，要注意饮食的调理，严加限制蛋白质摄入量。待到慢性乙肝时期，肝细胞急需修复、再生，蛋白合成又不足，则应及时补充蛋白质，有利于乙肝患者恢复。以每天补给 90～100 g 蛋白质为宜，还应计划好一日三餐。切不可误认为补充蛋白质对肝病恢复有利，食欲不好也强行多吃，结果损伤脾胃；或有食欲就暴饮暴食，吃入过多蛋白质，反而增加肝脏和肾脏负担。在正确补充蛋白质的同时，还应适当吃些蔬菜、水果，可调节胃口，增加食欲，补充维生素等，但一定要注意调剂合理。阿根廷《健康》月刊以“香蕉可治病，食用有讲究”为题介绍说：“香蕉是营养最丰富并深受儿童喜爱的水果之一。这种味道甜美的水果富含维生素 A、维生素 B、维生素 C、维生素 E、钙、镁、钾、硅、磷、铁和钠。香蕉除了富含以上元素之外还是一种极好的药材，对多种疾病都有疗效。且有减肥作用。香蕉与牛奶和奶制品一起吃最好不过，这样更容易消化。有一些人吃下香蕉后会感觉有点胀，原因就是大多数香蕉采摘时尚未成熟。成熟香蕉对便秘很有疗效，香蕉不应与主食、蔬菜一道吃，因为这会造成消化困难。香蕉有诸多好处，但也应注意食用适量。香蕉对以下疾病具有疗效：身体虚弱、贫血、胃病、风湿病、便秘、结石、肝炎、肥胖症、水肿、肾炎、痔疮和高胆固醇。”以上内容说明，选食水果时，调剂要注意方法、合理性，不要偏食、挑食，应根据乙肝患者的不同情况，恰当补给。

第五章 有关乙肝患者科学摄入油、盐（酱）、醋、茶、酒知识

第一节 乙肝患者食油有讲究

油，也称脂肪。是日常生活中经常食用品之一。油，有动物油和植物油两类。动物油主要含饱和脂肪酸，如猪油、羊油、牛油等。植物油主要含不饱和脂肪酸，如花生油、菜籽油、豆油等。食入的脂肪主要在小肠内消化吸收。肝脏在脂类吸收、运输、合成、分解、储存等代谢过程中起枢纽作用，对维持血液脂类水平起重要作用。肠内脂肪的消化吸收，依赖肝脏分泌胆汁中胆盐的作用。脂肪占体重的10%~20%，人体所需要的能量，约20%来自脂肪的氧化供应，每1 g脂肪全部氧化能释放出9.3 kCal能量，比1 g糖或1 g蛋白质氧化时释放的能量多1倍以上。脂肪能协助脂溶性维生素的吸收，如维生素A、维生素D、维生素E、维生素K和胡萝卜素等必须溶解在脂肪中才被吸收，如果长期腹泻、胆汁分泌过少等，必然影响脂肪的消化吸收和脂溶性物质的吸收，导致脂溶性维生素缺乏等。血液中血脂成分异常往往导致疾病的发生。

正常成人空腹血脂含量（mmol/L）：总胆固醇（CHO）：3.10~5.70，甘油三酯（TG）：0.55~1.70，高密度脂蛋白胆固醇（HDL-C）男0.78~1.53、女0.86~2.0。血脂高常常是动脉粥样硬化的主要致病因素，偏低同样也会发生疾病，如营养不良、抵抗力下降等。一般来说，乙肝活动期，肝功能发生障碍时，应适当限制脂肪和蛋白质摄入，但是，采取不吃油的方法是不恰当的。特别是植物油含有的不饱和脂肪酸，体内不能自行合成，只能从花生油、菜籽油等食用植物油中摄取，适当补充脂肪，特别是植物油是必要的。但对于肥胖者，其脂肪已过剩，再补给脂肪，不仅加重肥胖，而且增加心脏和肝的负担，甚至发生脂肪肝。

第二节　乙肝患者如何调理食盐（酱油）用量

食用“盐”，也叫“钠（Na^+）盐”。钠盐（酱油中的食盐含量为13%）的摄入主要来源于食物。人的体液平衡，虽然十分复杂，但主要是通过细胞外液钠盐浓度的改变所决定。如细胞外液的渗透浓度降低时，则水自细胞外液转移至细胞内，当细胞外液渗透浓度增高时，水自细胞内转移至细胞外，以保持细胞内、外渗透压的平衡，说明钠盐对人体的影响是很大的，而肝脏是维持和调节水和电解质平衡的重要脏腑。当乙肝波及肾脏时，有人称作“乙肝肾”，可以发生血压高、水肿等，肝硬化合并腹水及乙肝合并血压高时，都应注意盐的食入量。在日常生活中，对盐的食入量应当有所讲究。一般来说，每天摄入食盐以5 g比较合适，同时还要考虑到炒菜时加入的酱油和其他食品中所含盐分等。盐过少食入，饮食无味，影响食欲，可使人体盐的含量不足，发生电解质紊乱等。但在日常生活中，食入的盐大多超过正常量，这时会通过肾脏把多余的排出去。长期食盐过多，必然影响身体，特别是乙肝。日本学者石桥丸认为：人或动物持续地服食多量食盐约两个月，可出现高血压。另外，我们也知道，在有多量摄取食盐习惯的地区高血压病患者多。持续地给动物投予具有储Na^+作用的去氧皮质甾酮或醛固酮，可形成实验性高血压。在出现高血压病的初期，仅仅限制食盐即可使血压降低的情况也相当多，限制食盐量是治疗高血压病的常识，必须注意生活中的食盐量。如肝性水肿，常常以腹水为主要表现，而皮下水肿并不很明显。形成腹水的原因比较复杂，与低蛋白血症和钠、水潴留等有关。需知每1 g钠盐能滞留200 mL的液体，所以在钠、水潴留时，一定要限制钠盐的摄入，有利于尿液和毒素排泄，对于没有腹水的患者，则无需严格限制盐的食入。

第三节　乙肝患者腹水忌盐可否用“秋石”代替

水肿、腹水忌盐，早已为人们所重视。至于用秋石作为食盐的代用品，多有传说和文献记载。为了使乙肝患者对秋石有所了解，使用时不发生错误，下面简要介绍。秋石是用人尿和秋天露水搅匀漂净晒干炮制成的，故名秋石。秋石，最早记载见于宋代《证类本草》和《宝庆本草》，其后《苏沈良方》在秋石制作上采用阴、阳两种炼制方法。此后又增加了新的制法，如“秋冰法”“石膏法”等。更有以食盐为原料制出的秋石，使患者服用后病情加重的记载，如《宝庆本草》曰："秋石者……薄俗亦以食盐煎制，其色与秋石无异，但味苦而咸。或患肿渴及嗽，更服盐，反增其极矣。"此后即有淡秋石和咸秋石之别，一直沿用至今。现代研究证实，淡秋石的化学成分主要是尿酸钙和磷酸钙。咸秋石含氯59.82%，硫酸盐0.70%，钠38.79%，钾0.49%，钙0.29%，稀盐酸不溶物0.02%和微量的镁与硝酸盐。《本草逢源》对此论之较详曰："凡人力制造之药，每多伪充；而秋石之真者，尤不易得。有以食盐滤水煮成者，有以朴硝溶化制造者，有以焰硝烊化倾成锭式者，真伪不一。试真伪法：入滚豆腐浆中，不结腐花者为真，若结者即盐之伪充也，入口令人作渴；入滚豆腐浆中，起水纹而微苦者，即玄明粉之伪充也，入腹令人作泻；其倾成锭式入熟水不易化者，即焰硝之伪充也，下咽令人发热；又以秋石化水，入青菜叶有顷色不伪者为真；又以少许入眼，不涩痛者，必真无疑。其淡秋石入滚水不化者，即熟石膏末及滑石末混充也。"王老师对水肿、腹水的用盐问题，特别强调要根据病情的轻重缓急，以及恢复后的整体情况，采用忌盐到低盐到正常食盐，并注意调味。至于秋石，假冒、伪劣者多，还是不以此代用为好。

第四节　乙肝患者食醋是否有益

醋，是日常生活中最常用的调味品之一，也有一定的药用价值。醋，是用米、麦、高粱或酒、酒糟等酿造而成。我国以酒酿醋的方法至迟起源于汉代，在《齐民要术》引汉代《食经》中介绍：有"作大豆千岁苦酒（醋）法"。由于所用原料、酿造方法等不同，名称也不一样，如米醋、香醋、酒醋、玫瑰醋、老陈醋和苦酒、淳酢等。近来有用食用冰醋酸加水配成，因色白名白醋，也叫化学醋。当以粮食酿造的醋为最好，食用时应注意选购。粮食醋含有高级醇类、3-羟基丁酮、2-羟基丙酮、酪醇、乙醛、甲醛、乙缩醛、乙酸（含量3%~5%）、琥珀酸、草酸及山梨糖等。醋，在日常生活中，有增加食欲，帮助消化的作用，对其医用价值，也早为人们所重视。最早的医学专著《素问·阴阳应象大论篇第五》曰："酸生肝。"《素问·五脏生成篇第十》有"肝欲酸""多食酸，则肉胝而唇揭"等论述。此告诫人们，食醋虽然对肝和人体健康有益，食醋过量同样会损肝和影响心身健康。食醋若仅仅作为调味，可顺其口味不同，而选食之；如果药用，还是以米醋为佳。《新修本草》对此早有名言曰："醋有数种，此言米醋。若蜜醋、麦醋、曲醋、桃醋、葡萄、大枣……等诸杂果醋及糖糟等醋，会意者亦极酸烈，止可啖之，不可入药也。"关于醋的治疗作用，历代医家都有明确阐述，如《本草汇言》曰："醋，解热毒，消痈肿，化一切鱼腥水菜诸积之药也。林氏曰，醋主收，醋得酸味之正也，直入厥阴肝经，散邪敛正，故藏器方治产后血胀、血晕，以及一切中恶邪气，卒时昏冒者，以大炭火入熨斗内以酽米醋沃之，酸气遍室中，血行气通痰下，而神自清矣。凡诸药宜入肝者，须以醋拌炒制，应病如神。”汉代张仲景著《金匮要略》用黄芪芍桂苦酒汤，治疗黄汗病等。现代药理研究认为，醋中所含乙酸对甲型链球菌、卡他球菌、肺炎链球菌、白色葡萄球菌、流感病毒等致病菌，都有很好的抑菌、杀菌、抗病毒作用。从古今文献中不难看出，食醋对乙肝患者，不仅有开胃、助消化，酸化肠道，抑菌杀菌，减少毒素自肠道吸收，降低血液 pH 值便于血氨的排泄，而且与相关药物配方，可以治疗黄疸诸疾。但一定要用粮食醋，不可食化学醋，也不可过量食醋，以免伤肝影响心身键康。故有的医生认为肝炎患者，若每天喝醋 100 mL 以上，有可能不利于肝细胞的再生与修复，应当引起重视。

第五节　乙肝患者在饮茶方面的注意事项

茶，早已成为我国人民日常生活的必需品，故有“国饮”之称。由于历史悠久，我国被誉为“茶的故乡”“茶的起源地”等美称。据有关资料介绍，目前我国茶树种类多达 350 多种，品种具世界之冠，如绿茶、红茶、白茶、乌龙茶及加工制作的各种花茶、保健茶等，多达千种之多，除供饮茶之外，还有很好的药用价值。最早收入药学专著《新修本草》中称“茗”。《尔雅》郭璞注：“早采者为茶，晚者为茗。”《医林纂要·药性》曰：“切生姜同茶炒，陈久为良，消暑去寒，解酒食毒，亦治疟。”等论述。茶之所以广为饮用和具有药用价值，主要原因是由其所含有效成分所决定。现代研究已知，茶中所含成分有 500 多种，内含营养成分和药效成分。如维生素 A、维生素 B、维生素 C、维生素 D、维生素 E 和蛋白质、氨基酸、微量元素及茶碱、咖啡碱、鞣质、多元酚类没食子酸表儿茶精酯（ECG）、没食子酸表没食子儿茶精（EGCG）、绿茶多酚、表儿茶精（EC）、茶叶多酚、绿茶多酚（GTP）、没食子儿茶精（GC）、茶黄素等。此外，还需要了解有关化学成分食入人体后，分布及与肝脏等的关系，如咖啡碱和茶碱易吸收，前者 1 h、后者 2 h 血药浓度达高峰。咖啡碱在脑组织及脑脊液中浓度较高，茶碱约 50%与血浆蛋白结合。值得注意的是，咖啡碱和茶碱主要由肝脏代谢消除。咖啡碱的血浆半衰期为 3. 5 h，茶碱在幼儿为 3. 5 h，成人 8~9 h，肝硬化或急性肺水肿时消除缓慢。茶鞣质由消化道吸收和肾脏排泄。正因为茶叶含有营养、保健和药效成分及茶香的美味爽口，饮茶成为人们日常生活重要乐趣之一。特别需要指出的是，茶叶所含药效成分，如茶碱和咖啡碱对中枢神经系统的作用，小剂量咖啡碱（85~250 mg）有兴奋大脑皮质作用，使人睡意减少，疲劳减轻，思维清晰、敏捷，提高工作效率。大剂量反而出现紧张、焦虑、烦躁、失眠，甚至震颤、惊厥等症状。咖啡碱和茶碱还可引起恶心呕吐。茶碱和咖啡碱可直接兴奋心脏，还能促进儿茶酚胺释放间接兴奋心脏。茶水浸剂可使蛙和蟾蜍离体心脏收缩力增强，心率加快，以绿茶的兴奋作用最强，青茶次之，红茶最弱。绿茶提取物有明显降压作用。茶碱可松弛各种平滑肌，尤其对支气管痉挛作用更明显。10%茶提取物或茶鞣质能降低大鼠和兔离体肠张力和收缩力，对毛果芸香碱和氯化钡所致痉挛性收缩有解痉作用。茶叶及其提取物在体外和体内对多种肿瘤均有显著抗癌作用。绿茶和龙雾茶提取物在体外对人胃腺癌细胞、人肝癌L7402细胞株有显著细胞毒作用，能直接杀伤癌细胞并使部分肿瘤细胞形成集落的增殖能力受到抑制。许多实验表明，茶叶有显著防癌作用，能预防或延缓多种肿瘤的发生和发展。如绿茶或红茶对黄曲霉素 B_1（AFB_1）所致大鼠肝癌前病变γ-谷氨酰转肽酶染色阳性肝细胞灶的产生有显著抑制作用。茶叶及其有效成分的抗癌机制除直接杀伤癌细胞外，可能与抑制亚硝基化合物的生成、抗诱变、清除含氧自由基及增强免疫功能等作用有关。茶叶煎剂或浸剂在体外对各型痢疾杆菌有显著抑制作用。茶叶水提取液在体外对霍乱弧菌有杀灭作用。茶叶还对葡萄球菌、链球菌、脑膜炎双球菌、肺炎球菌、变形杆菌、绿脓杆菌、大肠杆菌、沙门菌、白喉杆菌、炭疽杆菌和枯草杆菌等也有不同程度的抗菌作用。茶叶提取物、咖啡碱或鞣酸对牛痘病毒、单纯疱疹病毒、脊髓灰质炎病毒1型和3型、埃可病毒2型和7型、呼吸道肠道病毒1型、柯萨奇病毒A组9型及B组6型等均有不同程度的抑制作用。此外，茶叶还有抗炎、抗过敏、抗衰老等作用，《茶谱》之所以言“人固不可一日无茶”，乃言茶叶对人体益处之大矣！但不能忽视饮茶也有一定副作用，《本草纲目》曰：“服威灵仙、土茯苓者，忌饮茶。虚寒及血溺之人，久饮有害。”上面药理研究更清楚说明饮茶要注意茶的品种、制作方法、浓度、温度、时间、饮用剂量及禁忌等。乙肝患者更要注意，特别是失眠者，忌饮浓茶，因茶中所含咖啡碱和茶碱可引起中枢神经系统过度兴奋，加重失眠，故睡前不宜饮用茶水，必要时服白开水；乙肝患者如肝功能发生障碍时，也不宜饮用茶水，因茶中咖啡碱和茶碱主要由肝脏代谢消除，饮茶不仅增加肝脏负担，还可引起恶心呕吐；乙肝患者同时患有冠心病者，若大量饮茶可使心跳加快，加重心脏负担。对已有早搏、房颤或病情已稳定者，大量饮茶或茶的浓度过高时，有诱发、加重原心脏病的发作等。乙肝患者若能对茶的基本知识有所了解，并能根据自身的情况，正确掌握和使用茶的有利方面，就能达到饮茶养身、忌茶不伤身之目的。

第六节 乙肝患者为什么要禁酒

酒，是由米、麦、黍、高粱、玉米、甘薯、葡萄等酿造而成。由于所用原料、酿造、加工、储藏等不同，所含成分、色泽、气味等有很大差别。就制法不外蒸馏酒与非蒸馏酒两大类。所含成分虽然各不相同，但只要是酒都含乙醇。蒸馏酒包括高粱酒、烧酒，非蒸馏酒如绍兴酒、葡萄酒等，两者相比蒸馏酒乙醇的含量高于非蒸馏酒外，还含高级醇类、脂肪酸类、酯类、醛类等。人类在长期饮酒过程中发现："酒者，能益人，亦能损人。"现代药理研究认为，饮酒后乙醇很快在胃肠道被吸收，酒中约90%乙醇需要经肝脏代谢。对于乙肝患者来说饮酒应列入禁忌。动物实验用大鼠每日灌服乙醇790 mg/kg，1个月后，肝细胞膜脂质过氧化物（LPO）仍正常；2个月后，则LPO明显高于对照组，Na^{+}-K^{+}-ATP酶活性减低；3个月后，肝细胞膜超氧化物歧化酶（SOD）和过氧化氢酶均明显低于对照组。表明乙醇可引起肝细胞膜脂质过氧化损伤。体外实验表明，小剂量乙醇对大鼠肝脏谷胱甘肽S-转移酶（GST）有一定激活作用，GST和谷胱甘肽（GSH）增加对机体的解毒功能是有利的。嗜酒者多表现为长期营养不良，主要由于乙醇对细胞的毒性而致肝损伤。动物实验还证明，一次饮用大剂量乙醇即可引起大鼠肝内酯肪增多。长期过量饮酒，可引起肝细胞损害，依次发生脂肪肝，肝炎，肝坏死和肝纤维化，肝硬化，肝癌。据介绍，欧美国家酒精性肝硬化占全部肝硬变化50%~90%，我国较少。若平均每天饮酒180 g，25年即可成肝硬化。其发病机制主要是乙醇的代谢产物乙醛直接损害肝细胞，使脂肪氧化减弱，肝内酯肪酸合成增多，超过肝脏的处理能力而形成脂肪肝、酒精性肝炎、肝硬化。因此，酒对乙肝患者来说列为禁忌不过分。即便是健康人饮酒也应适度，不可过量而影响身体健康。《千金·食治》曰："黄帝云，暴下后饮酒者，膈上变为伏热；食生菜饮酒，莫炙腹，令人肠结。扁鹊云，久饮酒者腐肠烂胃，溃髓蒸筋，伤神损寿；醉当风卧，以扇自扇，成恶风；醉以冷水洗浴，成疼痹。"此教后人饮酒勿过矣。最近许多调查报告也证明了喝酒和得癌症之间的相互作用。例如，妇女每天摄入15 g酒精，会增加患乳腺癌的风险；每天摄入30 g酒精，患乳腺癌的风险比不喝酒的妇女高16%；摄入60 g酒精，该风险则会提高41%。此外，其他调查报告表明，喝酒还会增加患口腔癌的风险。专家认为，酒精，即乙醇在人体内会转变成乙醛，还会促进自由基的合成。而乙醛和自由基都是导致基因受损的细胞毒性物质。此外，酒精是一种使毒物更容易进入细胞的有机溶剂，且可活化亚硝胺，促进致癌。过量喝酒对所有器官都会产生不良的作用。

第六章　乙肝患者战胜病邪的有力武器——正气

正气，是人体战胜病邪的有力武器。如何增强正气，首先应当知道“气”在人体的化生和作用，以及采取什么措施，才能调动增强正气，并成为战胜病邪的有力武器。这里将详细介绍给读者。

第一节　气的化生和作用

王老师认为：气，是人体的原动力，是人体的生化之本，是人体内含有最丰富营养的精微气化促运物质。人体的精、血、津液等的滋生、周流、输布都依赖气的作用。气有元气、宗气、真气等。

1. 元气　属先天之气。是父亲的精子和母亲的卵子中的元始之气遗传的，故称元气。元气，是形成胚胎的先天之气，精子和卵子的生长、发育、活动等都依赖元气的作用。元气是人体诸气的基础；父母精子之气和卵子之气，此两气合一化为宗气。

2. 宗气　是祖宗遗传之气。胎儿的发育、生长、乃至“十月怀胎”全依赖宗气。因此，宗气和元气均称先天之气。先天之气在于肾，故称肾为“先天之本”。

3. 真气　胎儿分娩后，立即吸入大自然界中含有氧和营养物质的“天气”与食入五味水谷之“地气”结合，为后天所得，故称后天之气。先天之宗气和后天之“天气”“地气”三气融为一体成为真气，也称天人地“三才之气”。古人云：“真气者，所受于天（带有氧气和营养物质的天气）与谷气（地之五味之气）并而充身也。”其充分说明宗气、天气与水谷之地气，三气结合构成的真气，是后天保持人的生命之本。真气的盛衰、强弱、虚实等无不与生命相关，以及疾病的发生、发展、变化和预后亦至关重要。“真气从之，病安从来”就是对真气在人体生命活动中占据十分重要地位的肯定。真气，是人的生命之本气。人体各组织、器官、脏腑、经络、血脉等，无不与真气相关。由于其功能、作用、部位等不同名称亦异。

4. 正气 有增强机体免疫和抗拒外邪能力者。

（1）脏腑之气：具有维持五脏六腑功能作用之气。由于部位不同分别名“心气”“肝气”“脾气”“肺气”“肾气”“胆气”“胃气”等。

（2）营卫之气：具有维持正常血脉的运行作用名卫气，故有营行脉中，卫行脉外，气为血帅之说。血气，也称营气等。

以上诸气，各具特色，并相互依存，互相为用。维持着人体内外的一切功能活动。

第二节 正气是如何战胜乙肝病毒的

王老师明确指出：“具有抗拒外邪作用的名正气，而正气，又受环境和多种病邪刺激而应变，达抗御病邪入侵之目的。相关脏腑、组织、器官、经络、血脉等，常积极参与、相互协调助正抗邪。所谓邪气，泛指风寒暑湿燥火（六淫）和喜怒忧思悲恐惊（七情），包括细菌、病毒、山岚、瘴气等各种能使人发病的有害刺激物质，而正气能预防疾病，清除邪毒，消灭疾病之功能最强，因正气存内邪不可干故也。”乙肝病毒，侵入人体的门户不同，部位不一，以及病毒的数量，毒力不同，是否发病，取决于人体的正气。因为，外因必须通过内因才起作用。一般来说正气盛于邪气，病毒不能侵入人体，则不发病；即使病毒已侵入人体，常常随正气与病毒之间抗争力不同，呈现诸多变化。如正盛于邪，可不出现症状。已知乙肝病毒入血犯肝，在肝细胞内繁殖，虽对肝产生损害，但造成损伤的主要因素，是自身免疫系统在识别并清除乙肝病毒（HBV）对肝或其他组织、脏腑、细胞的免疫损害作用造成的，机体杀伤性细胞对病毒抗原本身或抗原抗体复合物释放灭活性物质灭活病毒的同时，也造成机体组织细胞的损伤，这时不仅引发肝炎，其抗体抗原复合物可沉淀于血管壁和其他组织，导致发热、皮疹和关节痛等血清病样反应，并可引起多组织、器官、脏腑病变，如结节性多动脉炎、肾炎、胆囊炎、胰腺炎等。这充分说明正气与病邪抗争时所造成人体不同程度的损伤。一般来说，正气不衰，邪气暂盛，正邪双方抗争力强，必然产生明显的临床症状，如急性黄疸型肝炎等，这时正气仍有足够的抗御病毒能力，使病获愈；若正气较弱，抗病毒能力不足，不能清除乙肝病毒，即表现出慢性携带状态，或慢性迁延性肝炎；甚至由于正不胜邪，或机体免疫反应过强，使肝细胞在短期内大量坏死，发生暴发性肝炎；或因免疫反应紊乱呈现活动性肝炎等，故有邪之所凑，其气必虚之说。

以上说明，正气与乙肝病毒在抗争过程中，呈现出错综复杂的变化，从潜入机体，从局部到整体的复杂变化，虽然表现在正邪之间，但都随着正邪双方交争不断变化着自体战胜对方的能力。安德鲁斯和他在耶鲁大学医院的同事们从“细胞防卫有术”角度解释了细胞如何在压力下保持细胞膜的完整。人在运动或受伤后，肌肉或皮肤细胞的细胞膜都会面临巨大压力。细胞膜出现的任何裂口都能在10~30 s愈合，这从微观角度证明了人体的正气与外来伤害之间的抗争。故有“正气内存，邪不可干”之说。可见正气在人体诸气中占有十分重要的地位，而正气的强弱盛衰，又依赖诸气的相互支持，协调统一。正气盛，则可抑制、杀灭病毒，达病毒无藏身之地，则病毒性肝炎何愁不愈！反之，正气不足、辨认不准、延误时机、措施不力、用药不当等，必然会出现轻病转重，重病转危，甚至危及生命。

第七章 调动增强人体内因的核心——真气

内因，是人体固有的，即从母体出生之前就具有的，也可以说是先天就有的。这就是人体各脏腑、组织、器官之间的协调统一的正常生理功能。这种生理功能，具有抗御外部病邪侵袭，维持人体正常的生命活动，在维护人的生命活动中有先天之气和后天之气，合称真气。调动增强人体内因，从根本上讲，则是调动人体真气。即增强内因中的正气与脏腑之气等，并相互协调和统一，从而保证正气抗御病邪之能力并防止对机体组织、器官、脏腑、血脉等的侵袭和伤害。故增强人体内因不仅可以预防，又可抵抗入侵之邪毒，促使人体康复。调动增强人体内因有各种各样的方法，如气功、太极拳、工间操等。但王老师最得意的还是他数十年自己总结的“三宝功”。此功法若坚持做好，不仅能强身健体，防病治病，还可延年益寿，堪称是调动内因的主要功法之一。

第一节 三宝功中的三宝——精、气、神

王老师说：“人们都知道宇宙是‘三才’合一形成的，即天、地、人三才。三才各有其宝，如天有三宝，日、月、星；地有三宝，水、火、风；人有三宝，精、气、神。”因此，人被称为“宝中之宝”。如何保持精力充沛，健康长寿的体魄，是每一个人向往和追求的。长期的实践经验证明，增强体质，适应大自然，抗御外邪，防止疾病的发生，对人体的精、气、神三宝功能的训练、加强和相互协调统一是增强内因的关键，也是保证旺盛精力、健康长寿的动力源泉。所以说，精、气、神为人之三宝是当之无愧的。

说明：王瑞麟老师平时心态非常好，对“老寿星”或“寿星”称誉并不在意，自感还未到称“老寿星”高龄。

这“老寿星”之称誉，源于2008年河南中医学院第一附属医院退休办党支

部通知。

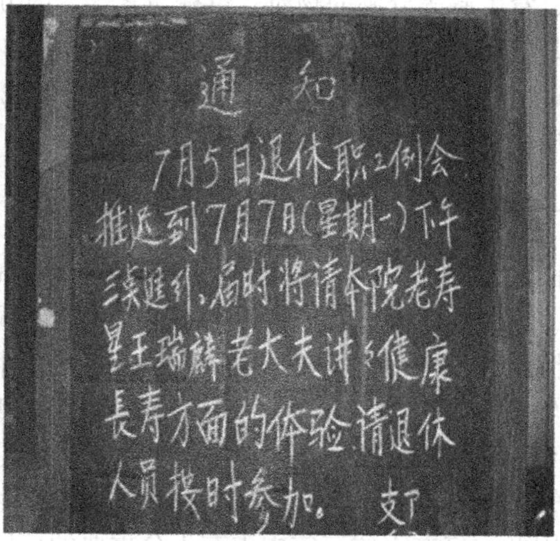
通 知
7月5日退休职工例会
推迟到7月7日(星期一)下午
三点进行，届时将请本院老寿
星王瑞麟老大夫讲讲健康
長寿方面的体验.请退休
人员按时参加。 支部

“老寿星”之称谓从这时开始，回避也无济于事了。下左图正中为王老用手势讲三宝功，右图是部分听众。

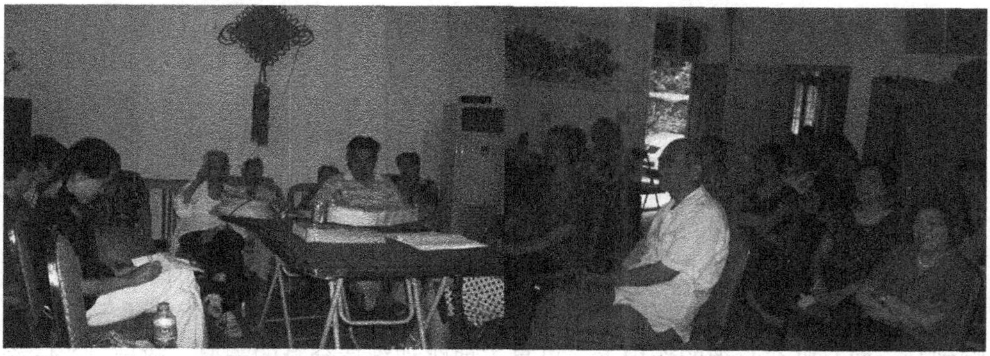

一、第一宝——精

王老师说：“精，主要包括精液、血液、津液和内分泌液等。精液是男女生殖之精液等，是生命的来源。血液是饮食经脾胃的消化、肠的吸收与氧等结合生化而成，经气的功能活动帅血循环不息，营养全身，维持人体的正常生理活动。津液是人体内一切含水分和精微物质的总称。也是饮食水谷通过脾胃的生化，吸收到体内，依靠气的功能运行于全身进行调节，供应血液、精液、各组织、脏腑与精气神的需要，以及脏腑、组织所分泌的腺液和组织液（如胃液、胰液等），达到调节平衡的作用，最后经肾脏的气化再吸收的作用，余下的废物和剩余的水分经输尿管送入膀胱排出体外就是尿液。内分泌液是由人体的内分泌腺，如垂体、松果体、性腺、肾上腺等分泌的物质，也称激素等。内分泌系统是体内的一个重要调节系统，是以体液形式调节机体的新陈代谢，保持内环境的动态平衡，以及机体对外界的适应性和机体的生长、发育及繁殖等。”此说明“精”是人体生命活动的重要物质，也是人生命的来源所在。

二、第二宝——气

王老师已在前面做了解说。认为气是物质的。气，有天气、地气和人体之气等。由于气的来源、组成、部位、功能作用不同，名称也不同。在气的作用下使五脏六腑组织器官协调统一，正常运转，制造人体所需的“精”和排出废物等。这些人体所需营养物质，又成为气的物质基础，两者相辅相成，保持着人体健康，故王老师说：“气是人体的原动力，是人体生化之本，是人体内含有最丰富营养的精微物质的气化促运者。人体的精、血、津液等的滋生、周流、输布都依赖气的作用……”因此，气在人体三宝中占有十分重要的位置。

三、第三宝——神

神，是人体生命活动的体现。《素问·本病论篇》曰：“得神者昌，失神者亡。”说明神的得失对人体的生命活动至关重要。王老师对此有较详细阐述：“神，有心神、精神等。”

1. 心神 古人云：“心藏神。”心有推动血液循环、运输营养（包括氧气的供给）于五脏、六腑、神经和各组织器官之功能，滋育四肢百骸，维持人体精神意识，思维活动与环境的协调统一。如将精微物质供养脑神，而脑营养充足，可调节心神，使心脏活动正常，使心力充足。而心力充足，可使脏腑协调，将产生的精微物质供给脑，两者相辅相成，协调统一。反之，如脑神发生障碍，势必影响到心，而心脏在心神的作用下，可自主地跳动维持全身的需要，故曰：“心者君主之官，神明出焉。”心神虽然有自主功能，但不能长久失去脑神的营养。神明能使人精神愉快，精力充沛，生机勃勃，增强人的抗病能力，脏腑功能增强，可延年益寿。

2. 精神 是人的思维、情绪、社会环境、生活等各种因素刺激大脑所产生的应激反应。一般情况下，人体可以从精神上和躯体上对应激产生适应，做出正常生理反应，如喜、怒、忧、思、悲、恐、惊等。当这些刺激因素超过了机体所能适应的程度或者不及时，可以引起机体各功能系统，包括组织、脏腑等的功能紊乱、失调，发生疾病。如果能遵照以下去做，对保持良好的精神状态是十分有意义的。王老师说：“精神愉快，情绪安定，静心寡欲，遇私无争，真善乐事，作为铭镜。节制饮食，季节变应，预防为主，长寿之经。太过不及，激神降情，平衡失调，疾病乃生。”

王老师特别指出：在日常生活中“生气”最能激发精神不安，情绪紊乱，使人体功能失调，产生有害物质。“生气”对人体影响很坏，如肿瘤多因“气极”刺激正常细胞产生急剧变异，使正常细胞无止境地生长，无法控制，终致形成肿瘤等。反之精神愉快，心情舒畅，机体功能处于十分良好状态，所分泌的物质对人体有益。如美国生理学家爱尔马不久前进行的实验，把玻璃试管插在有冰水的容器里（此时容器中温度是0 ℃），然后收集人们在不同情绪状态下的“气水”。当一个人心平气和时，他呼出的气变成水后是澄清透明，无染无色的；悲痛时水中有白色沉淀；悔恨时有蛋白色沉淀；生气时有紫色沉淀。爱尔马把人在生气时呼出的“生气水”注射在大白鼠身上，几分钟后，大白鼠死了。由此爱尔马分析：“人生气10分钟耗费的精力，不亚于参加一次3 000米的赛跑；生气时的生理反应十分剧烈，分泌物比任何情绪都复杂，都更具毒性，因此动辄生气的人很难健康，很难长寿，很多人其实是‘气死的’。这位美国科学家告诫人们：人尽量不要生气；母亲切勿在生气时或刚生完气给孩子喂奶；动物在被屠宰时是很气愤的，体内也会生毒，加上来自饲料污染的毒素，吃肉的人因此会‘吃肉积毒’，医学上的一些难治怪病与此关系密切，少荤多素应该是人类的基本饮食原则；吃蛋和奶比吃肉更安全更有营养。”要求人必须有一个良好的心态和情绪，才能藏神得神，永葆“青春”。

第二节　精、气、神生克制化是健康长寿的内在基础

王老师在前面已分别介绍了精、气、神在人体的重要作用和精、气、神是调动增强人体内因的三宝。同时指出，外部诸因如“生气”和各种致病物质如细菌、病毒等是对人体内因的挑战者，只有在内因强盛的条件下外邪才不致入侵，即使已侵入人体之邪毒，只要正气充足，同样可驱邪于外，使人体康复。因此，对精、气、神在人体内的相互转化等的了解，更显重要。王老师认为：“精、气、神三宝在人体内各具功能，又相辅相成，维持人的生命活动。若采取三宝功进行吐纳导引术，可调动人体真气，增强内因中的正气。精气神三宝是经过生克制化等功能活动完成的。如精是气的物质基础，神亦是依赖精的滋养，精可化气，而气又可变化成精，气又可调护神，神的强弱盛衰无不与气相关，神可制约精的盈亏，又可导气，使气随经而行，并受神的主导。精、气、神的相辅相成、生克制化是维持人体健康长寿的内在基础。

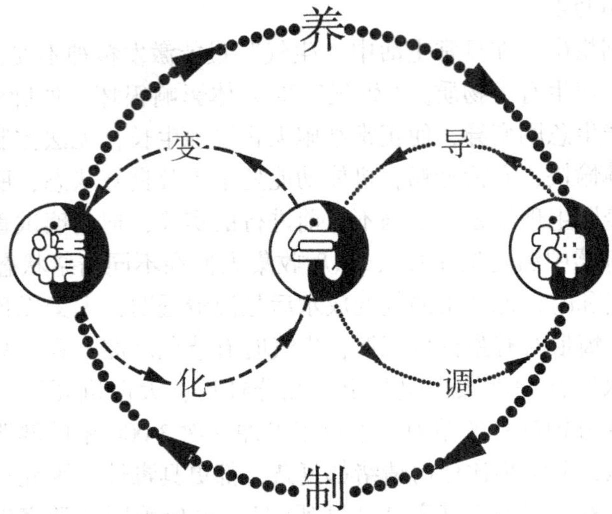

精气神相辅相成示意

第三节 三大循环在三宝功中的重要地位

功法最为重要。各种功法多如牛毛，仅气功就分静功、动功、硬功和发射功等，何者为优呢？应根据具体要求选择，也可在学习功法的基础上，创新新的功法，而王老师还是认为三宝功对调动增强人体内因是比较理想的功法之一。这是因为，三宝功对气循环、气血循环、精液循环，即三大循环的内练十分重要。本来气、血、精也是每个人都具有的，而且是十分重要的正常生理功能。人们生活在同一环境中“有病有不病”，在同一年龄中“身体有强有弱，有病有不病，有健壮有病亡，有长寿有夭折……”这既有先天遗传因素，也有后天因素。需要知道的是人体内的基因，并不是一成不变的。现代分子遗传学的研究证明，父母通过生殖细胞把DNA传给子女，有了一定结构的DNA，便产生一定结构的蛋白质，由一定结构的蛋白质便带来一定的形态结构和生理特性。国外学者认为：“身体外形形成过程可以遗传”“当动物在个体生活中获得的特征能长期而主要地改变功能及代谢时，这些获得的特征就可以改变遗传”。但更为重要的是体质形成的后天因素。后天因素中影响较大的有地理环境、年龄、营养、房劳、疾病、药物等。这并不是短期所能改变的，需要长期而持久地，包括生活起居、劳动、地理环境、药物、锻炼等综合措施，才能获得纠正和改造。其中锻炼就是重要方法之一。如能做好三宝功的锻炼，不仅可以锻炼身体，增强体质，抗御疾病，还能达健康长寿目的。因此，练习三宝功是有其重要作用的。气、血、精三大循环，王老师认为："一气三循环，即气循环、气血循环和精液循环。此三者都是在气的'帅'动下进行的。"而做三大循环内练的人，较不进行内练者显然不同。这样更显示出三宝功的优越性了。下面将三大循环的内练方法及意义简述如下。

一、气循环

王老师说："气循环有二：一是吸入肺内的带有氧气的自然气体，在肺内经气体交换将血内的二氧化碳排出体外，这是人体内部的气循环。二是意念气循环。在静松意的理念下，舌顶上腭吸气时用意念引导气从涌泉穴吸入体内和体外之气同时徐徐上升，做到息匀细长深，使气升至百会穴出百会与天气相接。然后呼气由百会缓缓下降出涌泉穴与地气相接。如此循环不息的升降运动谓之意念气循环。如此长期锻炼，不仅使许多平时没有充分扩张的肺泡扩张，增强了肺的功能，更重要的是，吸入了比平时多的新鲜氧气和精微物质，使心的供氧增加，心脏自身功能增强，从心脏输送出去的血液中氧的含量增多，进入全身细胞、组织、脏腑中的氧和精微物质都较平时更多，可以认为，使机体每一个细胞都受益。"

二、气血循环

王老师说："气血循环是在以心脏与动静脉血管之间共同构成密闭而完整的管道系统中进行的。血液就是在气的作用下流动的一种红色液体，输送营养与周身细胞、组织和脏腑。根据科学家研究，人体内血管加在一起有 10 万千米长，可绕地球两圈半。仅皮肤上的毛细血管，就有 30 多千米长。这么多血管并不是全部都开放的，有很多毛细血管网在平时并不通行，随着活动锻炼和机体的需求量而开放更多的血管，以适应体内的需要。生理学家曾经将青蛙的脚蹼固定起来，在显微镜下观察毛细血管网的变化。当肌肉处于安静状态时，只有 2%~10%的毛细血管开放，其余的毛细血管处于紧闭状态。而当肌肉活动时，毛细血管网几乎都开放了。说明经常锻炼能够使心血管系统功能增强，血液流畅。三宝功可使更多的毛细血管开放，体内千百万亿个细胞，得到从血液中带来的新鲜氧气和精微物质，这样的细胞一定活跃健壮，具有很强的生命力，其繁衍的后代也一定很健壮，反之，长期不能开放的血管，其周边细胞得不到应有的氧气和精微物质，一定是营养不良，缺乏生命力的早衰细胞了，如果长此已久，后果是严重的。从这个角度也同样证明练习三宝功气血循环是多么重要。"

三、精液循环

精，主要包括精液、血液、津液和内分泌液等精微物质的循环。这种循环，每个人都存在。因未能注意而失去好多宝贵的精液。精液训练法：练者闭口，舌顶上腭，在练功时每隔一段时间若津液满布口内，即徐徐咽下。平时亦是如此。精液经食道和胃从肠吸收入血循环，将营养物质输入体内。如此反复昼夜不息的循环着。口腔内津液，也称唾液，主要由腮腺、颌下腺和舌下腺，三对唾液腺所分泌。还有一小部分由口腔、喉部黏膜的腺体分泌。睡眠时，唾液的分泌几乎停止，在没有刺激的情况下，唾液的基础分泌量大约为0.5 mL/min。腮腺是上述腺体中分泌量最大的腺体。每天可分泌唾液达1~2 L。唾液含有多种消化酶、激素等物质，如黏蛋白、氨基酸、碳酸氢盐、钾、钠、氯、淀粉酶和溶菌酶等。20世纪50年代以来，曼德尔和其他一些研究者证实了人类唾液含有数百种有用化学物质。其中有一种长长的、具有黏性和弹性的蛋白质，上面布满了糖类，称作黏蛋白。黏蛋白能保护牙齿和牙龈并提供物理屏障，还能黏附在导致龋齿和牙龈疾病的细菌上，破坏它们侵害牙齿的能力，也帮助我们的免疫细胞攻击它们。其他蛋白质如过氧化物酶、溶菌酶和乳铁传递蛋白等，有抗菌、消炎作用。唾液中的碳酸氢盐可以中和酸类，腮腺分泌的唾液pH值为5.45~6.06，当受到刺激时，pH值可达7.8，唾液中碳酸氢盐的浓度随分泌率的升高而升高。缺少唾液（如发高热）时，口腔内常有多种细菌生长。咀嚼食物时，唾液中的淀粉酶与食物混合，可将淀粉转化成麦芽糖。唾液，从口腔经过咽喉、食道、胃、十二指肠、小肠等不同部位，被吸收、利用，甚至转化为更有利于人体健康的精微物质。如果我们能够长期坚持三宝功精液循环的锻炼，虽然不能出现天大的奇迹，但对人体的健康长寿的积极作用也是不可忽视的。

总之，经过三宝功的锻炼，更促进、增强了三大循环的功能。达到调理脏腑，促进循环，提高功能，清除障碍，阴阳平衡，健康长寿的目的。

第四节　练习“三宝功”前的四点要求

一、环境

练功的地方，可不必过分讲究，原则上根据自己现有条件即可。如庭院、门前、室内、公园、郊区、农村等。但一定要选择空气新鲜，或有花草、树林的环境。早晨太阳未出之前不宜在树下练功。俄罗斯《晨报》以“树木治病法”报道瓦·萨莫卡托夫的文章，指的是借助树木治病。印度瑜伽术认为，树木可以把从宇宙中得到的一种物质传给人。不同的树种带的能量不同。有的帮助恢复精力，有的消炎，有的防病。例如，橡树让人精神振奋，云杉能吸收不好的能量，松树可以传递有益的能量，山杨树皮能治牙痛。生物定位专家认为，树木有生物场，树木治病正是生物场发挥了效能。英国卫生研究所的专家认为树木拥有的能

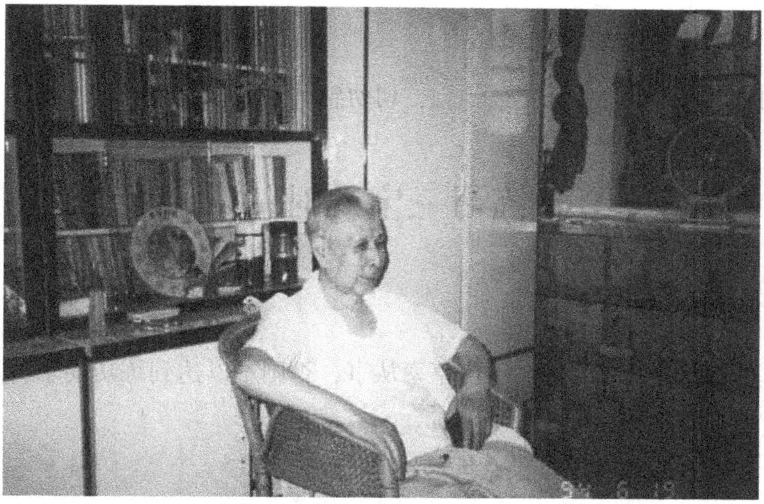

王瑞麟老师在书屋——室雅何须大

量足以治病，而且效果不见得比药物差。重要的是要辨别什么树治什么病。工程生物定位联合会进行了大量试验，确定了人与树木相互作用的三大原则。有的树可以为人增加能量，有的则会带走能量，还有一些树既不能提供也不会带走能量。可以给人增加能量的有橡树、白桦树、松树、金合欢、花楸树、槭树、苹果树、栗树、白蜡树、椴树。能带走能量的有山杨树、云杉、白杨、稠李、柳树和赤杨。树对人的作用因人而异。譬如，橡树对60%的人来说是能量的来源，白桦树可以为25%~30%的人提供能量，松树只能给10%~15%人传递能量。而且，不同的部位提供的能量也不同；季节不同，提供能量的大小不同。阔叶树冬季的能量要降低50%~70%，而常青树则只降低15%~25%。橡树和白桦可以治疗关节炎，调节血压，治疗自主神经功能紊乱。橡树还能改善大脑活动。白桦能治疗感冒。松树、椴树、苹果树和白腊树等能提高人体的紧张度和抗病能力，消除疲劳。这为我们在练功时选择好环境提供参考。

二、时间

练功的时间以早晨空气新鲜清净的时候为好。但也应根据自己的实际情况决定，早、中、晚均可练功。

三、生活规律

生活起居要有规律性，要注意饮食卫生，节制饮食、荤素间食，以素为主等。

四、穿戴要适合四时变化

练功时以合体、舒适、整洁为宜，切勿感寒受热等。

第五节　练习三宝功时的七项要求

一、做功认真

要认真学习，认真练功，不可草率从事，否则难以达到练功要求，取得理想效果。

二、贵在坚持

练功要持之以恒，坚持练功，切不可未练多久就认为无用而停止，或练功稍见偏差就动摇。因此，必须排除干扰，坚持到底，把功练好。一般若能坚持 3 个月至半年即可初见成效。

三、动静结合

无论哪种功法，都必须做到动静结合。即使是静功，也要静中有动，动功也是动中有静，决不是静中无动或动中无静，当以动静结合，恰到好处为要。

四、注意调息

多数功法都很注意调息。如三宝功，要求调息时做到息（息，就是一呼一吸）匀、细、长、深。从开始自然呼吸，逐渐达到息匀、细、长、深。调息要与动作相结合，如升吸降呼，开吸合呼等，使调息和动作协调统一，有机结合，达到练功要求。

五、入静意守

练功必先入静，入静方可意守，而意守可促使入静，两者密切相关，可相得益彰，达入静意守之目的。三宝功的意守是气海穴和募穴。

六、舒筋松骨

在入静意守之同时，使机体自然放松，达舒筋、骨松之目的，为气的运行破除障碍，贯通百骸。

七、意念行气

气，是练功中产生的一种物质。这种物质有特殊的能量，它可在意念的导引下运行。这种气感可分 4 个阶段。第一阶段手心发热，曰得气（7 d 到 7 个月产生）；第二阶段胸背发热，曰任督循环（6～10 个月产生）；第三个阶段周身发热，曰体循环（1～5 年产生）；第四阶段产生一种自身奇特感觉，曰飞气（5～10 年）。这使各系统的功能活动协调，经络通畅，气、血、精、津液旺盛，能适应自然，从而达到防病、治病、益寿延年之目的。

第六节　练习三宝功时需要掌握好四项基本原则

王老师说："寿命的关键是精气神。"精气神在人体内起着关键性的作用，但是最重要的还是气，"气兴则旺，气绝则亡"，气的盛衰与锻炼素质有关。运气是人延年益寿的基本保证。运气要掌握好四项基本原则，即静、松、意、调息四原则。

一、静

静，即静心寡欲。练功时排除头脑中的各种私心杂念，保持心神清静，为"松"打下良好的基础。

二、松

松，是放松思想和人体的四肢百骸。做到松静自然，不能紧张。使气帅血循环在人体内畅通无阻，使人体每个细胞受益。

三、意

意，是指意念，包括思想、感情、意识、思维等活动。意念就是要排除一切干扰，使意念集中于一点。导引气在人体内外终而复始的运行，并按机体需要随意念循环。包括方向、部位及与天气、地气的交换等。从而使人体有一种轻松愉快和舒适轻浮欲醉的感觉。意念越深大脑越静。因为，意念能使大脑皮层得到静养休息，配合轻松，柔软的肢体更利于意念，大脑更易入静。

四、调息

调息就是调整呼吸均匀平衡，不长不短，不续不断，做到息匀、细、长、深。使气在体内外不停的运行（循环）着，达到天地人"三才"合一，增强调动内因，防病治病，延年益寿目的。当然亦可以根据自己的情况和爱好选用其他强身健体方法，如《五禽戏动功》《内养功》《太极拳》等。这些功法可参考有关专著。

第七节　三宝功吐纳导引术的口诀和功法练习

一、运气歌解篇

原文：三宝精气神

解释：三宝是人体最宝贵的物质基础，人的生命活动全依赖于精、气、神，三者缺一不可，但最重要的就是气。因此，要使身体健康，防治疾病，就得加强气的运动。

原文：运气调内因

解释：运气是调内因的好办法；如气不足，肺脏中的肺泡有一半左右经常处于相对的关闭状态，使吸入的氧气减少，造成氧供应不足，致使组织发生一系列的代谢障碍。运气时肺吸入气量明显增加，二氧化碳排出量也增多，并刺激感受器反射性地使呼吸加深，肺泡等活动增强，使更多的肺泡参与气体交换，血含氧量增加使气化过程改善，促进新陈代谢，改善心、肺、肾等各系统和各组织的功能活动，使全身每个细胞均保持青春活力。调动了机体内因内环境对外环境的适应能力和抗病能力，从而推迟了老化过程，达到延年益寿。

原文：立坐卧走势

解释：运气的姿势有立正、静坐、卧运、走动等。这是根据体质强弱和不同的条件而决定的。我们经常采用的是立势。

原文：立势八字分

解释：立势是背北面南双目平视远方，含胸拔背，胸部略含，不要挺出，不要驼背，保持胸椎正直而松缓。两手下垂手心向腿，两肘微屈，两膝稍弯不要超过脚尖，两脚八字分开，脚尖与两肩齐平。姿势不能强求，要自然站立，以轻松通畅为主，有利于全身气血流通循环。

原文：垂帘静心意

解释：双目轻轻闭上，收回远视的视线，排除私心杂念，静心寡欲，随着意念观察体内外气血的运行色泽等。如气为白色，血为红色，气血合为金黄红色。因气血虚实不同，气血合为深浅的黄红色，有光泽者为胜，反之为衰。

原文：舒松骨肉筋

解释：运气时使全身关节、肌肉、筋腱、思念都要放轻。只有意念导引气在体内外运行达到心静、神安之目的。

原文：闭口舌顶腭

解释：两唇轻闭，舌尖顶上腭前方凹陷处，使气血贯通，易生津液，布满口内徐徐咽下，不分昼夜，反复如此称为津液循环，对防治疾病功劳很大。

原文：叠固意导引

解释：两手叠固，左手在上，右手在下，两手劳宫穴相照，右手劳宫穴贴在气海穴上。用意念导引气息：吸气时意念气从涌泉穴徐徐上升，至百会穴出百会与天气相接。呼气时从百会缓缓下降出涌泉与地气相连。如此反复的吸升，呼降、开升，呼合促成意念气循环。

原文：升降开合息

解释：息，一吸一呼为一息。息时要轻轻闭口用鼻吸呼，吸气时腹部要稍微内收，呼气时腹部要稍外鼓，谓之逆势吸呼。气之运行同上“意念气循环”。开，是手足分开。合，是手足合并。凡是吸气和手足分开时都要使气徐徐上升，呼气与合并都要使气缓缓下降。如此吸呼、升降、开合反复不息的推动气血在体内循环能使微循环畅通无阻，人体各细胞、组织等均受益不浅。在吸呼运气时，要做到息匀、细、长、深。

原文：息匀细长深

解释：同上条。

原文：默念真言诀

解释：运气时要默念“滋肾生精，身健体轻。补肺运气，疾病消清。静心调神，延年长生”这二十四字真言，在运气时，每息一次读完两字，如吸气时读“滋”字，呼气时换读“肾”字，每读完一句，如“滋肾生精”口内精液满布即徐徐咽下，换读下一句，如此反复运息，经常传递“信息”刺激大脑，建立良好的“内因”以防御外邪防治疾病。

原文：运气始终云

解释：默念真言诀，除个别的动作用“述数”外，在运气时对吸呼、升降、开合每个动作都要按顺序统一念读一字。读法同上。始终如此。

原文：叩齿三十六

解释：叩齿时用“述数”吸气使气徐徐上升默数：1、2、3、4、5、6、7、8、9、10，即每念一数叩齿一，一气呵成。自觉气吸到尽处，然后换呼气，气缓缓下降，默数 11、12、13、14、15、16、17、18、19、20。同上每念一个数字，叩齿一次，20 念叩完，再换吸气同上，默念 21、22、23、24、25、26、27、28，吸叩同上。完毕换呼气同上，默念 29、30、31、32、33、34、35、36，在运气时都是一气呵成。以后每提到述数均效此。

原文：赤龙搅水混

解释：赤龙指的是舌体，搅水是舌尖放在下牙龈中间，吸气时眼稍睁，舌从下沿齿向上向左，眼睛向左旋转，随念“滋”字，舌向右旋转至上牙龈正中间，即换呼气念“肾”字，舌眼同下向右旋转，吸气念“生”字，舌眼向左旋转至上牙龈中间，呼气念“精”字，念完“滋肾生精”一句。然后反过舌和眼向右同上旋转顺序念“身健体轻”，一字一字念完转毕将舌体搭在牙齿外边，同上顺序转念“补肺运气，疾病消清”。以后若转时同此，均称“赤转”。

原文：漱津三十六

解释：漱津，即凸吸两腮，做漱口状：开始吸气从涌泉穴徐徐上升，随漱津、述数1~10，气升贯顶出百会。换呼气漱津述数21~28次，气贯顶出百会。再换呼气漱津、述数29~36次，津满口分3次喷出口外。

原文：清海三口喷

解释：以上津液经赤龙搅水，漱津后是混浊的，含有不洁净的物质，因此喷出口外。舌顶上腭分泌的津液满口均要咽下，形成津液循环，这些津液是腺体分泌的，含有多种消化酶和各种营养物质。

原文：双手顶天立

解释：两手从气海慢慢分开，“息默”吸气徐徐上升，手心向面部，渐而吸气，手向外展与肩齐，双手顶天，气出百会。换呼气使气缓缓下降，两手心转向面部，同气下降双手叠固意守巨阙。如此反复念完一句口诀，咽下津液，最后气出涌泉，双手交叉而抱昆仑。

原文：交手抱昆仑

解释：昆仑，即头。以两手十指相交叉，抱着后颈。做拔、旋、摆天柱。

原文：拔旋摆天柱

解释：天柱，指后颈部而言。拔，两手交叉抱着昆仑，息默开始吸气徐徐上升从足到头慢慢提拔关节，使各关节松开，气贯顶出百会，换呼气缓缓下降再将各关节叠固，气下降出涌泉。如此息默循环念完一句，咽津液换成旋势。旋，息默头颈肩先向左侧慢慢旋转，两目旋转至上印堂中，即换呼气，再向右侧如上旋转，息默完一句咽下津液，下换摆天柱。以后每提到转眼均效此。摆：摆是摆天柱，天柱即颈椎至尾椎，开始息默吸气徐徐上升至百会，换呼气下降，头向左摆动，气至足出涌泉，换吸气如上出百会，然后呼气头向右摆随气下降充脚出涌泉。如此反复摆每一段落都要咽下津液，摇摆息默完一句口诀，每段如此换前俯后仰。

原文：前俯后仰伸

解释：息默同前换成前俯后仰，默完一句即换下势。

原文：左右鸣天鼓

解释：用两手心捂着两耳，十指抱后枕部，吸气上升息默，示指压在中指上下滑敲枕部，随息默述数共敲十次，再换呼气下降共随息默也敲十次，然后换吸气随息默敲八次，再换呼气敲八次，反复共敲三十六次。

原文：三十六度闻

解释：用以上练法，三十六次均可听到“嗡嗡”的声音。

原文：双风齐灌耳

解释：用两手心捂着两耳，十指抱着后枕部，两手一放一捂吸气息默述数十次，再呼气息默述数十次，然后改为吸气息默述数八次，改为呼气息默述数八次，共吸呼三十六次。

原文：三十六次扪

解释：用以上练法，两手放捂息默吸呼各三十六次。

原文：运气搓手热

解释：合掌息默右手向上左手向下搓，同时左腿上提，息默一字完毕，左腿向下还原住地站稳。再息默换左手向上，右手向下搓，随着右腿上提，息默完一句口诀咽津液。反复同上息默搓提完毕，换下势。

原文：搓提念二阴

解释：同上息默搓提意念前后两阴，凡吸气上升时意念前后二阴上提收缩，呼气下降时，意念前后二阴随势下降而舒张。如此息默搓提升降收张做完第三句咽下津液，换下势。

原文：双手擦背肾

解释：两手分开手心向背，两手放在双侧肾俞穴上息默气贯顶出百会，然后换息默气充足出涌泉。如此息默上下运动，读完口诀每一段落都要咽津液。以后都如此做功，不再重复。

原文：少腹三运甄

解释：第一运：两手叠固，左手心放在右手背上，对准劳宫穴，贴在气海穴上，息默手向右下侧上转呈半圆形至下脘穴。换息默从下脘穴向左下方弧形运转至气海。完毕换第二运。第二运：息默转运与上法相同，但方向与上法相反，息默向左侧循环转运，读第二句口诀，完毕换第三运。第三运：是从气海穴吸气息默两手向上运动至下脘气贯顶出百会，再换呼气息默两手向下运动至气海，气充足出涌泉。如此息默循环上下移动，读完第三句口诀。擦背：两手交叉，手背向背同上，两手上下，息默运动读完口诀换下势。

原文：三方鹤飞颤

解释：三方是指左方、右方和正方，动作如鹤飞状，轻轻颤动。动作如下：左方：面向左侧，脚丁字步站立，相距约一脚半，左脚尖向上翘，脚跟着地，轻浮松弛不要用力，右脚站稳，两手下垂手心向前，息默气从涌泉穴徐徐上升，两上肢如鹤飞状向后向上震颤旋转，两手朝天息默完毕，换呼气，左脚着地为实，右脚为虚。两上肢缓缓下降，至脚尖，左手心压着右手背，摸着左脚尖，如此息默循环读完第一句口诀换右方。右方：息默循环运动效左势，读完第二句口诀换正方势。正方：如前立势，面向正前息默，两手下垂，手心向前，两手从后向上向前转，两手下落，手背向前摸两脚尖。如此循环息默读完第三句口诀换下势。

原文：合掌转腰身

解释：做完以上的正方势，双手合掌吸气徐徐上升，拇指贴在膻中穴上，息默先向左侧转动腰，上肢、头、颈、两眼随着向左转，气贯顶出百会。换呼气息默反向右转，转法如左，如此左右转动读完第一句口诀。正立同上合掌仍在膻中穴前，换吸气息默读第二句口诀，气贯顶出百会，咽津液。同上合掌停膻中穴前，合掌向上举，息默吸气读完第三句口诀第一字，合掌两手过顶，气贯顶出百会，两手分开，手心向前直竖手尖，换呼气双手伸直，随腰慢慢向前向下转动，两手触攀脚尖，气充足出涌泉，如此息默升降读完第三句口诀，换“悟真篇”。

二、悟真篇

悟真，就是要动脑子，启发经常不活跃的脑细胞参与，认真地思考，深入地研究。悟以下运化歌的内容，发挥自己的思考，认真训练。达到防病、治病、锻炼身体、延年益寿的目的。

捧手朝天分，弓步攀脚心。左右攀运毕，交手开合辨。
叠固守神阙，相火烧脐轮。摇摆旋天柱，上下旋转运。
交手双虚托，相火入脑门。叠固守巨阙，真气心内存。
息默存巨阙，呼气涌泉深。息默读一句，咽津二句临。
三句蹲立完，津满腹内斟。醍醐气贯顶，意念烧周身。
微摆头肩动，颤指攀脚频。搓目六十次，轻拍额面神。
洗脸挠头发，强脑能健身。叩齿六十次，卡腰下肢震。
左右摆双腿，外旋内展臂。最后三升降，病魔不缠身。
平旦午前做，身健福自临。益寿可延年，运气调内因。

王旭寄语：一个人要想学习好、工作好，没有健康的体魄是不行的。健康是人类生活、学习、工作等的基础和源泉。健康是乐园，长寿是乐园中的精华，《长寿经》则是长寿老人的经验。您要想达到目的，认真读一读，抽出一定的时间练一练，做一个对社会、对家庭有贡献的健康长寿幸福老人，是多么令人高兴的事情啊！

第六篇

成效卓著——成功和典型病案选解

乙肝的发生、发展、变化与医生的正确诊治和患者及时就医并认真地进行治疗和调养、护理等有着密切联系。因为，正确的诊治和调护，能够增强机体抗病能力，将乙肝病毒消灭，早日康复。否则，反使乙肝加重，出现慢性乙型肝炎，肝硬化，肝癌。王老师认为："没有患者的密切合作，医生的正确诊治往往不能达到理想治疗结果。"当要介绍王老师诊治乙肝成功病历的时候，也不能忘记患者及其亲属、朋友在康复过程中的作用。

案例一　乙肝患者住院阳转阴

某人患乙肝，不注意预防被感染，住院输液病未了，通信寄方服药 40 剂，乙肝转阴痊愈。2003 年 1 月又随访，病愈结婚后，喜生贵子。

王××　女　24 岁　某购物中心营业员　汉族　未婚

初诊日期：1996 年 8 月 24 日

治疗经过：患者于 31 天前，突然出现发热恶寒、不欲饮食、恶心呕吐、厌油腻、小便呈深黄浓茶色，未引起重视。次日诸症不见好转，即到当地医院就诊，实验室检查结果示：甲肝抗体（-）。乙肝表面抗原（+）、表面抗体（-）、e 抗原（-）、e 抗体（-）、核心抗体（+）。诊断为乙肝，随即住入当地传染病医院。入院后给输液配用肝炎灵等治疗，呕吐停止，仍然食欲不振、不喜油腻、周身不适等。复查乙肝五项：表面抗原（-）、表面抗体（+）、e 抗原（+）、e 抗体（-）、核心抗体（+）。谷丙转氨酶 252 u/L。又治疗至 8 月 13 日做 HBV 血清学标志和蛋白电泳等检测，报告结果：表面抗原（+）、表面抗体（-）、e 抗原（-）、e 抗体（-）、核心抗体（+）。蛋白电泳检查结果：清蛋白 0.575、α_1 球蛋白 0.045、α_2 球蛋白 0.06 、β 球蛋白 0.29、γ 球蛋白 0.19。清、球蛋白比值 1.75。麝浊试验：正常。谷丙转氨酶 58 u。反向间接血凝试验：（-）。这时患者家长即与医生商定配合中药治疗，并要求河南中医学院第一附属医院王瑞麟老师提供治疗意见。经电话介绍病情，王老师认为该患者为乙型病毒性肝炎早期，属乙肝三型论治中的湿热郁滞型（本型乃是肝郁气滞，脾胃失司，相互影响，气血不畅，湿热郁滞而成）。根据乙肝转阴四大法中增强内因强肝法和歼灭病毒护肝法相结合。以祛邪（歼灭病毒）为主，扶正（增强内因）为辅的整体辨证论治法。达到清除体内乙肝病毒不伤正，增强机体抗病能力易祛邪的原则，尽早尽快使乙肝转阴康复为目的。治当疏肝和胃，清利湿热。方药用清热利湿饮加减：黄芪 30 g、女贞子 15 g、白术 15 g、茵陈 30 g、黄柏 10 g、大青叶 30 g、云茯苓 10 g、郁金 15 g、白芍 10 g、金钱草 30 g、柴胡 10 g、黄芩 10 g、当归 10 g、栀子 10 g、板蓝根 30 g、五味子 6 g（研面冲服）、甘草 10 g、大枣 10 个。水煎早晚各服一次。对反胃恶心者，应浓煎频服，以饭后半小时尤佳。服王老师中药后，自觉症状好转，未调方连续服药22剂。11月复查：表面抗原-、表面抗体（+）、e抗原（-）、e抗体（+）、核心抗体（+）。谷丙转氨酶、麝香草酚浓度均正常。仍守上方再服20剂以巩固疗效。患者于1997年1月来信说，乙肝已康复并产生抗体，准备当年结婚。于2003年1月5日电话随访说："乙肝治愈后，在当地医院做乙肝五项检验已愈至今安然无恙。于1997年结婚，2000年10月生一男孩，产后行乙肝疫苗预防注射，现已两岁多，母子均健康。"

按语：中医好，西医好，中西医结合更好。

案例二　乙肝患者不住院阳转阴

郭×女朋友患乙肝，陪护照顾，自染乙肝，求治王老师，共治5个月，乙肝痊愈。

郭×　男　25岁　某市一建公司　技术员　汉族　未婚

初诊（联系）日期：1968年8月24日

治疗经过：患者女朋友患乙肝住院，自己又陪护照顾，在此期间（于1968年8月10日）自觉身困乏力，上腹疼痛，伴腹胀，即于8月13日，在女朋友所住医院抽血检查，报告结果：表面抗原（+）、表面抗体（-）、e抗原（-）、e抗体（-）、核心抗体（+）。谷丙转氨酶58 u/L。诊断乙肝。因其女朋友就是服用王瑞麟老师开的中药方治愈的。当即照女朋友治疗乙肝的处方［黄芪30 g、女贞子15 g、白术15 g、茵陈30 g、黄柏10 g、大青叶30 g、云茯苓10 g、郁金15 g、白芍10 g、金钱草30 g、柴胡10 g、黄芩10 g、当归10 g、栀子10 g、板蓝根30 g、五味子6 g（研面冲服）、甘草10 g、大枣10个。］连服9剂。在此期间通过电话、写信与王瑞麟老师联系，于8月30日开始服用王老师寄来的中药方：茵陈30 g、金钱草30 g、垂盆草30 g、栀子10 g、黄柏15 g、金樱子15 g、生贯众30 g、板蓝根30 g、大青叶30 g、郁金15 g、白术15 g、黄芪30 g、女贞子15 g、大枣10个、甘草10 g。水煎早晚各服一次。患者来信说，上方连服3剂后，肝区疼痛、腹胀均消失。又继续服用上药，于12月18日到当地医院抽血检查，报告结果：表面抗原（-）、表面抗体（-）、e抗原（-）、e抗体（-）、核心抗体（-）。乙肝从阳转阴。患者的母亲来信说："我和孩子父亲及孩子们都万分佩服，您真是神医。"三年之后患者的母亲来信询问，至今已两年多了，复检结果全为阴性，能结婚吗。王老师给他们回了电话，并告诉他们如何做好预防等。

按语：时间短、治及时、转阴快、不用住院。

案例三　乙肝患者不注意调护成慢性

身患乙肝和溃疡性结肠炎，两病缠于一身，惊动全家人，医患合作胜病魔，合家欢乐。

周×　男　16岁　学生　回族　未婚

初诊日期：1998年1月20日

简病历：三年半以前因患“痢疾”，经治疗见轻，未坚持治疗，或因饮食不节，感受寒凉，易致腹痛、腹泻，服氟哌酸可见好转。去年夏天又因饮食不当，发生胃痛，大便秘结，便后出血，大便每天1~2次，近一个多月，由于以上诸症加重，故来院看医生。患有乙型病毒性肝炎。其父患有溃疡性结肠炎，曾内服益寿乐胶囊和清松乐口服液治愈。

检查：患者精神尚好，言语清楚。腹部触诊肝不大。脉沉弱无力，舌质暗红、苔薄黄；肛内指诊未触及肿物，指套上有黏液血迹；直肠镜顺利进入13 cm可见肠黏膜色淡红，11 cm可见黏膜充血、水肿，肠管左侧前相当截石位7点区有一约0.5 cm处溃疡出血，退至5 cm处充血和水肿较为严重。

诊断：溃疡性结肠炎；慢性乙型病毒性肝炎。

治疗经过：该患者之所以发生溃疡性结肠炎，除自身免疫功能低下外，还与遗传有关，同时患有乙肝。这是因为肝与大肠（因肝与肺关系密切，肺与大肠相表里）亦有内在联系，故乙肝常并发炎症性肠病，如溃疡性结肠炎，而溃疡性结肠炎又易并发乙肝。现代研究更进一步证实，肝与大肠内在关系的基础，是因为炎症性肠病为自身免疫性疾病，而乙肝常有免疫功能紊乱造成自身免疫反应性损害，当是乙肝与溃疡性结肠炎同时并发的内在原因。肝与肠常相互影响，在治疗乙型肝炎时，若患有溃疡性结肠炎，也要同时诊治，否则会使肝炎加重，当根据两者的具体情况，整体辨证论治。这一治疗原则，应贯穿于该患者治疗过程的始终。又因该患者在治疗过程中，治病与上学（临近毕业）和治病与（毕业后）工作，即学习工作与休息，治病与费用，病情常有反复，影响治疗、康复，呈现如下治疗过程。

1. 以里虚（肝脾虚）和气血（出血血瘀）瘀结为主　治宜健脾保肝，止血护肠。方药：

（1）益寿乐胶囊（增强机体免疫力），每次4~6粒，每日3次服。

（2）消治露1、2号（活血止血、消炎止痛）加温后保留灌肠，每次2支，每日2次，灌肠后休息0.5~1 h（最好中午休息前和晚上睡觉前）为好。

（3）中药以脾虚湿阻证治法中健脾祛湿和乙肝三型论治经验中活瘀散结、养肝解毒为主加减。代表方剂：

1）健脾祛湿汤［党参10~20 g、白术11~15 g、茯苓10~15 g、车前子（另包）15~30 g、薏苡仁15~30 g、赤小豆15~30 g、萆薢10~15 g、泽泻6~10 g、甘草6~10 g］。

2）育肝散毒汤（金钱草15~30 g、柴胡6~15 g、郁金15~30 g、白术15~30 g、当归10~25 g、赤芍15~25 g、红花6~15 g、板蓝根15~30 g、黄芩10~25 g、连翘10~25 g、龙胆草10~25 g、五味子15~30 g、甘草6~15 g）。

加减方法：保肝加郁金、白术、五味子；疏肝利胆加茵陈，重用黄芩、栀子；胸胁疼痛加玄胡、郁金、木香、川楝子；热毒内盛加大青叶，蒲公英，金银花，重用板蓝根；祛湿热加黄柏、黄连、败酱草、白茅根、青蒿；消胀加厚朴、枳壳、神曲、麦芽；活血祛瘀加红花，桃仁；便血加槐花炭、地榆炭、侧柏叶炭；血瘀腹痛加五灵脂、蒲黄、制乳没；黏液血便或大便次数增多加乌梅、石榴皮、赤石脂；下痢纯血加生地黄、玄参、鸦胆子；血虚加黄精、黄芪、阿胶、旱莲草；气虚加沙参、麦冬、玉竹、地骨皮、白薇；阳虚加骨碎补、补骨脂、淫羊藿；脾虚气弱加黄芪、党参、白术、山药等。

(4) 该患者运用实例：

初诊（1998年1月20日）药用：黄芪25 g、党参25 g、白术15g、云茯苓20 g、山药15 g、炙鳖甲10 g、花椒6 g、白芍15 g、白及10 g、甘草10 g。取3剂，每日1剂，水煎早晚各服一次。

第1次复诊：经上药治疗后，胃痛已轻，下坠感消失，大便从干变稀，每日3~4次，便干则带血，便稀不见血，腹部时痛，口内发酸。脉弱无力，舌质稍红、苔薄白。照上方加仙鹤草30 g、牡蛎25 g、瓦楞子20 g、阿胶15 g（烊化）。取3剂，每日1剂，水煎早晚各服一次。

第2次复诊：经上治疗，胃痛减轻，腹不痛，口不酸，大便成形，早上大便1次未见出血，晚上排黏液血便1次。脉弱无力，舌质紫红、苔白。药用：黄芪25 g、党参30 g、白术15 g、云苓20 g、山药15 g、炙鳖甲10 g、花椒6 g、白及10 g、蒲公英15 g、仙鹤草30 g、益母草20 g、旱莲草15 g、瓦楞子15 g、玄胡15 g、牡蛎20 g、女贞子15 g、甘草10 g。取药12剂，每日1剂，水煎早晚各服一次。

2. 治疗3次症状缓解 7个月后复诊，病情转重，溃疡性结肠炎从缓解期转成急性发作期。

第3次复诊（1998年8月29日）：自第2次复诊后至今7个月余。因经上治疗症状缓解，出血减少，自服归脾丸、补脾益肠丸等。两个月前多在晚上胃痛，从昨天开始少腹痛，大便后出血水较多，每日1~2次，故来诊治，要求复查结肠镜。检查脉弱无力，舌质尖红、苔薄黄。结肠镜顺利进入14 cm见充血、水肿、糜烂呈连续性，伴溃疡、出血，以正前部为重，13 cm 处右侧溃疡较大，10~8 cm 处右侧壁为白色伪膜覆盖。与第 1 次初诊结肠镜检比较明显加重，病理涂片报告：未见癌细胞。但患者未做有关乙肝方面检测，属溃疡性结肠炎急性发作期。当健脾益气，化瘀止血。方药：

(1) 益寿乐胶囊每次 4 粒，每日 3 次服。

(2) 消治露 1、2 号加温后保留灌肠，每次 2 支，每日 2 次交替保留灌肠。灌肠后休息 0.5~1 h（最好中午休息前和晚上睡觉前灌肠）为好。

(3) 药物：黄芪 25 g、党参 25 g、白术 15 g、云茯苓 20 g、山药 15 g、白芍 15 g、仙鹤草 30 g、菟丝子 15 g、牡蛎 30 g、女贞子 15 g、白及 15 g、赤石脂 25 g、阿胶 10 g（烊化）、甘草 10 g。取 6 剂，每日 1 剂，水煎早晚各服一次。

第 4 次复诊（1998 年 9 月 5 日）：服上药后，晚上仍胃痛，大便每日 2 次不成形，伴黏液血便约 10 mL，内有小血块，每大便时腹痛，便后缓解。脉弱无力，舌质紫暗、苔白厚。治疗除照上 1、2 外，药用：黄芪 25 g、白术 10 g、云茯苓 15 g、山药 15 g、仙鹤草 30 g、旱莲草 30 g、牡蛎 30 g、瓦楞子 15 g、海螵蛸 15 g、白及 10 g、乌梅 15 g、甘草 10 g。取药 6 剂，每日 1 剂，水煎早晚各服一次。

第 5 次复诊（1998 年 9 月 12 日）：经上治疗后，胃不痛，腹痛减轻，大便成形，每日 1~2 次，黏液血便较前减少，精神饮食均好，但矢气较多。脉弱无力，舌质尖红、苔薄黄。治疗除照上 1、2 外，3 照上方加菟丝子 20 g。取药 6 剂，每日 1 剂，水煎早晚各服一次。

第 6 次复诊（1998 年 9 月 18 日）：经上治疗，诸病症自觉好多了，大便成形，每日 1 次，黏液血便减少约 70%，食欲增加，腹不痛，但胃部偶尔觉痛。舌质尖红、苔薄白。治疗仍守上法，取药 6 天。

第 7 次复诊（1998 年 9 月 24 日）：患者母亲说，经上治疗后，诸症减轻，病情稳定，有时大便已不带血，即便带血也少，因学习紧张，故代其来取药。治疗除 1、2 同前外，3 药用黄芪 25 g、党参 25 g、白术 10 g、云茯苓 25 g、山药 15 g、棕榈炭 30 g、椿根白皮炭 30 g、海螵蛸 15 g、菟丝子 15 g、白及 10 g、乌梅 15 g、珍珠母 30 g、甘草 10 g。取药 6 剂，每日 1 剂，水煎早晚各服一次。

第 8 次复诊（1998 年 9 月 29 日）：近来学习较忙，饮食减少，腹胀、矢气多，大便每日 2 次，带血少，无黏液。脉弱无力，舌质尖红、苔薄白。治疗同前，中药照上方加鹿角胶 10 g（烊化）、仙鹤草 30 g。取药 8 剂，每日 1 剂，水煎早晚各服一次。

第 9 次复诊（1998 年 10 月 10 日）：经上治疗，大便每日 1 次，未见便血，腹痛排便后缓解，因感冒，头痛、鼻塞。脉弱无力，舌质尖红、苔薄白。治疗同上，照上方加生贯众 30 g。取药 6 剂，用法同上。

3. 患者自我感觉良好 潜在隐患未了。

第10次复诊（1998年10月17日）：患者自诉，自觉很好，以上诸症状全面消失，感冒已愈，大便成形每日1次，无黏液血便，腹痛消失。脉有力，舌稍红、苔薄白。治疗同上。汤药调用黄芪30 g、党参30 g、白术15 g、山药25 g、牡蛎25 g、板蓝根30 g、女贞子15 g、当归15 g、菟丝子15 g、白及10 g、薏苡仁30 g、甘草10 g。取药6剂，用法同上并随症加减治疗。

11~21次复诊（1999年1月21日）：在此期间患者精神、饮食尚可，溃疡性结肠炎症状也相对稳定，腹部多不痛，大便每日1~2次，便血和黏液基本消失，10月31日患者自诉精神、饮食好，原有的白头发根部毛发变黑，由于经济等原因，除坚持内服汤药外，停用益寿乐胶囊和消治露1、2号。

第22次复诊（1999年2月9日）：全身整体情况还好，腹不痛，大便成形每日1次，无黏液血便，脉弱无力，舌质尖红、苔薄白。乙肝五项检测结果：大三阳（1、3、5阳性）。治疗用黄芪30 g、党参30 g、白术20 g、山药25 g、牡蛎30 g、女贞子20 g、菟丝子30 g、白及15 g、甘草10 g、白花蛇舌草30 g、旱莲草30 g、砂仁10 g、山萸肉15 g、郁金30 g、野菊花15 g、生地黄10 g、薏苡仁30 g。取药10剂，每日1剂，水煎早晚各服一次。

第23次复诊（1999年2月25日）：经上治疗后，大便日或间日1次，质干，余无不适。脉弱无力，舌质尖红、苔薄白。治疗照上方加黄芩15 g。取药6剂，用法同上。

第24次复诊（1999年3月4日）：大便正常，每日大便1次，无便血、黏液，其他无不适。脉弱无力，舌质尖红、苔薄白。坚持强肝、护肝、保肝。治疗：①益寿乐胶囊，每次10粒，每日3次服。②柴胡15 g、黄芪30 g、当归15 g、大青叶30 g、板蓝根30 g、阿胶15 g（烊化）、茵陈15 g、大枣6个、白芍15 g、云茯苓25 g、白术15 g、郁金30 g、炙鳖甲10 g、牡蛎30 g、甘草10 g。取药6剂，每日1剂，水煎早晚各服一次。遵上加减至第27次复诊（1999年3月27日）时，患者自觉诸症消失，精神饮食好，大便正常，无任何不适，自认为病愈，也不做任何复查。带益寿乐胶囊4瓶。汤药照第24次复诊方加野菊花15 g。取药6剂后，即停止复诊。

4. 患者自觉症状消失　未做任何复查，误认为病愈，停止治疗，隐患仍存在，事隔半年余，病犯又医治。

第25~28次复诊（1999年10月16日）：患者自觉一直很好，腹不痛、大便正常，无便血，但要求进行有关乙肝检验，并等待检验结果情况，再考虑是否吃药。

第29次复诊（1999年10月19日）：自觉背部时痛，有时心慌，脉弱无力，舌质红、苔白。生化检验和乙肝五项检验结果：谷丙转氨酶86 u/L、谷草转氨酶46 u/L；乙肝五项：表面抗原（+）、表面抗体（-）、e抗原（+）、e抗体（-）、核心抗体（+）；腹部B超报告：肝胆正常。脉弱无力，舌质紫暗、苔白厚。患者要求中成药治疗。用益寿乐胶囊，每次5粒，每日3次服。五味子粉，每次3 g，每日服3次。

5. 精神压力大 情绪有变化，劳累伤正气，感冒促病加，治疗欠连续，忽视调养法，饮食不节（洁）制，检验无计划，不仅病反复，或者更恶化。劝君多注意，健康到自家。

第30次复诊（2000年11月18日）：患者因参加集训劳动，往返骑自行车一个月。于前天，发现大便稍有带血，每日大便1次，肛门疼痛、下坠。乙肝五项检验结果：大三阳。总胆红素13.20 μmol/L，总蛋白84.00 g/L，麝浊3.00，谷丙转氨酶65.00 u/L，谷草转氨酶43.00 u/L，谷丙比谷草（L/S）1.50。结肠镜复查：先行肛内指诊，肛门疼痛，未触及肿物，指套上附有紫红色血迹；结肠镜顺利进入14 cm见5 cm上肠黏膜尚可，5 cm以下充血、水肿、糜烂、出血。伴痔黏膜充血发红。脉数有力，舌质红、苔薄白。该患者目前乙肝大三阳、肝功不正常、溃结病未了。必须治疗和调养紧密结合。药用：①益寿乐胶囊，每次4粒，每日3次服；②消治露2号，每次2支，每日2次加温后保留灌肠；③蚂蚁粉，每次5 g，每日3次服；④黄芪30 g、党参30 g、女贞子15 g、蒲公英30 g、仙鹤草30 g、荆芥炭30 g、牡蛎30 g、大青叶30 g、五味子15 g、甘草10 g。取6剂，每日1剂，水煎早晚各服一次。

第31次复诊（2000年11月25日）至第56次复诊（2001年4月26日）：在此中间共25次复诊，患者正处于毕业后找工作期间，由于劳累和精神压力大，又合并感冒等，致使乙肝和溃疡性结肠炎反复，有时病情加重，须休息、住院，患者仍勉强坚持工作，病情略有好转。常由父母亲代诊取药。在此期间的治疗主要以扶正与祛邪相结合，同时注意久病及肾的整体辨证论治原则，如：

1. 扶正 多以补气养血汤为主。药物党参15 g，黄芪15 g，当归6 g，白术15 g，川芎6 g，赤芍10 g，熟地黄15 g，陈皮、甘草各6 g，黄精15 g。

2. 育肝散毒 多以育肝散毒汤为主。药物金钱草15~30 g、柴胡6~15 g、郁金15~30 g、白术15~30 g、当归10~25 g、赤芍15~25 g、红花6~15 g、板蓝根15~30 g、黄芩10~25 g、连翘10~25 g、龙胆草10~25 g、五味子15~30 g、甘草6~15 g。

3. 益肾 多以益肾汤为主。药物熟地黄12 g、山药10 g、山萸肉12 g、茯苓10 g、泽泻10 g、巴戟天12 g。

4. 加减 活血化瘀加桃仁、红花、丹参、鸡血藤、三棱、莪术；清肝利胆加栀子、黄柏、黄连、金钱草；解毒清热加白花蛇舌草、地丁、紫背天葵子；头晕、失眠加菊花、夏枯草、珍珠母、酸枣仁、夜交藤；食少纳差加神曲、山楂、麦芽、鸡内金；气血虚加党参、黄芪、黄精、大枣；嗳气加旋覆花、代赭石、姜半夏、肉豆蔻；疼痛加白芍、川楝子、小茴香、玄胡、木香；肾虚加菟丝子、巴戟天、淫羊藿、枸杞子；便血加槐花炭；地榆炭、侧柏叶炭、椿根白皮炭；血瘀腹痛加五灵脂、蒲黄、制乳没。黏液血便或大便次数增多加乌梅、石榴皮、赤石脂；血虚加黄精、黄芪、阿胶、旱莲草、熟地黄。而益寿乐胶囊和消治露均同前使用。自觉精神好，胃和下腹部已不疼痛，大便每日 1 次，无黏液血便等，即停止复诊。直到 4 个多月以后，才来复诊（第 57 次复诊）。

第 57 次复诊（2001 年 8 月 11 日）：自诉 4 个多月以来，精神饮食一切正常。原来不能吃生冷和油腻饮食，食则易犯病，均已开忌。不仅可以吃冰糕，还可以吃肉食，故一直未来看医生。上周由于生活不规律，又到外面吃了 1 餐卤面后，发生上腹疼痛，大便稀又带血，自服补脾益肠丸、黄连素、云南白药均无效果，且大便出血日渐增多，糊状大便每日 6~7 次，出血约 5 mL 之多，形体消瘦，体重较前减轻 6 kg，脉弱无力，舌质尖红、苔白。治用：①消治露 2 号，用法同前。②黄芪 30 g、党参 30 g、白术 15 g、仙鹤草 30 g、丹参 20 g、茯神 25 g、木香 10 g、吴茱萸 6 g、地榆炭 30 g、侧柏炭 30 g、椿根白皮炭 20 g、白及 15 g、白头翁 15 g、败酱草 15 g、远志 10 g、薏苡仁 30 g、肉桂 3 g、三七粉 4 g（冲）、甘草 10 g、石榴皮 20 g。取药 3 剂，服用法同前。

第 58 次复诊（2001 年 8 月 14 日）：经上治疗，大便次数减少，每日 4~5 次，出血量稍减少，但食欲不振，胃部发胀。脉弱无力，舌质尖红、苔白。治用中药照上方去白头翁、败酱草，加槐花炭 30 g、肉桂改为 4 g。取药 4 剂，服用法同前。

第 59 次复诊（2001 年 8 月 17 日）至第 64 次复诊（2001 年 9 月 29 日）：服上药治疗后，大便带血较前减少，诸症改善，有时感冒咳嗽、或牙痛遵上加减治疗，并于 2001 年 10 月 23 日复查有关乙肝检验，其结果是：乙肝表面抗原（+）、表面抗体（-）、e 抗原（+）、e 抗体（-）、核心抗体（+）；总胆红素 13.30 μmol/L，总蛋白 76.00 g/L，清蛋白 50.00 g/L，谷丙转氨酶 31.00 u/L，谷草转氨酶 21.00 u/L。B 超提示：①肝脏弥漫性损伤；②脾大（厚 4.1 cm 肋下 0，图像体积大，回声均匀）。

根据 2001 年 10 月 23 日的检测结果及相关知识简介于后供参考：

1. 表面抗原（HBsAg）的相关知识

（1）急性乙型肝炎的恢复，转阴时间最长不超过 3 个月。如 HBsAg 持续阳性超过 3~6 个月，大多数可能转为慢性 HBsAg 携带者、慢性无症状乙型肝炎或慢性迁延性肝炎。黄疸型肝炎的 HBsAg 比无黄疸型肝炎消失快。

（2）HBsAg 还可作为慢性乙型肝炎、肝硬化和肝癌的病原学诊断。

（3）当 HBsAg 阳性同时伴有其他乙型肝炎标志物阳性，即认为有传染性。

（4）HBsAg 阴性不能排除乙肝，当结合其他标志全面分析后方可确诊。

（5）HBsAg 滴度的高低与肝炎病的轻重成反比。这是由于免疫反应的强弱造成肝细胞损伤的程度不同。一般情况下免疫反应低，肝细胞损伤轻，HBsAg 呈高滴度，反之呈低滴度。如在急性肝炎中暴发性肝炎滴度最低，慢性肝炎次之，无症状携带者的滴度最高。这提示肝脏损害与机体对抗原的免疫反应有关，而不是感染病毒的数量。

（6）持续稳定的 HBsAg 无症状携带者，可达数年，数十年，甚至终生，且无组织学和肝功能等异常变化。

如长时间的两对半检查，只是 HBsAg 一项阳性，特别是病期已久，乙肝病毒脱氧核糖核酸（HBVDNA）的部分或全部整合到肝细胞脱氧核糖核酸（DNA）中去，变成肝细胞脱氧核糖核酸的一部分。为此只要肝细胞繁殖，整合的乙肝病毒脱氧核糖核酸也复制，产生病毒抗原。但一般只产生 HBsAg 而不产生乙型肝炎核心抗原（HBcAg），原因是肝细胞只整合了能产生 HBsAg 的部分基因组。整合后的 HBsAg 可能永久性存在绝无传染性。

（7）HBsAg 具有免疫原性，可刺激机体产生相应的抗体，并可用它来制作乙肝疫苗。

（8）乙型肝炎病毒存在于患者及病毒携带者的血液及诸多分泌液（泪液、鼻涕、唾液、乳汁、胆汁、肠液、精液、羊水、阴道分泌物等）中，成为污染和传播途径。

（9）HBsAg 阳性者不能献血，从而使输血后肝炎减少 85%以上。

（10）HBsAg 携带者自发清除率国内外不同，国内为 28.1%，国外最高为 4.5%。

2. 乙肝表面抗体（抗 HBs）阳性的相关知识

（1）抗 HBs 阳性，是 HBsAg 刺激机体产生的特异性抗体，由 B 细胞产生，是乙肝病毒免疫的保护抗体，能中和体液中的 HBV。

（2）一般情况下，乙型肝炎表面抗原消失 1~3 个月后，表面抗体即在血液中出现（而暴发性肝炎时消失快、出现早），表示受感染的机体，已经杀灭消除了乙肝病毒，产生了保护性抗体，具有对乙肝病毒再次入侵人体的抗御能力。但不能完全防止再感染的可能。此免疫作用可持续 6 个月至 3 年。抗 HBs 滴度（定量测定）越高，保护力越强，可持续 5 年。若再感染乙肝病毒，抗 HBs 可在两周内滴度明显升高。

（3）有的研究者认为低滴度的抗 HBs 多不能持久，仍有可能感染乙肝，仍应注射乙肝疫苗。

3. e 抗体（抗 HBe）阳性的相关知识 e 抗体是人体对 e 抗原产生的相应抗体。一般情况下如 e 抗原阳性，e 抗体阴性，提示体内病毒复制旺盛，传染性强。如 e 抗原阴性，e 抗体阳性，提示体内病毒复制能力下降，受到抑制，其传染能力相对减弱。肝脏功能随e抗原逐渐转阴，e抗体上的由阴转阳，随之改善，临床症状也随之减轻。为此可作为临床动态观察的指标之一。高滴度常表示体内有乙肝病毒复制，且有传染性，低滴度时提示既往感染。但必须看到，在一些慢性肝炎，尤其是慢活肝，见e抗体阳性，e抗原阴性，而肝功能和临床症状都不见好转时，这不能认为病情好转，更不能证明其血液无传染性。对此必须多方观察，细心对待，认真分析，局部与整体结合，才不致有误。因e抗原转换前常有病毒复制活跃的趋势，肝细胞膜上病毒抗原表达明显增强。这有利于激发机体的免疫应答，而导致肝细胞损害加重及病毒消除减少。

4. 谷丙转氨酶（GPT）又名丙氨酸氨基转移酶（ALT），正常血清值0~35 u/L（赖氏法）；谷草转氨酶（GOT）又名门冬氨酸氨基转移酶（AST），正常血清值0~40 u/L。AST∶ALT为1. 15∶1。

5. 乙肝B超检查的相关知识　B超检查，正常情况肝的左叶前后径为5. 8 cm±0. 5 cm，上下径8. 7 cm±1. 7 cm；肝右叶斜径12. 2 cm±1. 1 cm，上下径10. 8 cm±2. 2 cm。当急性病毒性肝炎时，由于肝组织损伤的情况不同，B超检查，可反应大致正常，故不列为常规检查；也可表现肝普遍肿大，回声相对增强，毛糙，下缘内面稍隆起。肝充血、水肿时，回声低于正常，密度较稀疏，后壁回声相对增强。当肝细胞出血、变性、坏死、再生时，肝实质回声逐渐增强，光点增粗，分布不匀。少数可伴脾脏轻度肿大（脾正常值为≤10 cm），如脾10. 1~10. 9 cm为可疑肿大，≥11 cm为脾明显肿大。常随病情好转，恢复正常大小。

第59次复诊（2001年10月25日）：经上治疗后，自觉少腹已不痛，大便每日1次，成形。脉弱无力，舌质紫暗、苔薄白。临床症状的改善和有关乙肝检查结果，不仅溃疡性结肠炎病情得到控制，乙肝也向好的方面发展。药用黄芪30 g、党参30 g、丹参30 g、白术20 g、山药30 g、薏苡仁30 g、仙鹤草30 g、郁金20 g、玄胡15 g、薤白15 g、全瓜蒌15 g、玉竹15 g、牡蛎30 g、肉桂4 g、炮姜炭10 g、甘草10 g。取6剂，每日1剂，水煎早晚各服一次。

第60次复诊（2001年11月3日）至第70次复诊（2001年11月24日）：遵循上方和以上加减治疗，共复诊10次后，自行停止治疗50天。

第71次复诊（2002年2月17日）：患者自诉工作忙，右胁部疼痛，易出虚汗、头晕，大便成形，每日3~4次，无黏液血便，脉弱无力，舌质紫暗、苔白。复查乙肝五项结果示：表面抗原阳性；核心抗体阳性。谷丙转氨酶218. 00 u/L；谷草转氨酶116. 00 u/L。

下面介绍有关谷丙转氨酶和谷草转氨酶相关知识：谷丙转氨酶大部分在肝细胞浆可溶性部分，而谷草转氨酶则位于细胞浆和线粒复合体的可溶性部分。正常人血清中谷草转氨酶主要来自细胞浆可溶性部分。如肝细胞损害轻微，使细胞膜通透性增加，细胞浆可溶性部分谷丙转氨酶和谷草转氨酶进入血中，而线粒复合体中谷草转氨酶未受损害，加之谷草转氨酶较谷丙转氨酶灭活快，所以谷草转氨酶相对低于谷丙转氨酶。转氨酶升高虽可反映肝细胞的损害，但影响转氨酶升高的因素，除病毒性肝炎外，胆囊炎、胆结石、甲状腺功能亢进、心肌炎、溃疡病、出血热、伤寒、胃窦炎、流感、剧烈运动、妊娠时转氨酶也有增高；有些药物如心血管药、抗菌药、安定药等均可引起转氨酶升高。因此不能单纯根据转氨酶作为判断肝炎的依据，必须从病因、症状、体征、检验等全面分析研究之后才可做出正确判断。

根据以上情况，药用：①益寿乐胶囊，每日 3 次，每次 5 粒服。②黄芪30 g、党参 30 g、丹参 30 g、白术 20 g、茯苓 30 g、猪苓 30 g、五味子 20 g、淫羊藿 15 g、女贞子 15 g、杞果 25 g、佛手 15 g、山药 30 g、牡蛎 25 g、茵陈 30 g、板蓝根 30 g、天麻 10 g、熟地黄 20 g、大枣 8 个、甘草 10 g。取药 7 剂，水煎早晚各服一次。

第 72 次复诊（2002 年 3 月 2 日）：今天患者母亲代诉取药说，经上治疗后，患者自觉周身舒服、有力气，右胁已不疼痛，大便不稀，每日 1~2 次，无黏液血便。因工作忙，病情减轻，故代诊取药。方用：①益寿乐胶囊，每日 3 次，每次 6 粒服。②汤药遵上方去天麻加旱莲草 30 g。取药 6 剂，煎服用法同前。

第 73（2002 年 3 月 19 日）~76（2002 年 5 月 11 日）次共 4 次复诊，其中患者复诊 3 次，其母代诊 1 次。照上方加减出入共服汤药 24 剂和益寿乐胶囊及消治露保留灌肠。于 2002 年 5 月 11 日，即最后 1 次由其母代诊说，患者饮食可，大便已不出血，每日 1~2 次，不成形。后于 2002 年 9 月 28 日和 2002 年 10 月 8 日其祖母来看医生时说，她孙子的病经王医生治疗，现已痊愈，并表示感谢。

按语：乙肝早期治疗不及时，溃结炎同病缠身，情绪紧张加劳累，转成慢性多烦心，医患配合才治好，做好预防最紧要。

案例四　肝硬化合并腹水（经治疗距今四十余载，现喜度退休年）

郡某某　男　54 岁　已婚　汉族　郑州市某厂干部

初诊日期：1984 年 10 月 4 日

简病史：患者于 1962 年 3 月发生肝炎，虽经治疗，时轻时重，反复发作，先后住院 6 次治疗，治疗以西药为主，住院时间 6~9 个月，治疗欠佳。现以腹胀，食欲不振，饮食减少，右胁肝区胀痛，胸闷气短，腹水，伴下肢水肿，手心热胀，有时咳嗽 5 个月，来看医生。生化检验：谷丙转氨酶 40 u/L。心电图诊断：①窦性心律。②前侧壁心肌缺血。B 超肝胆脾胰检查印象：①肝大。②肝胆脾胰未见占位性变。A 型超声波诊断：肝区较微波型（上界较低），脾厚 3 cm，腹未探及液平反射。心电向量图提示：①前侧壁心肌缺血。②轻度右心室肥厚。

检查：精神尚好，但面色萎黄，两颊潮红。巩膜脂黄，脉络呈细网状散发，眼睑色绛红，口腔上腭中间发黄，下部密集红点，舌质光亮色红、舌苔白，舌背静脉怒张，色紫褐。脉弦稍硬，脉搏每分钟 75 次。腹部胀大，腹部触诊，肝大肋下 3 cm，质硬，移动性浊音阴性。

诊断：①肝硬化腹水；②心脏供血不足。

治疗经过：该患者属肝郁、血瘀、气滞。治宜疏肝化积，祛瘀活血，健脾利水。药用金钱草 30 g、黄芩 10 g、郁金 15 g、丹参 30 g、玉竹 15 g、当归 12 g、赤芍 10 g、鱼腥草 30 g、三棱 10 g、莪术 10 g、薏苡仁 60 g、白术 15 g、云苓 30 g、车前子（布包）15 g、泽泻 15 g、肉桂粉（冲）3 g。三剂，每日 1 剂，水煎早晚各服一次。

第 1 次复诊（1984 年 10 月 8 日）：服上方后（自服利尿剂）四肢较前有力，腹胀减轻，下肢水肿消失，食欲好转，但有轻度咳嗽。脉弦硬。治疗照上方加三七粉 3 g（冲）。服用法同前。

第 2 次复诊（1984 年 10 月 10 日）：经上治疗后，自觉四肢较前有力，食欲好转，腹胀减轻，睡眠好。脉弦硬。治疗仍照上方加炙鳖甲 30 g，取药三剂。服用法同前。另配鳖甲散：炙鳖甲 30 g、穿山甲 30 g、广木香 10 g、广砂仁 10 g。上药研为细面，每次 3 g，日服 2 次。

第 3 次复诊（1984 年 10 月 13 日）：服上药后，精神振作，四肢有力，食欲好转，腹部较前发软，腹胀减轻。脉舌诊同前。汤药照上方再取三剂。服用法同前。

第 4 次复诊（1984 年 10 月 16 日）：经上治疗后，自觉腹胀，下肢有轻的水肿，腹大较前减轻，腹围 95 cm，脉弦。将内服药调整如下：黄芪 15 g、金钱草 30 g、益母草 10 g、郁金 15 g、丹参 30 g、枳壳 12 g、猪苓 12 g、三棱 10 g、莪术 10 g、白术 30 g、云苓 30 g、车前子（布包）15 g、泽泻 15 g、肉桂粉 3 g（冲）、山楂 20 g、三七粉 6 g（冲）。三剂，每日 1 剂，水煎早晚各服一次。

第 4 次复诊（1984 年 10 月 19 日）：服上药和鳖甲散后，精神很好，较前有劲，小便增多，饮食睡眠均正常，但仍腹胀，脉弦，脉搏每分钟 80 次，腹围 91 cm。仍守上方 3 剂，服用法同前。

第 5 次复诊（1984 年 10 月 22 日）：经上治疗后，腹胀减轻，腹围 90 cm，小便较前次数减少，但尿量增加，脉弦。守方不变。此后，每次复诊诸症不断改善，如腹围缩至 84 cm，食欲改善，食后仍有腹胀，其余症状缓解或消失。脉弦。共复诊 7 次，每次均守 10 月 16 日原方，共服 21 剂。

第6~11次复诊（1984年11月21日）：自诉腹胀明显减轻，但服药后感觉面部发红，脉弦数，舌苔薄黄，舌质绛紫。药用黄芪30 g、益母草30 g、郁金15 g、丹参30 g、山药15 g、猪苓10 g、鸡内金10 g、莪术15 g、白术15 g、云苓30 g、车前子（布包）15 g、泽泻15 g、桂枝3 g、山楂20 g、三七粉6 g（冲）、大腹皮6 g、牡丹皮12 g。三剂，每日1剂，水煎早晚各服一次。另配鳖甲散：炙鳖甲100 g、穿山甲100 g、广木香30 g、广砂仁30 g。上药共为细面，每次3 g，日服3次。

第12次复诊（1984年12月4日）：患者停药7日，自觉大小便正常，腹围87.5 cm，稍有腹胀，下肢无力，周身发痒。脉弦，脉搏每分钟88次。药用当归15 g、川芎12 g、赤芍12 g、生地黄15 g、牡丹皮12 g、白术15 g、郁金15 g、莪术15 g、山楂20 g、益母草30 g、山药15 g、鸡内金10 g、大腹皮6 g、牡蛎30 g、泽泻15 g、玉米须30 g、车前子30 g、三七粉6 g（冲）、桂枝3 g。取三剂，间日1剂，水煎早晚各服一次。

第13次复诊（1985年1月4日）：服上药后，已不腹胀，身痒已愈，腹围渐消，但早上感面部水肿，下午偶尔腹胀，四肢无力。脉弦硬。舌质紫绛，舌苔黄腻。照上方加金钱草30 g、黄芩15 g、玉竹15 g。取药三剂，间日1剂，水煎早晚各服一次。

第14次复诊（1985年1月9日）：自觉面部水肿和腹胀症状消失，但觉口干，消化欠佳。脉弦硬，脉搏每分钟88次，舌质和舌背色红，舌苔白干厚。照上方加鸡内金10 g、山药15 g。取药三剂，每日1剂，服用法同前。

第15次复诊（1985年1月12日）：近二三天少腹下坠稍痛，大便微溏，每日2~4次，眼脉络全部细红，腹围85 cm。脉弦硬，舌质和舌背色红，舌苔微黄。改用下方：白头翁30 g、黄芩15 g、黄柏12 g、秦皮10 g、广木香6 g、云苓30 g、车前子15 g（布包）、白术15 g、郁金15 g。取三剂，服用法同前。

第16次复诊（1985年1月14日）：经上治疗后，大便成形，但觉四肢无力，气短发哮，脉弦硬。遵照上方加党参15 g、玉竹15 g。取三剂，服用法同前。

第17次复诊（1985年1月16日）：服上药后，四肢较前有力，气短发哮减轻，但饮食后恶心，少腹稍有胀满。脉弦硬。方用：白头翁15 g、黄芩6 g、泽泻15 g、云茯苓30 g、郁金15 g、金钱草30 g、牡蛎30 g、党参15 g、玉竹15 g、车前子15 g（布包）、枳壳10 g。取三剂，服用法同前。

第18次复诊（1985年1月18日）：大便成形，每日2~3次，但下腹发胀，肝区稍感疼痛，下肢酸软。近期有关检查报告如下：超声波检查所见：肝上界第7肋间，肋下及剑下3 cm，较密波。体表约4 cm×5 cm的液平反射。脾厚3~5 cm。腹部未见明显的液平反射。心电图诊断：①窦性心律。②心肌缺血（高侧壁)。生化检查：总蛋白 81.5 g/L，清蛋白 55 g/L，球蛋白 26.5 g/L，麝香草酚浊度 5 u，硫酸锌 6 u，谷丙转氨酶 40 u/L，黄疸指数 5 u。药用：薏苡仁 30 g、白头翁 15 g、白术 15 g、泽泻 15 g、云苓 30 g、郁金 15 g、金钱草 60 g、板蓝根 30 g、肉桂（冲）3 g、党参 15 g、玉竹 15 g、车前子（布包）15 g、生枳壳 10 g、黄连 6 g、黄芪 30 g、三七粉（冲）6 g、山楂 20 g。取三剂，服用法同前。

第 19 次复诊（1985 年 1 月 21 日）：服上药后，腹胀较前明显减轻，四肢较前有力，咳喘减轻、睡眠好，大便成形，每日 3 次，但饮食减少，小便量少，每日 5 次，约 500 mL，脉弦。9 月 25 日复查超声波：肝上界第 6 肋间；肝横界 65 cm；肝下界肋下 0.5~1 cm；剑下 2 cm；脾厚 3.5 cm；肋下 0；空腹时胆囊液平段2 cm；油脂餐后 1 小时胆囊收缩至 2 cm；较密-密集微波型。至第 23 次复诊（1985 年 9 月 28 日）经遵以上辨证加减，如活血化瘀加当归、川芎、赤芍、丹参。心悸胸闷加山豆根、苦参、玉竹。疼痛加蒲黄、五灵脂。小便不利加海金沙、萹蓄、瞿麦。疏肝利胆加栀子、黄柏。腰痛加川断、狗脊等。并根据病情，每次复诊取药 3 或 6 剂，服用法同前。

第 24 次复诊（1985 年 10 月 5 日）：患者除腰背痛和口苦外，余无不适。脉弦。给予金钱草 60 g、黄芩 15 g、黄柏 12 g、栀子 10 g、云茯苓 30 g、猪苓 15 g、白术 15 g、郁金 15 g、海金沙 15 g、萹蓄 15 g、瞿麦 15 g、肉桂（冲）3 g。取三剂，服用法同前。

此后，由于病情好转患者未来复诊，服用中药治疗，但每当有新的病症变化即来诊。从 1962 年 3 月患肝病至今已 40 余年，身体状况良好，生活自理。

小结：以上四个病例说明，乙肝早发现、早治疗，不住院也很快可以转阴，如病案二，乙肝病情较重，住院治疗，采用中西药结合效果好、转阴快，如病案一；感染乙肝病毒的同时又罹患其他疾病，或多病缠身，又不重视休息调护，不仅不会转阴，反使病情反复、迁延、加重，终致转成慢性等，如病案三；肝炎发展成肝硬化，若诊治及时，又重视调养，也可康复。如果肝炎发展成肝硬化合并腹水，又能坚持治疗，至今 40 余载，身体状况良好，生活自理，也可延年，如病案四。敬请读者牢记“有病早治，无病要防”人人皆知的名言。

第七篇

医者父母心——王瑞麟行医格言选录

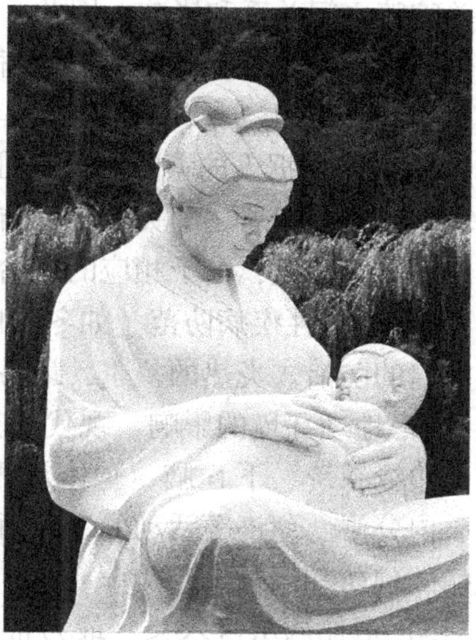

第一条　以“谋事在人，成事在坚”为座右铭。

王老师从不信命于“天”，而“那种刻苦、严谨、朴实、求新的治学精神”来源于自信，一旦选定目标，用坚韧不拔的意志、坚强的毅力、坚持不懈的精神，去战胜一个又一个前进中的困难，最后就能取胜；就是身患顽疾，也要保持良好的心态，树立战胜疾病的信心，不要靠天，不要靠“神”的保佑，与医生密切配合，就能够战胜病魔。因此，王老师将前人所说的“谋事在人，成事在天”中的“天”改为“坚”。即“谋事在人，成事在坚”作为他的座右铭，并用这种思想来教育他的子孙们，耐心地向前来看医生的患者和亲人讲解。还引用国歌中的内容说：“没有神仙皇帝，全靠我们自己”，不要信“天”，不要迷信“神”，要信“坚”，信“天”是靠不住的。

第二条　坚持“治未病”的思想观念。

“不治已病，治未病”见于最早的医学专著《素问·四气调神大论》“是故圣人不治已病治未病，不治已乱治未乱，此之谓也”。王老师在医疗实践中，坚持“治未病”医疗原则。王老师对前来就诊的患者，总是耐心地询问病史，认真细致地观察病情，详细准确地进行检查，整体全面地辨证论治，力争取得最好的疗效，与此同时，向患者及其陪同人员，介绍“防”重于“治”的意义，并强调增强内因在“治未病”和“治已病”时的重要性，有时还详细将自己数十年亲自体验，总结调动增强内因的“三宝功”功法介绍给前来学习的人，有人从中受益，很受赞誉。我们在王瑞麟老师亲写的《长寿经》后面“寄语”中说：“一个人要想学习好，工作好，在自己的岗位上作出好的成绩来，没有健康的体魄是不行的。健康是人类生活、学习、工作等的基础和源泉，如攀登技术高峰，人生的健康长寿更是如此。健康是乐园，长寿是乐园中的精华，《长寿经》则是长寿老人的经验。您要想达到目的，认真读一读，抽出一定的时间练一练，做一个对社会，对家庭有贡献的健康长寿幸福老人，健康长寿之家，该是多么令人高兴（的事）啊！”教学工作中，王瑞麟老师坚持“治未病”的思想教育，引导学生在学习期间，为“治未病”的思想打下基础，其含义有三：

（1）建立预防为主，即防重于治的防病思想，也是我们平时常说的：“有病早治，无病要防”。如乙肝的预防和预防接种等。

（2）在治疗现证患者中，不要两眼只顶住现在的病证，还必须看到现病证与相关脏腑之间关系和影响，因此，在治疗现病证的同时，还要对相关脏腑给予调治，既防患于未然，也有利于现病的治疗，所谓“见肝之病，当先实脾”，这也应当视为治未病。

（3）要根据人的素质和内在脏腑、组织、器官之间的正常生理特点与气候、环境、饮食、起居之间关系紧密结合，整体全面地做好防范工作，即将发生，或尚未发生的病证，给予相应的防治措施。如：

1）季节性疾病防范。如冬季的感寒、受凉，最易罹患伤寒和冬伤于寒，春必病温的防治。炎热的夏季，最易发生伤热中暑，应做好防暑降温工作等。

2）地理环境的影响。现代研究认为，环境刺激影响人们的情绪，会通过大脑、边缘系统、下丘脑、垂体及靶器官促进一系列神经生理、生物电、生物化学、内分泌、免疫等活动的变化而导致疾病。我们通常所说的，环境优美有利于疾病的预防和康复。

3）把住病从口入关。最为常见的是饮食不节（洁）。如避免不清洁和霉烂变质的食物食入，不仅可以预防消化道疾病，还可以避免食物中毒。不食过多的脂肪，不仅有利于乙肝的恢复，也可以减少心脑血管疾病的发生等。

4）保健强身—增强内因。一个人，在一生当中不生病，看来是不可能的，但在一生当中，如能积极努力，增强体质，提高抗御病邪能力，延缓或减少疾病的发生和发展，是完全可以的。这就需要下一番功夫，积极参加适合自己体能的体育活动，如广播体操，太极拳，气功等。王瑞麟老师还是很喜欢他的“三宝功”，确实有增强内因，提高抗病能力的作用。这可以说是“治未病”的最好方法之一。

第三条　“自诊病给药第一日始，勿忘护胃，保胃”。

胃，是人体内在五脏六腑，最重要的脏腑之一。也是饮食进入体内的重要屏障之一。胃也是消化食物最重要的器官之一。因此，可以说，胃气的强弱盛衰，在人的一生中占有十分重要的地位。故有“有胃气则生，无胃气则死”的名言。在日常生活中，要把握好饮食关，防止病从口入，同时还要注意食入的内容和质量，所谓“可十日不食肉，不可一日不食豆”，乙肝患者不宜食脂肪过多，也不能暴饮暴食和食霉烂变质食品等。这是日常生活中的保胃、护胃；对于医生来说，再给患者处方用药时，不可只顾除邪，而伐伤脾胃，在驱逐病邪之时，一定不要忘记护胃、保胃。一旦伤胃，不仅当前所患疾病，难得治疗目的，反因伤胃，而影响食欲，致使“药食难进”，使病更加复杂难愈。可见医生“自诊病给药第一日始，勿忘保胃、护胃”多么重要。

第八篇

相关简表集锦

简表 1　十二证治法

十二证治法内容					方剂	药物组成	类方	药选
表里证治法	表证治法	解表法	表寒证治法	辛温解表	荆防败毒饮、羌防解毒汤	荆芥穗、羌活、防风、独活、前胡、柴胡、连翘、金银花、重楼、甘草、生姜 羌活、防风、川芎、白芷、生地黄、黄芩、板蓝根、黄柏、甘草	荆防败毒散、九味羌活汤	麻黄、桂枝、紫苏、荆芥、防风、细辛、香薷、藁本、辛夷、白芷、生姜、葱白、柽柳
			表热证治法	辛凉解表	疏风解毒汤	荆芥、薄荷、柴胡、黄芩、菊花、金银花、连翘、甘草	银翘散、牛蒡解肌汤、消风散	薄荷、菊花、牛蒡子、柴胡、葛根、升麻、蝉蜕、木贼、桑叶、蔓荆子
	里证治法	温通法	里寒证治法	温中散寒	温中汤	吴茱萸、白术、干姜、甘草	吴茱萸汤、理中汤、大建中汤	附子、肉桂、吴茱萸、川椒、高良姜、丁香、小茴香、荜拨、艾叶
		通里法	里实（热）证治法	通里攻下	承气救阴汤	大黄、枳实、厚朴、知母、黄芩、黄柏	小承气汤、调胃承气汤、凉膈散、温脾汤、三物备急丸、脾约麻仁丸、五仁丸	大黄、芒硝、芦荟、火麻仁、蜂蜜、芫花、郁李仁、大戟、甘遂、番泻叶、莱菔子、巴豆
气血证治法	气证治法	清热法	气分证治法	清气透热解毒	解毒白虎汤	生石膏、知母、粳米、金银花、蒲公英、甘草	竹叶石膏汤、白虎汤	石膏、知母、寒水石、淡竹叶、莲子心、栀子、金银花、连翘、蒲公英、地丁、大青叶、重楼、野菊花
		行气法	气滞证治法	疏风解郁	疏风解郁汤	柴胡、当归、杭白芍、茯苓、白术、薄荷、郁金、玄胡	四逆散、瓜篓薤白汤、天台乌药散、金铃子散、旋覆代赭汤	陈皮、枳壳、香附、木香、乌药、薤白、川楝子、柿蒂、沉香、柴胡、旋覆花、代赭石

续表

十二证治法内容					方剂	药物组成	类方	药选
气血证治法	血证治法	清热法	营分证治法	清营泄热	清营凉血解毒汤	水牛角、丹参、生地黄、玄参、麦冬、金银花、连翘、黄连、竹叶、板蓝根	清宫汤、牛黄清心丸	生地黄、玄参、赤芍、水牛角、黄连、牡丹皮
			血分证治法	凉血解毒	凉血解毒汤	水牛角、生地黄、牡丹皮、赤芍、鱼腥草、板蓝根、紫珠草	化斑汤、清瘟败毒饮	生地黄、水牛角、玄参、牡丹皮、大青叶、穿心莲、蒲公英、鱼腥草、紫草、金银花
		和营法	血瘀证治法	活血化瘀	活血化瘀汤	当归、丹参、鸡血藤、红花、桃仁、赤芍、甘草	四物汤、通窍活血汤、血府逐瘀汤、失笑散、桃仁承气汤、抵当汤	川芎、郁金、姜黄、莪术、丹参、红花、玄胡、泽兰、五灵脂、乳香、没药、苏木、虻虫、水蛭、当归、虻虫
寒热证治法	寒证治法	温通法	寒凝证治法	温经散寒	阳和汤	熟地黄、炮姜炭、肉桂、鹿角胶、白芥子、麻黄、甘草	回阳三建汤、神功内托散、小金丹	附子、肉桂、半夏、白芥子、葱白、麻黄
	热证治法	热法清	热毒证治法	清热解毒	清热解毒汤	金银花、连翘、蒲公英、地丁、黄柏、赤芍、甘草	五味消毒饮、黄连解毒汤、普济消毒饮	金银花、连翘、地丁、蒲公英、大青叶、青黛、野菊花、败酱草、射干、白头翁、马齿苋、白英、鸦胆子、山豆根、漏芦、金果榄、鱼腥草、重楼、穿心莲、翻白草、土茯苓、半边莲
虚实证治法	虚证治法	补血法	血虚证治法	补血养血	五味补血汤	熟地黄、阿胶、蜂乳、当归、党参	黄芪补血汤、归脾汤	熟地黄、当归、白芍、何首乌、枸杞子、鸡血藤、桑葚、阿胶

续表

十二证治法内容					方剂	药物组成	类方	药选
虚实证治法	虚证治法	补血法	气虚证治法	健脾补气	四物补气汤	党参、白术、黄精、甘草	四君子汤、六君子汤	人参、党参、黄芪、山药、白术、黄精、大枣、甘草
			气虚下陷证治法	益气举脱	补气升举汤	黄芪、党参、柴胡、升麻、枳壳、甘草	补中益气汤、升陷汤	黄芪、升麻、枳壳、金樱子、人参
			气血两虚证治法	补气养血	补气益血汤	党参、黄芪、当归、白术、川芎、赤芍、熟地黄、陈皮、甘草、黄精	八珍汤、十全大补汤、人参养荣汤、四物汤、四君子汤	太子参、黄精、扁豆、熟地黄、当归、阿胶
		滋阴法	阴虚证治法	滋阴降火	滋阴降火汤	生地黄、山萸肉、山药、玉竹、女贞子、牡丹皮	左归饮、知柏地黄丸、大补阴丸、清骨散、青蒿鳖甲汤	沙参、天冬、麦冬、百合、石斛、玉竹、旱莲草、桑寄生、龟板、鳖甲、女贞子、西洋参、胡麻仁
		温通法	阳虚证治法	温补肾阳	相火汤	生地黄、山萸肉、山药、玉竹、肉桂、制附子	右归饮、肾气丸	鹿茸、紫河车、骨碎补、冬虫夏草、蛤蚧、锁阳、肉苁蓉、补骨脂、杜仲、续断、淫羊藿、胡桃、菟丝子、狗脊、韭菜子、仙茅、海狗肾、益智仁、阳起石、葫芦巴
		补益法	表虚证治法	益气固表	益气固表汤	黄芪、黄精、白术、防风	玉屏风散、牡蛎散	黄芪、人参、党参、白术、防风、黄精

续表

十二证治法内容					方剂	药物组成	类方	药选
虚实证治法	虚证治法	补益法	里虚证治法	健脾补虚	健脾益气汤	人参、白术、山药、黄芪、黄精、当归、甘草	四君子汤、参苓白术散、人参健脾丸	党参、白术、莲子、山药、白扁豆、黄精
	实证治法	消导法	食积证治法	消食和胃	消食和胃饮	神曲、山楂、半夏、陈皮、麦芽、大黄	枳实消痞丸	神曲、麦芽、莱菔子、鸡内金、山楂、大黄
		驱虫法	虫积证治法	杀虫驱虫	驱蛔饮	苦楝根皮、使君子、榧子、鹤虱、雷丸粉	驱蛔汤、驱蛔承气汤、乌梅丸	使君子、鹤虱、槟榔、雷丸、南瓜子、石榴皮、苦楝根皮、贯众
		祛痰法	痰饮证治法	清利痰饮	清利痰饮方	半夏、陈皮、贝母、百部、杏仁、茯苓、桔梗、甘草、葶苈子	二陈汤、止咳散	前胡、瓜蒌、竹茹、礞石、杏仁、紫菀、百部、桔梗、竹沥
			痰积证治法	化痰清积	化痰消核方	当归、昆布、赤芍、海藻、贝母、半夏、三棱、莪术	海藻玉壶汤、四海舒郁汤	白芥子、昆布、海藻、半夏、贝母、海蛤粉、海浮石、葶苈子
		理湿法	湿证治法	健脾祛湿	健脾祛湿汤	党参、白术、茯苓、车前子、薏苡仁、赤小豆、萆薢、泽泻、甘草	参苓白术散、萆薢渗湿汤、二妙散、五苓散	茯苓、猪苓、泽泻、车前子、茵陈、薏苡仁、防己、木通、萹蓄、瞿麦、金钱草、海金沙、石韦、赤小豆、玉米须
脏腑证治法	心证治法	清心开窍法	毒陷心包证治法	清心解毒	清心解毒汤	板蓝根、蒲公英、金银花、地丁、连翘、黄芩、黄柏、黄连、甘草、淡竹叶	护心散、内固清心散	人参、黄连、琥珀、栀子、淡竹叶、大青叶

续表

十二证治法内容					方剂	药物组成	类方	药选
脏腑证治法	心证治法	清心开窍法	毒邪攻心证治法	解毒开窍镇静安神	安神解毒汤	犀角、赤芍、鲜石斛、牡丹皮、黄芩、黄连、石菖蒲、牛黄、珍珠粉	紫雪丹、至宝丹、抱龙丸	石菖蒲、牛黄、琥珀、朱砂、酸枣仁、珍珠母、钩藤、僵蚕、黄连、羚羊角
	肝胆证治法	疏肝法	肝(胆)郁滞证治法	疏肝利胆清热	疏肝利胆汤	金钱草、黄柏、黄芩、枝子、中吉、郁金、白术、柴胡、车前子、甘草	茵陈蒿汤、小柴胡汤	茵陈、金钱草、茯苓、猪苓、木通、柴胡、黄芩、郁金、黄柏、大黄、龙胆草
	脾胃证治法	保胃法	脾胃不和证治法	健脾和胃	健脾和胃饮	白术、厚朴、陈皮、山药、砂仁、神曲、麦芽、鸡内金	平胃散、参苓白术散、六和丸	苍术、厚朴、砂仁、鸡内金、麦芽、白术、扁豆
	肾证治法	补益法	肾虚证治法	益肾	益肾汤	熟地黄、山药、山茱萸、茯苓、泽泻、巴戟天	肾气丸、左归丸、右归丸	山萸肉、五味子、金樱子、桑寄生、女贞子、益智仁、续断、菟丝子、巴戟天
	肺证治法	滋阴法	肺虚证治法	养阴清热，补肺止咳	养阴清肺汤	沙参、麦冬、黄芩、百部、白及、阿胶、丹参、甘草	补肺阿胶汤、秦艽扶羸汤、芩部丸	沙参、麦冬、百部、银柴胡、天冬、石斛、玉竹
阴阳证治法	阳证治法	回阳法	亡阳证治法	回阳救逆	回阳救逆汤	人参、制附子、玉竹、炙甘草	参附汤、四逆汤、独参汤	人参、附子、玉竹、干姜、麦冬、黄精
	阴证治法	救阴法	亡阴证治法	救阴生津，益气固脱	生脉救阴饮	白干参、玄参、生地黄、麦冬、天冬、玉竹	生脉散、增液汤	西洋参、沙参、麦冬、天冬、玉竹、石斛

简表 2　乙肝常用中草药

一、具有调节机体免疫功能

1. 增强 T 细胞功能

黄芪、党参、人参、白术、灵芝、菟丝子、仙灵脾、鹿茸、桑寄生、猪苓、茯苓、薏苡仁

2. 增强 B 细胞功能，提高免疫球蛋白

黄芪、黄精、人参、肉桂、锁阳、仙茅、菟丝子、沙参、麦冬、天冬、玄参、女贞子、山萸肉、鳖甲

3. 提高补体水平

黄芪、党参、白术、茯苓、甘草、蒲公英、黄芩、大黄、大青叶

4. 促进淋巴细胞转化

黄芪、党参、人参、黄精、灵芝、鹿茸、仙灵脾、菟丝子、枸杞子、女贞子、银耳、白芍、旱莲草、五味子、桑寄生、生地黄、阿胶、当归、何首乌、鸡血藤、桑葚、柴胡、黄连、黄芩、黄柏、蒲公英、金银花、紫花地丁、水牛角、红花、川芎、莪术、王不留行、桑枝、麻黄、杏仁、薏苡仁

5. 诱导干扰素合成

党参、灵芝、香菇、白术、山药、茯苓、猪苓、青黛等对 α-干扰素增生明显；黄芪、人参、对 β-干扰素诱生明显；黄芩、黄连、生地黄、金银花、蒲公英、地丁、五味子、芍药等对 γ-干扰素诱生明显

6. 对体液免疫有作用

胎盘、黄精、大枣、甘草、沙参、玄参、炙鳖甲、麦冬、肉桂、地龙、益母草、五加皮、龙胆草、黄柏、穿心莲、半枝莲、鱼腥草、蒲公英、白花蛇舌草、板蓝根、大青叶、乌梅、牡丹皮、砂仁、桔梗、麻黄等

7. 抑制免疫功能

紫参、茵陈、黄芩、黄柏、栀子、龙胆草、金银花、连翘、半边莲、甘草、牡丹皮、红花、桃仁、当归、川芎、生地黄、玄参、泽兰、赤芍、大黄、地龙、益母草、水红花子、莪术、白茅根、紫草、柴胡、麻黄、车前子、桑枝、鬼箭羽、地海棠、肿节风、青蒿、胡连、石见穿、垂盆草、胡麻黄、糯米藤、地榆、贯众、莲须、桂皮、山豆根、大青叶、白花蛇舌草、坤草、穿山甲、鸡血藤等

二、使乙肝表面抗原转阴

大青叶、蒲公英、茵陈、艾叶、板蓝根、半枝莲、败酱草、黄柏、大黄、肉桂、麻黄、虎杖、石榴皮、苦参、何首乌、胡黄连、胡麻仁、糯米藤、地榆、生贯众、莲须、蚕沙、鱼腥草、白矾、黑矾、青龙衣、山豆根、白花蛇舌草、桑寄生、昆布、苦丁茶、独活、草豆蔻、金钱草、金不换、土茯苓、草河车、车前草、槟榔、桑叶、酸浆草。有的已制成注射液，如黄芪注射液、黄连注射液、灵芝注射液等

三、增强肝脏解毒作用

甘草、黄芩、连翘、水飞蓟、当归、大青叶、茵陈、茯苓、半夏、牛黄等

四、对 DNA 聚合物（DNAP）有直接抑制作用

续表

菊苣、木瓜、北野菊、大蓟、仙鹤草、丹参、夏枯草、栀子、牡丹皮、赤芍、紫草、青蒿、秦皮、黄连、金银花、蚤休、败酱草、蒲公英、虎杖、山豆根、鱼腥草、白头翁、半枝莲、兰花香茶菜、连翘、黄芩、火炭母、板蓝根、金钱草、龙胆草、马齿苋、龙葵、蟛蜞菊、谷精草、生地黄、白薇、土茯苓、射干、鸦胆子、黄药子、苍耳、瓜蒌、土贝母、大果龙葵、鸡蛋茄、白花蛇舌草等对DNAP直接抑制率25%~50%；蒲公英、木瓜、火炭母、蚤休、夏枯草、紫草等能降解25%以上定量的HBVDNA
五、对降酶有作用
选酸味药可以降酶，具体应用：有热象者，宜选用偏寒性的，如牛膝、旱莲草、白芍、鱼腥草；偏气滞者选用生山楂、木瓜、石榴皮；脾肾虚者选用覆盆子、五味子、乌梅；谷丙转氨酶高，属脾虚湿困者，加用石见穿、败酱草；其他降转氨酶药，如五味子、龙胆草、黄柏、栀子、大黄、半枝莲、蒲公英、茵陈、板蓝根、虎杖、连翘、凤尾草、秦皮、田基黄、白薇、垂盆草、云芝、水飞蓟、白茅根、陆英、青叶胆等。五味子虽降酶作用好，但煎剂不如研粉内服，且停用后有反跳，当引起重视

简表3　乙肝常用中草药微量元素含量

名称	锌（Zn）	铜（Cu）	铁（Fe）	镁（Mg）	硒（Se）	钙（Ca）
太子参	20.3	6.7	0.50	1.55		1.80
路党参	3.7	8.9	0.24	0.80	上党参0.18	0.50
黄芪	12.5	5.1	0.23	1.20		0.76
白术	22.0	7.5	0.12	0.58		2.12
玉竹	18.2	7.69	0.85	0.68		2.40
当归头	29.4	14.3	0.09	1.75		1.02
大枣	14.5	3.6	0.13	0.70		1.20
黄精	22.5	4.3	0.40	0.93		2
丝子	22.0	25.0	0.98	1.71	贵州0.0015	6.60
淮山药	5.2	5.9	0.06	0.33	广东0.02	0.48
湖南首乌	12.5	5.6	0.50	1.35	广东0.03	2.88
补骨脂	42.2	20.2	0.08	1.80		1.80
杜仲	22.1	30.6	0.82	1.73		2.90
蒿叶	10.9	8.7	0.25	2.20		11.0
丹参	22.5	13.0	0.64	6.19		5.55

续表

名称	锌（Zn）	铜（Cu）	铁（Fe）	镁（Mg）	硒（Se）	钙（Ca）
艾叶	55.1	18.6	2.46	3.18		4.80
红花	32.7	19.7	1.89	2.50		7.50
三棱	84.3	6.0	0.37	0.60		0.65
五灵脂	21.3	8.9	1.81	1.23		3.72
赤芍	32.7	11.5	0.28	1.58		35.0
莪术	0.37	9.6	0.37	2.28	四川 0.193	1.60
郁金	9.4	11.8	0.69	1.28		1.25
升麻	18.9	14.4	1.49	1.35		3.05

简表 4　常用食品微量元素含量　　　单位：μg/L

食品	锌	铜	铁	镁	硒	钙
小麦片	31.4	小麦 6.50		13.10	7.20	
白萝卜	32.1		1.9		7.50	
大豆	37.6	黄豆 23.40	黄豆 11.00			
核桃	37.00	38.00	2.1			19.00
蘑菇	36.4	32.10	25.0			34.00
茄子	28.7	12.10	0.4			
大白菜	24.2	9.50	0.4		5.10	
鲱鱼	61.7					
对虾	34.2					虾米 125.00
猪肾	24.1	25.00	17.00			
苹果	24.5		0.3			
板栗	32.1	37.00				
萝卜缨	22.6	10.50	15.10	15.10		17.00
菠菜	21.0	13.10	25.00	9.30	4.10	
牛奶			北京 0.45	48.70		120.00
小米			4.7	6.70	6.70	
丝瓜					5.60	

王瑞麟年谱

王瑞麟，男，现年95岁，汉族，河南安阳市人。自幼读私塾、随先父王忠习医，二十岁悬壶至今已七十余载。1940年毕业于天津中国国医学院，新中国成立后被选送北京中医进修学校师资班学习，1953年毕业。毕业之后随即被分配到现在河南省中医学院第一附属医院（其前身为河南省直机关第四门诊部，后于1953年10月18日改为省中医院）工作至今。1963年获卫生部公布全国16所中医院校“名老中医”荣誉称号。历任河南中医学院外伤科教研室副主任，内科副主任医师、副教授，中华医学会河南分会理事等。长期从事医疗、教学和科研工作，培育了一大批中医药科学技术人才和专家、教授。1954年参加全省组织的防汛救灾工作，取得了显著效果，受到上级领导表彰。1957年柘城县发生流行性乙型脑炎，参加省组成的抢救组，并与当地医务人员一起，共同救治，取得可喜成绩。1958年到旅大市（现大连市）第二人民医院参加中药治疗癌症学习

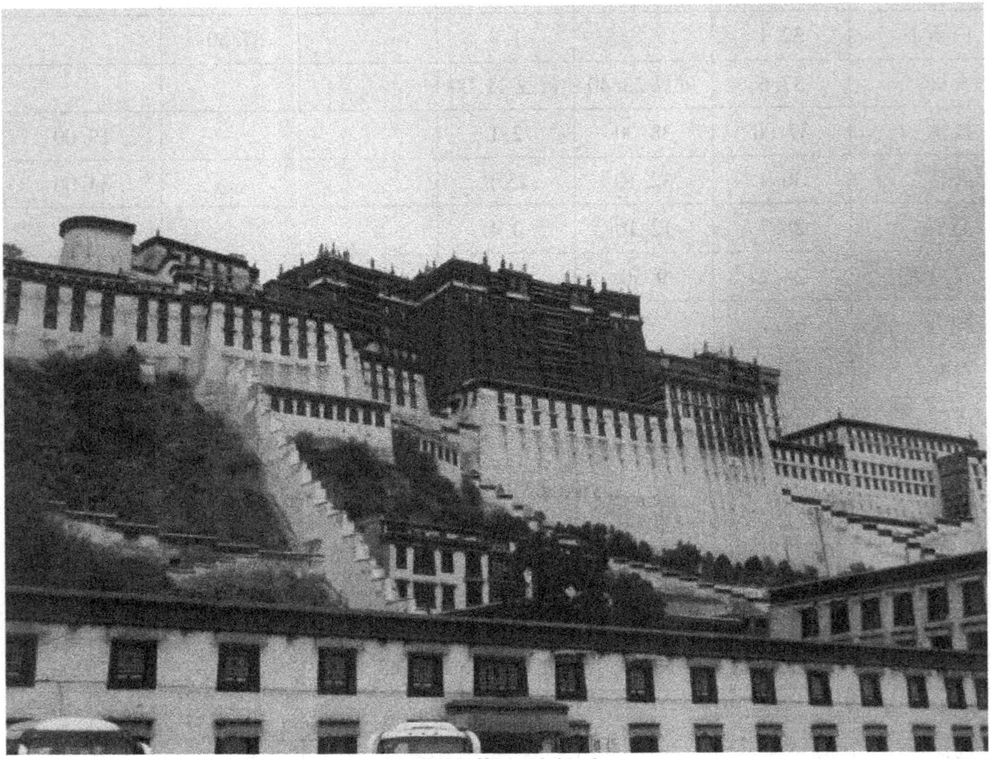

西藏拉萨布达拉宫

班。1959 年到北京中医研究院跟蒲辅周老师学习治疗麻疹性肺炎和病毒性肺炎经验。同年又到北京中医学院参加经络探查器学习班等。1963 年 4 月为抢救全国劳动模范刘九学同志，参加了省卫生厅组成的抢救小组，顺利完成了救治任务。1963 年为了支援边防建设，和一位中药人员到西藏军区生产部，调查西藏中药资源分布，防治常见病，举办培训班。王老师和同志一起，不畏高原的严寒缺氧，克服路途上的高山反应等困难，到达拉萨、林芝、米林、伊桑、兰卡子和山南、商伊等地区。所到之处不畏高原反应坚持调查药源，亲自采药，自采自用。有些生药毒性较大，就亲自尝试，体验准确剂量后，再用于治疗。配制了防治常见病的丸、散、膏、丹等药品。还举办了西藏军区生产部举办的医师学习班。培养了一批扎根西藏的中医药人员，受到部队领导和藏族同胞赞扬。1958 年，在领导的重视、同志们的支持下创办了中医外科等。为了办好具有中医特色的外科，王老师将家传外用的银制器械和秘方，如地精拔毒散和王氏效验膏（献方后医院更名效验膏）等，无私奉献给医院，为众多患者解除了病痛。所以孙顺霖先生在《中医外科理治・序》中曰：“特别是瑞麟老先生……不视知识为私有，毅然献出祖传秘方，造福于人类的高风亮节和……”王老师说：“能为医院做一点工作、尽一点义务甚感欣慰。”1984 年院校为继承和抢救名老中医专长，让王旭作为王瑞麟（内科）老师的助手，以继承其独到的临床经验；此后，王老师除了忙于临床和行政事务外，不畏寒暑，为教学工作积极备课至深夜，并利用空闲时间总结经验、撰写论文、编写教材等。如 1959 年总结《中药治疗 121 例麻疹简介》和《治疗癌症的点滴经验》，由河南人民出版社出版；1962 年撰写《哮喘的诊断和治疗》发表于省中医学院、中医研究所汇编第 16 期；1972 年参加编写河南中医学院《针灸讲义・穴位诊断与治疗临床经验》；1986 年编《中药顺歌》一书，由河南科学技术出版社出版；1989 年撰文《从中医外科的发展看整理医学古籍之重要》发表于古籍整理第一期；同年撰文《教师备课“三步曲”》发表于古籍整理第二期；还在《中国中医药报》中医理论体系问题专题讨论栏目发表《论中医基本理论体系及其核心》时说：“中医基本理论体系及其核心，是在天人合一的思想指导下形成的‘整体观’。整体观之所以能够成为独具特色的中医基本理论体系的核心，是因为在生理、病理、辨证、诊断、治疗、预防等各方面，其基本理论都是以整体观作为核心，都是以整体观这一核心形成独具特色的基本理论体系的。”并对三大方面做了较详细论述：《黄帝内经》确立了中医基本理论体系的核心——整体观；历代医学家为中医基本理论体系的形成和发展做出了伟大贡献；中医基本理论体系的主框架。1990 年撰文《肝硬化的病因证治》参加全国肝硬化中西结合研讨会，学生还总结出《介绍王瑞麟老师治疗病毒性肝炎的经验体会》参加 1991 年全国病毒性肝炎肝肿瘤学术会议并在大会宣读、进行经验交流，受到大会代表赞扬等。1993 年总结《王瑞麟老师“血瘀为百病之源”的经验体会》参加国际和学术会议等；还先后在不同时期指导学生总结经验、撰写论文等，如《微量元素是八纲的物质基础》《微量元素与中医基础理论和临床结合的体会》《慢性结肠炎与微量元素》《从中医外科学的发展史看世界“中医热”的兴起》《肛管直肠癌与中医分型论治》等。

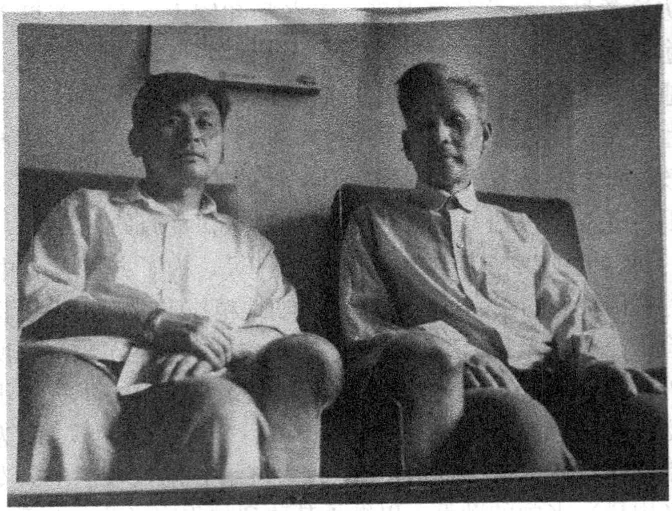

附 录

附录一 病毒性肝炎的防治方案（删节）（1978 年）

病毒性肝炎临床表现复杂。目前乙型肝炎已有抗原抗体的检测方法，甲型肝炎的抗原抗体检测方法尚未能广泛应用，非甲非乙型肝炎病原学检测方法尚未建立。因此病毒性肝炎的诊断应该根据流行病学资料、临床症状、体征及实验室检查，并结合患者具体情况及动态变化进行综合分析，做好鉴别然后加以确诊。切忌主观片面地只依靠某一点或一次的异常就肯定诊断，必要时可做肝活体组织检查。

Ⅰ 病毒性肝炎的命名及分型 病毒性肝炎的命名应包括病原学分型及临床学分型两部分。

1. 病原学分型 分甲型、乙型及非甲非乙型。凡根据流行病学或血清学资料能肯定为甲型肝炎者，诊断为甲型肝炎。凡根据流行病学或血清学资料能肯定为乙型肝炎者，诊断为乙型肝炎。只有血清学资料，如 HBsAg（+）或抗 HBc（+）或 DNA 多聚酶（+），于排除合并甲型肝炎或其他类型肝炎后，可诊断为乙型肝炎。凡排除甲、乙两型肝炎及其他已知病原引起之肝炎者，可诊断为非甲非乙型肝炎。如不能确定为上述三型，则可注明为 HBsAg（+）或 HBsAg（-）。

2. 临床分型

（1）急性肝炎：急性黄疸型，急性无黄疸型。

（2）迁延性及慢性肝炎：关于迁延性及慢性肝炎的分型有甲、乙两种建议，选择应用。待今后积累足够的临床病理资料后再考虑统一。甲：慢性肝炎分慢性迁延性和慢性肝炎两型，其中慢性肝炎又可分为慢性普通型和慢性活动型两种。

（3）重症肝炎：急性重型，亚急性重型，慢性重型。

（4）瘀胆型肝炎。

［注］命名法举例：病毒性肝炎、甲型、急性黄疸型；病毒性肝炎、乙型、慢性迁延性；病毒性肝炎、HBsAg（-）、亚急性重型。

Ⅱ 各临床型的诊断依据

1. 急性肝炎

（1）急性无黄疸型肝炎：应根据流行病学资料、症状、体征、化验及病原学检测综合判断，并排除其他疾患。

①流行病学资料：第一，密切接触史，指与确诊病毒性肝炎患者（特别是在急性期）同吃、同住、同生活或经常接触肝炎病毒污染物（如血液、粪、尿）而未采取防护措施者；第二，注射史，指在半年内曾接受输血、血液制品及消毒不严格的药物注射、接种、针刺治疗等。

②症状：指近期内出现的持续几天以上的、无其他原因可解释的症状，如乏力、食欲减退、恶心、厌油、腹胀、溏便、肝区痛等。

③体征：指肝肿大并有压痛，部分患者可有轻度脾肿大。

④化验：主要指血清谷丙转氨酶增高。

⑤病原学检测阳性：指 HBsAg（+）、或抗 HBc（+）或抗 HBs 效价增高 4 倍以上。

凡流行病学资料、症状、体征、化验四项中三项明显阳性，或化验及体征均明显阳性，并排除其他疾病者可以确诊。凡单项血清谷丙转氨酶增高，或仅有症状、体征，或仅有流行病学史及②、③、④三项中之一项，均为可疑者。对可疑者应进行动态观察或结合其他检查（包括肝活体组织检查）做出诊断。可疑者如⑤项为阳性，且除外其他疾病可以确诊。

（2）急性黄疸型肝炎：凡急性发病具有不同程度的肝炎症状、体征及化验异常，血清胆红素在 17.1 μmol/L 以上，尿胆红素阳性，并排除其他原因引起之黄疸，可诊断为急性黄疸型肝炎。

2. 慢性肝炎

（1）慢性迁延性肝炎：有确诊或可疑肝炎的病史，病程超过半年尚未痊愈，病情较轻，不够诊断慢性活动性肝炎，或肝活体组织检查符合于国外慢性持续性肝炎（CPH）的组织学改变。

（2）慢性活动性肝炎：慢性活动性肝炎的临床诊断依据如下：

①症状：既往有肝炎史，目前有较明显的肝炎症状。

②体征：肝肿大，质地中等硬度以上，伴有蜘蛛痣或肝病面或肝掌或脾肿大而排除其他原因。

③实验室检查：血清转氨酶活力反复或持续升高伴有絮浊试验长期明显异常；或血浆清蛋白减低，或清/球蛋白的比例明显异常，或 γ 球蛋白明显增高；或血清胆红素长期增高。有条件时做免疫学检测如 IgG、IgM、自身抗体（抗核抗体、抗平滑肌抗体等）、自身细胞免疫（抗肝细胞膜脂蛋白）、类风湿因子等。

④肝外器官表现：如关节炎、肾炎、脉管炎、皮疹或干燥综合征等。

以上四项中有三项为阳性，或②、③两项为阳性，或肝活体组织检查符合国外慢性活动性肝炎（CAH）的组织学改变。

如按乙种分型方法，其诊断标准如下：

（1）迁延性肝炎：有确诊或可疑肝炎病史，病程超过半年尚未痊愈。病情较轻不够诊断慢性肝炎标准，或肝活体组织检查类似国外慢性持续性肝炎（CPH）。

（2）慢性肝炎：具备上述慢性活动性肝炎诊断依据的四项或具有第四项及前三项中之两项，可肝活体组织检查类似国外慢性活动性肝炎的改变者为慢性活动性肝炎。具有上述慢性活动性肝炎诊断依据的前三项，或第二及第三两项明显阳性为慢性普通型。

3. 重症肝炎

（1）急性重型肝炎（即暴发性肝炎）：以急性黄疸型肝炎起病，2周以内迅速出现极度乏力，消化道症状明显，并出现精神、神经症状（嗜睡、烦燥不安、昏迷等），凝血酶原活动度低于40%而排除其他原因。

（2）亚急性重型肝炎（即亚急性肝坏死）：急性无黄疸型肝炎起病后3周以上，而具有以下指征：

1）黄疸迅速上升（数日内血清胆红素上升大于17.1 μmol/L），凝血酶原时间明显延长或胆碱酯酶活力明显降低。

2）高度无力及明显食欲减退，或恶心呕吐，重度腹胀及腹水，可有明显出血倾向。对无腹水及出血倾向者应注意是否本型的早期。

（3）慢性重型肝炎（即慢性肝炎亚急性肝坏死）：表现同亚急性重型肝炎，但有慢性肝炎或肝炎后肝硬化的病史、体征或化验异常。

4. 瘀胆型肝炎

（1）类似急性黄疸型肝炎，但自觉症状较轻。

（2）梗阻性黄疸持续3周以上。

（3）除其他肝内外梗阻性黄疸（包括药源性等）。

附录二　病毒性肝炎中医辨证标准（试行）

（中华中医药学会内科肝病专业委员会1991年12月11日至14日）

Ⅰ急性病毒性肝炎

1. 急性黄疸型肝炎

（1）阳黄证：临床表现尿黄，身目俱黄，色泽鲜明，恶心，厌油，纳呆，口干苦，头身困重，胸脘痞满，小便黄赤，苔黄腻，脉弦滑数。

主证：①尿黄，身目俱黄，色泽鲜明；②恶心，厌油，纳呆；③苔黄腻。

次证：①口干苦；②大便干；③头身困重；④胸脘痞满。

辨证要求：具备主证①及②、③两项中的一项者，即属本证；具备主证①及次证①或②者，属于热重于湿证；具备主证①及次证③或④者，属于湿重于热证；具备主证①、②两项中的一项以及③、④两项中的一项者，属于湿热并重证。

（2）阴黄证：临床表现身目发黄，色泽晦暗，形寒肢冷，大便溏薄，舌质淡、体胖、苔白滑，脉沉缓无力。

主证：①身目发黄；②脉沉缓无力。

次证：①畏寒喜暖；②大便溏薄；③舌质淡、体胖。

辨证要求：具备主证①、②者，即属本证；具备主证①及次证三项中任何两项者，即属本证。

2. 急性无黄疸型肝炎

（1）湿阻脾胃证：临床表现脘闷不饥，肢体困重，怠惰嗜卧，或见水肿，口中黏腻，大便溏泻，舌苔腻，脉濡缓。

主证：①脘闷不饥；②舌苔腻。

次证：①肢体困重；②口中黏腻；③大便溏泻。

辨证要求：具备主证①、②者，即属本证；具备主证两项中的任何一项及次证三项中的任何两项者，即属本证。

（2）肝郁气滞证：临床表现胸胁胀痛，胸闷不舒，善太息，情志抑郁，不欲饮食，或口苦喜呕，头晕目眩，脉弦，舌苔白滑；妇女月经不调，痛经或经期乳房作胀。

主证：①胁肋胀痛；②脉弦。

次证：①不欲饮食；②头目眩晕；③情志抑郁；④女子月经不调，经期乳房作胀。

辨证要求：具备主证①、②者，即属本证；具备主证①及次证四项中任何两项者，即属本证；具备主证②及次证四项中任何三项者，即属本证。

Ⅱ慢性迁延性乙肝及慢性活动性肝炎

1. 湿热中阻证：临床表现胁胀脘闷，恶心厌油，纳呆，身目发黄而色泽鲜明，尿黄，口黏口苦，大便黏滞臭或先干后溏，口渴欲饮或饮而不多，肢体困重，倦怠无力，舌苔黄腻，脉象弦数或弦滑数。

主证：①身目发黄，色泽鲜明；②舌苔黄腻。

次证：①恶心，厌油，纳呆；②胁胀脘闷；③尿黄。

辨证要求：具备主证①、②者，即属本证；具备主证②及次证三项中任何两项者，即属本证；具备主证①及次证①、②者，即属本证。

2. 肝郁脾虚证：临床表现胁肋胀满疼痛，胸闷太息，精神抑郁，性情急躁，纳食减少，口淡乏味，脘痞腹胀，午后为甚，少气懒言，四肢倦怠，面色萎黄，大便溏泻或饮食不化，每因进食生冷油腻及不易消化食物而加重，舌淡苔白，脉沉弦。

主证：①胁肋胀痛；②腹胀便溏。

次证：①抑郁烦闷；②身倦乏力；③舌质淡、有齿痕。

辨证要求：具备主证①、②者即属本证；具备主证①及次证②、③两项者，即属本证；具备主证②及次证①者，即属本证。

3. 肝肾阴虚证：临床表现右肋隐痛，腰膝酸软，四肢拘急，筋惕肉瞤，头晕目眩，耳鸣如蝉，两目干涩，口燥咽干，失眠多梦，潮热或五心烦热，形体消瘦，面色黧黑，毛发不荣，牙龈出血，鼻衄，男子遗精，女子经少经闭，舌体瘦、有裂纹，舌质红、花剥苔或少苔或光红无苔，脉细数无力。

主证：①头晕目眩；②腰膝酸软；③舌红少津。

次证：①五心烦热；②少寐多梦；③胁肋隐痛，遇劳加重；④脉细数。

辨证要求：具备主证①、②、③者，即属本证；具备主证三项中的任何两项及次证四项中的任何两项者，即属本证；具备主证三项中的任何一项及次证中的任何三项者，即属本证；具有次证四项者，即属本证。

4. 瘀血阻络证：临床表现面色晦暗或见赤缕红丝，肝脾肿大，质地较硬，蜘蛛痣，肝掌，女子行经腹痛，经水色暗有块，舌质暗或有瘀斑，脉沉细涩。

主证：①面色晦暗或见赤缕红丝；②肝脾肿大，质地较硬。

次证：①舌质暗或有瘀斑；②肝掌，蜘蛛痣；③两肋刺痛；④女子行经腹痛或经色红有块。

辨证要求：具备主证①、②者，即属本证；具备主证及次证各一项者，即属本证；具备次证①、②、③项；女子具备次证①、②、③中的两项及第④项，即属本证。

5. 脾肾阳虚证：临床表现畏寒喜暖，精神疲惫，四肢不温，面色不华或晦黄，少腹腰膝冷痛，食少脘痞，腹胀便溏或晨泻，完谷不化，甚者滑泻失禁，小便不利，或余沥不尽，或尿频失禁，下肢或全身水肿，甚则水臌，舌质淡、体胖、有齿痕、苔白或腻或滑，脉沉细弱或沉迟。

主证：①畏寒肢冷；②神疲脉弱。

次证：①少腹腰膝冷痛；②食少便溏甚则晨泻；③下肢水肿；④阴囊湿冷或阳痿。

辨证要求：具备主证①、②者，即属本证；具备主证①、②及次证四项中的任何两项者，即属本证；具备次证①、②、③项；男子具备次证①、②、③项中的两项及第④项者，即属本证。

Ⅲ　瘀胆型肝炎

本病是由于湿热之邪不解入于血分，阻滞血脉，逼迫胆汁外溢，浸渍肌肤所致，故中医称之为瘀热痰阻证。临床表现为黄疸较深，经月不退，自觉症状相对较轻，皮肤瘙痒或有灼热感，抓后有细小出血点及瘀斑，右胁胀痛，肝脏肿大，稍感乏力，口咽干燥，小便深黄，大便色浅或灰白，舌质暗红、苔少，脉实有力。

主证：①黄疸较深，经月不退，色泽晦暗；②皮肤瘙痒。

次证：①舌质暗红；②右胁胀痛；③大便色浅或灰白。

辨证要求：具备主证①、②者，即属本证；具备主证①及次证三项中的两项者，即属本证。

Ⅳ 重症肝炎

急性及亚急性重型肝炎属于中医“急黄”“瘟黄”范畴，慢性重型肝炎由慢性活动性肝炎或肝炎后肝硬化发展而来，具有“久病入络”“内结为瘀血”的特点，属于中医“瘀血发黄”范畴，并具有正虚邪实的特点。

由于重症肝炎病机复杂，病情演变快，病死率高，都是采取中西医结合抢救措施，目前仅就临床常见的中医证候初步归纳如下，供临证参考。因经验尚不成熟，故暂不定标准。

(1) 毒热炽盛证：发热或高热，黄疸迅速加深，色泽鲜明，精神萎靡，极度乏力，食欲大减或无食欲，恶心呕吐，大便秘结或黏滞不爽，小便赤黄，腹部胀大或有腹水，舌质紫红、苔黄或黄褐焦黑起刺，脉洪大或滑数。

(2) 热入心包证：除毒热炽盛证的表现外，出现狂躁不安，神志昏迷，不省人事，肝浊音区缩小，溺少便结，舌质红绛、苔黄燥，脉弦数。

(3) 痰阻内闭证：黄疸深重，色泽不鲜，面色晦暗，神志错乱，意识不清，或自言自语，低吟慢唱，旁若无人，神呆目滞，举止失常，呕恶不食，少尿或无尿，甚至神志昏迷，不省人事，喉中痰鸣，“哧哧”有声，脉沉弦滑，苔白腻或垢腻。

(4) 瘀血发黄证：病程久长，黄疸徐徐加深，经久不退，或反复波动，黄色晦暗，面目黧黑，赤缕红丝，肝掌，肝脾肿大，两胁刺痛，鼻衄，齿衄，或大便黑色，臌胀，舌质暗红、边有瘀斑或瘀点、苔少，脉弦涩。

(5) 寒湿发黄证：面目身黄如熏，面色晦暗，头目昏沉，食少便溏，畏寒喜暖，四肢不温，或有水肿，腹水，脉息无力，舌质淡、体胖，苔白腻。

(6) 肝肾阳衰证：精神萎靡，两目无光，表情淡漠，反应迟钝，寡言少语，忧郁胆怯，惊恐不安，或神志恍惚，答非所问，语无伦次（包括定向力、记忆力、理解力、计算力的减退或丧失），或郑声不已，举动失常，如循衣摸床，两手撮空，极度乏力，动作失灵，如取物不准，步履不稳，双手震颤（扑翼样震颤），若静卧不动，视物不明，或不能久视，手足麻木，筋脉挛急，关节不利，舌卷囊缩，女子乳缩，阴囊湿冷，小腹冷痛拘急或小腹胀痛；小便失禁，大便滑泻，甚则下利清谷，水肿或腹水日久不消，胸胁苦满闷，乏味清涎，饥不欲食或不饥不食；恶风畏寒，四肢不温或四肢厥逆，汗出如油或凉汗淋漓；衄血或呕血便血；黄疸日益加深；渐由嗜睡转入昏迷。

以上六种证候尚难概括重症肝炎全貌，证候出现往往交叉重叠，辨证必须全面分析。

附录三　病毒性肝炎中医疗效判定标准（试行）

（中华中医药学会内科肝病专业委员会）

Ⅰ　急性肝炎

1. 基本治愈标准

（1）该证候中的主次证消失；

（2）肝脏恢复正常或明显回缩，肝区无明显疼痛或叩痛；

（3）肝功能检查恢复正常；

（4）乙型肝炎患者要求 HBsAg 阴转；

（5）以上各项随访半年未复发者。

2. 治愈标准　除要求随访 1 年无异常改变外，其余各项与基本治愈标准相同。

Ⅱ　慢性迁延性肝炎

1. 临床基本治愈标准

（1）该证候中的主次证消失；

（2）肝脏恢复正常或明显回缩，肝区无明显疼痛或叩痛；

（3）肝功能检查恢复正常；

（4）乙型肝炎患者要求病毒复制指标阴转；

（5）以上四项均稳定 6~12 个月。

2. 显效标准

（1）该证候中的主次证消失半数以上，或好转 2/3 以上；

（2）肝脏恢复正常或明显回缩，肝区无明显疼痛或叩痛；

（3）肝功能检查恢复正常；

（4）对乙肝患者要求病毒复制指标有一项阴转。

3. 好转标准

（1）该证候中的主次证消失占 1/3 以上，或好转占半数以上；

（2）肝脾肿大稳定无变动或回缩，无明显压痛及叩痛；

（3）肝功能检查较原值下降一半以上；

（4）对乙肝患者要求病毒复制指标下降。

4. 无效　未达到上述标准者。

Ⅲ 慢性活动性肝炎

1. 临床基本治愈标准

（1）该证候中的主次证消失；

（2）肝脏肿大稳定无变动或回缩，肝区无明显疼痛或叩痛；

（3）肝功能检查恢复正常；

（4）对乙肝患者则要求病毒复制指标阴转而 HBsAg 仍可阳性；

（5）以上各项保持稳定 6~12 个月。

2. 显效指标

（1）该证候中的主次证消失半数以上，或好转占 2/3 以上；

（2）肝脏肿大稳定无变动或回缩，肝区无压痛或叩痛；

（3）肝功能检查恢复正常或轻微异常，TTT≤8 马氏单位，ALT（GPT）≤37.5 IU（正常值以 30 IU 为准）；

（4）对乙型肝炎患者要求病毒复制指标有一项阴转而 HBsAg 可阳性。

3. 好转标准

（1）该证候中的主次证消失 1/3 以上，或好转占半数以上；

（2）肝脏肿大稳定无变动或回缩，肝区无压痛或叩痛；

（3）肝功能检查较原值下降一半以上；

（4）乙型肝炎患者病毒复制指标有所下降而 HBsAg 仍可阳性。

4. 无效　未达到以上标准者。

说明：本标准中“该证候中的主次证”均按“消失”“好转”“无变化”三级判定。

附录四　病毒性肝炎防治方案

（1995 年 5 月北京第五次全国传染病寄生虫病学术会议讨论修订）

近年来，国内外病毒性肝炎的研究进展很快。中华医学会传染病与寄生虫病学会对 1990 年上海第六次全国病毒性肝炎会议制订的“病毒性肝炎防治方案”做了较大修改。仅对其中的诊断标准及治疗原则部分摘录供临证参考。病毒性肝炎属法定乙类传染病。

病毒性肝炎诊断标准

病毒性肝炎的临床表现复杂，在诊断时切忌主观片面地只依靠某一点或某一次异常，而应依据流行病学、临床症状、体征及实验室检查，结合患者具体情况及动态变化进行综合分析，做好鉴别，然后根据特异性检测结果做出病原学诊断，最后确诊。

一、临床诊断

1. 临床分型

（1）急性肝炎：①急性无黄疸型；②急性黄疸型。

（2）慢性肝炎：①轻度；②中度；③重度。

（3）重型肝炎；①急性重型肝炎；②亚急性重型肝炎；③慢性重型肝炎。

（4）瘀胆型肝炎。

（5）肝炎肝硬化。

2. 各型肝炎的临床诊断依据

（1）急性肝炎：

1）急性无黄疸型肝炎：应根据流行病学资料、临床症状、体征、化验及病原学检测综合判断，并排除其他疾患。

A. 流行病学资料：密切接触史指与确诊病毒性肝炎患者（特别是急性期）同吃、同住、同生活或经常接触肝炎病毒污染物（如血液、粪便）或有性接触而未采取防护措施者。注射史指在半年内曾接受输血、血液制品及用消毒不严格的药物注射、免疫接种、针刺治疗等。

B. 症状：指近期内出现的持续几天以上的、无其他原因可解释的症状，如乏力、食欲减退、恶心等。

C. 体征：指肝肿大并有压痛、肝区叩痛，部分患者可有轻度脾肿大。

D. 化验：主要指血清 ALT 活性增高。

E. 病原学检测阳性。

凡化验结果阳性且流行病学资料、症状、体征三项中两项阳性或化验明显阳性，并排除其他疾病者可诊断为急性无黄疸型肝炎。

凡单项血清 ALT 增高或仅有症状、体征或有流行病学史及症状、体征、化验三项中一项者，均为可疑病例。对可疑病例应进行动态观察或结合其他检查（包括肝活体组织检查）做出诊断。可疑病例如病原学诊断阳性，且排除其他疾病者可确诊。

2）急性黄疸型肝炎：凡符合急性无黄疸型肝炎诊断条件，且血清胆红素>17.1 μmol/L，或尿胆红素阳性，并排除其他原因引起的黄疸，可为急性黄疸型肝炎。

（2）慢性肝炎：既往有乙、丙、丁型肝炎或 HBsAg 携带史或急性肝炎病程超过半年，而目前仍有肝炎症状、体征及肝功能异常者可诊断为慢性肝炎。发病日期不明或虽无肝炎病史，但影像学、腹腔镜或肝活体组织病理检查符合慢性肝炎改变或根据症状、体征、化验综合分析亦可做出相应诊断。为反映肝功能损害程度临床可分为：

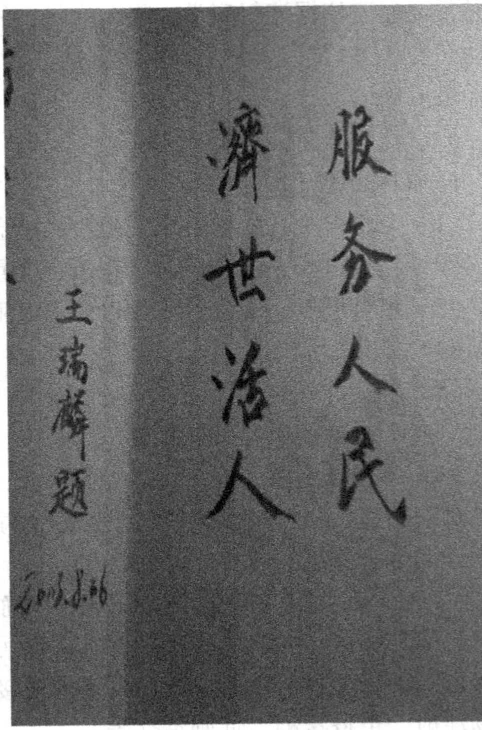

1）轻度（相当于原慢性迁延性肝炎或轻型慢性活动性肝炎）：病情较轻，症状不明显或虽有症状、体征，但生化指标仅一项或两项轻度异常者。

2）中度（相当于原中型慢性活动性肝炎）：症状、体征、实验室检查为轻度和重度之间者。

3）重度：有明显或持续的肝炎症状，如乏力、纳差、腹胀、便溏等。可伴有肝病面容、肝掌、蜘蛛痣或肝脾肿大，而排除其他原因且无门脉高压征者。实验室检查血清ALT反复或持续升高，清蛋白减低或A/G比例异常、丙中球蛋白明显升高。凡清蛋白≤32 g/L、胆红素>85.5 μmol/L、凝血酶原活动度40%~60%，三项检测中有一项达上述程度者即可诊断为慢性重度肝炎，见“慢性肝炎实验室检查异常程度参考指标”。

附表1　慢性肝炎的实验室检查异常程度参考指标

项目	轻度	中度	重度
ALT（IU/L）	≤正常3倍	≥3~≤10倍	>10倍
胆红素（μmol/L）	17.1~34.2	34.2~85.5	>85.5
清蛋白（g/L）	≥35	34~33	≤32
A/G	1.5~1.3	1.2~1.0	≤0.9
REP（%）电泳（γ球蛋白）	≤21	22~25	≥26
凝血酶原活动度（%）	79~71	70~61	60~40

（3）重症肝炎：

1）急性重型肝炎：急性黄疸型肝炎，起病后10 d内迅速出现精神神经症状（按Ⅴ度分，Ⅱ度以上肝性脑病），凝血酶原活动度低于40%而排除其他原因者，肝浊音界进行性缩小，黄疸急剧加深，肝功能明显异常（特别是血清胆红素大于171 μmol/L）。应重视昏迷前驱症状（行为反常、性格改变、思维障碍、精神异常）以便做出早期诊断。因此，急性黄疸型肝炎患者如有严重的消化道症状（如食欲缺乏、频繁呕吐、腹胀或呃逆）、极度乏力，同时出现昏迷前驱症状者，即应考虑本病。黄疸很轻，甚至尚未出现黄疸，而具有上述诸症状者，亦应考虑该病。

2）亚急性重型肝炎：急性黄疸型肝炎起病后10 d以上，凝血酶原时间明显延长（凝血酶原活动度低于40%）；同时具有以下特征之一者：出现Ⅱ度以上肝性脑病症状。黄疸迅速加重（数日内血清胆红素上升大于171 μmol/L），肝功严重损害（血清ALT升高或酶胆分离、A/G倒置，丙种球蛋白升高）。高度乏力及明显食欲减退或恶心呕吐，重度腹胀或腹水。可有明显的出血现象（对无腹水及明显出血现象者，应注意是否为本型的早期）。

3）慢性重型肝炎：慢性重型肝炎的临床表现同亚急性重型肝炎，但有慢性肝炎、肝硬化或乙型肝炎表面抗原携带史、体征及严重肝功能损害，或虽无上述病史、但影像学、腹腔镜检查或肝穿检查支持慢性肝炎者。为便于判定疗效及预后估计，根据临床表现亚急性和慢性重型肝炎又可分为早、中、晚三期。

A. 早期：符合急性肝功能衰竭的基本条件，如严重的全身及消化道症状，黄疸迅速加深，但未发生明显的脑病，亦未出现腹水。血清胆红素≥171 μmol/L，凝血酶原活动度≤40%，或经病理学证实。

B. 中期：有Ⅱ度肝性脑病或明显腹水，出血倾向（出血点或瘀斑）。凝血酶原活动度≤30%。

C. 晚期：有难治性并发症，如肝肾综合征、消化道出血、严重出血倾向（注射部位瘀斑）、严重感染，难以纠正的电解质紊乱或Ⅱ度以上肝性脑病、脑水肿，凝血酶原活动度≤20%。

4）瘀胆型肝炎：起病类似急性黄疸型肝炎，但自觉症状常较轻，常有明显肝肿大，皮肤瘙痒，大便发白。肝功能检查血清胆红素明显升高，以直接胆红素为主，表现为梗阻性黄疸，如碱性磷酸酶、γ转肽酶、胆固醇均有明显增高。梗阻性黄疸持续3周以上并除外其他肝内外梗阻性黄疸者，可诊断为急性瘀胆型肝炎。在慢性肝炎基础上发生上述临床表现者可诊断为慢性瘀胆型肝炎。

5）肝炎肝硬化：早期肝硬化单凭临床资料很难确诊，必需依靠病理诊断。影像学（B型超声波、CT）诊断及腹腔镜诊断有参考价值。凡慢性肝炎具有肯定的门脉高压证据，如腹壁、食道静脉曲张，腹水。影像学诊断：肝脏缩小，脾脏增大，门静脉、脾静脉增宽。且除外其他能引起门脉高压者，均可诊断为肝硬化。

- 活动性肝硬化：慢性肝炎的临床表现依然存在，特别是转氨酶升高，黄疸、清蛋白减低，肝脏质地变硬，脾进行性增大，伴有门脉高压征。
- 静止性肝硬化：有或无肝病史，转氨酶正常，无明显黄疸、肝质硬、脾大，伴有门脉高压征，清蛋白低。

二、病原学诊断

1. 病原学分型

目前病毒性肝炎的病原至少有5型，即甲型肝炎病毒（HAV）、乙型肝炎病毒（HBV）、丙型肝炎病毒（HCV）、丁型病毒性肝炎（HDV）及戊型肝炎病毒（HEV）。

2. 各型病毒性肝炎病原学诊断依据

（1）甲型肝炎：急性肝炎患者血清抗HAV-IgM阳性时，可确诊为HAV近期感染。在慢性乙型肝炎或自身免疫性肝病患者血清抗HAV-IgM阳性时，判断HAV重叠感染应慎重，须排除类风湿因子（RF）及其他原因引起的假阳性。

（2）乙型肝炎：有以下任何一项阳性，可诊断为现症HBV感染。

1）血清HBsAg阳性。

2）血清HBVDNA阳性，或HBVDNA聚合酶阳性。

3）血清抗HBc-IgM阳性。

4）肝内HBcAg和（或）HBsAg阳性，或HBVDNA阳性。

急性乙型肝炎需与慢性乙型肝炎急性发作鉴别，诊断急性乙型肝炎可参考下列指标：①HBsAg滴度由高到低，消失后抗HBs阳转。②急性期抗HBc-IgM滴度高，抗HBc-IgG阴性或低水平。

慢性乙型肝炎：临床符合慢性肝炎，并有一种以上现症HBV感染标志阳性。

慢性HBsAg携带者的诊断：无任何临床症状和体征，肝功能正常，HBsAg持续阳性6个月以上者。

（3）丙型肝炎：

1）急性丙型肝炎的诊断：血清或肝内HBVRNA阳性，或抗HCV阳性，但无其他型肝炎病毒的急性肝炎标志。

2）慢性丙型肝炎的诊断：临床符合慢性肝炎，血清抗HCV阳性，或血清和（或）肝内HCV RNA阳性。

（4）丁型肝炎：HDV为缺陷病毒，依赖HBsAg才能复制，可表现为HDV、HBV同时或重叠感染。

1）急性丁肝的诊断：①急性HDV、HBV同时感染：急性HBV感染标志物阳性，血清抗HDV-IgM阳性，抗HDV-IgG低滴度阳性；或血清和（或）肝内HDVAg及HDVRNA阳性。②HDV、HBV重叠感染：慢乙肝患者或慢性HBsAg携带者，血清HDVRNA和（或）HDAVg阳性或抗HDV-IgM和抗HDV-IgG高滴度阳性，肝内HDVRNA和（或）HDVAg阳性。

2）慢性丁型肝炎诊断：临床符合慢性肝炎，血清抗HDV-IgG持续高滴度，HDVRVA持续阳性，肝内HDVRNA和（或）HDVAg阳性。

（5）戊型肝炎：急性肝炎患者血清抗HEV阳性>1∶20或斑点杂交法或聚合酶

链反应（PCR）检测血清和（或）粪便 HEVRNA 阳性。因检测抗 HEV-IgM 的试剂和方法尚未标准化，尚须继续研究，但检测抗 HEV-IgM 可作为诊断参考。

3. 确立诊断　凡临床诊断为急性、慢性、重型、瘀胆型肝炎或肝炎肝硬化病例，经病原学或血清学特异方法确定某一型的肝炎即可确诊。两种或两种以上肝炎病毒同时感染者称为同时感染。在已有一种肝炎病毒感染基础上，又有另型肝炎病毒感染者称为重叠感染。

确诊的命名形式为临床分型与病原学分型相结合。肝组织学检查者附后。如：

（1）病毒性肝炎：甲型（或甲型乙型同时感染），急性黄疸型（急性无黄疸型）。

（2）病毒性肝炎：乙型（或乙型丁型同时感染），慢性（中度），炎症活动程度 2；纤维化程度 3。

（3）病毒性肝炎：丙型亚急性重型，早期（或中期、晚期）。

（4）HBsAg 携带者近期感染另一型肝炎时亦可书写如下：①病毒性肝炎：甲型，急性黄疸型；②HBsAg 携带者。

对甲、乙、丙、丁、戊型肝炎病毒标志均阴性者可诊为：①急性病毒性肝炎（病原未定）。②慢性肝炎（病原未定）。

三、组织病理学诊断

急性肝炎以炎症、变性、坏死为主，纤维化不明显；慢性肝炎除炎症坏死外，有不同程度纤维化，甚至发展为肝硬化。慢性肝炎活动度及纤维化程度分为 G0~4 级，分 S0~4 期。

对肝穿刺标本要求连续切片，常规 HE 染色及免疫组化染色外，行网状纤维染色显示肝内纤维化程度，有条件的单位根据需要可开展原位杂交及原位 POR，以助确定病原及病毒复制状态。

1. 急性病毒性肝炎

（1）急性轻型肝炎：主要病变位于小叶内，表现为肝细胞肿胀（水肿）、嗜酸性变、脂肪变（主要见于丙型肝炎）、点状、灶状坏死、嗜酸小体、肝窦内单个核细胞浸润、窦壁细胞增生（丙型肝炎较明显）。有的可见小叶内胆汁淤积，肝毛细胆管内含胆栓，坏死灶及窦内有小团含色素吞噬细胞聚集。临床具有黄疸者，这种改变比较明显，有时可持续较久。汇管区炎症在乙型肝炎时常不显著，而其他各型比较明显，甲型、戊型肝炎时汇管区常较多的浆细胞浸润，甲型肝炎时常可见到淋巴细胞、浆细胞浸润于肝小叶周边。甚至出现肝细胞脱落，类似碎屑坏死。丙型肝炎汇管区炎症较明显，有时呈滤泡样淋巴细胞聚集，小胆管上皮细胞损伤。

（2）伴桥接坏死的急性肝炎（轻重型的急性肝炎）：组织学改变除见有中央带状坏死外，其余改变同急性轻型肝炎。预后较好，坏死病变可逐渐恢复，很少转为慢性。

2. 慢性病毒性肝炎　慢性肝炎病理诊断应包括病因，并按照病变程度分为轻、中、重三度，见附表2慢性肝炎分级分期标准。

桥接坏死（BN）：为较广泛的融合性坏死，根据连接部位不同分三类：①汇管区—汇管区（P-P）BN：主要由汇管区炎症及碎屑坏死（PN）发展形成。②汇管区—小叶中央（P-C）BN：沿肝腺泡3区小叶中央与汇管区炎症、坏死互相融合，伴PN，常致小叶结构破坏。③中央—中央（C-C）BN：两个小叶中心带的坏死灶相融合。

（1）轻度慢性肝炎（包括原慢性迁延性肝炎、慢性小叶性肝炎及轻型慢性活动性肝炎G1~2，S0~2）：①肝细胞变性，点、灶状坏死，嗜酸小体。②汇管区有（无）炎细胞浸润、扩大，可见轻度碎屑坏死。③小叶结构完整。

（2）中度慢性肝炎（相当于中型慢性活动性肝炎G3，S2~3）：①汇管区炎症明显，伴中度碎屑坏死。②小叶内炎症重，伴桥接坏死。③纤维间隔形成，小叶结构大部分保存。

（3）重度慢性肝炎（相当于原重型慢性活动性肝炎G4，S3~4）：①汇管区炎症重或伴重度碎屑坏死。②桥接坏死范围广泛，累及多数小叶。③多数纤维间隔，致小叶结构紊乱，或形成早期肝硬化。

附表2　慢性肝炎分级分期标准

炎症活动度（G）			纤维化程度（S）	
级	汇管区及周围	小叶内	期	纤维化程度
0	无炎症	无炎症	0	无
1	汇管区炎症（CPH）	变性及少数坏死	1	汇管区扩大纤维化
2	轻度PN（轻型CAH）	变性点、灶坏死	2	汇管区周围纤维化，纤维隔离形成，小叶结构保留
3	中型度PN（中CAH）	变性、坏死重或见BN	3	纤维隔伴小叶结构紊乱无肝硬化
4	重度PN（重型CAH）	BN范围广，累及多个小叶，小叶结构失常（多小叶坏死）	4	早期肝硬化或肯定肝硬化

注：CPH为慢性迁延性肝炎；CAH为慢性活动性肝炎。PN为碎屑坏死。轻度：部分汇管区受累，界板破坏范围小。中度：大部分汇管区受累，界板破坏范围可达50%，小叶周边明显；重度：扩大的汇管区，周围PN广泛可深达小叶中带，小叶边界严重参差不齐。可见残留单倍肝细胞或肝细胞呈腺泡状结构为纤维包绕。

3. 重型肝炎

（1）急性重症肝炎：临床表现为重型肝炎，肝细胞呈一次性坏死，坏死面积

≥肝实质的2/3，或大块状坏死，或大灶性的肝坏死伴肝细胞的重度水肿。

（2）亚急性重型肝炎：病原学形态表现为肝细胞新旧不等的亚大块坏死（坏死面积≤50%），小叶周边出现团块状肝细胞再生；小胆管增生，并常与增生的肝细胞移行，重度瘀胆，尤其是小叶周边增生的小胆管及小叶间胆管较为显著。

（3）慢性重型肝炎：病变特点表现为在慢性肝病（慢性肝炎或肝硬化）的病变基础上，出现大块（全小叶性）或亚大块新鲜的肝实质坏死。

4. 肝硬化

（1）活动性肝硬化：肝硬化伴明显炎症。

（2）静止性肝硬化：假小叶周围纤维间隔内炎症细胞少。

四、病毒性肝炎的治疗原则

病毒性肝炎的疗法有很多，但由于缺乏严格的随机抽样对照观察，使许多药物的疗效不易做出肯定结论。一般处理原则如下：

1. 休息　急性肝炎的早期，应住院或就地隔离治疗休息。慢性肝炎适当休息，病情好转后注意动静结合，恢复期逐渐增加活动，但要避免过劳，以利康复。乙肝表面抗原携带者需要随访，可以工作。

2. 饮食　急性肝炎患者食欲不振时，应进易消化、维生素含量最丰富的清淡食物。若食欲明显下降，且有呕吐者可静脉滴注10%～20%葡萄糖和维生素C。慢性肝炎患者宜高蛋白饮食，但应注意不要摄食过多，以防发生脂肪肝等。肝炎患者禁止饮酒。

3. 药物治疗

（1）急性肝炎：

1）甲型与戊型：一般不变为慢性，主要以支持疗法和对症治疗。根据当地药源情况，因地制宜，就地选用西药或中草药进行治疗但应注意避免滥用。孕妇患戊型肝炎时应密切观察，预防发生重型肝炎。

2）乙型：应区别是真正的急性乙型肝炎还是慢性乙型肝炎急性发作，前者处理同甲型肝炎，后者按慢性乙型肝炎治疗（特别是抗病毒治疗）。

3）丙型：部分患者早期诊断尚有困难，可疑者按急性肝炎处理，6个月未愈者按慢性丙型肝炎处理。

（2）慢性肝炎：慢性肝炎包括乙型、丙型、丁型。应根据患者的具体情况采取抗病毒、调节免疫、保护肝细胞、防止纤维化、改善肝功能、改善微循环等中西医结合治疗。

（3）重型肝炎：应加强护理，进行监护，密切观察病情。采取阻断肝细胞继续坏死，促进肝细胞再生，改善肝脏微循环，预防和治疗各种并发症（如肝性脑病、脑水肿、大出血、肾功能不全、继发感染、电解质紊乱、腹水、低血糖）等综合措施并加强支持疗法。

主要参考文献

[1] 宋立人．中华本草［M］．上海：上海科学技术出版社，1999.

[2] 人民卫生出版社校勘．黄帝内经素问［M］．北京：人民卫生出版社，1963.

[3] 陈璧琉，郑卓人．灵枢经白话解［M］．北京：人民卫生出版社，1962.

[4] 南京中医学院校释．诸病源候论校释［M］．北京：人民卫生出版社，1980.

[5] 陈灏珠．实用内科学［M］．北京：人民卫生出版社，1998.

[6] 段荣章，赵文霞．现代中医肝病证治［M］．郑州：河南科学技术出版社，1993.

[7] 曾庆通，刘世煊．肝炎治疗指南［M］．重庆：重庆大学出版社，1998.

[8] 张春芳．小儿肝病问答［M］．北京：人民卫生出版社，1997.

[9] 张启斌，李存敬．乙型肝炎的中医治疗［M］．北京：中国中医药出版社，1999.

[10] 冯亚珍．病毒性肝炎艾滋病及性传播疾病问答精选［M］．郑州：河南医科大学出版社，1998.

[11] 王玉芬，王淑萍，张国杰．黄疸的诊断与治疗［M］．郑州：河南医科大学出版社，1995.

[12] 应天明．乙肝患者必读［M］．海口：海天出版社，1994.

[13] 杨任民．内科疾病诊断标准［M］．合肥：安徽科学技术出版社，1984.

[14] 王立新．病毒性肝炎200题解答［M］．北京：中国医药科技出版社，1991.

[15] 吴志成．蚂蚁治疗乙肝［M］．太原：山西科学技术出版社，1997.

[16] 杨玉林．肝脏疾病实验诊断［M］．北京：中国医药科技出版社，1996.

[17] 王瑞麟．中医外科理治［M］．郑州：河南科学技术出版社，1994.

[18] 王瑞麟．中药顺歌［M］．郑州：河南科学技术出版社，1986.

[19] 王浴生．中药药理与应用［M］.2版．北京：人民卫生出版社，1998.

[20] 陈奇．中成药与名方药理及临床应用［M］．海口：海天出版社，雅艺出版公司，1991.

[21] 张伟荣，杨蓁．中医实验病理学［M］．上海：上海科学普及出版社，1995.

[22] 匡调元．中医病理研究［M］．上海：上海科学技术出版社，1980.

[23] 吴咸中．证与治则的现代研究［M］．天津：天津科技翻译出版公司，1999.

［24］杨占秋．临床病毒学［M］．北京：中国医药科技出版社，2000.
［25］金益强．中医肝脏象现代研究与临床［M］．北京：人民卫生出版社，2000.
［26］陈可冀，史载祥．实用血瘀证学［M］．北京：人民卫生出版社，1999.
［27］王旭．中医临床家王合三［M］．北京：中国中医药出版社，2001.

后 记

《王瑞麟乙肝转阴经验和用药技巧》一书在河南科学技术出版社的关爱、顶力支持和继承王瑞麟学术思想研究委员会（简称研委会）同仁努力工作下，终于成稿。正当最后审阅时，我们河南中医学院第一附属医院宣传统战部特举办60年院庆，要求全院职工积极写稿，为此我们怀着感激之情写了《隆重祝贺建院60年华诞》一文，并于2014年4月1日上午被告知说，我们写的文稿被院评为“特别奖”共两名，王旭为其中之一，获奖金购中原图书一卡通。于第二天购买了《科学发展观学习纲要》《中草药图谱》《实用人体腧穴解剖图谱》等作为今后学习之用，也作为一项很有意义的纪念品。并在祝贺建院60周年一文的基础上做了补充和调整，作为本后记。

祝贺建院60周年一文突出两点：

第一点，建院60周年我们这个家中父辈（王瑞麟）子辈（王旭、王汴新）孙辈（王超凡、王卫红）三代人在一附院和学院工作。父亲王瑞麟1953年北京中医进修学校师资班进修学习毕业。如下面照片系毕业证书。后分配省直机关第四门诊部后改为河南省中医院（河南中医学院第一附属医院前身）。

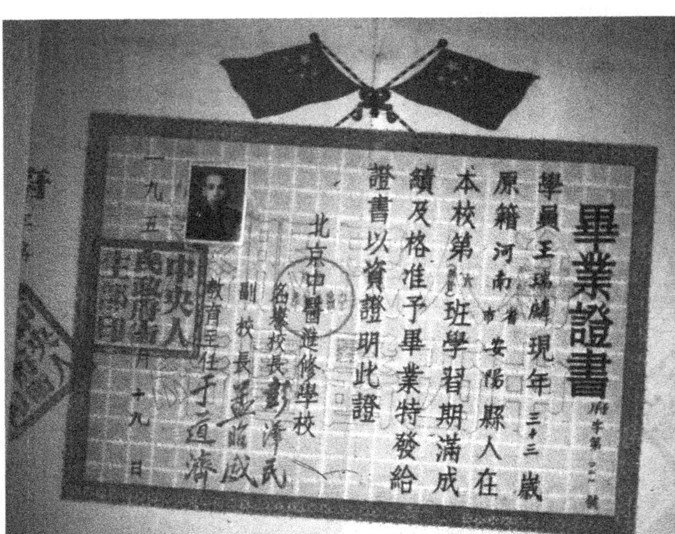
畢業證書
學員王瑞麟現年三十三歲
原籍河南省安陽縣人在
本校第六班學習期滿成
績及格准予畢業特發給
證書以資證明此證
北京中醫進修學校
名譽校長彭澤民
副校長
教育局主任
中央人民政府衛生部印

王旭1955年来院，我们可谓与医院发展同行。下面照片从左第一位为原河南省卫生厅马建中厅长（现为卫生部副部长）与第三批全国老中医药专家依次为王旭老师、王超凡（传承人）黄明志老师、王自平老师在学术经验继承指导老师和传承人会下亲切交谈时的情景。

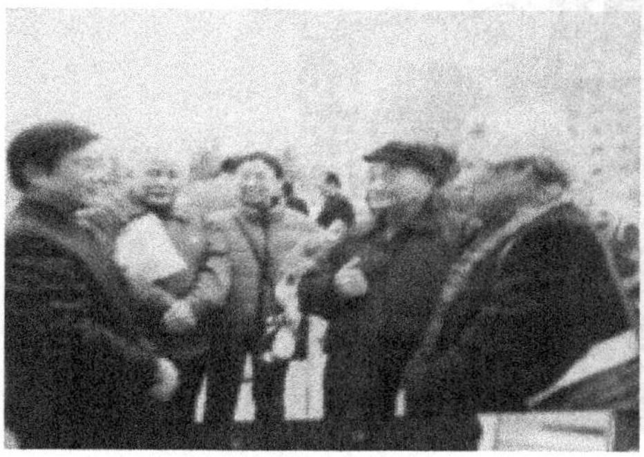

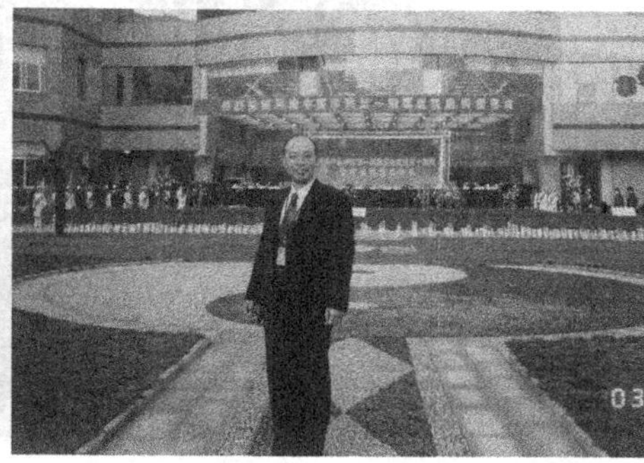

下面是原医院郑玉玲院长正来院上班时看见我们正在为纪念新建病房楼动工拍纪念照时，郑院长给我全家四口拍了合影照，随即我提出和郑院长合影留念，（后成为《中医临床家王合三》2004年6月第2次印刷参加收集整理编写王合三先生遗著的全体工作人员合影照）以后郑院长到河南医科大学任院长。在此期间每年还与我院国医堂每一位医生发一封慰问信，她感动着每个人，一直到我们学院任学院长仍然坚持着这种好作风。她在学院百忙中还邀请医院职工到学院新院址参观学习令人感动。

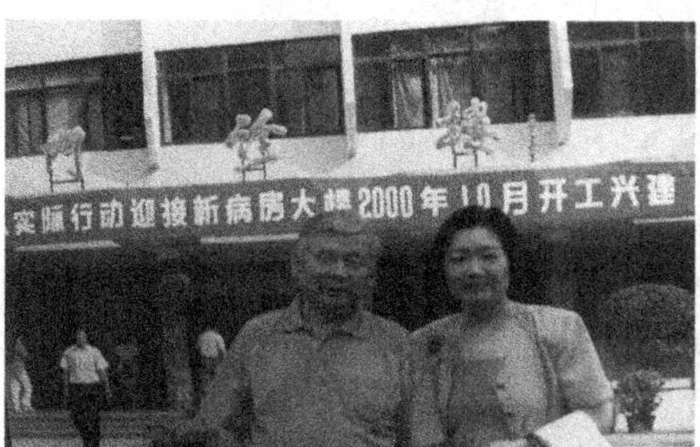
实际行动迎接新病房大楼2000年10月开工兴建

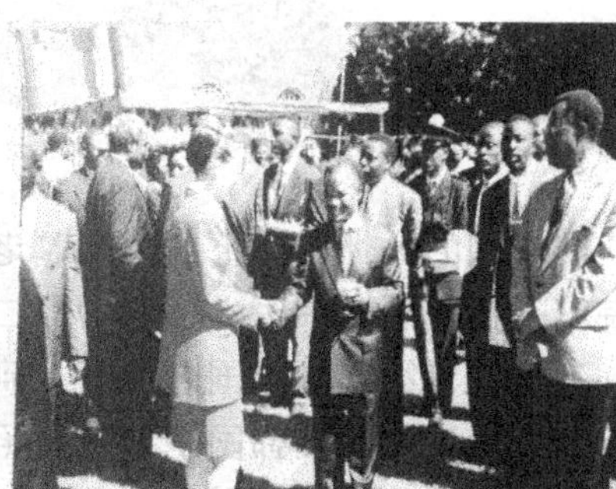

第二点，我们一家三代人同在河南中医学院第一附属医院工作，王汴新在学院工作后与其爱人田盛劻一同在赞比亚行医，两人都受到原赞比亚总统的欢迎，见右下面照片。此后又将父亲王瑞麟、母亲周风霞接到赞比亚，赞比亚总统向父亲行大礼以示欢迎。见下面照片。

王保安在热电厂医务室任主治医师、王保顺参军转业曾经虽然未做医疗工，但参加过中医函授学习，并帮助整理父亲和祖父王忠医案等。

我们全家都深深感受到在中国共产党英明领导下和党的中医政策哺育及领

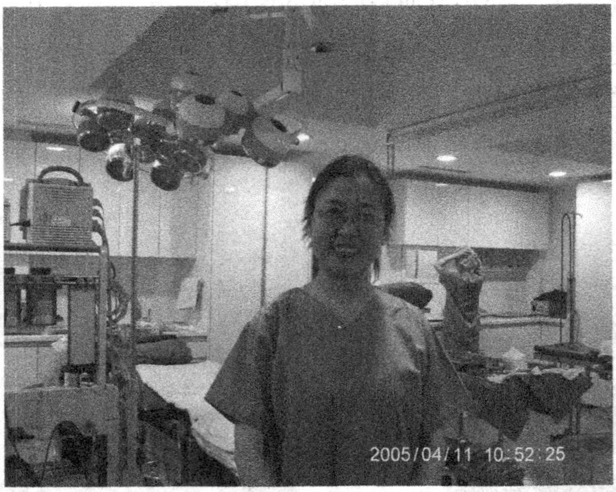

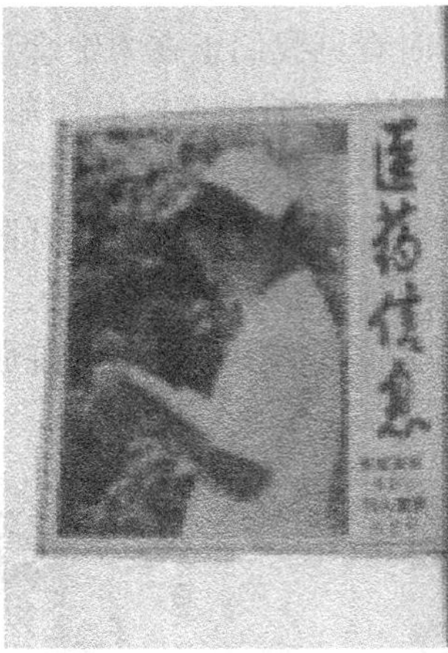

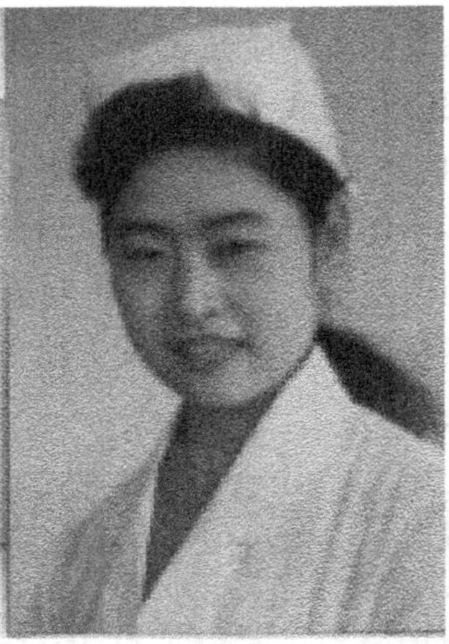

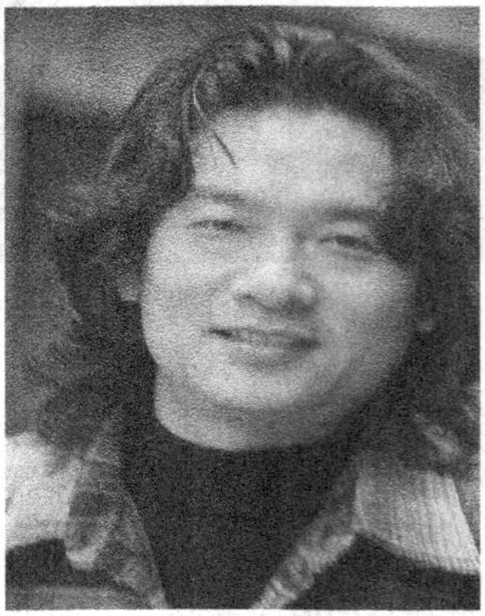

导、同志们的关怀支持下，王瑞麟老师率先成为我院第一批全国名中医，王旭为第二批全国名中医，王超凡为第三批全国名中医并到韩国留学如左下面图为王超凡在韩国手术室的照片。

王卫红为我院骨伤科主管护师工作，在领导支持培养下，到北京学习提高。曾经在技术比赛中获多项奖。张金环摄影师拍王卫红照片发表于医药信息等。见下面为王卫红工作照片。

王卫东 1989 年毕业于中央工艺美术学院（现属清华大学）在未毕业期间 1988 年他的在校作品参加国际，荣获国际莱比西比赛铜牌奖；1989 年毕业后在深圳海天出版社工作，此间参加中南五省封面设计获一、二、

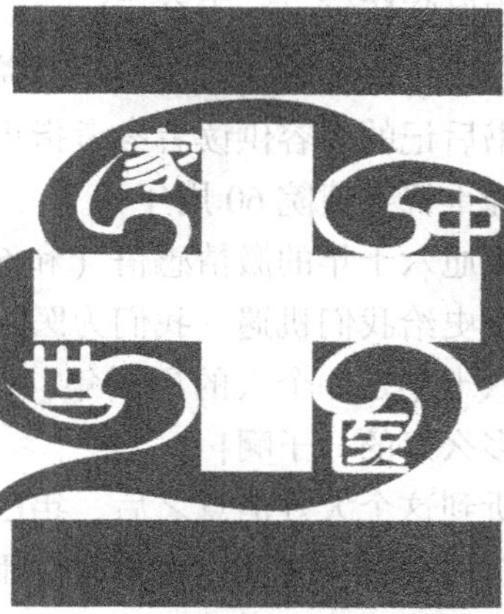

三等奖多项。他的作品很受读者和作者赞赏，如1996年12月22日深圳晚报发表柳科同志文章《从（罗兰小语）到（苏联文学名著）——读王卫东的书籍设计》等。他的油画作品被国外爱好者收藏。在他祖父90岁大寿时创作《松鹤麒麟长寿图》油画一幅，很受祖父喜爱。还为祖父在为2008年《河南中医一附院》4月第4期“丰碑”栏目中，以记我院创始人之一：肿瘤科、外科、新医科创始人王瑞麟先生”受到赞扬后王卫东设计了5幅，其中有的已用于祖父医学著之中，现时他和她的妻子甘露分别正在为祖父王瑞麟经纬生息诊断治疗学一书稿打字，并设计制图等，此前还为《痔瘘问答》《中医外科理治》两书中的制图等方面做出了努力。上面右照片为美术设计家王卫东同志设计。下右面图是王卫东设计的4个组合图，其内涵；正中白色十字示意中医标记；在白色十字的上、下红色两横共同组成一个王字寓意王氏之意；白色十字与中医世家4个白色字共同构成洁白无暇；红色表明一颗火红的心血。以上4个组合，共同构成王氏中医世家的白衣战士，用颗颗火红的心为人民服务。

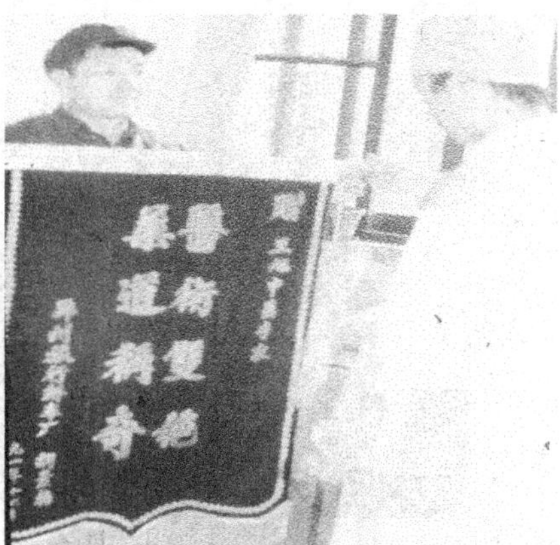

右下面是患者1991年赠送“医术双绝，药道称奇”锦旗中的感言。从此，即成为我们找差距、更好为患者服务的促进力。

更令人高兴的是，由子子孙孙组成的继承王瑞麟学术思想研究委员会中，每一成员在不同工作中，按照王瑞麟老师“家教与格言”要求自己。今后有望在英语、西班牙语方面为弘扬中国医药学和王瑞麟学术思想研究方面有所作为，这完全靠青年一代了！这是国家的希望，也是家庭传承发展向往未来对新一代后望。

更令人鼓舞的是王氏8代中医世家于去年增添医学新丁，高考被河南中医学院录取，在学院领导和老师培养教育下将成长为国家有用之才，也是王氏第9代中医世家传人之一员，希望为传承弘扬中国医学做出更大贡献。

《王瑞麟乙肝转阴经验和用药技巧》一书的出版和《中药顺歌》《中国百年

百名中医临床家——王合三》第二版出版发行等也为我建院60年辉煌中的一小亮点，所以笔者将《隆重祝贺建院60年华诞》一文进行了修改和补充，以作为这本书后记的内容供读者参考指正吧。

隆重祝贺建院60周年

王旭六十年的激情感悟（和60年难忘的几件事）

院史给我们机遇　我们为医院创造辉煌

六十年是一个人的甲子年，恰好是医院宣传统战部特举办60年院庆之日，这是多么好的日子啊！

听到这个大好消息之后，年已78岁的我，立即激情焕发，回想1955年来咱院学医时的青年时代，我只差2年就60年了，在隆重祝贺建院60年华诞的大好日子，怎能不让人激动！

第二天凌晨三点，将正在整理撰写的书搞放下，怀着激情和感悟之心，首先感受到建院至今有如下成就；

一、60年医院党委领导下炼就为病人服务的精英团队。

二、60年医院党委领导下成为培育中医药人才的摇篮。

三、60年医院党委领导下科研队伍壮大科技硕果累累。

四、现全体职工在以郭新民书记为首的带领下为实现中国梦努力奋斗！

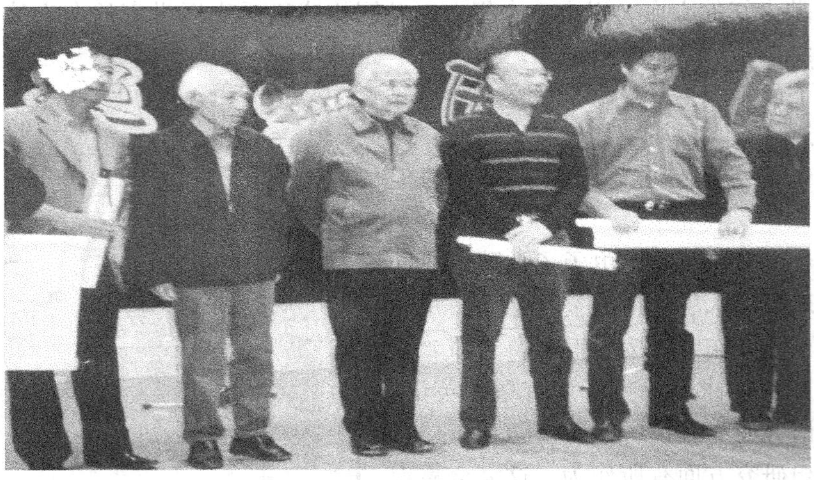

右面照片右第三位是郭新民书记，在开展全院多项活动之一书法展示活动。右为展示部分书法作品。

五、以实际行动为迎接我院党代会的胜利召开规划我院发展前景极力工作。右边为郭新民同志。

热烈欢迎中共十八大三中全会胜利召！

下面将六十年医院发展变化鼓舞人心和个人难忘的几件事

说说心里话和对党的感激之情。

第一件事：在历代院党委领导下使我院规模由小变大成就辉煌

1．从医院规模看：1952—2013年变化成绩辉煌　下面照片是我院前身1952年8月河南省人民政府军政机关中医诊疗所，地址在开封市东大街107号。

下面照片是我院前身，1953年10月18日成立的河南省中医院，地址在开封市自由路47号。

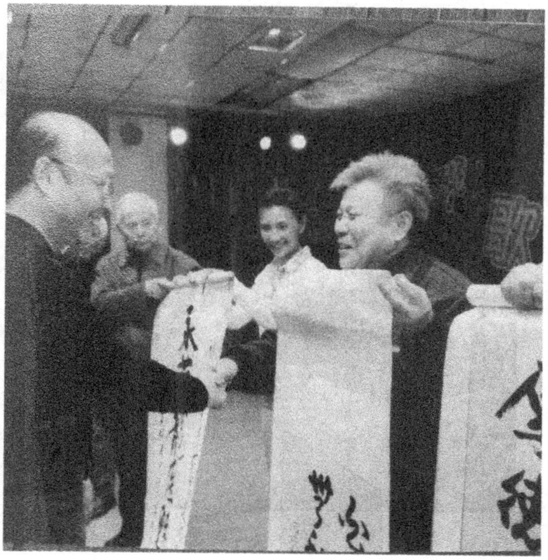

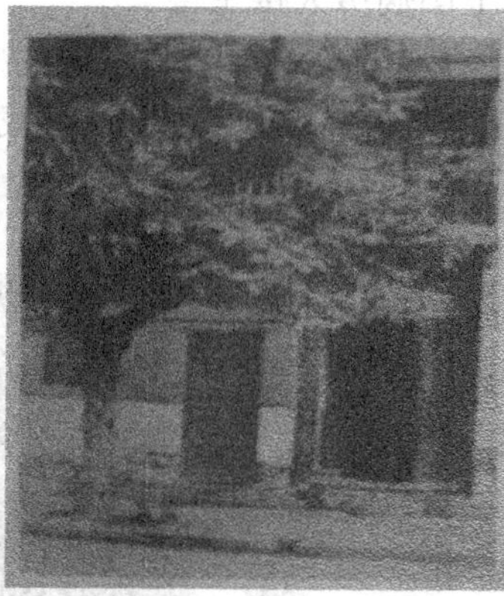

1952年 8月河南省人民政府军政机关中医诊疗所开诊，地址在开封市东大街107号

1953年10月18日成立河南省中医院，地址在开封市自由路47号

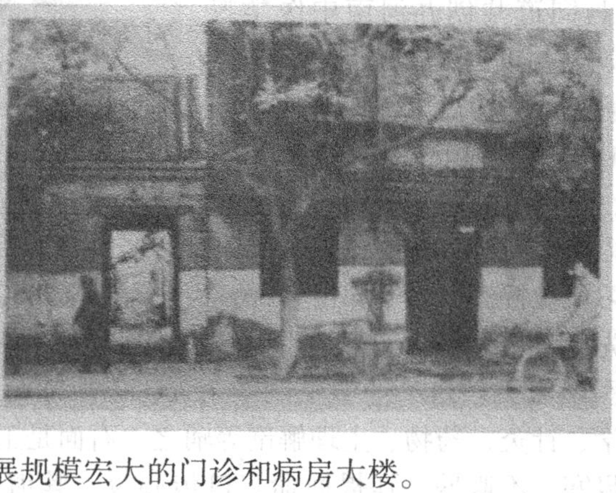

下面照片是现在发展规模宏大的门诊和病房大楼。

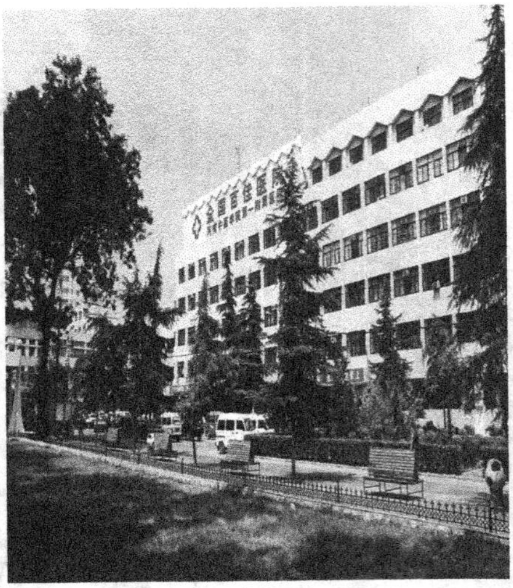 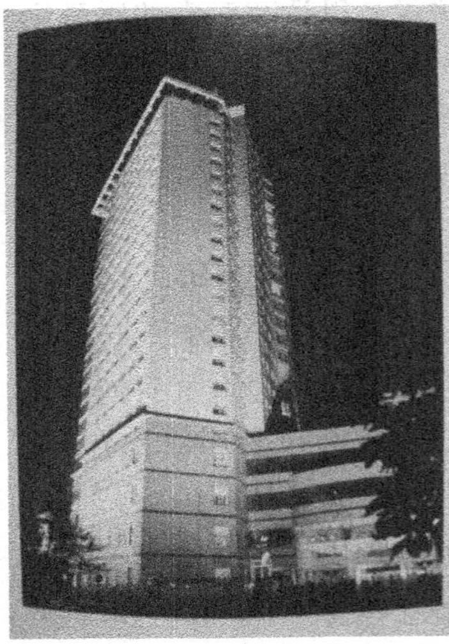

上图河南中医学院一附院门诊大楼　上图病房大楼主楼

注：以上图片是我院摄影师张金环同志作品。

2. 怀念首届业务院长王合三中医教育学家，中医界之泰斗 我院裴献省主任及《丰碑》编辑部给王旭同志信中说："很多人提到王合三老先生在创业开始时及对河南培养中医人才的不可磨灭的贡献，但苦于资料散碎……为将王老先生的精神财富传后并发扬广大……这也是对先辈的最好纪念。"王合三先生为弘扬中国医药学，不畏艰苦创业，培育人才，于1925年先生与同道共创办河南中医学校（私立）任校长；1929年联合同道、成立开封市中医研究会；1932年开封成立河南国医分馆；1934年至1939年开办中医讲习所共8期，每期70~100人等。"主讲伤寒、金匮及内经"，到1946—1947年王合三先生为讲习所教授，据当时知情者说；"开封市50~60岁老中医约80%~90%都是王合三先生学生。1948年创办开封民办中医学校，后于"1953年10月，在开封市设中医学习义教班，计学生四十余人，以所注疏伤寒、温热、内经为主课，传染病学、针灸、药物、生理解剖等辅之。右面是王合三先生画像。

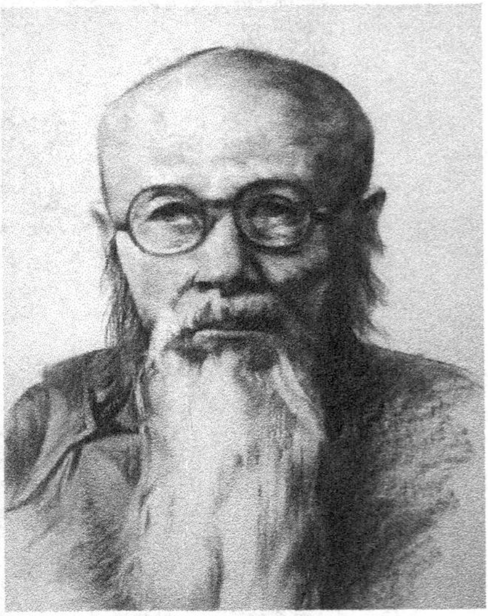

先生不畏寒，不避暑，耳提面命，口传心授，其诲人不倦，劳瘁不辞之精

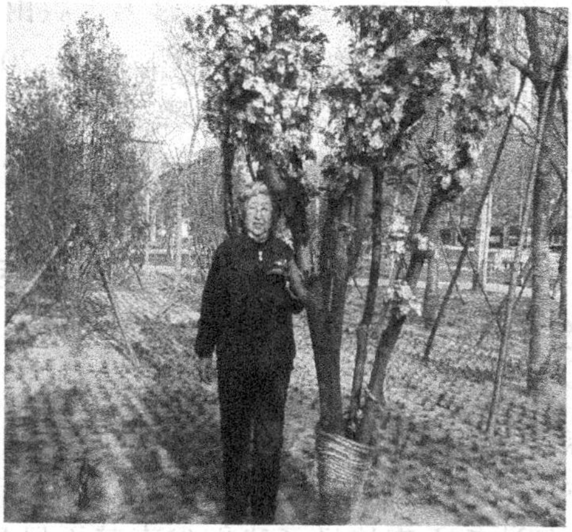

神，洵为河南医界首创之举也。当河南省中医院成立时，先生被选为首届业务院长。先生医德之高尚，经验之丰富，诲人不倦之精神，为医界仁人志士所赞颂。先生以疾，于1955年5月12日逝世，享年74岁。政府为先生隆重召开追悼会。先生逝世之后，家人将先生平日节衣缩食购买的各类书籍，全部无偿捐献给国家。

为纪念王合三先生逝世五十七周年时，王卫东精心画像以示纪念。王合三先生长孙女王继先，在去年5月正是海棠树盛开鲜花的时候，也是爷爷生前最喜爱的海棠花前，特留影献给爷爷，以示继承先人之志，右图为王合三先生孙女王继先照片。

下面是李镇同志在省档案馆查阅有关王合三先生相关档案资料时照片。

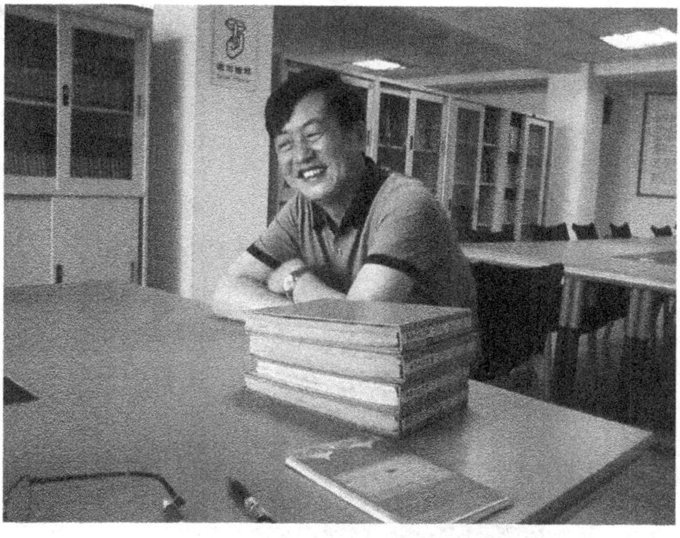

借此次机会向相关专家学者及资料信息提供的单位或个人表示真诚谢意。

中州王合三（1881—1955）先生，男，满族黄旗人。由于先生知识渊博，中医药底蕴丰厚，善于将“既古老又具超前性”的中医药学取其精华，弃其糟粕与现代先进科学技术成果相合，达博古通今，被当时誉为“儒医两界之名流也”。被中国中医药出版社李占永同志现为总编选中。

2001年由王瑞麟老师为顾问，王合三长媳文小玉收集相关医药学著作资料和长孙女王继先和女婿王旭及重孙女王超凡王卫红整理编写《中国百年百名中医

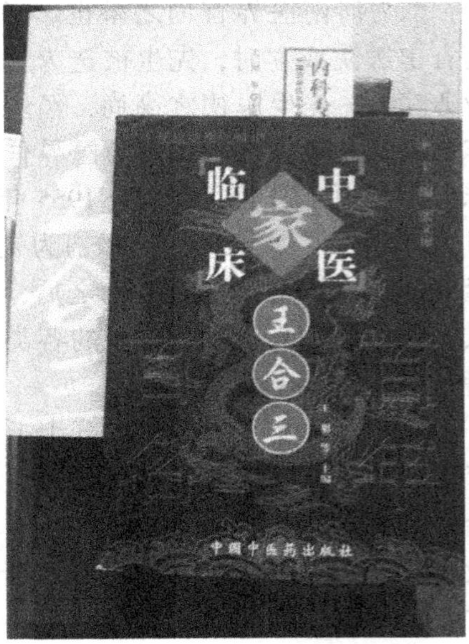

临床家王合三》，2001 年 5 月第 1 版由中国中医药出版社出版，后重印。又于 2013 年 4 月第 2 版又以内科专家发行。左上《中医临床家王合三》为第一版，《内科临床家》为第二版书样照片。

第二件事：毛主席接见永不忘，光荣入中国共产党为事业

长期以来，由于各级领导、老师和同志们的共同关怀和帮助下王旭于 1959 年被党组织批准为预备党员，在省委大院伟大领袖毛主席接见了我们省直基干民兵；1960 被批准为中国共产党正式党员。下左面照片是伟大领袖毛主席接见了我们省直基干民兵时情景，其中有王合三长孙女王继先等。

这次毛主席接见使我永生不忘，成为工作、学习和传承创新，战胜一切困难的动力。

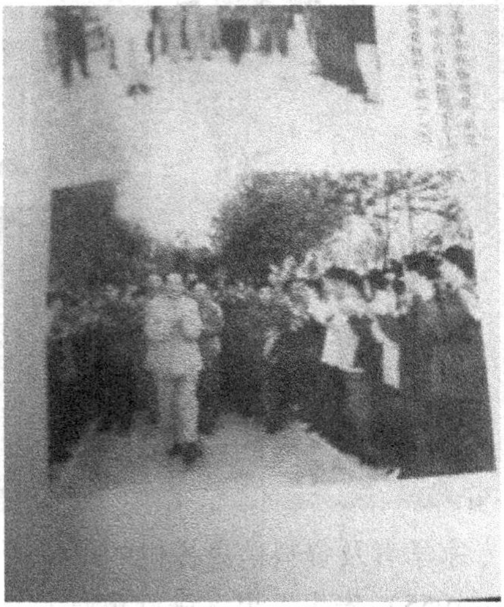

第三件事：父亲王瑞麟是笔者一生学习的榜样

1. 学习父亲热爱党热爱毛主席和中医事业的精神 安阳市政府和卫生局于 1952 年选送王老师到首都北京中央中医进修学校（师资班）进修学习。毕业后，分配省直机关第四门诊部后改为河南省中医院（河南中医学院第一附属医院前身）。1955 年参加中国共产党。历任河南中医学院外伤科教研室副主任，中华医

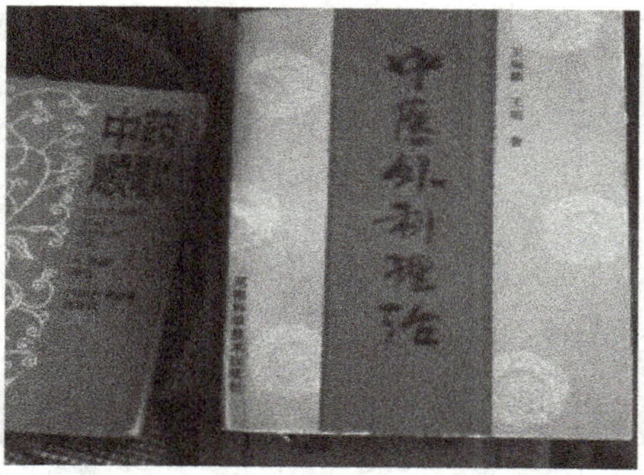

学会河南分会理事等。不畏寒暑，服务于医、教、研工作，为河南中医进修学校任伤寒、温病教学、徒弟班、中西结合班和学院本科班的中医外科、中药学、针灸等教学工作，培养了大批中医药高级人才，获科研奖等。编著《中药顺歌》、便读易记很受读者欢迎。还将家传和创新理论及数十年临床经验编写成近 60 万字《中医外科理治》，荣获 96 第三届世界传统医药国际优秀成果奖。1972 年编河南中医学院《针灸讲义、穴位诊断与治疗临床经验》教材等。

2. 学习父亲对技术精益求精 父亲对医教研要求精益求精，对病人认真负责，日门诊量最多达百余人。1963 年 4 月为枪救全国劳动模范刘九学同志，河南省卫生厅组成的专家枪救小组，乘直升机迅速到达抢救。经中西专家合作治疗，顺利完成了救治任务。

1971 年参加了在北京饭店召开的科技大会，全体代表受到周恩来总理亲切接见，聆听了总理的重要讲话。决心为创立我国的新医学，新药学努力工作。右边照片右第一位为父亲王瑞麟。参加科技会议后，在北京天安门前合影留念。

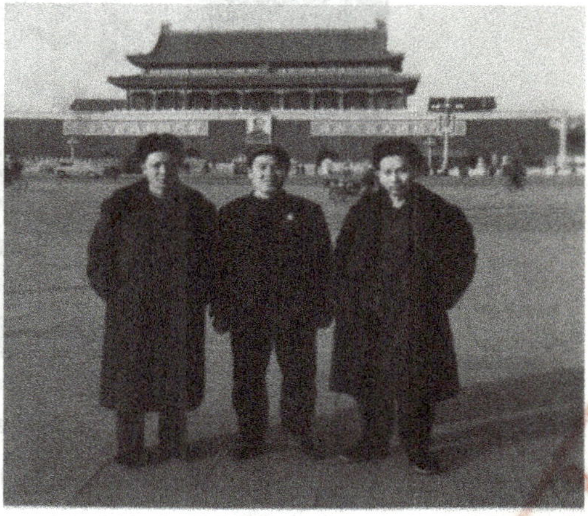

北京天安门留影 1971.春节

3. 学习父亲为医院发展，走向艰苦创业之路的精神 我院裴献省主任及《丰碑》编辑部同志来信说："您的父亲王瑞麟老师从医 60 余年，对内、外、妇、儿诸疾均有深入研究，盼您抽出时间予以总结以留于后世，并刊于院报。" 2008 年《河南中医一附院》4 月第 4 期"丰碑"栏目中，以"精勤不倦谋创新，八代传承济世人——记我院创始人之一：肿瘤科、外科、新医科创始人王瑞麟先生"。学习父亲这种牺牲个人利益走向艰苦创业，一心为医院发展的奉献精神。

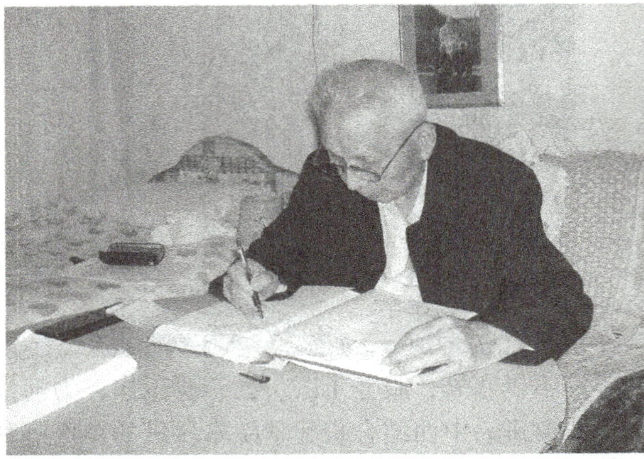

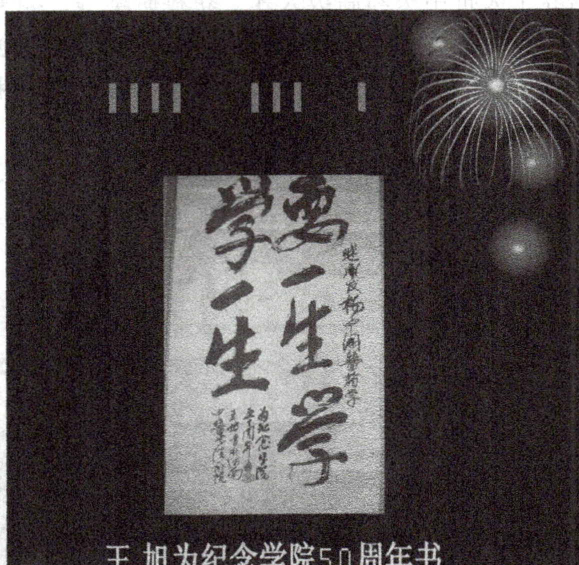

王 旭为纪念学院50周年书

4. 学习父亲“活到老，学到老，济世活人到老”的精神 上面是王瑞麟老师90岁凌晨2点学习、摘录《中华本草》时的照片。笔者决心向父亲那样“要一生学，学一生”。为中国医学发展创新奉献一生。下为纪念学院50周年书写的“要一生学，学一生”。

第四件事：集体荣誉重于泰山

我曾任医院大外科主任和学院外伤科教研室主任及一附院党支部书记职务。在各位主任和护士长及全体同志们的大力支持、热情关怀下和同志们一起完成了历年大外科医疗、教学和科研工作，并取得了优异成绩。这些工作一直到退休。在漫长工作中深深体会到“集体荣誉重于泰山”。没有同志们辛勤劳动和敬业精神，大外科就不会有大团结。出现那么多的好人好事，为人师表教书育人的模

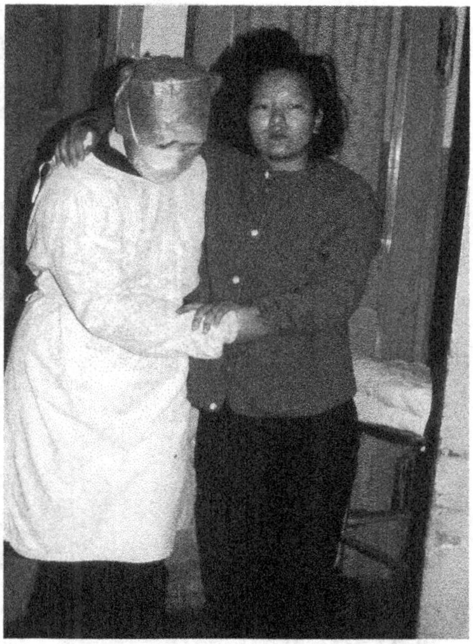

范，科研成果，先进集体和先进个人及先进党支部等荣誉称号。先进事迹之多，难以一一列举。趁我院 60 年大庆之际，向历届大外科各位主任、护士长和全体同志们，致以共同战斗之礼和表示感激之情。上面照片示意集体荣誉为病人。

第五件事：感恩翻身得解放，党培养四代人成长

我父亲、母亲经常给子孙们说："没有共产党，我们这个家就不能翻身得解放，没有毛主席，就没有现代幸福生活。"这句简朴的话，是广大人民翻身解放的真实写照，也是鼓舞我们工作学习的力量源泉。

20 世纪六十年党培养六代人成长：20 世纪六十年我们这个家庭，党培育出

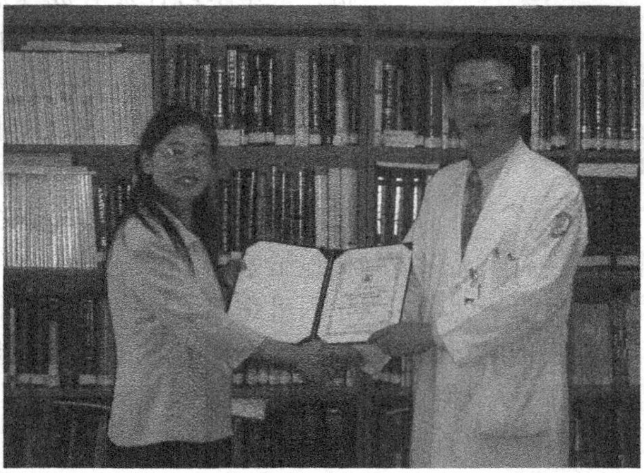

父辈王瑞麟、子辈王旭、王汴新、孙辈王超凡三代全国名中医和主管药师王继先、主管护师王卫红。王氏中医第九代传人正在学院学习中医学，怎能不感恩党的培养教育呢？右下照片为王旭与王氏第九代王晨亮合影照片。

第六件事：感谢名师翟景南和司万清

1955 被河南省中医院招收为第一批"练习生"，领导先将我分配到针灸科跟翟景南老师学习针灸，特别高兴，学习一年受益匪浅。这里有当时河南省中医院给某单位的公函："兹有王旭同志原系我院针灸科练习生，该同志经过一

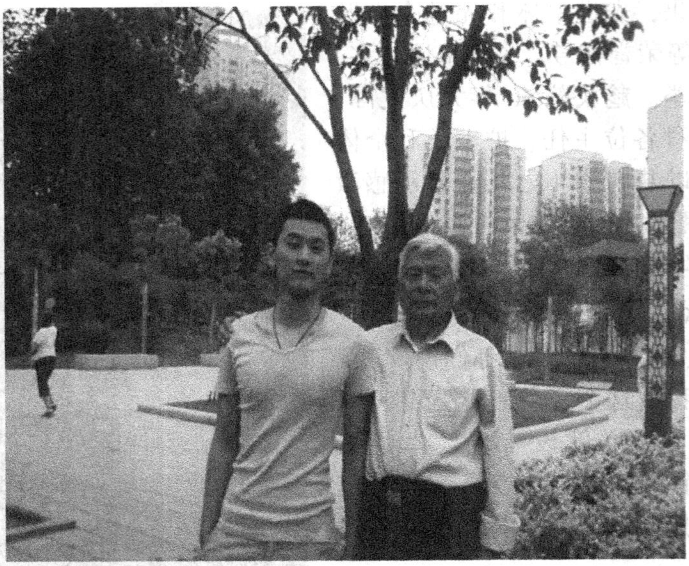

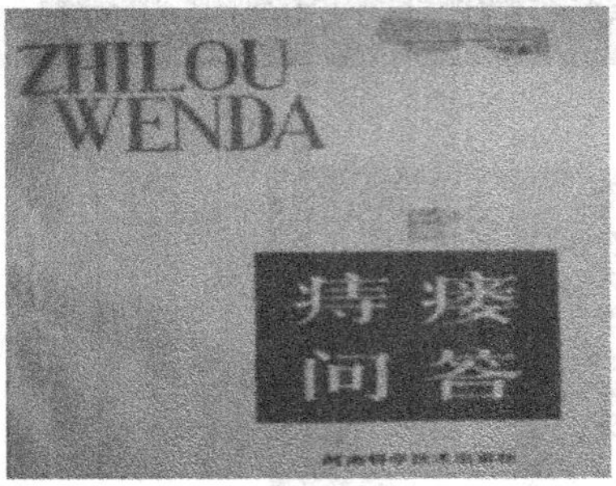

年来实际工作锻炼在治疗工作上业已有了单独技术操作之能力。”说明翟老师传授技术之精，一年学习针灸有成（后于 1992 年参加中国针灸学会）。这时全国著名痔瘘专家司万青老师来院。由于工作需要，领导又让笔者跟司老师学习痔瘘以“服从组织安排，学一行，爱一行”的精神，五年期间不仅跟翟老师学到了针灸技术，也在司老师口传心授，紧密与临床相结合，毫无保留地传授给弟子。开创我院诊治肛肠专业之先河。司老师治疗千万例患者，从未发生因砒霜中毒死亡病例，除及时内服王瑞麟排毒中药外，更重要的是司老师在使用含砒枯痔散方法上有其独道经验，是避免发生砒霜（含三氧化二砷）中毒死亡重要原因所在。这和当时全国有名的重庆痔瘘小组，使用含砒制剂，发生砒霜中毒死亡病例相比，应该说司老师是“技高一筹”“与众不同”了。在司老师等指导下全科同志于 1960 年总结写出《治疗 854 例痔瘘患者的经验介绍》等。在我院 60 年大庆时怎能不怀念感谢二位名师对我们的教导呢？在笔者未毕业之前于 1959 年院领导又让到山东省中医院和北京市中医院进修学习使我院肛肠外科再提高一步，进入新阶段故能较早地总结写出《痔瘘问答》一书出版发行，并较早进入国际市场，社会影响很好。

第七件事：牢记党培养，父亲教诲永不忘，培育桃李满天下

教学工作是医、教、研三结合重要组成部分。是为国家培养高级中医药人才的重要环节，也是我们忠诚党的教育事业，义不容辞的一项光荣任务。58 年来历任河南中医学院《中医外科学》本科生、专修生、自费生、进修生等的教学工作，在没有全国统一中医外科教材时编写了《中医外科讲义》（试用教材）和《中医外科讲义》（西医离职学习中医试用教材）培养了大批高级人才。

此外还于 1971 年和 1972 年担任河南中医学院西学中班讲授《中医外科学》的教学工作；1976 年给河南中医学院西学中班还承担《中西医结合治疗急腹症》等教学工作。此外，还于 1963 年担任郑州市徒弟班《中医外科学讲义》教学任务；给进修生理论培训课程讲授《肛肠病的中医治疗新进展》；1974 年 6 月给空军医院西学中班重点讲中医外科常见病多发病；在 1985 年教师节期间，河南中医学院发给辛勤教育“光荣证书”：被誉为河南省第二批全国老中医药专家，王超凡（当时为副主任医师）同志为王旭继承人现为教授第三批全国老中医药专家；河南中医学院第一附属医院聘王旭为名老中医学术经验继承工作指导老师等。

1995 年 2 月由河南省省卫生厅、省中医管理局、省人事厅授予河南省卫生系统先进工作者称号；2002~2004 年被评为教书育人先进个人；2008 年 6 月河南中医药管理局授予王旭河南中医事业终身成就奖等。

第八件事：脱产进修日语，科研出成果，著书为传承

下面 10 人合照影片系脱产一年学日语同学，并发有“日语进修学习结业证书”，于 1990 年 5 月王旭王超凡译［日］前田昌司著《最新针灸疗法》一书由河南科学技术出版社出版发行，内中特收载了王瑞麟老师“数十年的针灸临床治疗经验，以‘经验新穴’充实于每一病症之后，供广大读者参考”。突显中日学术交流中的互动性。

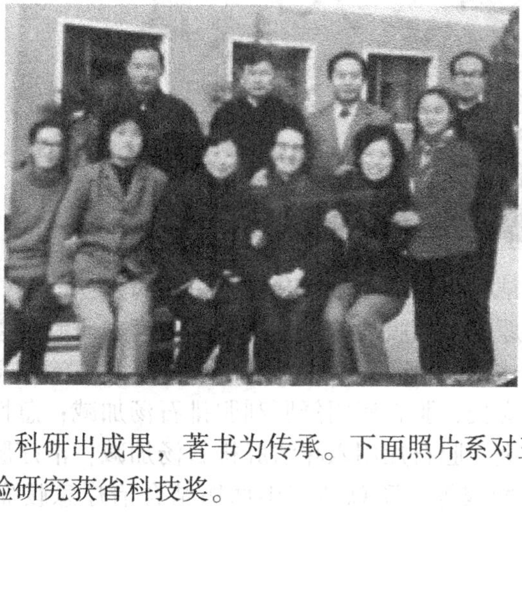

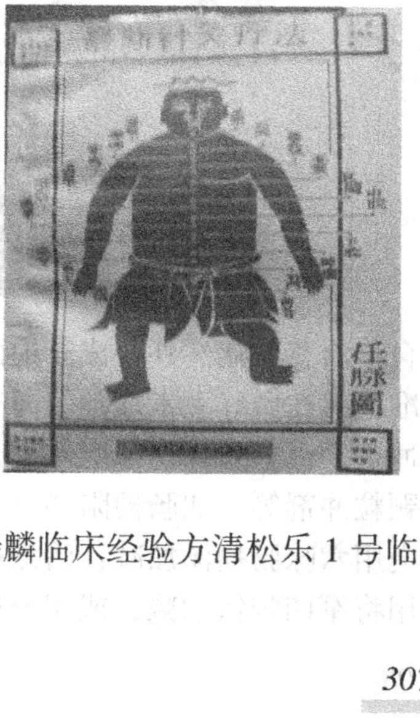

科研出成果，著书为传承。下面照片系对王瑞麟临床经验方清松乐 1 号临床实验研究获省科技奖。

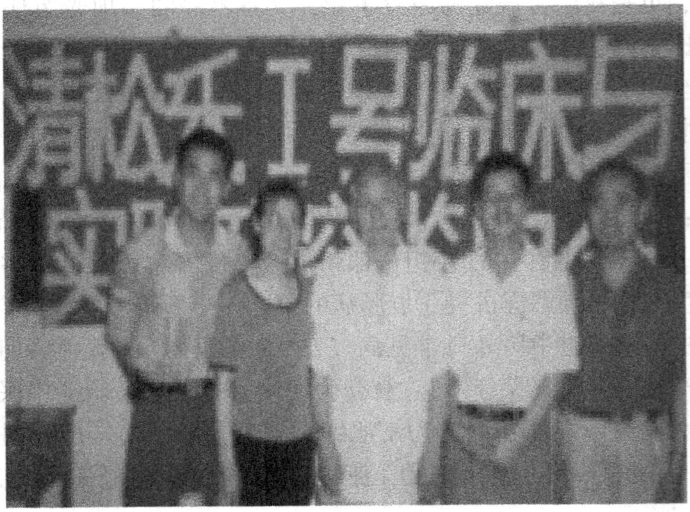

第九件事：越是艰苦越向前，到人民最需要的地方去

1. 唐山地震，我去！ 唐山地震后第三天，我作为副队长和同志们一道克服困难顺利完成任务，受到领导表彰。

2. 援藏医疗队，我去！ 到西藏为地方和边防医疗卫生人员做了传、帮、带，培养了永不走医疗队。在山南地区医院时急腹症也比较多，并讲解了中西医

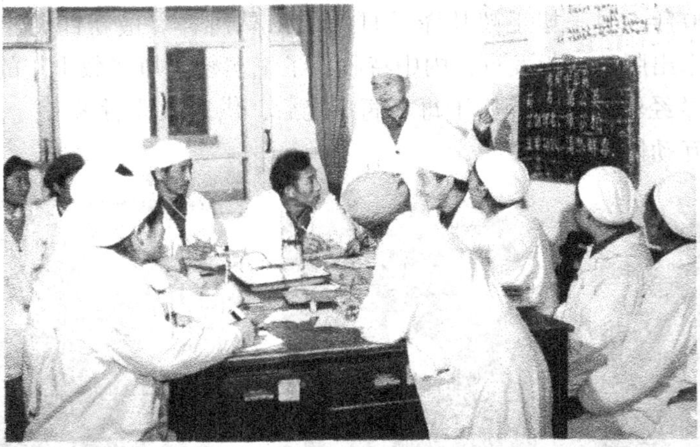

结合诊治急腹症。外科成立中西医结合急腹症小组。凡来急腹症病人立即做好手术准备，在做好手术准备的同时，原则上急腹症首先采用中药治疗，研制有急腹症冲剂，由李长禄药师配制（后为中医研究院制药厂厂长）。常用几种治疗急腹症颗粒冲剂等，如肠梗阻冲剂；胆囊炎、胆石病用舒肝利胆排石汤加减；急性阑尾炎用六味肠痈汤加减；治疗胆囊炎、胆石症用六味清肝排石汤加减；治疗肠梗阻用将军四味饮加减，或用通遂粉冲服等。还总结《中西医结合治疗急腹症60

例临床分析》文章等。下面照片为西藏山南地区人民医院手术室当地医生和医疗队共同手术观摩时的情景。

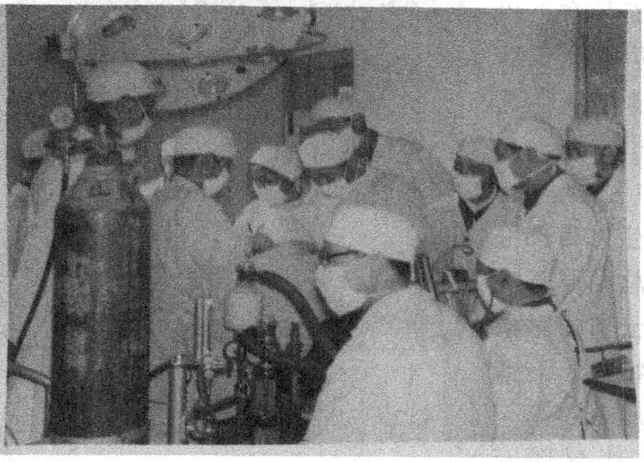

王旭在西藏两年工作中分别于1977年被评为医疗队先进队员并获西藏山南地区医院全年工作奖，1978年获西藏山南地区医院全年一等奖和一等奖金等。

3. 上山下乡送医送药医疗队，我去！ 王旭多次参加山下乡送医送药医疗队，这次到滑县中医院医疗队担任医疗队队长，并受到院领导和当地领导欢迎。下面照片为滑县中医院领导欢迎医疗队时在医院大门前合影情景。

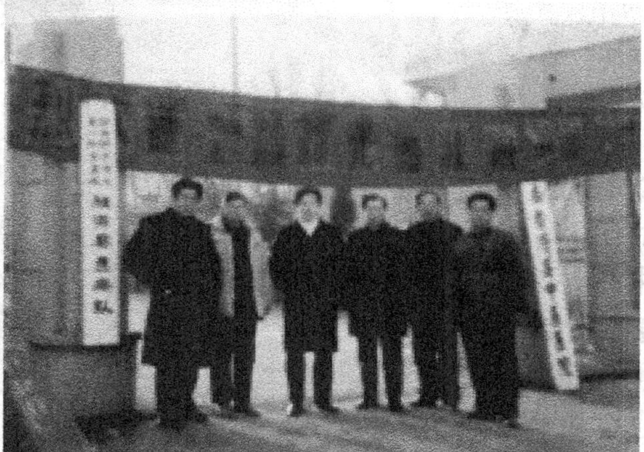

在滑县中医院医疗队期间，原外科病房当时只有一个住院病人，在医务人员共同努力下，全院经济效益番翻。床位住满，有时还要等候床位。受到领导表彰等。

第十件事：中西医药学国际交流

1. 参加中毛建交35周年（1972~2007年）在毛里求斯周年庆 有幸参加河南省侨办代表团于2007年9月11~18日赴毛里求斯参加中毛建交35周年庆，

一行25人，河南中医学院第一附属医院由冯晓东、王旭参加。上面是在毛里求斯期间参加周庆会议后与代表合影留念。我们为华侨华人和毛里求斯人义诊，很受欢迎。

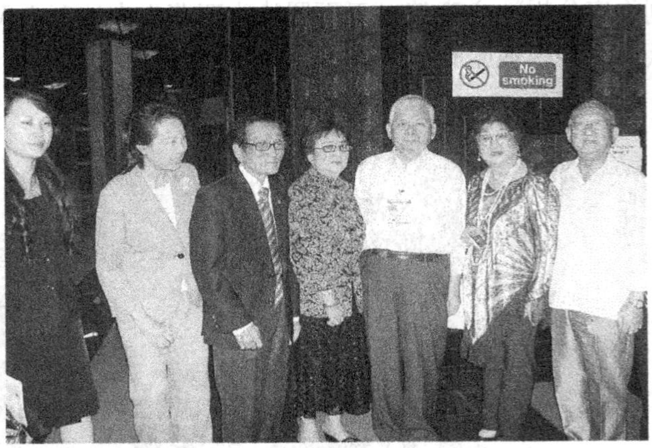

2. 法国卫生体育部医院和医务服务总局局长安妮，伯特尔女士到国医堂参观中医诊疗特色诊治情况 下面照片从右左第一位为法国卫生体育部安妮·伯特尔医院和医务服务总局局长和河南省卫生厅领导河南中医学院一附属医院李真院长，国医堂办公室主任李学杰陪同参观王旭教授介绍中国医学观眼视病（痔）特色情景。还体验观眼视病（痔）法。上面是王旭教为安妮，伯特尔女士体验观眼视病（痔）法时情况照片。

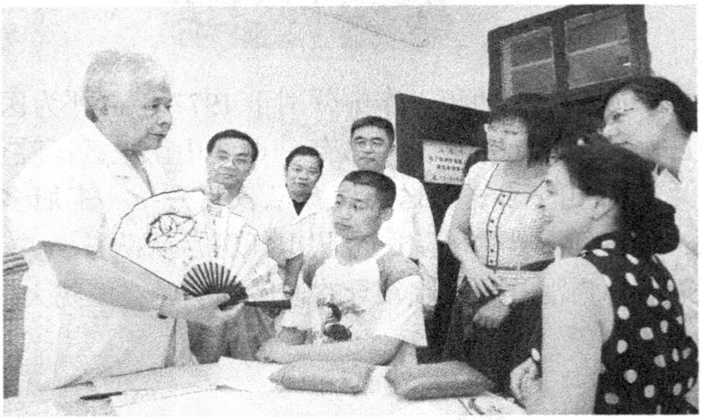

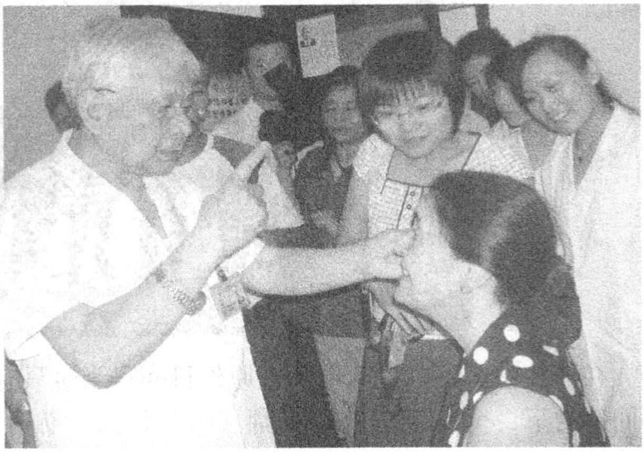

第十一件事：到国医堂焕发青春做贡献

1. 焕发青春做贡献 在国医堂党支部、主任和同志们关怀下，使我重新焕发了青春，深深感受党的温暖和关怀，不仅为病人服务，解除病人病痛之苦，而且对疑难疾病如炎症性肠病进行了深入研究取得了可喜的疗效。受到领导和病人赞扬。特别是建立王旭名医工作室之后王氏8代中医世家经验可以得到传承和发扬。决心把工作和工作室传承创新工作做好。下面是工作室网站板面。王旭名医工作室负责人是刘佃温教授，秘书是刘世举、赵文等，近期并进行了任务分解等工作。

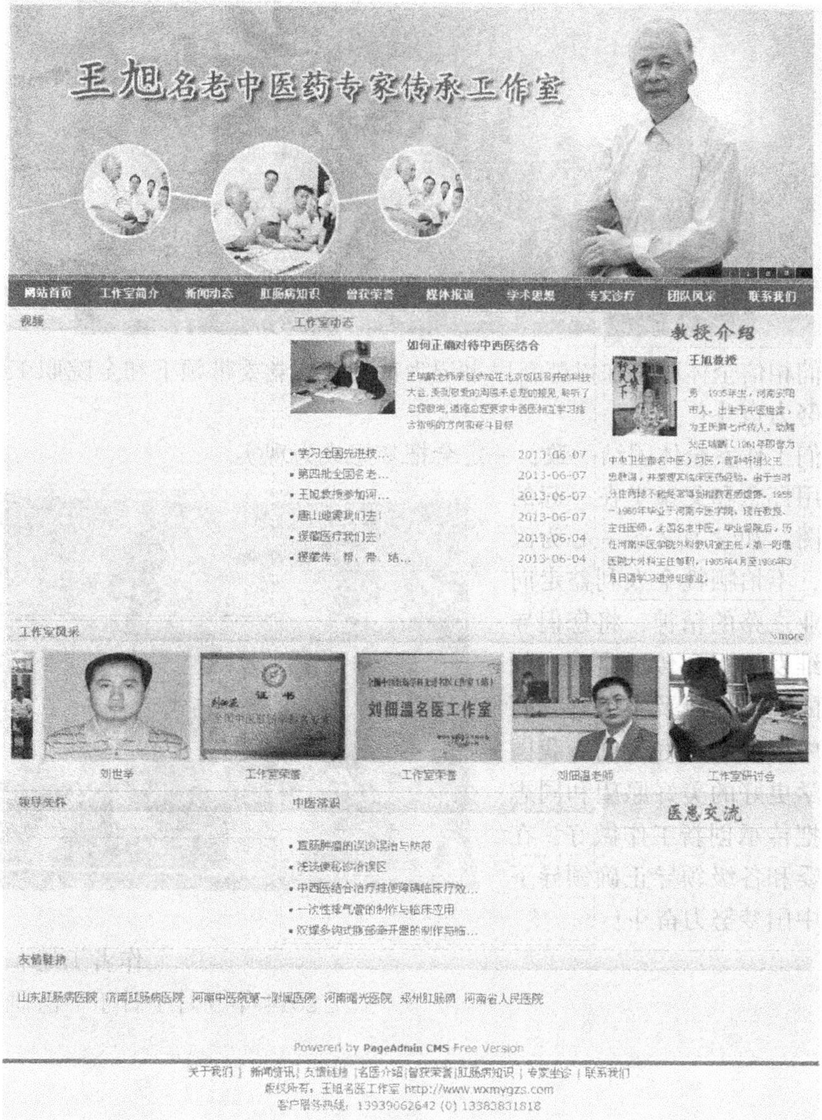

2. 王旭给工作室同志介绍经验并授书　第一讲解了“王瑞麟整体思维发展观”和“王瑞麟整体思维发展观与整合医学”此后又向工作室同志赠书。王瑞麟《中医外科理治》以示相互学习传承提高。上图是王旭给工作室同志讲“王瑞麟整体思维发展观”和“王瑞麟整体思维发展观与整合医学”时照片。

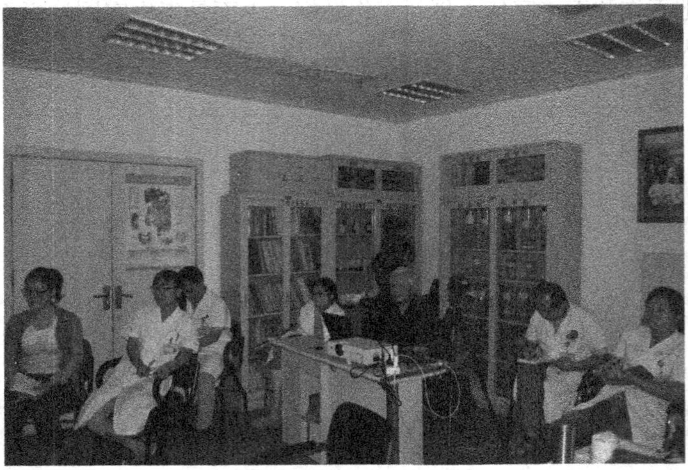

我们相信全体职工在以郭新民书记为首的医院党委带领下和全院职工为实现中国梦努力奋斗！

我们工作室全体团结一致，一定会把梦想成为现实。

我用怀念和父亲坐在一起的心如右图；和学习父亲一心为医院发展，不怕牺牲个人利益走向艰苦创业之路的精神，将您倡导整体思维发展观和传承是宝，创新是金的理念，以及中医好，西医好，中西医结合好，创造我国新医药学更好的美好愿望和同志们一道把传承创新工作做好，在医院党委和各级领导正确领导下为实现中国梦努力奋斗！

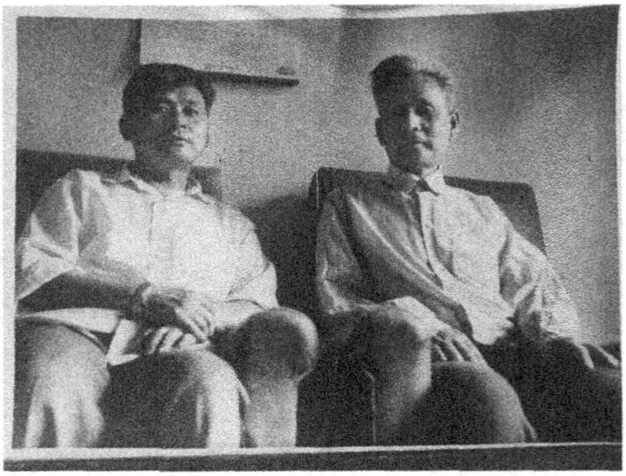

作者王旭

2014 年 5 月 1 日于　医研苑